医療現場の英語辞典

山田政美・田中芳文【編著】

A Dictionary of Medspeak

三省堂

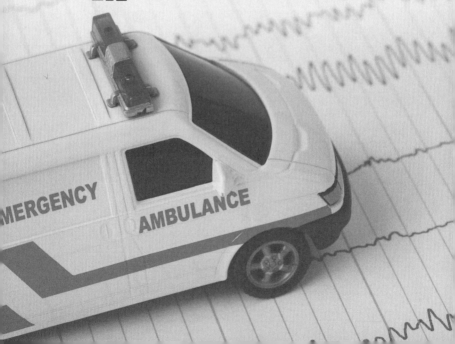

© Sanseido Co., Ltd. 2016
Printed in Japan

装丁　下野ツヨシ
カバー写真　Tatiana Popova／123RF

はじめに

　医学界を舞台にした Erich Segal(エリック・シーガル)の長編小説に, *Doctors* (Bantam Books, 1989. 邦訳は『ドクターズ』(角川書店, 1993))があった. 英語の言語と文化を研究してきた編著者は, そこに登場した Code Blue(コード・ブルー[心肺蘇生術を行う医療チームを招集する暗号表現])のような医療分野独特の英語表現に出くわしたことから興味をいだいて, この分野の資料の収集と研究に取り掛かってから長い年月が経った. また, 1994 年に米国 NBC テレビで放映が開始された医療ドラマ *ER* (邦題は『ER 緊急救命室』)では, Chem-7(ケム・セブン[血液化学検査の指示])とか, weak and dizzy(弱って目まいがしているだけ[緊急性のない患者の主訴を示す])とか, champagne tap(シャンパン・タップ[医学生が初めて成功した腰椎穿刺(ようついせんし)])といった医療分野の英語表現が次々と出てきて, その多様で奥深い言語に驚嘆した. そして, これらを理解することは英語の言語と文化を理解するうえでは重要なことであるとの確信を強くしたところであった.

　最近では, 英米の新聞でも 'Health' 欄で医学用語や薬の名前をごく当たり前のように目にする. 米国の女性向けの *Good Housekeeping* 誌を開くと, 医学用語を当たり前のように使って効能書きが書いてある薬の広告が少なくない. あるいは, 医学小説やノンフィクションを読んで医学用語に接することも当たり前になっている. そうは言っても, すぐに分かるような世界の言葉ではない. 米国の Medicaid 関係者が, 健康に関する資料はもっと易しく分かり易い言葉を使って書き, 小学校 4 年生から 6 年生までのリーディング・レベルでも理解できるようにすべきだと要請して, Health Literacy Action Plan(ヘルス・リテラシー行動計画)も生まれた. *The Wall Street Journal* 紙が "Taking medical jargon out of doctor visits"(診察の場から医者言葉を排除する)という記事を掲載したこともあった (2010 年 6 月 6 日).

ところが, これとは別に, 医療従事者が使う仲間言葉で, 医療俗語(medical slang)とかメディカル・ジャーゴン(medical jargon)と呼ばれているものが多くあり, 英米の俗語辞典に収録されているものも少なくない. 英国のBBC News が, 医者が患者をこけにするために作った創意工夫を凝らした言葉(inventive language)は消滅しつつある, という内容の記事を配信して一般の人々の関心を呼んだことがあった(2003年8月13日). そこでは, 略語(abbreviation)や頭字語(acronym)から, 奇抜な発想から作られた言語表現をいくつも取り上げて紹介した. いかにも医学用語らしく聞こえるCTD[患者の死期が近いことを指す略語], GLM[診察に連れて来た子どもの母親を指す略語], PFO[酔っ払って転倒して担ぎ込まれた患者を指す略語]などの, 患者や患者の容態を揶揄(やゆ)する語がある. 裁判所に持ち込まれたある医療訴訟で, TTFOとカルテに書いた医師が, 裁判官からその意味を問われてとっさに "To take fluids orally"(経口で水分を補給する)のことだと返答して難を逃れたということがあったというが, 本当のところは "Told to fuck off"(とっとと病院から失せろと宣告された)という患者をののしる略語だったというから呆れる. あるいは, digging for worms(ミミズを捜して地面を掘る)とは「静脈瘤」のことであるとか, 空港でもないのに病院内のdeparture lounge(出発ロビー)とは「老人専用病棟」を指す言い方だとか, handbag-positive(ハンドバッグ陽性)の患者とは「入院する羽目になった高齢の女性患者」のことを指すなどと, 一般の人にはまったく理解不能な言葉の例も紹介されていたが, しかしこれらが消滅してしまった気配はない. それどころか, 現在も病院内にしっかりと根付いている. カナダのトロントにある Mount Sinai Hospital の救急医(emergency physician)で, CBCラジオ番組 *White Coat, Black Art*(『白衣と黒魔術』)の人気司会者 Brian Goldman(ブライアン・ゴールドマン)が「病院俗語の暗号を解読する」(cracking the code of hospital slang)として書いた *The Secret Language of Doctors* (HarperCollins, 2014)が出版されて, 医療関係者の間で使われ

ている興味津々の「医療俗語」が数々紹介されると,大きな反響を呼んだところであった.

　われわれ英語を学習する立場の者にとって理解が困難なものは,医学用語や医療俗語だけではなく,医薬品や医療器具を含めた固有名詞,引用,諺などにも及ぶ.そのため,いわゆる"Medspeak"と呼んでよいこれら医療世界の言語文化を調査・研究し,日本初のMedspeak辞典として編んだのが『英和メディカル用語辞典』(講談社インターナショナル,2000)であった.その後も『医療英語がおもしろい―最新Medspeakの世界―』(医歯薬出版,2006)や『Medspeakの言語と文化辞典』(研究費助成出版,2011)などを上梓してきた.

　この辞典は,その後の調査・研究を踏まえて,新たに編んだものである.

　なによりも,本辞典出版の意義をお認めくださった株式会社三省堂と同社辞書出版部の柳 百合さんに感謝申し上げる.特に,外国語辞書第一編集室の村上眞美子さんは,この特殊辞典にいち早く注目してくださり,『犯罪・捜査の英語辞典』(三省堂,2012)に引き続き,原稿の内容精査はもとより,整理から入力,校正,索引の作成など言葉では言い尽くせないほどのご尽力をいただいた.その的確な判断と,助言と,緻密で困難な作業がなければこの辞書は出来上がっていなかった.

　調査や検討を重ねたものの,深い医療分野に関わることであって,門外漢であるがゆえに思わぬ不備や誤りがあるかもしれない.また,その後も収録すべきであると思う項目が次々と出てはきているが,ここでいったん纏まった形にしておきたい.この辞典を手に取ってくださった読者の方々にご教示をいただいて,機会があれば,内容を改めたり,あるいは充実させたりして,いっそう役に立つ辞典に育てたいと考えている.

2016年4月

編著者

記号など

[ ]	補足・差し替え可能など
〔 〕	分野
❏	見出し語にまつわる説明など
⇨	参照
⦅the⦆, ⦅a⦆など	見出語では語の最後に持ってきている場合もある

A

AA エー・エー

アルコール依存者更生会. Alcoholics Anonymous の頭文字. ともに重度のアルコール依存症だった New York の株式仲買人と, Ohio 州 Akron の外科医の2人が1935年に会合を持ったのが始まりと言われる.
❏ "Anonymous" と名が付く更生会には,「薬物依存者」の NA (Narcotics Anonymous),「ギャンブル依存者」の GA (Gamblers Anonymous),「コカイン依存者」の CA (Cocaine Anonymous), 過食や過食嘔吐など「摂食障害者」の OA (Overeaters Anonymous),「性依存症者」の SA (Sexaholics Anonymous) などがある.

AAA エー・エー・エー

腹部大動脈瘤. abdominal aortic aneurysm の頭文字. ⇨ triple A

AACR エー・エー・シー・アール ⇨ American Association for Cancer Research

AAMS エー・エー・エム・エス

航空医療サービス協会. Association of Air Medical Services の略称. 緊急医療サービス (EMS) を行う加盟団体が, 救急患者をヘリコプターや飛行機で搬送する際の安全性と救急ケアの質の高さを維持するため, 1980年 Texas 州 Houston に American Society of Hospital-Based EMS Air Medical Services (略称 ASHBEAMS) が設立され, その後1988年に名称を Association of Air Medical Services (略称 AAMS) と変更した. 現在は Virginia 州 Alexandria にある.

A and D 〔薬・商品名〕エー・アンド・ディー

米国製のおむつかぶれ (diaper rash) 用の皮膚軟化薬 (emollient) の軟膏 (ointment) など. 魚肝油 (fish liver oil) とコレカルシフェ

ロール (cholecalciferol) が成分．ロゴマークは A+D と書かれている．A と D はそれぞれ vitamin A と vitamin D を表す．ドイツ Bayer AG の登録商標．

A & E 〔英〕エー・アンド・イー

外傷・救急部．accident and emergency の略称．〔米〕では ER (緊急救命室) に相当する．
❑ 国営医療サービス事業である国民保健サービス (National Health Service: 略称 NHS) が運営する．病院での掲示には省略しない Accident & Emergency が使われている．

A/O times four エー・アンド・オー・タイムズ・フォー

意識清明かつ見当識正常．A/O は alert and oriented の略語．four とは，名前，場所，時間，状況の 4 項目を指す．患者にこの 4 項目について尋ね，すべて正確に答えられれば，その患者は A/O times four (文字通りは「A/O 掛ける 4」) である．しばしば単に A and O とも言う．⇨ alert and oriented X3; CAOx3; oriented X2

A & W エー・アンド・ダブリュー

健在で．alive and well の略語．患者の病歴 (patient medical history) 記入項目で家族歴 (family history) 記入の際の表現の一つ．⇨ L & W

abase 権威を失墜させる

教育病院の指導医 (attending physician) が，回診中に指導中の医学生 (medical student) やインターン (intern) たちに思いきり恥ずかしい思いをさせたり困らせたりすること．一般には「(人の地位や品位などを) 落とす」の意味で使う．

Abboject 〔商品名〕アボジェクト

米国 Hospira, Inc. 製のプラスチック製使い捨て注射器 (plastic disposable syringe)．Abbott Laboratories の登録商標．

ABC[1] エー・ビー・シー

「気道・呼吸・循環」．airway (気道)，breathing (呼吸)，circulation (循環) の頭文字で，心肺蘇生術 (CPR) の際に評価して処置すべき順序を表す．⇨ ABCDE

ABC[2] エー・ビー・シー

米国血液センター協会．America's Blood Centers の略称．米国と

カナダにある血液センターのネットワーク．1962年に7つのセンターで発足．現在73のセンターが加盟している北米最大のネットワーク．非営利組織．⇨ blood drive; Puget Sound Blood Center

ABC-DAVID　エー・ビー・シー・デービッド

医師が看護師に出す重要指示事項の暗記方法．Aは患者を入院させる(admit to)病棟，Bは入院の理由(because of)，Cは患者の容態(condition)．DAVIDの最初のDは患者の食事(diet)(例えば，手術を受ける予定で絶食の場合はNPOと記入)，Aは患者の行動(activity)(例えば，ベッドで絶対安静か，起き上がって歩いてもよいかなど)，Vはバイタルサイン(vital signs)の測定頻度，Iは摂取量と排泄量(intake and output)を看護師が記録する必要があるかどうか，最後のDは薬(drug)，のことをそれぞれ表す．⇨ NPO

ABCDE　エー・ビー・シー・ディー・イー

「気道・呼吸・循環・障害・露出」．外傷患者を最初に評価する際に，医師が検査すべき項目の順序．airway(気道), breathing(呼吸), circulation(循環), disability((特に神経病学的)障害), exposure(露出－隠れた部分の傷を見落とさないよう患者を完全に裸にすること)の頭文字．⇨ ABC[1]

ABD pad　アブド・パッド

腹部パッド．ABDはabdominal(腹部の)の略語．創傷からの滲出(しんしゅつ)液を吸収するためのパッド．手術中に腹部臓器を包む場合に使われることもある．

ABLS　エー・ビー・エル・エス

二次熱傷救命処置．advanced burn life supportの頭文字．受傷後24時間以内に，熱傷(burn)患者の評価，気道の管理や換気(ventilation)のサポート，輸液による蘇生(fluid resuscitation)などを行いながら，熱傷センター(burn center)へ搬送するかどうかの判断を行う．⇨ ACLS; ALS[3]; burn center; Burn ICU

abortion pill　経口妊娠中絶薬

一般には，「経口中絶薬」と呼ぶ．⇨ oral abortion pill

abrasion　❶擦過傷．擦り傷 (abraded wound)

❷摩耗 (grinding)

誤った歯磨きや歯ぎしりなどで，歯が病的にすり減ること．このほか，搔爬(そうは)(皮膚や，粘膜(mucous membrane)や目の角膜(cornea)などの表面の一部を削り取ること)も表す．

ABSITE　アブサイト

米国外科専門委員会イントレーニング試験．American Board of Surgery In-Training Examination の略語．専門医学実習期間(residency)中の外科の研修医(resident)が，臨床や基礎についての知識をどの程度身につけているかを測定するための試験．

Accuretic　〔薬・商品名〕アキュレティック

米国 Pfizer, Inc. 製の抗高血圧症薬(antihypertensive)．利尿作用がある．処方薬．

Accutane　〔薬・商品名〕アキュテイン

難治性痤瘡(ざそう)[にきび](acne)の治療に使われる米国 Roche Pharmaceuticals 製の処方薬．重症のにきび治療のために広く使われていたが，その副作用をめぐって訴訟が相次いだため 2009 年に製造中止．

□ Patricia Cornwell(パトリシア・コーンウェル) (1956-), *Scarpetta*(『スカーペッタ』) (2008) に登場する薬品名．

Ace bandage　〔商品名〕エース包帯

米国 BD(創業者 Maxwell W. Becton と Fairleigh S. Dickson の頭文字から)製の伸縮性のある包帯．1913 年に開発され "All Cotton Elastic"(「純綿糸で伸縮性のある」)の頭文字から命名．

ACGME　エー・シー・ジー・エム・イー

卒後医学教育認定協議会．Accreditation Council for Graduate Medical Education の略称．米国の研修医の教育プログラムの評価や認定を行う．本部は Chicago．⇨ teaching hospital

achieve his [her] therapeutic goal　〔医療俗〕「(患者の)治療目標を達成する」

患者が死亡すること．

achieve room temperature　〔医療俗〕「室温に達する」

死ぬこと．「体温が下がって室温と同じになる」という意味．

acid reflux disease　胃酸逆流症

胃食道逆流症(gastroesophageal reflux disease: 略語 GERD)の

こと. 酸性の胃液などが食道に逆流して胸焼けを起こしたりする. 商品広告にも見られ, 一般の人もよく知っている用語. この疾患に効果のある処方薬に Prevacid や Prilosec がある. ⇨ Prevacid; Prilosec

ACLS エー・シー・エル・エス

二次心臓救命処置. advanced cardiac life support の頭文字. 一次救命処置(BLS)での心肺蘇生術(CPR)に加えて, 点滴, 薬剤投与, 不整脈のコントロール, 人工呼吸装置の使用などの処置が行われることによってさらに効果が高められるもの. ⇨ ABLS; ALS^3; BCLS; BLS

acoustic shock 聴覚ショック

電話使用者や盗聴器(listening device)の使用者が急に大きなノイズを聴いたときに受ける聴力の損傷. 電話を使って商売をする人(telemarketer)やコールセンターのオペレーターなどが受け易い.

acquired anencephaly 〔医療俗〕後天性無脳症

特に病院の管理部門のスタッフ(hospital administrator)の愚かな行動を指すために, れいれいしい専門用語を使って表現したもの. anencephaly(anencephalia とも言う)は, 専門用語では「無脳症, 無頭蓋症」を指す語で, 脳の先天的な発育不全を指す.

ACS エー・シー・エス ⇨ American Cancer Society

Activase 〔薬・商品名〕アクティベース

血栓溶解薬(thrombolytic). 一般名はアルテプラーゼ(alteplase). 米国 Genentech, Inc. 製の処方薬.

activated charcoal 活性炭

解毒薬として使われる. 単に charcoal とも言う. また, activated carbon や active carbon などとも言う.

acute hyponicotemia 〔医療俗〕「急性血中ニコチン不足症」

ニコチンの禁断症状のこと. 「過少の, 不足の」の意味の連結語 hypo-, 「ニコチン」の nicotine, 「血液の状態」の意味の連結語 -emia からの造語.

acute lead poisoning 〔医療俗〕「急性鉛中毒症」

多発銃創(multiple gunshot wounds). 複数発の銃弾を受けてい

ること. ⇨ HVLP; lead poisoning; rapid lead infusion; transcranial lead therapy

acute MI 〔医療俗〕アキュート・エム・アイ:「急性金欠病」

金銭的不足. monetary insufficiency の頭文字. 患者が治療費を支払うことができない場合を指して, 医学用語に似せた言い方. MI は専門用語では myocardial infarction(心筋梗塞) の頭文字. ⇨ DOW; negative wallet biopsy

acute pneumoencephalopathy 〔医療俗〕アキュート・ニューモエンセファロパシー:「急性気脳症」

まぬけ(airhead)のことを指すための, 医学用語に似せた造語. 「気体」の意味の連結語 pneumo- と「脳症」の意味の医学用語 encephalopathy からの造語.「頭の中が緊急を要するほど空っぽ」だということ.

Acutonics 〔商品名〕アキュトニックス

鍼(はり)の代わりに, 音叉(おんさ)(tuning fork)による超音波を使用して, 身体のつぼを刺激する超音波つぼ療法(sonopuncture). 米国 The Kairos Institute of Sound Healing, LLC の登録商標.

AC vein エーシー・ベイン

前腕前部の静脈. 点滴針を刺すのに最適の場所. AC は antecubital (肘前(ちゅうぜん)の)から.

ADD 〔医療俗〕エー・ディー・ディー

急性ジラウジッド欠乏症. Acute Dilaudid Deficiency の頭文字. Dilaudid は強力な麻薬性鎮痛薬の商品名(米国 Purdue Pharma L.P. 製)で, 一般名はヒドロモルフォン(hydromorphone). この薬以外にはどんなものにもアレルギーがあるので, 医者からこの薬をもらいたいという目的で仮病を使って駆け込んで来る患者(drug seeker)の病名. このような「ドラッグ探究者」(drug seeker)の間では, この薬は静脈注射で使用するとまるでヘロイン様の高揚(heroin-like high)が得られるので drugstore heroin(ドラッグストア・ヘロイン)と呼ばれている. ADD は, 正式には attention deficit disorder(注意欠陥障害)の頭文字. ⇨ drug seeker; drug-seeking behavior; serum Dilaudid level

Adderall 〔薬・商品名〕アデラル; アデロール

中枢神経系刺激薬(CNS stimulant),アンフェタミン(amphetamine).米国 Teva Pharmaceuticals USA, Inc. 製の錠剤.ADHDと呼ばれる注意欠陥多動性障害(attention deficit hyperactivity disorder)や睡眠発作(narcolepsy)などに対して使用される.カプセルの Adderall XR もある.この XR は extended-release(徐放性の)の略語で,薬剤の溶解に時間差があり薬効がより長く持続することを示す.

❑ 徐放性であることを示す他の略語には CD(controlled dose), CR(controlled release), CRT(controlled release tablet), ER(extended-release), LA(long acting), SA(sustained action), SR(sustained release), TR(time release), TD(time delay)などがある.⇨ ADHD

Addyi 〔薬・商品名〕アディ

米国 Sprout Pharmaceuticals, Inc. 製のいわゆる女性用バイアグラ(Viagra for women).性欲が減退した閉経前の女性のために,性欲を高めるために開発され,米食品医薬品局(Food and Drug Administration: 略称 FDA)が,後天性・広汎性の性的欲求低下障害(hypoactive sexual desire disorder: 略語 HSDD)として知られる症状を改善するためだとして 2015 年 8 月に認可した.別名はフリバンセリン(flibanserin).アルコールと一緒に服用すると,失神や極度の低血圧など深刻な相互作用を起こす恐れがあるとされ,認可を受けた薬局でのみ入手できる.⇨ Viagra

ADHD エー・ディー・エイチ・ディー

注意欠陥多動性障害.attention deficit hyperactivity disorder の頭文字.

❑ 処方薬として〔商品名〕Adderall(Teva Pharmaceuticals USA, Inc. 製)や〔商品名〕Concerta(米国 Janssen Pharmaceuticals Inc. 製)などがある.カプセルの Adderall XR の雑誌広告のキャッチフレーズでは,"Already Done with my Homework Dad!"(「父さん宿題終わったよ!」)で,頭文字を拾うと ADHD となるように工夫され,ADHD 治療薬であることを宣伝している.⇨ Adderall

adminisphere 〔医療俗〕アドミニスフィア:「経営星」

病院経営陣の仕事のこと.administrator(経営者)と sphere(天体)

からの造語．勤務が過酷な医師や看護師などから見ると，経営陣は利益追求に走る"another planet"(別の惑星)の人間に思えるというところからの呼称．

administration 〔医療俗〕月経；月経期間

menstruation(月経)と語末の音が似ているところからの言い違え．一般には「管理，運営」の意味．

administrivia 〔医療俗〕アドミニストリビア

病院経営陣から医師や看護師に送られてくる大して重要でないメールなどのこと．administrator(経営者)と trivia(些細なこと)からの造語．多忙な医師や看護師にとっては邪魔なものであることからの呼び方．

admitted to the seventeenth floor 〔医療俗〕「(16階までしかない病院で)17階へ入院を許可された」

(患者が)息を引き取った．「死んだ」ことを指す婉曲語法．⇨ discharged downstairs; discharged to heaven; discharged up; referred to the outpatient pathology clinic

admitting receptionist 入院受付係

❑ hospital-admitting clerk, admissions clerk, clinic clerk, hospital-receiving clerk, medical clerk などの呼び方もある．

ADR 〔医療俗〕エー・ディー・アール

(治療を)適切に行なっていない．ain't doing right の頭文字．

❑ 医学用語では，adverse drug reaction (薬剤副作用)や airway dilation reflex (気道拡張反射)などの頭文字として使う．

adrenalized アドレナリン(adrenaline)の影響を受けた

❑ 一般の用法では「興奮した，張り詰めた，緊張した」の意味で使う．

Adriamycin 〔薬・商品名〕アドリアマイシン

米国 Bedford Laboratories 製の抗生物質 (antibiotic)．処方薬．Adriamycin PFS (preservative-free solution) と Adriamycin RDF (rapid dissolution formula) がある．⇨ Big Red

Advair 〔薬・商品名〕アドベア

米国 GlaxoSmithKline 製の慢性喘息(ぜんそく)(chronic asthma)や慢性閉塞性肺疾患 (chronic obstructive pulmonary disease) などに使

われる気管支拡張薬(bronchodilator). 処方薬. 吸入薬. Advair Diskus と Advair HFA がある. 日本では, アドエア(Adoair)の商品名で販売.

advanced practice nurse　上級実践看護師
登録看護師(registered nurse)の資格に加えて, 修士号を持ち, 専門分野におけるトレーニングを受けた者. nurse-anesthetist(麻酔専門看護師), nurse-midwife(看護助産師), nurse practitioner (ナース・プラクティショナー: 診断や処方ができる), clinical nurse specialist(臨床専門看護師)などがいる. ⇨ clinical nurse specialist

adverse (drug) event　薬物有害事象
薬が原因で起こるあらゆる徴候, 症状, 病気を指す薬学用語. 副作用とは限らない.

Advil　〔薬・商品名〕アドヴィル; アドビル
米国 Pfizer, Inc. 製の鎮痛薬(analgesic), 非ステロイド系抗炎症薬(NSAIDs). 市販薬. 一般名イブプロフェン(ibuprofen). ⇨ NSAIDs

AED　エー・イー・ディー
自動体外式除細動器. automated external defibrillator の頭文字.

aerodermectasia　〔医療俗〕エアロダーメクタシア
皮下気腫(subcutaneous emphysema)のこと. aero-(空気) + derma(ギリシャ語 'skin') + ectasia(ギリシャ語 'stretching out')から. ⇨ Rice Krispies

AFU & BR　〔医療俗〕エー・エフ・ユー・アンド・ビー・アール
すべてが台無しで取り返しがつかない. all fucked up & beyond repair の略語.

AGA　〔医療俗〕エー・ジー・エー
急性重力発作. acute gravity attack の頭文字. 患者が気絶したり, 倒れたりすることを病名らしく呼んだものの略語.

against label　ラベルに反して
使用上の注意に反して薬品を使用すること.

❑ 例えば, 米国 Pfizer 製の抗潰瘍(かいよう)薬(antiulcerative) Cytotec (サイトテック)は, 子宮頸管熟化(cervical ripening)や陣痛誘発

(induction)のために使用されてきたが、流産(abortion)、早産(premature birth)、先天的欠損症(birth defects)を起こす可能性がある。したがって、この薬を分娩誘発目的で使用することは"against label"であり、FDA(米食品医薬品局)によって認可されていない症状に対して医薬品を使用する「FDAの認可外の("off-label")」使用でもある。

Aggrenox　〔薬・商品名〕アグレノックス
米国 Boehringer Ingelheim Pharmaceuticals, Inc. 製の抗血小板物質(antiplatelet)。一般名ジピリダモール(dipyridamole)。処方薬。

AGMI　〔医療俗〕エー・ジー・エム・アイ
(患者は)助からないだろう。ain't gonna make it の頭文字。

agog　(生まれて初めて診察をするので)うずうずしている
病院での臨床実習を迎えた医学生(medical student)の実習開始時期の状態を指す表現。「アガッグ」と発音する。フランス語の en gogues(はしゃいで)から。

agonal respirations　苦悶の呼吸
魚が酸素を求めてパクパクしているような呼吸。不規則で緩慢。死戦期呼吸。あきらかにふつうの呼吸とは異なり、しゃくりあげるように途切れ途切れに起こる呼吸のこと。心停止に至るサイン。

"A good surgeon knows...."　〔外科医の警句〕「よい外科医とは…」
外科医の警句として知られているフレーズ。"A good surgeon knows how to operate. A better surgeon knows when to operate. The best surgeon knows when not to operate."(よい外科医は手術の方法を知っている。よりよい外科医はいつ手術するかを知っている。最もよい外科医はいつ手術しないかを知っている)。また、以下のような言い方もある。"A good surgeon knows how to cut. A really good surgeon knows how not to."(よい外科医は切り方を知っている。本当によい外科医は切らない方法を知っている)。

agroceryosis　〔獣医俗〕アグローサリーオシス:「無食料品症」
飼い主がペットに食事を与えていないこと。「無」を意味する連結

語 a- + grocery+「病的状態」を意味する連結語 -osis からの造語.

AHF 〔医療俗〕エー・エイチ・エフ

急性のかんしゃくの発作. acute hissy fit の頭文字. 手がつけられないほどかっとなっている状態を病名らしく呼んだもの. hissy fit は〔俗〕で「不機嫌, かんしゃく」(tantrum).

ahhhh あああー

① 診察のために, 患者の口を大きく開かせる際に医師が言う言葉「(口を大きく開けて)あーと言ってください(Say ahhhh!)」, または, その際に患者が発する声.
② 患者が(高額の)医療費請求書を受け取る際に出るため息.
❏ aaaah ともつづる.

AIDS エイズ

後天性免疫不全症候群. acquired immunodeficiency syndrome の略語.
❏ 最初の症例が同性愛の男性に起こったことから, GRID (gay-related immune deficiency) ((男性)同性愛者関連免疫不全)という頭文字が一時的に使われていた. AIDS が使われるようになったのは 1982 年.

AIDS Highway エイズ・ハイウェー ⇨ Kinshasa Highway

AIDS victim エイズ・ヴィクティム ⇨ person with AIDS

air ambulance エアー・アンビュランス

救急ヘリコプター(medical helicopter). 救急輸送機全般も指す.
⇨ bird; medevac; life-flighted

air biscuit エアー・ビスケット

便器の水面に浮かんでにおう便. ⇨ brown trout

air-conditioner lung エアーコンディショナー肺

エアコンの加湿装置(humidifier)や配管を汚染する微生物が原因で起こるシックハウス症候群(sick building syndrome)の一つ. 干し草の塵を吸入して起こる農夫肺(farmer's lung)と同様に, 過敏性肺臓炎(hypersensitivity pneumonitis)で, 発熱, 悪寒, 咳, 息切れなどの症状が出る. 食欲不振, 吐き気, 嘔吐が起こることもある. エアコン工事関係の仕事をする人だけでなく, 一般の人もかかる.
⇨ corkhandler's disease; farmer's lung; popcorn lung

air controllers syndrome 航空管制官症候群

ストレスの多い仕事であることが原因で航空(交通)管制官(air (traffic) controller)にしばしば起こる消化性潰瘍(かいよう)(peptic ulcer).

air splint 〔医療器具〕エアー・スプリント；空気副子(そえこ)

骨折や捻挫した手足の固定に使われる副子. 空気で膨らませて使用することから.

❏ Hand & Wrist, Half Arm, Full Arm, Foot & Ankle, Half Leg, Full Leg 用と種類は多い.

air trousers 航空ズボン

military [medical] antishock trousers(軍用［医療用］耐ショックズボン)のこと. ⇨ MAST

airway bag エアウェー・バッグ

挿管する(intubate)ためや気道(airway)を確保するための器具が入った大きな袋. 救急車の備品.

airwolf 〔医療俗〕エアーウルフ

救急ヘリコプター(medical helicopter)のこと. 米国 CBS 系のテレビドラマ *Airwolf* に登場するヘリコプターの名前から.

❏ 1984 年 1 月 22 日から 1986 年 7 月 23 日まで放映された(日本では『超音速攻撃ヘリエアーウルフ』のタイトル). ベトナム帰還兵の主人公 Stringfellow Hawke(ストリングフェロー・ホーク)(Jan-Michael Vincent(ジャン＝マイケル・ヴィンセント)(1944-)が演じた)が, 秘密裏に開発された攻撃用ヘリコプターの Airwolf を駆使して様々な事件を解決する特撮スカイアクション・テレビドラマシリーズ. ⇨ air ambulance; bird

Akineton Lactate 〔薬・商品名〕アキネトン・ラクテート

米国 Knoll 製のパーキンソン病治療薬(antiparkinsonian). 処方薬.

Alaway 〔薬・商品名〕アラウェー

米国 Bausch & Lomb, Inc. 製の抗ヒスタミン点眼薬(antihistamine eye drop). 市販薬.

albatross 〔医療俗〕アルバトロス：「アホウドリ」

亡くなるまで医師がつきっきりになる, 治療不可能な慢性病を抱

えた患者.

❑「アホウドリ」は,昔船乗りたちが幸運の鳥だと考え,この鳥を殺すと不幸になるとされ,比喩的に「心配の種,障害」の意味がある.

alc 〔医療俗〕エー・エル・シー

退院する患者.〔スペイン語〕a la casa ('to the house, homeward')の頭文字から.

ALC 〔医療俗〕エー・エル・シー

代替レベルのケア.Alternative Level of Care の略語.急性期ケア患者のリストから外したいベッドブロッカー(bedblocker)(ベッドふさぎ)を指して新しく作られた別称.ビジネスの世界での「滞貸金償却」(writing off bad loans)のように,このやっかい患者が手持ちのケアの対象リストからはずれると,医者や関係者はザ・バンカー(the Bunker)の中ではお互いにハイタッチをして喜ぶ事態(high-fiving)になったと祝う.カナダで使われている.⇨ bedblocker; Bunker; rock

alcohol enema　アルコール浣腸

米国テネシー大学の男子学生友愛会(fraternity)で,週末のパーティーで酔いの即効性をねらって酒を浣腸液代わりに使ったため,学生の血中アルコール濃度が 0.40(医師が「死の境界」(death zone)と呼ぶ危険な濃度)に達したことが入院先で判明し,大学が友愛会の活動を停止とした(2012 年 9 月).

❑ マヤ族(Maya)やアメリカ先住民の部族の中には,儀式として肛門から薬物などを注入する場合がある.

alert and oriented X3　アラート・アンド・オリエンテッド・タイムズ・スリー

(患者が)自分の名前,場所,時間が分かっている.⇨ A/O times four; oriented X2

Alice in Wonderland syndrome 〔医療俗〕不思議の国のアリス症候群

自分の体や物や空間などの大きさが通常とは異なって感じられる症状.Lewis Carroll(ルイス・キャロル)(1832-1898)のファンタジー *Alice's Adventure in Wonderland*(1865)の中で,Alice は薬を

飲んで大きくなったり小さくなったりする話があるところから，イギリスの精神科医 John Todd（ジョン・トッド）(1914-1987)が命名した．

❏ Alice-in-Wonderland には「空想的な，非現実的な」の意味の形容詞用法がある．

alk phos アルクホス

alkaline phosphatase（アルカリホスファターゼ）の略（また ALP）．アルカリ性条件下で活性を示す酵素ホスファターゼ．血液検査の際の要求項目の一つで肝機能の指標の一つとして扱われる．

alky (bum) 〔医療俗〕アルキー（バム）

アルコール依存症の浮浪者．alky は，alcohol の 'alc'（'c' の発音から 'k' につづり変え）と，状態を表す連結語 -y から．⇨ two carbon abuser

All-American 〔医療俗〕オールアメリカン：「全米の」

眼，鼻，顔の3か所すべてを美容整形手術すること．特に Los Angeles で使われた表現．

"All bleeding stops... eventually." 〔外科の格言〕「出血はすべて止まる…いつかは」

❏ 緊急医療テクニシャン（EMT）たちが緊急医療サービス（EMS）を行う場合に覚えておくべきルールの一つでもある．また，看護に関するジョーク集に，看護師になる理由の一つは "All bleeding stops... eventually." と言って患者を安心させるためだとある．

❏ "Bleeding always stops."（「出血は止まるもの」）という言い方もある．

Allegra 〔薬・商品名〕アレグラ

米国 Chattem, Inc. 製の抗ヒスタミン薬（antihistamine）．⇨ Flonase

allergic salute アレルギー患者の敬礼

アレルギー性鼻炎（allergic rhinitis）の子供に典型的に見られるもので，むずがゆいためにこぶしに握った手の甲や，手のひらで鼻を上に向かってひんぱんにこするしぐさのこと．

allergic shiners アレルギー性の目のまわりの黒あざ

アレルギー性鼻炎患者に見られる黒あざ（black eye）のような症

状．眼窩(がんか)周囲の血腫(periorbital hematoma)に似ている．

allos 〔医療俗〕アロズ

同種移植片の移植手術を受けた患者たち(allograft transplant patients)．同種移植片とは，ドナー(donor)とレシピエント(recipient)とが遺伝学的に同一の種属である場合の移植された細胞，組織，あるいは臓器．allograft の 'allo' を複数形にしたもの．⇨ autos

Allstate-itis 〔医療俗〕オールステイト・アイティス：「オールステート炎」

保険会社から保険金のだまし取りを計画ででっちあげる病気や怪我のこと．米国の保険会社 Allstate Insurance Company の略称 Allstate に，「炎(症)」の意味を表す連結語の -itis を付けた造語．

ALOC エー・エル・オー・シー

意識レベル変容状態．altered level of consciousness の頭文字から．麻薬による幻覚などのように通常の意識状態と異なる状態のこと．AMS(altered mental status)とも言う．⇨ CAOx3

alopecia walkmania アロペシア・ウォークマニア

ウォークマン狂脱毛症．〔商品名〕Walkman など携帯用ステレオのヘッドフォンを長期間使用したことが原因で起こる脱毛症．1984年に *The Journal of the American Medical Association* 誌で最初に登場した表現．earbud と呼ばれるイヤフォンを耳からぶら下げるタイプの小さなヘッドフォンの普及により減少したため，この呼称も古くなった．ブレークダンスが原因の場合の alopecia breakdancia もある．

ALS¹ 〔医療俗〕エー・エル・エス

狂気の沙汰．absolute loss of sanity(完全に正気を喪失している)の略語．

ALS² エー・エル・エス

筋萎縮性側索硬化症．amyotrophic lateral sclerosis の頭文字．脊髄の側索および前角の運動路の疾患で，進行性筋萎縮，反射の亢進，線維性攣縮(れんし)(ゅく)，筋の痙性(けいせい)を引き起こす．通常，発症から2〜4年以内に死亡するという．原因不明の難病で，治療法がない．
❑ イタリアのプロサッカー選手は，全身の筋肉が徐々に動かなくなるというこの ALS の発症率が平均の6倍になっていることが，

同国のトリノ大学などの研究チームの調査で分かった. 特定のスポーツに ALS の発症率が高いことが分かったのはこれが初めて. ヘディングなどサッカー特有の体への衝撃や, あるいは筋肉増強剤の影響など, 複数の仮説が示されている. この調査は, 1970～2002 年にサッカーリーグのセリエA, Bでプレーしたプロのイタリア人選手 7,300 人余りを対象にしたものであった. この期間に 5 人が発症していた. 発症年齢は, 平均 43.4 歳と通常の患者より 20 歳も若かった. また, プレーの期間が長いほど発症の危険が高いことも分かった.

ALS[3] エー・エル・エス

二次救命処置. advanced life support の頭文字. paramedicine とも呼ぶ. 除細動(defibrillation), 挿管(intubation), 薬剤を用いた治療など.

❏ New York では, 二次救命処置のできるパラメディック(paramedic)が 2 名乗った救急車を ALS ambulance と呼び, 一次救命処置(basic life support)しかできない緊急医療テクニシャン(EMT)が 2 名乗った救急車を BLS ambulance と呼んでいる. ⇨ ABLS; ACLS; BCLS; BLS; paramedic[1]

Alupent 〔薬・商品名〕アルペント

米国製の気管支拡張薬(bronchodilator). 喘息(ぜんそく)(asthma)や慢性閉塞性肺疾患(COPD)の患者に使われたが, 現在は製造されていない.

AMA[1] エー・エム・エー

米国医師会. American Medical Association の略称.

❏ この米国医師会がスポンサーとなった研究がスケートボード, ローラーブレード, ハンググライダー, 4 輪駆動車などの開発につながり, その結果それらを使用中に怪我をした患者が増えるという皮肉な状況を生みだしている.

AMA[2] エー・エム・エー

医学的指示に反して. against medical advice の頭文字. 患者が医師の指示に反して勝手に退院する場合などに使われる表現. ⇨ RMA AMA

amantadine 〔薬〕アマンタジン

抗ウイルス薬．パーキンソン病治療薬(antiparkinsonian).
❏ 商品名Symmetrel(シンメトレル)(米国 Endo Pharmaceuticals, Inc. 製)がある．抗インフルエンザ薬として使用しないようにという勧告が米国疾病管理予防センター(CDC)や，英国国立医療技術評価機構(National Institute for Health and Clinical Excellence: 略称 NICE)から出されて注目された．

Ambien 〔薬・商品名〕アンビエン
米国 Sanofi Aventis U.S., LLC 製の催眠薬(hypnotic). 鎮静薬(sedative). 一般名は酒石酸ゾルピデム(zolpidem tartrate). 処方薬．

Ambu bag 〔商品名〕アンビュー・バッグ
患者の換気(ventilation)を助けるために鼻と口から空気を入れるためのゴム製の袋．デンマークの Ambu A/S 製．1956年に開発された．単に Ambu(または ambu)とも書く．Ambu は，英語の ambulance, またはデンマーク語の ambulance の短縮形から．一般には bag-valve-mask (device) (BVM) (バッグバルブマスク)と呼ばれる物．

ambulance アンビュランス
救急車．
❏ 救急車のフロント部分に，逆向きになった AMBULANCE の文字が付いていることがある．救急車の前を走っている自動車のドライバーはバックミラー(rearview mirror)でこれを見たときには AMBULANCE と読めるので，後方から救急車が接近していることがよく分かる．
❏ 交通事故の被害者が乗った救急車を追いかけて，金儲けのたねをさがす悪徳弁護士のことを ambulance chaser(救急車を追っかけるやつ)と呼ぶ．⇨ air ambulance; bus; cabulance; meat wagon; rig; trauma truck; truck; unit

ambulance bay アンビュランス・ベイ
救急車専用の駐停車区画．緊急救命室(ER)の入口付近などにある．⇨ trauma bay

ambulance dance 〔医療俗〕アンビュランス・ダンス
現場で救急車の到着を待っている人たちが，右往左往しながら救

急車に向かって必死で手を振っている様子を指した言い方．その様子がさらに必死な場合，ラテンリズムに合わせて踊るマカレナダンスにたとえて ambulance macarena と呼ばれることもある．

ambulance macarena ⇨ ambulance dance

ambulatory care center 外来治療センター

予約なしで受診できるクリニック（walk-in clinic）．緊急性のない治療を行い，まれに歯科治療も行う．患者は医師の勤務時間外でも駆け込む．待ち時間が短いため，びっくり箱（Jack-in-the-Box）に掛けた「ドック・イン・ザ・ボックス（Doc-in-the-Box）」や McDonald's に掛けた「マックスティッチ（McStitch）」［'Stitch' は外科で傷を縫うひと針のこと］，「ワルツ・イン・クリニック（waltz-in clinic）」などユーモラスな名で呼ばれることもある．

ambulatory ECG monitor 小型軽量の携帯型心電図モニター ⇨ Holter monitor

American Association for Cancer Research 米国癌学会

1907 年設立．略称 AACR．本部は Pennsylvania 州 Philadelphia．

American Cancer Society 米国癌協会

1913 年設立．略称 ACS．本部は Georgia 州 Atlanta．

American Medical Response アメリカン・メディカル・レスポンス

救急車や飛行機による救急搬送サービスを行う American Medical Response, Inc. の通称（略称 AMR）．1992 年に設立され，1997 年には Med Trans と合併して米国最大規模となった．本部は Colorado 州 Greenwood Village.

America's Best Hospitals アメリカズ・ベスト・ホスピタルズ

米国のオンライン雑誌 *U. S. News & World Report* が発表する全米の病院ランキング．総合順位（優れた医療機関順位 "The Honor Roll"）と専門分野別順位などがある．

amnesia アムニージア；アムネシア

記憶喪失．健忘．

❏ 2012 年の米国大統領選挙の際，Barack Hussein Obama（バラ

ク・フセイン・オバマ)大統領(1961-)は,富裕層に対する減税措置や人工妊娠中絶の是非などについての主張が大きく変わっていると共和党 Willard Mitt Romney(ウィラード・ミット・ロムニー)候補(1947-)を批判するなかで,そのような Romney 候補の変貌を,自分の言ったことを覚えていないのではないかと,amnesia をもじって "Romnesia"(ロムネシア)と呼び物議を醸した.

amniotic fluid index 羊水指数
超音波による羊水量の測定法.5から25の値が正常とされる.略語は AFI.

Amox 〔医療俗〕アモックス
amoxicillin(アモキシシリン)の略. ⇨ amoxicillin

amoxicillin アモキシシリン
細菌感染症治療に使う経口ペニシリン. ⇨ Amox

Amoxil 〔薬・商品名〕アモキシル
抗生物質として使われるアミノペニシリン(aminopenicillin).米国 Dr. Reddy's 製の処方薬.

amp and gent アンプ・アンド・ゲント
ampicillin and gentamicin((抗生物質の)アンピシリンとゲンタマイシン)の略.

amphed(-)out 〔俗〕アンフェタミンでいかれた
中枢神経系刺激薬(CNS stimulant)のアンフェタミン(amphetamine)を覚醒剤として使用した後の疲労した状態.

amphoterrible 〔医療俗〕アンフォテリブル
難治性または全身性真菌症の治療に用いられる腎毒性のある抗真菌薬(antifungal)のアンフォテリシン B(amphotericin B)の俗称.この薬品名と「恐ろしい」の意味の terrible からの造語.優れた殺真菌作用を持つものの,腎障害などの副作用があることから.

AMPLE history アンプル・ヒストリー
アレルギー,薬物,病歴,最後に摂取した食事,現在の状態.AMPLE は,allergy, medication, past medical history, last meal, existing circumstances の頭文字.救急救命士(paramedic)が搬送する患者について確認すべき項目.

amyoyo syndrome 〔医療俗〕アムヨーヨー症候群

amyoyo は, Alright motherfucker, you're on your own(いいぞ, くそったれ野郎, あとはおまえ次第だ). の頭文字. 頭部損傷で集中治療室(ICU)に入院している患者を指す言葉. 奇跡が起こることはないということ. ⇨ solomf yoyo

Anafranil 〔薬・商品名〕アナフラニール

米国 Mallinckrodt Pharmaceuticals 製の三環系抗鬱(ｳｯ)薬(tricyclic antidepressant). 強迫性障害(obsessive-compulsive disorder)の患者に使われる. 一般名は塩酸クロミプラミン(clomipramine hydrochloride). 処方薬.

anaphylaxis to concrete 〔医療俗〕対コンクリート過敏症

飛び降り自殺をはかってコンクリート舗装地面に激突死すること. ⇨ concrete poisoning

anatomical chart 人体解剖図

anatomy chart とも言う.

☐ 診察室などの壁に貼ってある人体解剖図は市販されている.

AND エー・エヌ・ディー

自然死を容認せよ. allow natural death の頭文字.

☐ 米国では, DNR(Do Not Resuscitate. 蘇生処置をするな)は患者の家族にとっては, 医師がケアを放棄し, すべての処置を中止するように聞こえるため, AND の方がより自然な響きがあって, かつ明確な言い方だと好まれるようになった. ⇨ DNR

Andy Gump 〔医療俗〕アンディ・ガンプ

下あご(mandible)にできた癌を取り除く手術を受けた患者. あごがなくなったように見える顔が, Sydney Smith(シドニー・スミス)(1877-1935)作の米国漫画 *The Gumps*(『ガンプ一家』)(1917-1959)のキャラクター Andy Gump に似ていることから.

Anectine 〔薬・商品名〕アネクチン

米国 GlaxoSmithKline 製の筋弛緩薬(muscle relaxant). ⇨ sux

angio 〔医療俗〕アンジオ

angiography(血管造影法)または angiogram(血管造影図)の略.

answer《**the**》 〔医療俗〕ジ・アンサー

(暴力をふるう患者への力ずくでの)最後の返答 ⇨ can opener

Antabuse 〔薬・商品名〕アンタビュース

米国 Teva Women's Health, Inc. 製の抗酒薬（antialcoholic）．アルコール依存症の治療に使う．一般名はジスルフィラム（disulfiram）．処方薬．

antenatal diagnosis 出生前診断 ⇨ prenatal diagnosis

anthrax 炭疽(たんそ)

バクテリアのバシラス・アンスラシス（Bacillus anthracis）によって引き起こされる急性感染症．cerebral anthrax（脳炭疽），cutaneous anthrax（皮膚炭疽），inhalation anthrax（吸入炭疽），intestinal anthrax（腸炭疽），pulmonary anthrax（肺炭疽）などがある．通常90％以上が cutaneous anthrax で，皮膚から菌芽胞が侵入して起こる．

anti-pumpkin juice 〔医療俗〕抗カボチャジュース

麻薬拮抗薬 Narcan（ナルカン）．一般名ナロキソン（naloxone）．⇨ Narcan; pumpkin

Antivert 〔薬・商品名〕アンティヴァート；アンティバート

米国 Pfizer, Inc. 製の抗ヒスタミン薬（antihistamine）．制吐薬（antiemetic），抗めまい薬（antivertigo）．乗り物酔い（motion sickness）の予防などに使う．

APD 〔医療俗〕エー・ピー・ディー

急性プロザック欠乏症．acute Prozac deficiency の頭文字．鬱(う)病（depression）を指す呼称．

❏ Prozac は，米国 Eli Lilly and Company/ Dista Products Company 製の抗鬱薬（antidepressant）．⇨ Vitamin P

Apliglaf 〔商品名〕アプリグラフ

静脈性下肢潰瘍(かいよう)（venous leg ulcer）や糖尿病性足部潰瘍（diabetic foot ulcer）の治療に使用される人工皮膚．生きた細胞から作られる．米国 Organogenesis, Inc. 製．

appy 〔医療俗〕アピー

虫垂切除（appendectomy）の語頭部分と語末をつなぎ合わせ短縮した語．ほかに虫垂炎（appendicitis）の疑いのある患者や虫垂（appendix）も指す．⇨ lap appy; perfed appy

appy tape アピーテープ

虫垂切除術（appendectomy）で使用するガーゼ．⇨ appy; lap

tape

Apresoline 〔薬・商品名〕アプレゾリン

米国 Novartis 製の抗高血圧症薬 (antihypertensive). 血管拡張神経薬 (vasodilator). 処方薬.

apron エプロン

腹壁 (abdominal wall) からエプロンのように垂れ下がった皮下脂肪 (subcutaneous fat). hanging panniculus (panniculus は「皮下脂肪」) とも呼ぶ.

APRS 〔米・医療俗〕エー・ピー・アール・エス

急性プエルトリコ症候群. acute Puerto Rican syndrome の頭文字. プエルトリコ人の患者たちが, 金切り声を上げたり大声で叫んだりする発作を起こすことを指す.

APTFRAN 〔医療俗〕エー・ピー・ティー・エフ・アール・エー・エヌ

(うるさい患者の) 顔に, 何度でも枕を押しつけろ, 必要に応じて繰り返せ. apply pillow to face, repeat as necessary の頭文字.

❏ 言うことを聞かない患者の顔に枕を押しつけて静かにさせる方法を指す. pillow to face から PTF therapy とも言う. ⇨ PTF therapy

AQP 〔医療俗〕エー・キュー・ピー

(患者の舌が) Q の様子を呈している. assuming the Q position の略語. 患者の口から舌がだらりと出ている様子で, 病状が悪化して死が迫っていることを指す表現.

❏ そのような徴候を Q sign, そのような患者 (複数) を Qs (キューズ) と呼ぶ.

AQR 〔医療俗〕エー・キュー・アール

(患者の症状が) まったくもってよくない. ain't quite right の頭文字.

ARDS エー・アール・ディー・エス

成人呼吸窮迫症候群. adult respiratory distress syndrome の頭文字.

❏ acute respiratory distress syndrome (急性呼吸窮迫症候群), congestive atelectasis (鬱血(うっけつ)性肺拡張不全), pump lung (ポン

プ肺), shock lung(ショック肺), wet lung(湿性肺), stiff lung(硬化肺), noncardiogenic pulmonary edema(非心臓性肺浮腫)などとも呼ぶ.

Aricept 〔薬・商品名〕アリセプト

米国製のアルツハイマー型認知症治療薬. 一般名塩酸ドネペジル(donepezil hydrochloride). 雑誌広告の謳(うた)い文句に, "Strength in the face of Alzheimer's"(「アルツハイマーと向かい合っても力強さが出ます」)や "Helping people be more like themselves longer"(「もっと長くその人らしくするお手伝いをします」)などがあった. Eisai, Inc. の登録商標.

arrest 心拍停止

cardiac arrest や full arrest とも言う.

❏ 一般には「逮捕」の意味で使うので, 誤解が生じることもある. "No, I didn't say arrest as in jail. I said arrest as in cardiac arrest."(「違うわ, 私は刑務所に入る場合のアレスト(逮捕)と言ったんじゃないの. 心拍停止の場合のアレスト(停止)と言ったのよ」)

ART 〔医療俗〕エー・アール・ティー

(患者の体温が低くて)室温を呈している, つまり死亡していること. assuming room temperature の頭文字. ⇨ AST

arterial line 動脈ライン

血圧を継続的にチェックしたり, 動脈血のサンプルを取ったりするための, 動脈(artery)に挿入するチューブやモニターなど. a-line や art-line とも言う.

art-line アート・ライン

動脈内カテーテル. intra-arterial catheter のこと. 'art' は 'arterial'(動脈の)の短縮.

A's and B's エーズ・アンド・ビーズ

無呼吸で徐脈. apnea and bradycardia の略語. しばしば, 生後28日未満の新生児(neonate)の状況を指して使われる.

ASANSO アサンソー

外科研修指導医が一度も見たことがない症例. Attending Surgeon Ain't Never Seen One の頭文字. ⇨ RANDO; RANSO

aspiration pneumonia 吸引性肺炎；嚥下(えんげ)性肺炎

肺に異物(食物片や吐物)を吸い込むことによって起こる肺炎. deglutition pneumonia(deglutition は「嚥下, 飲み込み」の意)とも呼ぶ.

ass grapes 〔医療俗〕ブドウ尻(じり)

ひどく凝血した, あるいは血行の悪くなった痔(hemorrhoids).
❏ 単に grapes でも「痔」を指す.

assistant eclipse 〔医療俗〕アシスタント・エクリプス

手術中に, 外科医をアシストする外科手術助手(surgical assistant)の頭が手術部位(surgical site)を照らしているライトを遮ってしまい, その手術部位が見えにくくなってしまうこと. eclipse は「(日食や月食の)食」の意味.

Association of Air Medical Services 航空医療サービス協会 ⇨ AAMS

ass time 〔医療俗〕アス・タイム：「くそったれ時間」

研修医(resident)が過ごす無駄な時間. 例えば, 外科研修医が内科診療に回されたり, 内科研修医が精神科診療に回されたりした場合に, これといって何の診療もせずにだらだらしている時間.

AST 〔医療俗〕エー・エス・ティー

(患者の体温が低くて)その季節の気温を呈している, つまり死亡していること. assuming seasonal temperature の頭文字. ⇨ ART

Astroglide 〔薬・商品名〕アストログライド

米国 BioFilm, Inc. 製の潤滑剤(lubricant). 膣乾燥症(vaginal dryness)などに使う市販薬で, vaginal gel(膣ジェル)と呼ばれるもの. ⇨ Lubrin

"A surgeon is sometimes wrong, but never in doubt."
〔諺〕「外科医は間違うこともあるが, 決して疑わない」

ときに間違うこともあるが, その間違いを決して認めようとしない外科医(surgeon)の尊大な態度を表していることわざ.

ATD 〔米・医療俗〕エー・ティー・ディー

単純な発熱, または鼻風邪(head cold)のこと. acute Tylenol deficiency(急性タイレノール欠乏症)の頭文字.
❏〔商品名〕Tylenol は, 米国 McNeil Consumer 製の鎮痛薬(anal-

gesic), 抗ヒスタミン薬(antihistamine), 鬱血(うっけつ)除去薬(decongestant), 解熱薬(antipyretic).

ate plastic 〔医療俗〕「プラスチックを食べた」
(患者が)挿管された(intubated)こと. ⇨ pass plastic

Ativan 〔薬・商品名〕アタヴァン; アタバン
米国West-Ward Pharmaceuticals Corp. 製の抗不安薬(anxiolytic), 鎮静薬, 抗痙攣(けいれん)薬. 一般名ロラゼパム(lorazepam). 処方薬. 静脈注射(IV injection)か筋肉注射(IM injection)で使用される.
❏ かつては錠剤もあったが, 2003年に製造中止. ⇨ Ativanosis; B-52

Ativanosis 〔医療俗〕アティバノーシス
アティバン症状. 鎮静薬が十分効いた状態.
❏ 米国West-Ward Pharmaceuticals Corp. 製の抗不安薬, 鎮静薬, 抗痙攣(けいれん)薬の〔商品名〕Ativan に「(病的)状態」の意味の連結語 -osis を付けたもの. ⇨ hypo-Xanaxemia

Atrovent 〔薬・商品名〕アトロヴェント; アトロベント
気管支拡張薬 (bronchodilator). 米国Boehringer Ingelheim Pharmaceuticals, Inc. 製. 一般名は臭化イプラトロピウム(ipratropium bromide). 処方薬.

ATS 〔医療俗〕エー・ティー・エス
急性演技症候群, つまり仮病のこと. acute Thespian syndrome の頭文字. Thespian(役者)は, 悲劇の発明者と言われるギリシアの詩人テスピス(Thespis)の名から. ⇨ MGM syndrome

attending physician アテンディング・フィジシャン
専門医学実習プログラム(residency program)を持つ教育病院(teaching hospital)の指導医. attending は「在籍する」の意味. 単に attending とも言う. 研修医(resident)に対する指導および監督責任があり, 研修医たちにとってはうるさい存在であることから, 皮肉をこめて韻を踏んで offending(「がみがみ言って不快にさせるやつ」)と呼ばれることもあるという. ⇨ shark

at U 〔医療俗〕アット・ユー
へその高さの部位に. at the level of the umbilicus から. U は

'umbilicus'(へそ)の頭文字.

Aunt Minnie 〔医療俗〕ミニーおばさん

X線写真を判読する際, 以前に見たことがあればすぐに分かるような病変(lesion). 1940年代に米国シンシナティ大学(University of Cincinnati)の放射線学者(radiologist) Benjamin Felson(ベンジャミン・フェルソン)(1913-1988)が使い始めたと言われる. 顔を見たらすぐに分かる身内の者の名前の例としてMinnieを使ったもの.

Aunt Nelly 〔医療俗〕ネリーおばさん

腹部(belly)のこと. Auntie Nelly, Auntie Nellie, Aunty Nellyともつづる. 名前のNellyは, bellyと韻を踏んで作られた押韻俗語(rhyming slang)と呼ばれるもの.

Auralgan 〔薬・商品名〕オーラルガン

米国Deston製の点耳薬(ear drops). 処方薬で, 成分はアンチピリン(antipyrine)とベンゾカイン(benzocaine)とグリセリン(glycerin). 中耳炎(otitis media)治療に使う. 現在は製造されていない.

autoped オートペッド

歩行者を巻き込んだ交通事故. auto-は「自動車の」の意味の連結語, pedはpedestrian(「歩行者」)の短縮から. auto-pedともつづる.

autos 〔医療俗〕オートズ

自家移植片(autograft)の移植手術を受けた患者. 自家移植は, 患者自身の細胞や組織を移植すること. ⇨ allos

Auvi-Q 〔薬・商品名〕オーヴィ・キュー; オービ・キュー

アナフィラキシー治療薬. ハチに刺された時などに起こる血圧低下や呼吸困難といった激しい全身症状アナフィラキシーショック(anaphylactic shock)に対して, エピネフリン(epinephrine)を緊急に投与する器具で, "talking epinephrine auto-injector"(しゃべるエピネフリン自動注射器)と呼ばれるように, 目で信号を確かめながら自動音声で使用手順を教えてくれる. ポケットに入れたり, 小さなハンドバッグに入れたりして持ち運びできるサイズ. 双子のEric Edwards(エリック・エドワーズ)とEvan Edwards(エヴァン・エドワーズ)兄弟が発明し, audio-visual cuesの略から命

名された．米国 Sanofi-Aventis U.S. LLC 製．処方薬．⇨ EpiPen

aveinic 〔医療俗〕アヴェイニック；アベイニック

(患者が) 無静脈で．(採血や点滴の必要がある患者の) 静脈が見つからない場合や，未熟児など腕が細くて血管を見つけることが困難な場合のこと．a-(「無」の意味の連結語) ＋ vein(「静脈」) ＋ -ic (「〜の性質の」の意味の形容詞を作る連結語)から．⇨ tough stick

AV shunt 動静脈短路

arteriovenous shunt の略語．動脈血を毛細血管網を通さずに直接静脈へ導くこと．

❏ shunt は「血管の間に外科的に設けた血液流路」のこと．

awful agony 〔医療俗〕ひどい苦悶

出産時の苦痛のことを表す言い方．

ax 〔医療俗〕アックス：「斧(おの)」

外科医 (surgeon)．外科医が使うメスを斧に見立てたもの

❏ blade, butcher, cutting doctor, meat cutter などとも言う．⇨ butcher; cutting doctor; hack; Mack the Knife; meat cutter; sawbones; slasher; sturgeon; vulture

ax-fem アクス - フェム

腋窩(えきか)大腿動脈バイパス手術 (を行う)．ax-fem は, axillary-femoral (または axillo-femoral) bypass surgery を表す．「do an ax-fem on ＋ 人」のように使う．⇨ fem-pop, chop, chop

Azactam 〔薬・商品名〕アザクタム

抗感染薬 (anti-infective)．一般名アズトレオナム (aztreonam)．米国 Bristol-Myers Squibb 製の処方薬．

Aztec two-step 〔俗〕アズテック・ツー・ステップ：「アステカのツーステップ」

ラテンアメリカ(特にメキシコ)でかかる下痢 (diarrhea)．一般に広く外国旅行でかかる下痢を指すこともある．Aztec は, メキシコ先住民のアステカ族のことで, メキシコでよくかかることから皮肉を込めて引き合いに出したもの．two-step は, 社交ダンスのツーステップさながらに, トイレに駆けこむところから．Aztec hop (アステカのホップ), Aztec revenge (アステカの復讐), Mexicali revenge (メヒカリ [メキシコ北西部の都市名] の復讐) などとも言う．

⇨ Delhi belly; Montezuma's revenge; traveler's diarrhea; Turkey trot

B

babbling バブリング:「おしゃべりバブバブ」
回診中に患者から質問を受けた医学生(medical student)たちが, 満足な答えが出せないのであれこれと相談している様子を揶揄(ゃゅ)したもの.

Baby Anne 〔商品名〕ベビー・アン
心肺蘇生術(CPR)トレーニング用の赤ちゃんマネキン. ⇨ Resusci Anne

baby aspirin ベビー・アスピリン
アスピリンの量が81ミリグラム以下の場合を指す. 血液凝固性(blood coagulability)を下げるために使われる.

baby borderline 〔医療俗〕ベビー・ボーダーライン
ティーンエージャーのborderline personality disorder(境界性パーソナリティ障害)患者. 軽蔑語. ⇨ borderline

baby catcher 〔米俗〕ベビー・キャッチャー
助産師(midwife). 産科医(obstetrician).
❑ 書名にも使われている:Peggy Vincent, *Baby Catcher: Chronicles of a Modern Midwife* (Scribner, 2002). ⇨ catch; crotch doc; placenta helper; weed puller

Baby Doe ベビー・ドウ
重度の先天性欠損症(birth defect)を持つ新生児や乳児を指す仮の名. 訴訟で当事者の本名不明の時, また身元不明の死体で, 成人男性の場合の仮名John Doe(女性はJane Doe)にならった言い方.

baby doll 〔医療俗〕ベビー・ドール

① 膣に出血がある女性 (vaginal bleeder).
② 中枢神経系刺激薬 (CNS stimulant).
❏ 〖米俗〗では「魅力的な人, かわいい女性」の意味がある. ⇨ B-52

babygram 〖医療俗〗ベビーグラム
新生児のX線写真. baby と radiogram(X線写真)からの造語.

Bacardi 〖医療俗〗バカルディ
狭心症や高血圧の治療に使われる米国 Pfizer, Inc. 製のカルシウムチャンネル遮断薬(calcium channel blocker) Procardia(プロカルディア)のことを, 音が似ている西インド諸島産の辛口のラム酒の〖商品名〗Bacardi に言い換えた言葉遊び.

baci 〖医療俗〗バシ
bacitracin(バシトラシン)の短縮. 抗生物質. 感染性口内炎にトローチが使われる. 皮膚感染症や創傷感染の予防, 眼科感染症にパトラキシン軟膏が使われる.

backboard バックボード
救急患者搬送の際に, 脊椎(spine)が曲がらないように患者を固定するために使用するボード. longboard や spine board(スパイン・ボード)とも呼ぶ. ⇨ collar and board; papoose

Bactine 〖薬・商品名〗バクチン
米国 HealthCare LLC 製の局所用殺菌・消毒薬, 抗感染薬. スプレーやクリームがある. 市販薬.

bag 〖医療俗〗バッグする
人工呼吸器やアンビュー・バッグ(Ambu bag)などを使って人工的に換気を行う. ⇨ Ambu bag; bag and drag

bag and drag 〖医療俗・救急医療〗バッグ・アンド・ドラッグ:「酸素を送り込んでひっぱって行け」
アンビュー・バッグ(Ambu bag)で換気しながら患者を病院の緊急救命室(ER)まで急いで搬送すること. ⇨ bag; load and go; PUHA; scoop and run; scoop and scoot; stay and play

bag 'em and tube 'em 〖医療俗〗バッゲム・アンド・チューベム:「バッグしてチューブする」
患者に麻酔をかけること.

bagged 〖医療俗〗バッグド:「袋に入れられた」

医師が, 担当したくない患者を他の医師から回されること. ⇨ hit hard; take a hit

bagged and tagged 〔医療俗〕バッグド・アンド・タッグド
「(遺体収容)袋に入れられてタグを付けられた」. モルグ(morgue)へ向かう準備ができている状態のこと.

bag of worms 〔医療俗〕「袋いっぱいの虫」
心室細動(ventricular fibrillation: 略語 V-fib)のこと. 心電図(ECG)にたくさんの虫が現れたように見えることから.

baker's burn 「パン屋の熱傷」
オーブンを使用しているときに, 前腕部(forearm)(肘から手首までの部分)に負う熱傷. パンや菓子の製造業者(baker)によく見られることから.
❑ オーブン用ミット(oven mitt)の宣伝によく見られる言い方. 例えば, キッチンウエア製造で知られる Le Creuset(ル・クルーゼ)社のホームページ(www.lecreuset.com/usa)には, "Protect your wrists from 'baker's burn' with this lengthy mitt."(この長いミットを使って「パン屋の熱傷」から手首をお守りください)と謳(うた)われている.

BAL ビー・エー・エル
血中アルコール濃度. blood alcohol level の頭文字. BA とも言う.

Balfour retractor 〔医療器具〕バルフォア・リトラクター
外科手術で使用される開腹器(abdominal retractor). カナダ生まれの外科医 Donald Church Balfour(ドナルド・チャーチ・バルフォア)(1882-1963)が 1911 年に発明.

banana bag 〔医療俗〕バナナ・バッグ:「バナナ袋」
IV potassium drip(カリウム点滴静脈内注射液)の入った袋. まるでバナナの実が木からぶら下がっているように, 点滴スタンド(IV stand)から注射液の袋がぶら下がっていることから.

Banana cocktail 〔医療俗〕バナナ・カクテル
ひどく酔った患者に与えられる液体. ブドウ糖(dextrose), 制吐薬(antiemetic), ビタミン, 電解質(electrolyte)を混合したもの. 液体が明るい黄色であることから. ⇨ Bellevue cocktail; cocktail; GI cocktail

banana split(s) 〔米俗〕バナナ・スプリット
血管拡張薬(vasodilator)で, 催淫薬(aphrodisiac)などとして乱用されることもある亜硝酸アミル(amyl nitrite). 吸引するときのにおいがバナナのにおいに似ていることから. banana split は, 縦半分割りにしたバナナに, アイスクリームを乗せ, シロップやホイップクリームをかけたデザート.

banana splits 〔英俗〕バナナ・スプリッツ
下痢(diarrhea)のこと. the shits(下痢)と韻を踏んだ押韻俗語(rhyming slang).

Band-Aid hospital 〔医療俗〕「バンドエイド病院」
重要性の最も低いケアを提供する保健医療施設. バンドエイド救急絆を貼ればすむ程度の簡単な治療を提供する所, という意味合いの表現.

Band-Aid surgery 〔医療俗〕「バンドエイド手術」
簡単な手術, 特に腹腔鏡検査(laparoscopy).

barbecue 〔医療俗〕「バーベキュー」
放射線療法(radiation therapy)のこと.

Bard-Parker 〔医療器具・商品名〕バード・パーカー
米国 Aspen Surgical Products, Inc. 製の外科用メスなど. 考案者 Charles Russell Bard(チャールズ・ラッセル・バード)と Morgan Parker(モーガン・パーカー)の名から. 麻酔の効いていない患者の前では, 手術用のメスを意味する scalpel や knife という語を直接使わず, 代わりに患者の知らない Bard-Parker という商品名を使って恐怖心を抱かせないようにすることがある.

barf bag 〔米俗〕バーフ・バッグ
患者用に救急車内に備え付けてある嘔吐物用の袋. 一般的には, 飛行機酔い(airsickness)客のため機内に備えてある嘔吐袋(エチケット袋).

barium enema バリウム浣腸
下部消化管をX線撮影するために造影剤のバリウムを使用すること.

bark 皮膚を擦りむく
❏「樹皮をはぐ」の意味でも使う. 名詞では一般的には「樹皮」. 〔俗〕

で「皮膚」の意味がある．

baseball stitch 〔医療俗〕ベースボール・ステッチ：「ベースボール縫合」

外科手術での縫合の方法で，野球のボールの縫い目（X字形）に似ていることから．

❏ 帝王切開（C-section）で子宮（uterus）を縫合する際の昔ながらの方法．上部を縫合する．

basement admission 〔医療俗〕「地階入院受け入れ」

病院内の遺体安置室（hospital morgue）行きになること．遺体安置室が地階にあることから

bash cash 〔英医療俗〕バッシュ・キャッシュ

傷害保険請求書（accident insurance claim form）に証明をしてもらうために払う料金．

BATS 〔医療俗〕バッツ

（骨が）ひどい折れ方をした．broken all to shit の頭文字．看護師が，a BATS fracture（ひどい骨折）のように使う．

bat-shit crazy 〔医療俗〕バットシット・クレージー：「コウモリの糞野郎」

とんでもなくいかれた精神障害のある患者．担ぎ込まれた緊急救命室（ER）で大騒ぎをして暴れる患者で，困り果てた医師や看護師はこのような患者をいろいろな軽蔑的な語を使って呼ぶ．nuts（気が狂った），wingnut（変人），wacko（おかしなやつ），psycho（精神病質者）など．⇨ JPN

battering parent syndrome 虐待親症候群

子供を繰り返し虐待する親の心理的障害を示す一連の症状．必ずしも親とは限らず，親以外の保育者（child care provider）の場合にも使う．

❏ battered child syndrome は「被虐待児症候群」，battered woman syndrome は「被虐待女性症候群」．

battery acid 〔俗〕バッテリー・アシッド

GHB の俗称．一般的には，蓄電池に使われる希硫酸の「電池酸」（electrolyte acid）のこと．⇨ GHB

BBCS 〔医療俗〕ビー・ビー・シー・エス

こぶ, 打撲傷, 切り傷, 擦り傷. 重傷ではないということ. bumps, bruises, cuts, scrapes の頭文字.

BBL sign 〔米医療俗〕「BBL 徴候」

へそ糸くず徴候. belly-button lint sign の略語. 肥満の中年男性患者が毛深い様子. そのような男性のへそは, 回転式衣類乾燥機 (tumble dryer)の糸くずフィルター(lint trap)のように見えることが多いことから.

❑〔英〕では belly-button fluff sign.

BCLS ビー・シー・エル・エス

一次心臓救命処置. basic cardiac life support の頭文字. ⇨ ACLS; ALS³; BLS

BC Powder 〔薬・商品名〕ビー・シー・パウダー

アスピリン(aspirin), サリチルアミド(salicylamide), カフェイン(caffeine)から成る鎮痛薬(analgesic). 市販薬で, 現在は米国 Prestige Brands Holdings, Inc. 製. BC は, 米国 North Carolina 州ダーラム(Durham)で, 1906 年に調剤してこの薬を作った Germain Bernard(ジャーメイン・ベルナード)と C.T. Council(C・T・カウンシル)のラストネームの頭文字.

BDLDLDL 〔獣医俗〕ビー・ディー・エル・ディー・エル・ディー・エル

big dog, little dog, little dog lost(大きな犬, 小さな犬, 小さな犬負けた)の頭文字. 通常は, チワワ(chihuahua)がジャーマン・シェパードにけんかを挑み負傷したこと.

beached whale 〔医療俗〕「浜に引き揚げられた鯨」

極端に太りすぎの患者. 手足をばたつかせて我が身をもてあまし, 横になっているしかないというイメージから. ⇨ BWS; cow; whale

Be advised that... 〜をお知らせします

advise that... で,「that 以下の内容を知らせる」の意味. 連絡相手に (You will) be advised that... という言い方を簡潔にした決まり文句. 救急車と通信指令係との無線連絡などで使う.

beam up 〔医療俗〕死ぬ

❑ SF テレビドラマ(第 1 作は NBC 系列で 1966 年) (また映画)

Star Trek（『宇宙大作戦』）で，Captain Kirk（カーク船長）が主任機関士の Scotty（スコッティー）にテレポートを命じる台詞 "Beam up, Scotty."（「スコッティー，私を転送してくれ」）が有名．ユーモラスな言い方として「苦しい状況から救って欲しい」という意味で使う．天国へ転送された患者（beamed patient）は，高額な医療費を請求される心配もなくなる．

❑ この表現には，〔麻薬俗〕「コカイン（あるいはクラック）をくれ」(give me cocaine or crack) の意味もある．⇨ calling for a beam-up

Beano 〔薬・商品名〕ビーノ

米国 Prestige Brands Holdings, Inc. 製の抗膨満薬（antiflatulent）．豆，ブロッコリー，カリフラワー，タマネギなどを食べた後に出るおなら（gas）を防ぐ効果がある．食物酵素（food enzyme）で作った補助食品（dietary supplement）．錠剤と液体がある．実際の商品ロゴは小文字で beano と書かれている．

beating off Angels 〔医療俗〕ビーティング・オフ・エンジェルズ：「天使撃退行為」

蘇生の見込みがない患者に心肺蘇生術（CPR）を行うこと．

Beconase AQ 〔薬・商品名〕ベコナーゼ AQ

米国 GlaxoSmithKline 製の鼻炎（rhinitis）用コルチコステロイド性抗炎症薬（anti-inflammatory）．処方薬．鼻腔スプレー（nasal spray）．前身の Beconase は 2004 年に製造中止．

bed 〔俗〕ベッド

マッサージ療法で，患者が横になるテーブル（massage table）．特に Los Angeles で使われた表現．

bedblocker 〔医療俗〕ベッドブロッカー：「ベッドをふさぐ人；ベッドふさぎ」

緊急に治療する必要はないが，ナーシングホーム（nursing home）など長期入居が可能な介護ホームへの入居待ちの間，やむなく入院させている老人の患者．病室を空けてもらえないので，病院の経営上は好ましくない患者．主に英国で使われる．⇨ ALC; rock

bed filler 〔医療俗〕ベッドフィラー：「（空きが出ないように）ベッドを満杯にする者」

病院内での自分の医師としての地位を維持するため，せっせと患者を入院させベッドを満杯にして病院の経営に貢献する落ち目の医師のこと．

beeper anxiety　ポケベル不安

専門医学実習 (residency) 中の研修医 (resident) が，ポケットベル (beeper, または pager) でいつ呼び出されるのか，あるいは呼び出しがあったのに気づかなかったのではないかと感じる不安．強迫性障害 (obsessive-compulsive disorder) の一種．

beer drinker's finger　ビール党指

缶ビールのプルリングを強く引っ張って開けるためにはれたり青く変色したりした指．*The Journal of American Medical Association* 誌 (第 203 巻，第 12 号，1968 年 3 月) に登場した表現．

Bellevue cocktail　〔医療俗〕ベルビュー・カクテル

救急処置の際に，薬物の過剰使用の疑いがある患者に与えられる液体で，ブドウ糖 (dextrose)，ビタミン B1，ナルカン (Narcan) を混合したもの．米国 New York の病院 Bellevue Hospital Center で使われたことから．⇨ Banana cocktail; Bellevue Hospital Center; cocktail; GI cocktail; Narcan

Bellevue Hospital Center　ベルビュー・ホスピタル・センター

1736 年に設立された米国で最も歴史のある公立病院．精神科が有名だが，救急科や小児科なども充実している．New York University 医学部の教育病院 (teaching hospital)．

❏ 1994 年には，Frederic L. Covan が *Crazy All the Time: On the Psych Ward of Bellevue Hospital* (Fawcett Crest) で取り上げ，2003 年には，Danielle Ofri が *Singular Intimacies: Becoming a Doctor at Bellevue* (Beacon Press) でこの病院での研修医 (resident) 生活の様子を書いた．

belly tap　〔医療俗〕ベリー・タップ

腹腔穿刺(せん) (abdominal tap; abdominocentesis)．腹膜腔 (peritoneal cavity) 内にカテーテルを挿入し，腹水 (ascitic fluid) を採取したり体外へ排出したりすることで，腹水穿刺とも呼ぶ．tap は一般には「水道の蛇口，樽の呑み口」のこと．

❏ belly cut は「腹部切開」, bellybutton surgery は「腹腔鏡手術」(laparoscopy).

Benadryl　〔薬・商品名〕ベナドリル

米国 McNeil-PPC, Inc. 製の抗ヒスタミン剤 (antihistamine) など. 鬱血(うっけつ)除去剤 (decongestant), 睡眠補助薬 (sleep aid), 解熱薬 (antipyretic), 鎮痛薬 (analgesic) などとしても用いられる. ほとんどが市販薬だが, 処方薬もある.

❏ かつて商標登録されたキャッチフレーズは "YOU KNOW THE 'DRYL Benadryl"(「(ベナ)ドリルは分かってるね」)であった. これは一般によく使われる "You know the drill."(「やり方は分かってるね」)という慣用表現の drill が, この薬の商品名語尾 'dryl' の発音と同じところから, 〔商品名〕Benadryl を短縮して 'Dryl とつづったもの. ⇨ four Bs; MaBeX; sinus headache

Ben Casey　〔テレビ番組名〕『ベン・ケーシー』

米国 ABC テレビ系の医療ドラマ, 同ドラマの主人公の医師. 1961年10月2日から1966年3月21日まで放映. 主人公の脳外科医 (neurosurgeon) Ben Casey を Vincent Edwards (ヴィンセント・エドワーズ) (1928-1996) が演じた.

Benemid　〔薬・商品名〕ベネミド

米国 Merck & Co. 製の尿酸排泄促進薬 (uricosuric). 痛風治療薬 (antigout) として使われる. 一般名はプロベネシッド (probenecid). 処方薬. 錠剤.

Bengay　〔薬・商品名〕ベンゲイ

米国 Johnson & Johnson Consumer Companies, Inc. 製の局所用鎮痛薬 (topical analgesic). 市販薬. サリチル酸メチル (methyl salicylate) とメントール (menthol) が成分.

❏ 1898年にこの薬を開発したフランス生まれの Dr. Jules Bengú (ジュール・ベング) の名から. 現在は "Stronger Than Pain"(「痛みよりも強力」) が謳(うた)い文句.

benign neglect　〔医療俗〕ビナイン・ネグレクト:「善意の無視」

いい結果が出そうになく, かえって害を及ぼす可能性があると思われるため特定の治療をしないこと.

❏ 本来は「政治・経済・外交などの場面で, 微妙で都合のよくな

い状態では傍観を決め込むこと」を表す語．

benny 〔医療俗〕ベニー

福祉援助(benefit)を受けている患者．benefit の短縮変形．

betty 〔医療俗〕ベティー

糖尿病(diabetes)患者を指すあだ名．diabetes(ダイアビーティス)の bete の部分の発音を取って人名に似せたもの．

Betty Crocker syndrome 〔医療俗〕ベティー・クロッカー症候群

尻に負った第3度の熱傷(third-degree burn)．

❏ Betty Crocker は米国の食品会社 General Mills のブランドで，古くからケーキミックスなどが米国人にはなじみで，焼き菓子との強い連想があることから，熱傷と関連づけたもの．

BFH 〔医療俗〕ビー・エフ・エイチ

① とても嫌な，行儀の悪い子供の患者．brat from hell(地獄から来たガキ)の頭文字．とても嫌な，不作法な親 PFH[parent from hell(地獄から来た親)]が付き添ってくる場合が多い．⇨ PFH

② 水頭症(hydrocephalus)．big fucking head の頭文字．

BFI 〔医療俗〕ビー・エフ・アイ

ひどい心筋梗塞(myocardial infarction)．big fuckin' infarct(でかくてすごい梗塞)の頭文字．

B-52 〔医療俗〕ビー・フィフティーツー：「B-52 戦略爆撃機」

抗精神病薬の Haldol の点滴薬5ミリリットルと，抗不安薬(anxiolytic)の Ativan の点滴薬2ミリリットルを混合したもの．精神疾患の患者に対して，戦略爆撃機 B-52 のように強力に作用することから．

❏〔米俗〕では強力なアンフェタミン(amphetamine)の錠剤を指す．これは中枢神経系刺激薬(CNS stimulant)で，強い精神依存性がある．⇨ Ativan; baby doll; Haldol; Vitamin H

Big A 《**the**》〔医療俗〕ザ・ビッグ・エー

エイズ(AIDS)を指す婉曲語．最初の文字 A から．

❏ 癌(cancer)を指す言い方に the Big C がある．⇨ Big C

Big C 《**the**》〔俗〕ザ・ビッグ・シー

癌(cancer)を指す婉曲語．最初の文字 C から．⇨ Big A; mitotic

disease

big G 〔産科俗〕ビッグ・ジー

たくさん子供を産んだ女性を指す婉曲語. grand multigravida（大物経妊婦）[multigravida は 2 回以上妊娠経験のある女性のこと] の最初の文字 g から.

big Kahuna 〔医療俗〕ビッグ・カフーナ：「大祈祷師様」

教育病院（teaching hospital）の指導医（attending physician）のことを揶揄(ゃゅ)気味に呼ぶときの言葉. Doctor Sir や Sahib（「サーヒブ」[ヒンディー語で「だんな」]）や Bwana（「ブワーナ」[スワヒリ語で「だんな」]）などと呼ばれることもある.

❏ kahuna はハワイ先住民の「祈祷師」（shaman）のこと.

big O 〈the〉〔俗〕ザ・ビッグ・オー

（特に女性の）オルガスム（orgasm）（性的絶頂感）の婉曲語. 最初の文字 o から.

❏ 1970 年代初め頃に米国の治療現場やフェミニストの世界で使われはじめたと思われるジャーナリズム英語.

big one 〈the〉〔医療俗〕ザ・ビッグワン

心臓発作（heart attack）.

Big Red 〔医療俗〕ビッグ・レッド

① 米国 Bedford Laboratories（Ohio 州 Bedford）製の抗腫瘍(しゅよう)薬（antineoplastic）の Adriamycin（アドリアマイシン）. 赤い色をしていることから. ⇨ Adriamycin

② 消防署（fire station）. ⇨ Big Red House Markers

Big Red House Markers 〔医療俗〕ビッグ・レッド・ハウス・マーカーズ

ファースト・レスポンダー（First Responder）の資格を有する消防士たち. 消防署（Big Red）の看板消防士（house marker fighters）たちといったところ. ⇨ Big Red; First Responder

big-ticket item ビッグチケット・アイテム

高額な費用がかかる治療方法，または診断方法.

bili ビリ

bilirubin（ビリルビン）の略. 血液中のヘモグロビンの分解によってできる, 胆汁中の赤黄色の色素.

bili lights 〔医療俗〕ビリ・ライツ

高ビリルビン血症 (hyperbilirubinemia) の乳児に対する光線療法 (phototherapy) として使われる蛍光 (fluorescent lights; bilirubin lights).

binge drinking （酒の）むちゃ飲み

アルコール依存症の初期段階. 飲酒を重ねて感覚がなくなるまで飲むかと思うと, 次にはしばらく禁酒をする. 食事量が減り, 繰り返し嘔吐が起こる. 米国立アルコール乱用・依存症研究所 (National Institute on Alcohol Abuse and Alcoholism: 略称 NIAAA) が詳細な定義とデータを発表している.

bingo brain ビンゴ脳

タバコの煙が充満したビンゴゲーム場 (bingo hall) で長時間過ごした後, 一酸化炭素中毒 (carbon monoxide intoxication) になって起こる頭痛. *Canadian Medical Association Journal* 誌に 1982 年に登場した表現.

biophysical profile 生物物理学的プロファイル

胎児の呼吸様運動, 心拍数, 胎動, 羊水量, 筋緊張の 5 項目を超音波で測定すること. 略語は BPP.

bird 〔医療俗〕バード

救急ヘリコプター (medical helicopter). ⇨ air ambulance; medevac

birth center バース・センター

合併症の危険性が低く, 入院の必要がない女性のための出産施設. ❏ スタッフに医師が含まれ, 危険性の高い出産も低い出産も扱うことのできる hospital birth center と, 危険性の低い出産だけを扱い, 医師が立ち会うことの少ない free-standing birth center の 2 種類に大別できる. birthing center とも言う.

bishop's nod 〔医療俗〕「司教のうなずき」

大動脈弁逆流症 (aortic regurgitation) で心拍動と同時に頭部がリズミカルに前後に揺れる様子.

BIT 〔医療俗〕ビー・アイ・ティー

通過中のゲップ. 腹部X線写真で胃に見られるガス. burp in transit の頭文字.

bite line バイト・ライン

線状に白く厚くなった頬粘膜(きょうねんまく)(buccal mucosa). 習慣的に噛むことによって口内の頬の内側にできる.

blabber 〔医療俗〕ブラバー:「ぺらぺら患者」

とめどなくおしゃべりな患者. 一般には「おしゃべりな人」の意味で使う.

black cloud 〔医療俗〕「暗雲」

① 困難な, あるいは長引く症例の患者.
② 非常に多くの心拍停止患者を引き受ける運の悪い医師. ⇨ white cloud

blackout ブラックアウト

失神(syncope).

black-tagged (トリアージ(triage)で)黒のタグを付けられた

死亡した, 助かる見込みのない. ⇨ black trauma patient; green-tagged; red-tagged; triage tag; yellow-tagged

black trauma patient 〔医療俗〕「黒のタグを付けられた外傷患者」

トリアージ(triage)で黒のタグを付けられた, すでに死亡したか助かる見込みのない外傷患者. ⇨ black-tagged; green trauma patient; red trauma patient; yellow trauma patient

black vomit 黒色嘔吐物

潰瘍(かいよう)や, 黄熱病(yellow fever)が原因での嘔吐物.

bladder flap ブラダー・フラップ:「膀胱(ぼうこう)弁」

子宮と膀胱の間にある, 腹膜の大きなヒダ(皮膚弁)状の膜. 正式には膀胱子宮窩(か)腹膜(vesicouterine peritoneum)と呼ばれるものを指す.

☐ 医療ドラマ*ER*(『ER 緊急救命室』)の 1994-1995 年のエミー賞ドラマ部門監督賞を受賞したエピソード "Love's Labor Lost"(「生と死と」)にも出てくる表現.

blade 〔医療俗〕ブレード:「ナイフ」

外科医(surgeon). ⇨ ax; butcher; cutting doctor; hack; knife-happy; meat cutter; Mack the Knife; neuro-blade; sawbones; slasher; sturgeon; vulture

blamestorming 〔医療俗〕ブレームストーミング

①自分が犯した過ちの責任(blame)を，見えるところにいる階級の最も低い医師になすりつける(storm)こと．

②医療過誤のケースで，当事者たちが責任や損害補償を分担すること．一般には，失敗や誤りの責任の所在についてグループで話し合うこと．brainstorming(ブレーンストーミング)にならった言い方．

bleed 出血(hemorrhage); 出血する

bleed out (多量に)出血する

bleph 〔俗〕ブレフ

眼瞼(がんけん)形成(術)．眼の上あるいは眼の下の余分な皮膚や脂肪を除去する手術．blepharoplasty の略語．特に Los Angeles で使われた表現．

Blinky the Fish 〔医療俗〕ブリンキー・ザ・フィッシュ

放射線腫瘍(しゅよう)科(radiation oncology)のマスコットで，米国のテレビアニメシリーズの *The Simpsons* に登場する，全身がオレンジ色で三つ目の魚．原子力発電所からの有害廃棄物のための突然変異だという設定．

blood-brain barrier 〔医療俗〕ブラッドブレーン・バリア：「血液脳関門」

サージカル・ドレープ(surgical drape)．麻酔関係者が使う俗語．通例，手術を行う局所部分だけに穴が開いている覆いで，専門語を強引に引き合いに出した言い方．

❏ 正式の専門用語では，血液と脳の組織液との間での物質交換を制限する(したがって，薬の種類によっては脳組織に流入されない)機構(略語 BBB)のことを指す．

blood drive 献血運動; 献血キャンペーン

❏ 献血車によるものは mobile blood drive. ⇨ ABC^2; Puget Sound Blood Center

bloods 〔医療俗〕ブラッズ：「いろいろな血」

血液検査(blood tests).

blood sucker 〔医療俗〕ブラッド・サッカー：「吸血鬼」

血液標本(blood sample)を採取する検査室技師．

blow and glow 〔俗〕ブロー・アンド・グロー:「(酸素)吹き込みと明かり」

火災現場に照明器具と酸素タンク用のエアーを運んでくる消防車. 特に Los Angeles で使われた表現.

blower 〔医療俗〕ブロワー:「送風機」

人工呼吸器(ventilator).

blown pupil 〔医療俗〕ブロウン・ピューピル:「壊れた瞳孔」

(脳に損傷を受けた患者の)光に反応せずに散大した(fixed and dilated)瞳孔. ⇨ fixed and dilated; PERRL

BLS ビー・エル・エス

一次救命処置. basic life support の頭文字. 心肺蘇生術(CPR), 出血のコントロール, ショック状態や中毒症状の治療, 傷の安定などを行う. ⇨ ALS³

blue belly ブルー・ベリー

へそ周囲の青みがかった変色症状. 腹膜内の出血が原因. Cullen('s) sign(カレン徴候)とも呼ばれ, 急性膵臓(すいぞう)炎(acute pancreatitis)に見られる. また, 子宮外妊娠における卵管の破裂後にも見られる.

blue blazer 〔医療俗〕「紺ブレ」

病院の事務職員. 紺のブレザーを着ていることが多いことから.

blue bloater 〔医療俗〕ブルー・ブローター:「青色コクチマス」

肺気腫(pulmonary emphysema)に苦しむ太りすぎの患者. 酸素欠乏のため血液が暗紫色になり, 肌の色も青っぽくなるから. bloater は北米五大湖産のコクチマスの一種を指す語で, その色からの連想. 日本語では「青太り型」と呼ばれる. ⇨ blue blower; pink puffer; smurfing; smurf sign

blue blower 〔医療俗〕ブルー・ブローワー:「青っぽい顔色をして呼吸をしている人」

重い肺疾患の患者. ⇨ blue bloater; smurfing; smurf sign

blue bomber 〔英俗〕ブルー・ボンバー:「青色爆撃機」

中枢神経系刺激薬(CNS stimulant). 英語読みは「ブルー・ボマー」.

Blue Light 〔医療俗〕ブルー・ライト

蘇生措置をやっている振りをすること．Code Blue(コード・ブルー)をもじった言い方．実在のビールの〔商品名〕Blue Light［カナダ Labatt Brewing Company Ltd.］の名前を借用したもの．⇨ Code Blue; Hollywood Code; Light Blue; Show Code

blue pipe 〔医療俗〕ブルー・パイプ：「青管」

静脈(vein)．

❏ 人の腕で青く見える静脈の色は，実際は灰色で，肌の色に影響されて目が錯覚を起こしているのが原因だという研究成果が 2014 年 6 月に発表された(立命館大学北岡明佳教授による)．⇨ pipe; red pipe

blue-shirts 〔医療俗〕ブルー・シャツ

現場で緊急医療サービス(EMS)に従事する人たち．ユニフォームの襟の色から．

blue testers 〔医療俗〕ブルー・テスターズ：「青色検査員」

危険の可能性がある現場に突入する警察官たち．無事戻ってくれば心配ないが，青ざめていたら直ちに避難しなければならない．cop-o-meters(おまわり計測器)とも呼ぶ．

blunt-force trauma 鈍器損傷

鈍器で殴られたことによる外傷．blunt trauma とも言う．

❏ 殺人事件を扱うメディアにもよく登場する表現．⇨ sharp-force trauma; smashola

blunt trauma 鈍器損傷 ⇨ blunt-force trauma

BMP ビー・エム・ピー

基礎代謝検査．basic metabolic panel の頭文字．血液中のナトリウム(sodium)，カリウム(potassium)，塩化物(chloride)，重炭酸塩(bicarbonate)，血液尿素窒素(blood urea nitrogen)，クレアチニン(creatinine)，グルコース(glucose)を調べる検査を Chem 7 と呼ぶが，さらにカルシウム(calcium)を検査項目に加えたもの．

❏ 米国の医療ドラマ *House, M. D.* の中でもよく出てくる検査．⇨ Chem 7; *House, M. D.*

boarders 〔医療俗〕ボーダーズ：「下宿人たち」

他の診療科から回されてきてベッドを占有している患者たち．歓迎されないことが多い．

bobbing for apples　〔医療俗〕ボビング・フォー・アップルズ
　ひどい便秘(constipation)の患者から固くなって詰まった便を指で取り除いてやること．固い塊になった便をつかまえてかき出すこととリンゴくわえゲーム(apple bobbing)の連想から．
　❏ bobbing for apples (また apple bobbing)の一般的な意味は，ハロウィーンで遊ぶ，水を張った容器に浮かべたり，吊したりして安定の悪いリンゴを口でくわえて取るゲームのこと．

B-OD　〔医療俗〕ビー・オーディ
　ビスケットの食べ過ぎ．biscuit overdose の略語．BWS(極端に太りすぎの患者)になる原因．⇨ BWS

bogey　〔英俗〕ボギー：「乾いた鼻くその固まり」⇨ booger; boogie; guber; snot

BOHICA　〔医療俗〕ボウヒーカ
　① 研修医(resident)から入れ替わり立ち替わり行われる指を突っ込んでの直腸検査(rectal examination)．Bend Over, Here It Comes Again(四つん這いになれ，そら，また行くぞ)の頭文字．泌尿器科では，肥大した前立腺を検査の際に，肛門から指を入れて調べる直腸内指診によって医師が入れ替わり立ち替わり1人の患者の肛門から指を入れて指診することがあり，BOHICA を「前立腺診察」(prostate clinic)の意味で使うという．
　❏ 元は「身をかがめろ，悪い事態がまた起こるぞ」の意味で，1960年代から米国海軍の軍人や商船の船員の間で使われてきた言い方で，不快な事態が起こることへの好意的な警告表現．一般には，上司から「おとなしく従って言うことを聞け」の意味で使う．また，bend over(四つん這いになる)の言い方から，男性同性愛者での肛門性交を行う際の言い方でも使われる．
　② 「しっかりやれ，おいでなすったぞ」Bend Over, Here It Comes Again. の頭文字．緊急救命室(ER)で次の患者を治療しようとする時や，手術室で次の患者の手術をしようとする時などに使う，医師の決意表現．

bohunk　〔医療俗〕ボウハンク：「まぬけ」
　インターン(intern)を軽蔑した呼び方．⇨ footboy; grumphie; guessing doctor; intern; lackey; losel; low-life; resident; scut

doggie; tern; villein

Bojangleoma 〔医療俗〕ボージャングルオウマ：「ボージャングル腫瘍(しゅよう)」

極度の肥満体の人の腹から垂れ下がる余分な脂肪組織(pannus)を指す俗称．米国南部の外科医の間で使われる．Bojangle＋「腫，瘤(りゅう)」の意味の連結語 -oma からの造語．Bojangle は，米国南部のケージャンフライドチキンのファスト・フードチェーン店 Bojangles' Famous Chicken 'n Biscuits の名から．

bonbon ボンボン

医者が主役の連続メロドラマ(soap opera)に熱中して口に放り込む甘いお菓子．肥満の原因．bonbon は，砂糖やチョコレートでコーティングした小型の菓子．

bone 〔医療俗〕ボーン：「骨」

骨髄移植(bone marrow transplant)のこと．

bone banger 〔医療俗〕ボーン・バンガー：「骨をバンバン叩く人」

整形外科医(orthopedist). ⇨ bone crusher; carpenter; caveman; jock-doc; knuckledragger; knuckle scraper; orthopod; sawbones

Bone Break Need Fix 〔医療俗〕ボーン・ブレーク・ニード・フィックス：「骨折のため接着の要あり」

整形外科(orthopedics)．軽蔑的な呼び方．⇨ boneheads; bones

bone crusher 〔医療俗〕ボーン・クラッシャー：「骨を押しつぶす仕事人」

整形外科医(orthopedist). ⇨ bone banger; carpenter; caveman; jock-doc; knuckledragger; orthopod; sawbones

boneheads 〔医療俗〕ボーンヘッズ

整形外科(orthopedics)．bones とも言う．bonehead には「あほう」や「頭の中が骨だけで脳がない人」などの意味があり，軽蔑的な呼び方．⇨ bone banger; bone crusher; bones; carpenter; jock-doc; knuckledragger; knuckle scraper; orthopod; sawbones

bone marrow alley 〔医療俗〕ボーン・マロー・アレー：「骨髄横町」

重症隔離病棟(critical isolation unit)．bone marrow は「骨髄」，alley は「横町」のこと. ⇨ bones

bones 〔医療俗〕ボーンズ

① 整形外科 (orthopedics).

② 重症隔離病棟 (critical isolation unit).

❏ bone (骨) の複数形 bones には「遺骸, 死骸」の意味があるため軽蔑的な呼び方. ⇨ boneheads; bone marrow alley

Boniva 〔薬・商品名〕ボニバ

米国 Genentech, Inc. 製の, 女性の閉経後の骨粗鬆(こつそしょう)症 (postmenopausal osteoporosis) 治療薬. 処方薬. ヨーロッパでは Bondronat (ボンドロナット) 名.

❏ 骨粗鬆症に苦しんだ女優 Sally Field (サリー・フィールド) (1946-) をテレビコマーシャルに起用して成功した.

booby hatch 〔米俗〕ブービー・ハッチ

精神科病院. booby は「まぬけ」の意味. booby box, または booby cage とも言う. 1890 年頃から使われている語であるが, 侮辱的な (offensive) 言い方.

❏ 英国 London の近くにあって, 1851 年に有名な精神科病院が開院した小さな村の名前 Colney Hatch に関連があるという説もある.

booger 〔米俗〕ブーガー:「鼻くそ」

boggard 〔英方言〕(悪鬼) と bugger 〔俗〕(卑劣なやつ) の混交 (blending) からの造語と思われる. 乾いた鼻くそ (nasal dried mucus) を表す俗語にはこのほかに boogie, bogey, guber, snot などがある.

❏「鼻くそをほじって食べる」(pick and eat booger) 行為はマナーに反するとして特に子供には厳しくしつけられるが, カナダの University of Saskatchewan の准教授 (associate professor) で生化学者 Scott Napper (スコット・ナッパー) は, 鼻くその中に取り込まれた細菌に接触しているがために, 実はそれによって体内に免疫力が作られているのではないかという研究をしているという報道があった (2013 年 4 月). ⇨ booger picker; eye booger

booger picker 〔医療俗〕ブーガー・ピッカー:「鼻くそをほじくる人」

耳鼻咽喉科医 (otolaryngologist). booger は〔米俗〕で「鼻くそ」の意

味がある. ⇨ booger; nose picker

boogie 〔俗〕ブーギー:「鼻くそ」⇨ bogey; booger; guber; snot

booker 〔医療俗〕ブッカー:「ガリ勉屋」

きわめて競争心が強くて積極的な医学生(medical student). 原義は「記録する人」. なんでもかんでもノートに書き留めてガリ勉をすることから. ⇨ gunner

boots 〔医療器具〕ブーツ

⇨ Venodyne boots

Bordeaux 〔医療俗〕ボルドー:「ボルドー・ワイン」

血尿(blood in the urine). フランスのボルドー産赤ワインの連想から.

borderline 〔医療俗〕ボーダーライン:「境界線」

境界性パーソナリティ障害患者. borderline personality disorder の短縮. 略語は BPD. splitter とも呼ぶ. ティーンエージャーの場合は baby borderline と呼ぶ. ⇨ baby borderline; splitter; suitcase sign

Boston Children's Hospital ボストン・チルドレンズ・ホスピタル

Massachusetts 州 Boston にある米国最大の小児科医療センター. 1869 年設立. "Until every child is well"(「すべての子供が健康になるまで」)と謳(うた)う. ハーバード大学医学部(Harvard Medical School)の小児科の教育病院(teaching hospital)でもある. 米国のオンライン雑誌 *U. S. News & World Report* が発表する全米の小児病院ランキング(Best Children's Hospitals) 1 位である.

botanist 〔医療俗〕ボタニスト:「植物学者」

自分の患者が植物や木と同程度の知能(intelligence)しかないと考えている医師. ⇨ geologist; veterinarian

Botox 〔薬・商品名〕ボトックス

米国 Allergan, Inc. 製の処方薬. 頸部の緊張異常(cervical dystonia)などの治療に使用される Botox と, 眉間のしわ(glabellar lines) を取るために使われる Botox Cosmetic がある. ⇨ Botoxed; Juvéderm; Perlane; Restylane; StriVectin-SD

Botoxed (しわ取りに)ボトックスを使った

眉間のしわ (glabellar lines) などを取るために Botox Cosmetic を注入した状態を指す.

❑ この薬の注射を受けるための集まりを Botox party と呼ぶ. ⇨ Botox

bottle return 〔医療俗〕ボトル・リターン：「瓶の回収」

男性同性愛患者の肛門管 (anal canal) にはまり込んだ瓶を吸引チューブを使って取り除くこと.

❑ 一般には米国では空き瓶回収法 (bottle bill law) によって空き瓶を返却することを bottle return と呼ぶ (持ち込んだ人には返金 (refund) が支払われる).

boulders 〔俗〕ボウルダーズ：「大岩」

マッサージ療法で, 僧帽(そうぼう)筋 (trapezius muscle) の下にできたしこり (lumps) のこと. 特に Los Angeles で使われた表現.

boutique hospital ブティック・ホスピタル

冠状動脈バイパス手術 (coronary artery bypass graft) や股関節全置換術 (total hip replacement) など高額の費用がかかる手術を専門に扱い, 設備が豪華で患者がホテル並みの扱いを受けることのできる病院.

Bovie cautery 〔商品名〕ボビー焼灼(しょうしゃく)器

手術中に患部の組織や血管などを切除し閉じるために使われるいわゆる電気メス. 米国 Bovie Medical Corp. 製. 米国の物理学者 (physicist) William T. Bovie (ウィリアム・T・ボビー) (1882-1958) の名から. ⇨ bovied

bovied ボビーされた

Bovie cautery (ボビー焼灼(しょうしゃく)器) を使われた. 〔商品名〕Bovie の動詞転用法. ⇨ Bovie cautery; Dermabond; Motorolaize; Pezzed; Posey; Stokes

Bowel Brigade 《the》 〔医療俗〕ザ・バウエル・ブリゲード：「腸部隊」

看護師. 患者の腸 (bowel) を通って排泄される便の後始末もしなければならないことから. ⇨ Poop Patrol

bowel disimpaction 〔医療俗〕バウエル・ディスインパクション：「埋伏(まいふく)便除去」

患者の直腸(rectum)から宿便を手で取り除くこと．骨折した際の埋伏骨を除去することを disimpaction(埋伏骨片除去)と言うが，それをもじったもの．

box (out) 〔医療俗〕ボックス(アウト)：「箱詰めする」
死ぬ．棺(coffin)のことを俗語で box と呼ぶことから，この語を動詞として使ったもの．⇨ check out; go south; sign out

box (the) 〔医療俗〕ザ・ボックス
救急車後部のスペース．ベンチ，キャビネット，医療品でいっぱいの棚，ストレッチャー，携帯用器具で占められている．

boxer's ear ボクサー耳
ボクサーに特有のつぶれた耳．⇨ cauliflower ear

boxer's fracture ボクサー骨折
中手骨(metacarpal bones)の骨折．硬い物をこぶしで叩くことが原因でよく起こる．

boxer's nose ボクサー鼻
ボクサーに特有の変形した鼻．

brady ブラディ
徐脈．bradycardia の短縮．brady- は「遅い」の意味の連結語．⇨ tachy

brain attack 〔医療俗〕ブレーン・アタック：「脳発作」
脳血管発作(cerebrovascular accident: 略語 CVA)．stroke とも呼ぶ，いわゆる「脳卒中」のこと．⇨ stroke

brain-eating amoeba 脳を喰うアメーバ
ヘテロロボサ(Heterolobosea)に属する自由生活性のアメーバで，池，湖，川，あるいは塩素殺菌が不十分な水泳プールなどで見つかることが多く，遊泳によって感染し，鼻から体内に侵入して脳に到達する．⇨ Naegleria fowleri

brain freeze ブレーン・フリーズ：「脳凍結」
アイスクリーム頭痛(ice cream headache)のこと．⇨ ice cream headache

brain fry 〔医療俗〕ブレーン・フライ
文字通りは「脳をフライにすること」．電気ショック療法(electroconvulsive therapy: 略語 ECT)．通常は，左右前額部に電極をあ

て，100V50〜60Hzの交流電流を2〜3秒間通電する．統合失調症(schizophrenia)や双極性障害(bipolar disorder)などの患者に対して用いられる．

brainiac 〔医療俗〕ブレーニアック：「狂気脳」
高熱に苦しんでいる子供の脳．maniac(狂気の)の頭部をbrain(脳)で置き換えた造語．

brain mets ブレーン・メッツ：「脳転移」
脳に転移している腫瘍(しゅよう)．mets to the brainとも言う．原発性脳腫瘍(primary brain tumor)ではなく，二次性脳腫瘍(secondary brain tumor)のことで，metsとは「転移」を表すmetastasisの複数形metastasesの略語．⇨ mets

BRAT(T) diet ブラット・ダイエット
bananas(バナナ)，rice cereal(ライスシリアル)，applesauce(アップルソース)，toast (and tea)(トースト(とお茶))の頭文字から．子供がウイルス性胃腸炎にかかった時に与える無刺激食(bland diet)の内容を表す．
❏ bratには「悪ガキ」の意味がある．

Braxton Hicks contractions ブラクストン・ヒックス収縮
妊娠期における子宮の無痛性の律動性収縮．preterm contractions(前駆陣痛)やfalse labor(偽性分娩)などとも呼ぶ．英国の婦人科医John Braxton Hicks(ジョン・ブラクストン・ヒックス)(1823-1897)の名から．

break scrub ブレーク・スクラブ
外科医が手術を終えて手術着などを脱ぐ．scrub(手術着)をbreak(はぎ取る)というニュアンス．一般に「手術着」は複数形scrubsを使う．

breast complaint 〔米南部方言〕ブレスト・コンプレイント：「胸の病」
肺結核(pulmonary tuberculosis)を婉曲的に呼んだもの．breast diseaseとも言う．

breast implant(s) 豊胸手術
胸部に人工代替物(prosthetic material)を外科的処置で入れること．乳房を大きくするため，あるいは乳房切除術(mastectomy)後

の乳房再建(reconstruction)のために行うもの.

breeding vein 〔主に米南部方言〕ブリーディング・ベイン:「妊娠静脈」

拡張蛇行静脈(varicose vein)のこと. 妊娠時によく下脚に現れるため'breeding'(妊娠している際の)を使う. breedは〔主に米南部方言〕「妊娠する」の意味. ⇨ diabetes; vertical veins; very close veins

Brevital 〔薬・商品名〕ブレヴィタル; ブレビタル

米国 Par Sterile Products, LLC 製の全身麻酔薬(general anesthetic). 正式名称は Brevital Sodium. 一般名はメトヘキシタルナトリウム(methohexital sodium). 処方薬.

brevity code 簡略コード

救急救命士(paramedic)が無線通信を簡潔に行うためのコード. 10-4(了解), 10-7(病院到着), 10-55(死亡した患者), 11-99(救急救命士が非常事態に遭遇中)などがある.

❑ 警察無線で使用されるテンコード(ten code)[10と他の数字を組み合わせたもの]やイレブンコード[11と他の数字を組み合わせたもの]と同じようなもの.

bright lights (and cold steel) 〔医療俗〕ブライト・ライツ(・アンド・コールド・スティール)

手術(surgery). 手術室で使用される「明るい照明」(と「冷たいスチール製メス」)から. bright の代わりに hot が使われることもある. ⇨ hot lights and cold steel

bronchiolitis obliterans 閉塞性細気管支炎

肺胞の近くにある細気管支(bronchiole)が何らかの原因で閉塞し, 気道が塞がってしまう疾患.「ブロンキオライティス・オブリテランズ」と読む. ⇨ popcorn lung

bronk 〔俗〕ブロンク

気管支鏡検査. bronchoscopy の短縮.

Broselow tape 〔商品名〕ブロズロー・テープ

米国 Armstrong Medical Industries, Inc. 製の Broselow Pediatric Emergency Tape のこと. 子供を横にしたままで頭の先からかかとまでテープをあてると, かかとの部分にその子供の体重が

キログラム単位で表示されるようになっている．その身体の体重に合った薬の服用量や医療器具のサイズなども分かる．緊急医療サービス(EMS)を行う人にとっては非常に便利である．

❏ Broselow はこのテープを考案した米国の医師 James Broselow(ジェームズ・ブロズロー)(1943-)の名から．

brothelizer test 〔医療俗〕ブロセライザー・テスト：「売春宿実践テスト」

泌尿生殖器クリニック(genitourinary clinic)や性感染症クリニック(STD clinic)で必須の性行為感染症の微生物学検査．性行為感染症に陽性反応が出ることを，fail the brothelizer test(売春宿実践テストで不合格)という．

brothel sprouts 〔医療俗〕ブロセル・スプラウツ：「売春宿芽キャベツ」

性器いぼ(genital warts; condyloma)．

Broviac line 〔医療器具〕ブロビアック・ライン

ブロビアック・カテーテル(Broviac catheter)．薬剤投与のための中心静脈カテーテル(central venous catheter)．米国の腎臓専門医(nephrologist) John W. Broviac(ジョン・W・ブロビアック)の名から．

brown bomb 〔米俗〕「茶色の爆弾」

緩下薬(laxative)．便秘(constipation)に使う．その錠剤の色から．brown bomber とも言う．

brown trout 〔医療俗〕ブラウントラウト：「茶色の鱒(ます)」

便器の水の中に沈んでいる便．文字通りはサケ科の魚の名(学名：Salmo trutta)で，水中を泳いでいるという連想．この反対に便器の水面に浮かんでいる便を air biscuit と呼ぶ．

❏ 囚人が守衛に投げつける便の意味もある．⇨ air biscuit

brush burn 擦過熱傷

皮膚と物体，あるいは皮膚どうしの擦過によって起こる熱傷のこと．

❏ 体操のマット上で起こるものは mat burn (マット熱傷)と呼ぶ．

brutacaine 〔医療俗〕ブルータケイン：「暴力鎮静薬」

緊急医療サービス(EMS)の現場で，患者が痛みのために暴れる

際に，身体を押さえて動かないようにすること．「野蛮な」という意味の形容詞 brutal と，「人造アルカロイド麻酔薬」の意味の連結語 -caine から，薬品名に見せかけた造語．⇨ instant anesthetic

BSBF 〔獣医俗〕ビー・エス・ビー・エフ

小袋のフードを買いなさい．buy small bags of food の頭文字．ペットがもう虫の息で助からないこと．

BS call 〔医療俗〕ビーエス・コール：「くそったれ出動要請電話」

BS は bullshit の略語．

BSCP 〔医療俗〕ビー・エス・シー・ピー

ベッド脇での便器使用可．bedside commode privileges の頭文字．commode は「(椅子のようにひじ掛けのついた)腰掛け式室内便器」，privileges は「特別認可」の意味．

BSS 〔医療俗〕ビー・エス・エス：「両側性サムソナイト症候群」

bilateral Samsonite syndrome の頭文字．両腕にサムソナイトのスーツケースを持っている状態．患者がスーツケースに身の回り品を詰め込んで入院の準備をしていることを指す．高齢者が病院に置き去りにされる場合などに使われる言い方．⇨ positive Samsonite sign; Samsonite positive

buffalo hump バッファローのこぶ

肩甲骨あたりの脂肪組織が盛り上がったもの．副腎皮質の機能亢進などが原因で起こるクッシング症候群(Cushing's syndrome)に見られる症状．肩をいからしたバッファローの体型を連想した命名．

bug 〔医療俗〕バグ：「バグ治療に送る」

(患者を)精神科へ移す

❑ 精神科医療で有名な New York の Bellevue Hospital での外科研修医の生活を描いた William A. Nolen(ウイリアム・A・ノーレン)(1928-1986)の *The Making of a Surgeon*(『外科医の誕生』)(Random House, 1970)に出てくる表現．もともとはアメリカ英語で，1940年代からスラングで「人を精神科病院[病棟]に閉じ込める(confine)」という意味で使われた．その元は，「正気でない，情緒不安定な人」を指して bug(虫)と呼んだことと関係がある動詞用法．警察・刑務所用語では，「(犯人や囚人に)精神科治療を受けさ

せる，精神鑑定にかける」という意味もある．

❏ bug に関連して，have bugs(in the head)(〖俗〗精神的に不安定である)，the bug(〖俗〗マラリア；エイズ)，the bugs(〖米俗〗結核(tuberculosis))，bug doctor(〖俗〗精神分析医(psycho analyst))などもある．

bug buster 〖医療俗〗バグ・バスター

伝染病(infectious disease)治療の専門家．抗生物質(antibiotic)を使用して細菌(bug)を退治する(bust)ことから．

bug flea 〖医療俗〗バグ・フリー：「細菌駆除屋」

感染症(infectious disease)専門医．bug には「伝染病」，flea には「内科医」の意味もある．⇨ flea; pee flea

bug juice 〖医療俗〗バグ・ジュース

① 点滴用抗生物質(antibiotic)．

② 精神的異常のある患者に投与する薬．抗鬱(ﾂ)薬(antidepressant)なども含めて指す．

③ 〖俗〗質の悪いウイスキー．〖米・カナダ俗〗(特にアルコール依存症患者が好む)安いウイスキー．

❏ 昆虫のバッタが口から出す茶色の液，いわば「虫の汁」の意味にたとえた言い方．

bugs in the rug 〖医療俗〗「ラグにいる虫」

陰毛についたシラミ(pubic lice)．一般に rug は「敷物，ラグ」を指すが，〖俗〗では「陰毛」のこと．

bug zapper 〖医療俗〗バグ・ザッパー：「害虫駆除装置」

除細動器(defibrillator)．

❏ (bug) zapper は，一般にはマイクロ波による害虫や雑草などの駆除装置のこと．⇨ zap

bulimia 過食症；神経性大食症(bulimia nervosa)

摂食障害の一つ．BWS(極端に太りすぎの患者)になる．「ブリーミア；ビェリーミア」と読む．⇨ BWS

bull in the ring 〖医療俗〗ブル・イン・ザ・リング：「リングの中の雄牛」

大腸の中に詰まった便．

bull's eye lesion 標的障害

牛眼状（中央が濃い色の輪状）の紅斑（erythema）ができる皮膚障害（skin lesion）.

bumps and bruises バンプス・アンド・ブルージーズ

こぶや打撲傷. bump には「こぶ, はれ」, bruise には「挫傷, 打撲傷, 打ち身」の意味がある.「頭韻」（alliteration）を利用した表現. "I'm okay. Just a few bumps and bruises."（「大丈夫. こぶと打ち身がちょっとだけだよ」）のように使う. ⇨ Bumps 'n Bruises

bumps and lumps 〔医療俗〕バンプス・アンド・ランプス

こぶ（bump）とはれもの（lump）. インターン（intern）が担当する単純な症例.

Bumps 'n Bruises 〔薬・商品名〕バンプスン・ブルージズ

打ち身や捻挫の応急処置用の錠剤や軟膏. 米国 Hyland's, Inc.（1903 年に George H. Hyland が創業）製.

❏ 代替医療（alternative medicine）の中に「類は類を治す」という「同類の法則」に基づき, 治療しようとする病気と同じ症状を自然に発症させる薬品を, ほんの微量だけ用いて治療する「ホメオパシー」（homeopathy）がある. このホメオパシーの考え方を取り入れた製品. 古くから打ち身や捻挫の応急処置用の薬草として知られているアルニカ（arnica）を含んでいる. ⇨ bumps and bruises

BUNDY 〔医療俗〕バンディー

しかし残念ながらまだ死んでいない. but unfortunately not dead yet の頭文字. 患者の状態を指す言い方.

bungee jumper 〔医療俗〕バンジー・ジャンパー

カテーテルのチューブを引っ張る患者. バンジー・ジャンプ（bungee jumping）の連想から.

Bunker（**the**）〔医療俗〕ザ・バンカー：「隠れ家」

病院内のナース・ステーションの裏にあって人目には触れない会議室. 医師たちが患者の病状や, ときには院内の別の部署で働く医師仲間のことを率直に話題にしたり, カルテに書き入れるメモを作ったりする. コンピューター, プリンター, コーヒーメーカー, ソファーベッド, 中央には小さな会議用テーブルや椅子がある.

bunny 〔医療俗〕バニー：「ウサギちゃん」

生理用ナプキン（sanitary towel, sanitary napkin）.〔俗〕で, 女性性

器のことを bunny と呼ぶことからの連想で，意味を拡大して使ったもの．

bunny boiler 〔医療俗〕バニー・ボイラー：「ウサギを茹でる人」
精神的に不安定で危険な女性のこと．
❑ 1987 年の米映画 *Fatal Attraction*(『危険な情事』)で，妻子ある男性に嫉妬した女性が，男性の留守に家に侵入し，娘のペットのウサギを沸騰する鍋に入れてしまった．わずか一度の情事を楽しんだために女に付きまとわれる恐怖を描いたもの．

Buprenex 〔薬・商品名〕ブプレネックス
米国製の麻薬性鎮痛薬(narcotic analgesic)．静脈注射(IV injection)や筋肉注射(IM injection)で使われる．英国 Reckitt Benckiser Group plc のブランド．
❑ Michael Jackson(マイケル・ジャクソン)(1958-2009)が使用していたと言われる．

Burford rib retractor 〔医療器具〕バーフォード・リブ・リトラクター
開胸術(thoracotomy)で使用される肋骨を開く器具(rib retractor, rib spreader)．米国の外科医 Thomas H. Burford(トマス・H・バーフォード)(1909-1977)の名から．⇨ Finochietto rib retractor

burn center バーン・センター
米国とカナダに多数存在する熱傷治療専門センター．
❑ New York-Presbyterian/Weill Cornell Medical Center には，The William Randolph Hearst Burn Center という米国最大の熱傷患者治療専門施設がある．1976 年設立．⇨ ABLS; Burn ICU

Burn ICU バーン・アイ・シー・ユー
熱傷治療専門集中治療室．⇨ ABLS; burn center

burn unit バーン・ユニット
熱傷治療専門病棟．⇨ scrape and staple

bury the hatchet 〔医療俗〕「手斧を埋める」
誤って手術器具を患者の体内に残したまま縫合する．
❑ もともとは北米先住民が，武器の斧(hatchet)を地中に埋めることで戦う意思がないことを示した風習から出た表現で，「和睦す

る」という意味のイディオム．⇨ retained sponge; steel sign

bus 〔医療俗〕バス

救急車 (ambulance)．⇨ ambulance; meat wagon; rig; trauma truck; truck; unit

BuSpar 〔薬・商品名〕ビュースパー

抗不安薬 (anxiolytic)．一般名は塩酸ブスピロン (buspirone HCI)．米国 Bristol-Myers Squibb 製の処方薬で，雑誌広告では "Relax, BuSpar can help you handle it."(「リラックスしましょう．そのためにはビュースパーこそがお役に立ちます」) と謳(うた)い，全般性不安障害 (generalized anxiety disorder: 略語 GAD) に特に効果があると宣伝したが，2010年製造中止．

butcher 〔医療俗〕ブッチャー：「肉屋」

外科医 (surgeon)．特に，腕の悪い外科医を指す軽蔑した表現．❑ オーストラリアでは，「医学生」を指すこともある．⇨ ax; blade; cutting doctor; hack; knife-happy; Mack the Knife; meat cutter; sawbones; slasher; sturgeon; vulture

butchers 〔医療俗〕ブッチャーズ：「肉屋たち」

産婦人科 (Obstetrics & Gynecology)．

butterflies in the stomach 〔米俗〕「胃の中を飛んでいる蝶」

不安が原因で起こる吐き気，むかつき．単に butterflies とも言う．

butterfly バタフライ

翼状針 (butterfly needle)．医療器具のカタログでは，winged infusion set (翼付き輸液セット) などと呼ばれている．

buy the farm 〔俗〕「農場を買う」

死ぬ．元は〔米空軍俗〕．空軍のパイロットが農場に墜落した場合に農場主は政府を訴えて多額の補償金を得るが，これは墜落事故で死亡したパイロットは自分の命と引き換えにその農場の代金を支払ったということになるから．

buzzer 〔医療俗〕「ブザー」

患者の心臓を再び動かすために使われる除細動器 (defibrillator) のパドル (患者の胸に当てる電極パッド部分)．英語の読み方は「バザー」．

buzzer junkie 〔医療俗〕バザー・ジャンキー：「ブザー中毒患者」

理由もないのに, 一晩中ブザーを押しては医療スタッフを呼ぶ患者. call button jockey とも言う. ⇨ call button jockey; FMPS

BVA 〔医療俗〕ビー・ヴィー・エー

患者が必死に呼吸をしている状態. breathing valuable air(貴重な空気を吸い込んでいる)の頭文字.

BWCO 〔医療俗〕ビー・ダブリュー・シー・オー

赤ん坊が出ようとしない. baby won't come out の頭文字. 帝王切開(C-section)が必要となる.

BWS 〔医療俗〕ビー・ダブリュー・エス:「浜に打ち上げられた鯨」症候群

極端に太りすぎの患者のこと. beached whale syndrome の頭文字. 体重が400ポンド(約181キログラム)以上ある患者. 単に whale(鯨)や, beached whale などとも言う. ⇨ beached whale; B-OD; bulimia; cow; whale

C

cabbage 〔医療俗〕キャベジ:「キャベツ」

冠(状)動脈バイパス移植手術. coronary artery bypass graft の頭文字 CABG を野菜の cabbage のように発音するところから.

cabbage and tomato ward 〔医療俗〕キャベツとトマト病棟

昏睡状態の患者(comatose patients)が収容されている病棟. cabbage と tomato は "cabbage and tomato soup" のように相性のよい語で, この言い方でも並列して使われた. 一方, 〔俗〕で cabbage は「植物人間」を指し, tomato は comatose(昏睡状態)と韻を踏んでいる.

Cabbage Patch〈**the**〉 〔医療俗〕キャベツ畑

神経科集中治療室(neurological intensive care unit). 治療効果が出ない場合には cabbage(植物人間)になるところから. ⇨ Heads in Beds; Ventilator Farm

cabulance キャブランス

緊急を要しない患者の移送用に使われる民間会社の車両．cab(タクシー) + ambulance(救急車)から．米国の病院前にはこの表示のある車が待機していることがある．患者移送に使われる車両の呼称には, ambucab, ambulette などもある．

cactus 〔医療俗〕「サボテン」

重度の熱傷患者．一般には砂漠の暑い気候に育つ植物であるとの連想がある．crispy critter や toast などとも呼ぶ．⇨ crispy critter; toast; toasted toddler

cadet 〔医療俗〕カデット:「士官候補生」

緊急医療サービス(EMS)の仕事をボランティアで行う18歳未満の人．junior とも呼ぶ．

caduceus カドゥケウス

ギリシア神話のヘルメース(Hermes)の杖．平和や医術のシンボル．杖に2匹のヘビが巻き付いており, 頂に双翼がある．このデザインのものを, medical caduceus(医学のカドゥケウス)とも呼ぶ．
❏ ギリシア神話の名医アスクレーピオスが持っていた, ヘビが1匹だけ巻き付いた杖(Rod of Asclepius)と混同されて使われている．⇨ Star of Life

café coronary カフェ・コロナリー

食べ物の塊(通例は肉)を飲み込んだことによる上気道閉塞(upper airway obstruction)．食道(esophagus)や喉頭(larynx)に詰まる．しばしばカフェ(軽食堂)で起こり, 急性心筋梗塞(acute myocardial infarction)の症状に似ていることから．⇨ steakhouse syndrome

cage 〔医療俗〕ケージ:「鳥かご, おり」

手術室(operating room: 略語 OR)．

CAGE ケージ

アルコール依存症患者を検査する場合に質問する4項目(Cut-down(飲酒量を減らしているか), Annoyed by criticism(他人からとやかく言われるのが不愉快か), Guilt about drinking(飲酒に対する罪悪感があるか), Eye-opener drinks(朝酒を飲むか))を暗記

するための頭文字.

CAH 〔医療俗〕シー・エー・エイチ

とても正気とは思えない.crazy as hell の頭文字.看護師がよく使う.

Calendar Girls 〔映画タイトル〕『カレンダー・ガールズ』

❏ 英国の中年女性グループがヌードモデルになってカレンダーを作製し,白血病研究基金への寄付金を集める実話を元にした 2003 年の英国コメディー映画.

call コール

① 研修医(resident)の当直勤務.通例は 36 時間連続勤務.on call や call night などとも呼ばれる.新しい入院患者の受け入れ,入院患者のケア,後輩研修医の監督などをこなす.
② 救急救命士(paramedic)が緊急出動要請に応じること.run とも言う.⇨ call room; doctors' mess; on-call room

call a code コール・ア・コード

(医師が)死亡を宣告する.call the code とも言う.⇨ code

callbellectomy 〔医療俗〕コールベレクトミイ:「コールボタン切除術」

頻繁に病室のコールボタン(緊急呼び出し用ボタン)を鳴らしてうるさい患者の手から,そのコールボタンを切除してしまいたい(患者の手から取り上げたい)という医療スタッフの願望.「呼び鈴」の意味の call bell と,「切除(術)」の意味の連結語の -ectomy から.

call button jockey 〔医療俗〕コールボタン・ジョッキー

十分な理由もないのに,一晩中コールボタンを押して医療スタッフを呼びつける患者.buzzer junkie とも言う.⇨ buzzer junkie; FMPS

calling for a beam-up 〔医療俗〕「天国への転送を要求している」

病状が悪化している.⇨ beam up

call it 〔医療俗〕「それを要求する」

蘇生努力を中止し,患者の死亡を宣告すること.担当医師が,CPR(心肺蘇生術)などの一連の医療行為を停止させ,患者の死亡宣言をする判断を下したときに,"I'm calling it." と言う.

call night コール・ナイト

研修医 (resident) の当直勤務. ⇨ call; call room; on call; on-call room

call room コール・ルーム

当直室 ⇨ doctors' mess; on-call room

CALSTAR キャルスター

米国 California 州 San Francisco の Bay Area を範囲に, ヘリコプターや飛行機による緊急医療サービスを行う組織である California Shock/Trauma Air Rescue の略称. 本部は California 州 Hayward. 1984 年発足.

❑ このサービスに所属するフライト・ナース (flight nurse) の活躍を描いた作品に Janice Hudson, *Trauma Junkie: Memoirs of an Emergency Flight Nurse* (Firefly Books, 2001) がある. ⇨ Stanford Life Flight

camel driver 〔医療俗〕キャメル・ドライバー:「ラクダ使い」

米国の病院に勤務する中東出身の医師. ラクダの住む国の連想から. 軽蔑的な言い方. flying-carpet salesman とも言う. ⇨ flying-carpet salesman

campers 〔医療俗〕キャンパーズ

癌 (cancer) や糖尿病 (diabetes) などの治療を目的とした自然体験キャンプに参加する子供たち.

camp nurse キャンプ・ナース

難病と闘う子供たちのための自然体験キャンプを支える医療班の看護師. 米国には The Association of Camp Nurses (略称 ACN) (本部は Minnesota 州 Bemidji) がある.

cancer of mental illness (the) 〔医療俗〕「精神疾患の癌」

統合失調症 (schizophrenia).

C & D シー・アンド・ディー

傷口をきれいにして包帯をする. clean and dress の略語.

Canker Cover 〔薬・商品名〕キャンカー・カバー

米国 Quantum, Inc. 製のアフタ性口内炎 (canker sore) 治療に使うジェル・パッチ.

canker sore 潰瘍(かいよう)性口内炎; アフタ性口内炎

can opener　〔医療俗〕キャン・オープナー：「缶切り」

大型の（乾電池6本使用の）懐中電灯．緊急医療テクニシャン（EMT）が，暴力をふるう患者から身を守る武器としてこの大型の懐中電灯を使用することがあり，the answer とも呼ぶ．

❏〔犯罪俗〕では，金庫（〔俗〕can と呼ぶ）をこじ開けるバールのような頑丈な「道具」のことを指す言い方だが，この用法の延長で身を守るために使われる「道具（武器）」の意味で使ったもの．⇨ answer; instant anesthetic

CAOx3　ケイオックス・スリー

意識があり，問いかけに対して話すことができ，見当識も正常．CAO は conscious, alert, oriented の略語．×3 とは，自分の氏名，居場所，時間の3項目を指す．緊急医療サービス（EMS）で搬送する患者にこの3項目について尋ね，すべて正確に答えられれば，その患者は CAOx3（文字通りは「CAO 掛ける3」）である．⇨ ALOC; A/O times four

cap gas　キャップ・ガス

毛細血管血液ガス．capillary blood gas (CBG) の略．

Caplet　〔薬・商品名〕キャプレット；カプレット

カプセル形錠剤．capsule + tablet から．小文字でも使う．

❏ 1937年の米国特許庁の官報 *Official Gazette* に記載されている．

Captain Kangaroo　〔医療俗〕キャプテン・カンガルー

小児科（pediatrics department）の部長．*Captain Kangaroo* は，米国 CBS テレビ系で 1955年10月3日から 1984年まで 12月8日まで続いた就学前の子供向け番組．同番組の人気ホストで，大きなポケットの付いたジャケットを着て，口ひげをつけ，Dutch-boy ヘアスタイル（おかっぱ髪）の Bob Keeshan（ボブ・キーシャン）(1927-2004) を小児科部長に見立てたもの．

cardiac tamponade　心タンポナーデ

心膜（cardiac sac）内に血液か他の液体が貯まることによって心臓が圧迫されること．cardiac compression, あるいは pericardial tamponade とも呼ばれる．

cardigan　〔俗〕カーディガン

体毛の非常に濃い患者のことを指す．マッサージ療法現場で使われ，woolly(毛むくじゃら)とも言う．特に Los Angeles で使われた表現．

cardioplege 〔医療俗〕カーディオプレッジ：「心臓担保」
心臓手術の際に化学物質を投入するなどによって一時的に心拍を停止させる心停止法(cardioplegia)を行うこと．pledge は「担保」の意味．

Cardizem 〔薬・商品名〕カーディゼム
米国 Valeant Pharmaceuticals International, Inc. 製の処方薬．抗狭心症薬(antianginal)，抗高血圧薬(antihypertensive)，抗不整脈薬(antiarrhythmic)，カルシウムチャンネル遮断薬(calcium channel blocker)などとして使われる．

Carlo Urbani 〔人名〕カルロ・ウルバニ
WHO(世界保健機関)のイタリア人医師(1956-2003)．感染症の専門家．2003 年 3 月，ベトナムのハノイにある病院で，ある入院患者の不審な症状を診断して分析した結果，世界で初めて SARS と特定してその危険を警告し，自らの危険を顧みず感染防止体制の強化に努めた．しかし，3 月 29 日，SARS のためバンコックの病院で 46 歳の若さで亡くなった．⇨ SARS

Carol Hathaway 〔架空人名〕キャロル・ハサウェー
米国の医療ドラマ *ER*(『ER 緊急救命室』)に登場する看護師．Julianna Margulies(ジュリアナ・マルグリース)(1966-)が演じた(シリーズ 6 年目途中で降板)．⇨ *ER*

carpenter 〔医療俗〕カーペンター：「大工」
整形外科医(orthopedist)．⇨ bone banger; bone crusher; caveman; jock-doc; knuckledragger; knuckle scraper; orthopod; overpriced carpenter; sawbones

Carter's Little Pills 〔薬・商品名〕カーターズ・リトル・ピルズ
米国 Carter-Wallace 製の緩下薬(laxative)．便秘(constipation)に使う．一般名はビサコジル(bisacodyl)．市販薬．

Catapres 〔薬・商品名〕カタプレス
抗高血圧症薬(antihypertensive)．注意欠如多動症(ADHD)治療や禁煙(smoking cessation)のためにも使われる．一般名は塩酸ク

ロニジン (clonidine hydrochloride). 処方薬. 米国 Boehringer Ingelheim Pharmaceuticals, Inc. 製.

catch 〔医療俗〕キャッチ:「捕まえる」

(分娩で)赤ちゃんを取り上げる. 子宮(womb)から出てくる赤ん坊を「受け止める」こと. ⇨ baby catcher

catch a flatline 〔米俗〕キャッチ・ア・フラットライン

死ぬ(die). 心電図(ECG)や脳波図(EEG)が平坦線(flatline)になるから. ⇨ flatliner; Nebraska sign

catch-pain 〔米南部方言〕キャッチ・ペイン

脇腹に生ずる急激な痛みのこと. 特に黒人の間で使われる. やはり主に〔米南部方言〕で,「背中, 脇腹, 首などの突然の急激な痛み」を単に catch と呼ぶ言い方もある.

cathed キャセッド

カテーテルを挿入した. catheterized の略.

cath jockey 〔医療俗〕キャス・ジョッキー

診察する患者には一人残らずカテーテルを挿入する(catheterize)心臓病専門医(cardiologist). cath は catheter(カテーテル)〔英語でキャセターと発音する〕の短縮語.

cat scratch disease 猫引っ掻き病

猫に引っ掻かれたり, 噛まれたりしたことが原因の細菌性の病気. 傷がなかなか治らず, リンパ節がはれ, 熱が出て, 全身の倦怠感などがある. 略語は CSD. cat scratch fever とも言う.

caught 〔米南部方言〕コート:「捕まった」

妊娠した. caught up とも言う. うっかりして子供ができてしまった, というニュアンスがある. She got caught.(彼女は子供ができた)のように使う.

cauliflower ear 〔医療俗〕「カリフラワー耳」

繰り返し受けた外傷や, あるいはひどい外傷のため変形した外耳(external ear). ボクサーやレスラーに見られるため boxer's ear とも呼ばれる. ⇨ boxer's ear

caveman 〔医療俗〕ケーブマン:「穴居人(けっきょにん)」

整形外科医(orthopedist). "so easy a caveman could do it"(「(石器時代の)穴居人にでもできるくらい簡単」)という言い方から.

整形外科医を軽蔑した言い方. ⇨ bone banger; bone crusher; carpenter; jock-doc; knuckledragger; knuckle scraper; orthopod; sawbones

Caverject 〔薬・商品名〕カバージェクト；キャバージェクト

米国 Pfizer, Inc. 製の勃起不全(ED)治療薬. 処方薬. ⇨ Viagra

CBL 〔医療俗〕シー・ビー・エル

狼瘡(ろうそう)(lupus)の疑いがある(患者). could be lupus の頭文字.
❑ ここでの狼瘡は，正確には全身性エリテマトーデス(systemic lupus erythematosus)を指し，顔の頬の部分にできる発疹が，狼に噛まれた痕のような赤い斑点のように見えるところから命名された(systemic「全身の」＋ lupus「狼」＋ erythematosus「赤い斑点」).

CBS 〔医療俗〕シー・ビー・エス

強皮症(scleroderma)の疑いがある(患者). could be scleroderma の頭文字.

CBT 〔医療俗〕シー・ビー・ティー

慢性ハンバーガー毒性. chronic burger toxicity の頭文字. 肥満のこと. burger の代わりに biscuit(ビスケット)を用いることもある.

C/C 〔医療俗〕シー・シー

クリスマスをキャンセルする. Cancel Christmas の頭文字. 息が途絶えている(dead)こと.
❑ 死亡した患者を指して，クリスマスを区切りに命を永らえて年を越すことはなかったということ.「人の命を奪う」(to kill someone)の意味で cancel someone's Christmas の言い方があるが，同じ発想. 暗黒街の俗語で使われたり，あるいは冗談で言ったりする場合のアメリカ英語の慣用句.

c-collar シー・カラー

頸部固定カラー(cervical collar). 患者を搬送する際に，頸部を固定するために首の回りに装着する硬質プラスチック製の装具. neck brace とも呼ぶ. 日本では「ネックカラー」と呼んでいる. ⇨ collar and board; Miami J

CDC シー・ディー・シー

米国疾病管理予防センター(Centers for Disease Control and Prevention)の略称. 米国保健社会福祉省(the Department of

Health and Human Services)の管轄機関.

❑ このセンターは,1946年に Communicable Disease Center としてスタートし,Center for Disease Control(1970),Centers for Disease Control(1980)と名称が変更され,1992年に Centers for Disease Control and Prevention となった.それまでの CDC という頭文字が広く知られていたので 1992年以後もそのままの頭文字が使われている.本部は Georgia 州 Atlanta.

Celebrex 〔薬・商品名〕セレブレックス

米国 Pfizer, Inc. 製の処方薬.変形性関節炎(osteoarthritis)やリウマチ性関節炎(rheumatoid arthritis)などの治療に使われる非ステロイド系抗炎症薬(non-steroidal anti-inflammatory drug, NSAID).米国の家庭実用雑誌の広告にも登場する."For a body in motion"(「動いている身体のために」)と謳(うた)う.

❑ 米国 Pfizer, Inc. 製の抗痙攣(けいれん)薬〔商品名〕Cerebyx(セレビックス)と間違える医療ミスが数多く発生したとの報告もある.

celestial discharge 〔医療俗〕セレスチャル・ディスチャージ:「天国への退院」

死亡したこと. ⇨ celestial transfer; RBG

celestial transfer 〔医療俗〕セレスチャル・トランスファー:「天国への移動」

死亡したこと. ⇨ celestial discharge; RBG

Celexa 〔薬・商品名〕セレクサ

抗鬱(うつ)薬(antidepressant).選択的セロトニン再取り込み阻害薬(selective serotonin reuptake inhibitor, SSRI).処方薬.錠剤と経口溶液(oral solution)がある.米国 Forest Laboratories, Inc. 製.

❑ 咽喉頭炎トローチ(throat lozenge)の〔商品名〕Cylex(サイレックス:米国 Pharmakon Laboratories 製),にきび(acne)などの治療に使われる〔商品名〕Salex(サレックス:米国 Coria Laboratories 製),麻薬性鎮痛剤(narcotic analgesic)の〔商品名〕Xolox(ゾロックス:米国 WraSer Pharmaceuticals 製)などと聞き間違えないように注意が必要.

cellitis 〔医療俗〕セライティス:「独房炎」

独房に閉じこめられ,自分の有罪を立証する大量の物証を示され

る囚人に見られる症候群. 不可解な身体の痛みが出たり, 発作を装ったりする.「刑務所の独房」を意味する cell と「炎(症)」の意味を表わす連結語の -itis (アイティス) からの造語.

❏ -itis という連結語は, 病気と考えられる精神状態や性癖を指してしばしば一時的にふざけて使われることがある. 例えば, celebritis(有名人あこがれ病), electionitis(選挙疲労困憊(ぱい)病), lotteryitis(宝くじ中毒), telephonitis(電話中毒)など. ⇨ lottery fantasy syndrome

central line　セントラル・ライン

中心静脈(central vein)に挿入されるチューブ. 液体(fluids)や薬を投与したり, 診断に役立つ情報を得たりするために使われる. このラインを確保しておくと, 末梢静脈(peripheral veins)が虚脱した場合に静脈系統(venous system)にすぐにアクセスできる.

cephalic replacement　頭部帰納術

肩甲難産(shoulder dystocia)のため経腟分娩ができない場合に, 胎児の頭を産道内に押し戻し, 臍帯(さい)の血流を回復させた後に帝王切開(C-section)で娩出させること. ⇨ Zavanelli maneuver

Cerebyx　〔薬・商品名〕セレビックス

米国 Pfizer, Inc. 製の処方薬. てんかん発作の治療に使われる注射薬.

❏ ビタミン補給剤(vitamin supplement)の〔商品名〕Surbex(サーベックス: 米国 Abbott 製)と聞き間違えないように注意が必要.

certified nursing assistant　認定看護助手

基本的な看護技術のトレーニングを受けて直接患者のケアにかかわる. 略称は CNA. ⇨ panhandler

cervical collar　頸部固定カラー ⇨ c-collar

CFI　シー・エフ・アイ ⇨ closed-fist injury

CFT[1]　〔医療俗〕シー・エフ・ティー

慢性食品毒性. chronic food toxicity の頭文字. 肥満のこと.

CFT[2]　〔獣医俗〕シー・エフ・ティー

慢性食糧中毒. chronic food toxicity の頭文字. ペットが異様に太っていること.

champagne tap　〔医療俗〕シャンパン・タップ

医学生がはじめてやって成功した腰椎(ようつい)穿刺(せんし)(lumbar puncture).

❏ その医学生を監督する立場にあるレジデント(resident)が, 成功したお祝いにシャンパンを買う習慣があることから. tap は「穿刺」を意味する. 医療ドラマ *ER*(『ER 緊急救命室』)の中でも使われた表現.

chandelier sign 〔医療俗〕シャンデリア・サイン:「シャンデリア徴候」

医者が患者の身体のある一部位に手を触れたときに, あまりの痛みに患者が跳び上がって天井のシャンデリアにぶつかるほどであること. 患者が仮病を使っているのではないことを示す. また, 骨盤炎症性疾患(pelvic inflammatory disease)の診断のために骨盤検査をする際の子宮付属器(uterine adnexa)に起こる大きな痛みを指す. positive chandelier とも呼ぶ.

ChapStick 〔薬・商品名〕チャップスティック

米国 Pfizer, Inc. 製のリップクリーム(lip balm). "So many ways to keep lips healthy"(「唇を健康に保つための方法はいろいろ」)という謳(うた)い文句が有名.

charge nurse チャージ・ナース:主任看護師

病棟の看護業務に責任を持つ看護師. 看護師の人員配置や患者の入退院などを調整する役割がある.

❏ 英和辞典の多くがイギリス英語の表示をしているのは誤り.

charity care チャリティー・ケア

患者の経済状態が好ましくないために, 無料でまたは安い治療費で提供されるケア.

Charley horse チャーリー・ホース

過度の負荷や強打が原因で起こる腕や脚の筋肉の痙攣(けいれん). もともとはアメリカ英語で野球用語. 投手の Charlie "Old Hoss" Radbourn(チャーリー"オールド・ホス"ラドボーン)(1854-1897)がよく筋肉の痙攣に見舞われ, そのあだ名 "Old Hoss" をよく似た発音の horse と入れ替えたものという説がある. 小文字で charley horse, あるいは単に horse とも言う.

charlie foxtrot 〔医療俗〕チャーリー・フォックストロット

(事故などの)大混乱している現場. この意味で元は〔軍俗〕であった clusterfuck の cluster の 'c' を人名 Charlie, fuck の 'f' を foxtrot (社交ダンスのリズム)と, アルファベットを無線記号で読み替えたもの. ⇨ clusterfuck

chart biopsy 〔医療俗〕チャート・バイオプシー:「カルテ生検」
患者のほかの診療科での治療計画を調べること.

chart dehiscence 〔医療俗〕チャート・デヒスンス:「カルテ縫合不全」
カルテを落として散乱させること. dehiscence は医学用語で「縫合不全」の意味がある.

chartomegaly 〔医療俗〕チャートメガリー:「肥大カルテ」
頻繁に病院にやってくる患者の分厚いカルテ(chart). chart と「巨大, 肥大」を意味する連結語の -megaly からの造語. 病院にかかり通しであるためにそのカルテも当然のことながら分厚いものになることから. ⇨ thick chart syndrome

Chase doll 〔医療俗〕チェース・ドール ⇨ Mrs. Chase

chassis 〔医療俗〕シャーシ:「外枠」
頭骨. 頭蓋骨(skull)のこと. 放射線科医(radiologist)がよく使う言い方.
□ 一般の意味は「自動車のシャーシ(車台)」.

cheap case 〔医療俗〕チープ・ケース:「安直な症例」
診断(diagnosis)がいとも簡単にできる症例.

check out 〔医療俗〕チェック・アウト
死ぬ. ⇨ box (out); go south; sign out

cheech チーチ
①〔医療俗〕(研修医が患者の) X 線検査や思いつく限りの臨床検査を受けさせること.
②臨床検査一式.

cheerioma 〔医療俗〕チアリオーマ:「上機嫌腫」
悪性腫瘍(しゅよう)があるにもかかわらずとても明るい患者.「上機嫌の」の意味の cheery と「腫」の意味の連結語 -oma からの造語.

chemical cosh 〔英医療俗〕ケミカル・コッシュ:「化学的こん棒」
患者(や囚人)を抑えこむために使われる強力な鎮静薬(sedative).

Chem 7 〔医療俗〕ケム・セブン

7項目血液化学検査(blood chemistry test). 通例は, 患者の血液中のナトリウム(sodium), カリウム(potassium), 塩化物(chloride), 重炭酸塩(bicarbonate), 血液尿素窒素(blood urea nitrogen), クレアチニン(creatinine), グルコース(glucose)の7つの化学物質を検査する. クレアチニンを除いた場合は Chem 6 と呼ぶ. Chem 7 にさらに検査項目を加えた Chem 12 や Chem 23 もある. ⇨ BMP

CHEMTREC ケムトレック

米国の Chemical Transportation Emergency Center(化学品輸送緊急対応センター)の略称. 消防士や警察官などが, 化学物質や有害物質(hazardous materials)がかかわる緊急事態の場合の情報や援助を得るために利用する組織. 24時間利用できる. 1971年設立.

cherry 〔医療俗・外科俗〕チェリー

患部を切開する場合に使う小さいガーゼ(dissecting sponge). peanut(ピーナッツ)とも呼ぶ.

cherry angioma サクランボ様血管腫

老年性血管腫(senile angioma). 皮膚にできる小さなサクランボのような良性の(benign, noncancerous)血管腫. capillary angioma(毛細血管腫)や Campbell de Morgan spots(キャンベル・ドゥ・モルガン斑)などとも呼ぶ. 後者は英国の外科医 Campbell Greig De Morgan(キャンベル・グレイグ・ドゥ・モルガン)(1811-1876)の名から.

cherry meth 〔麻薬俗〕チェリー・メス

チェリー・メタドン(cherry methadone)(チェリー味の麻酔薬・鎮静薬の液体メタドン)の短縮. GHBを指す. ⇨ GHB

chewing gum diarrhea チューインガム下痢

チューインガム, キャンディーや栄養補助食品などに使用されている人工甘味料を過剰摂取することによって起こる浸透性下痢(osmotic diarrhea)のこと. 1978年に症例が報告された. dietetic food diarrhea(食事療法食性下痢)とも呼ぶ.

chewing reflex 咀嚼(そしゃく)反射

脳に損傷のある成人に見られる病的徴候で，口に刺激を受けると繰り返し咀嚼運動が起こること．

Chicago Hope 〔テレビ番組名〕『シカゴ・ホープ』

米国 CBS テレビ系で 1994 年 9 月 18 日から 2000 年 5 月 4 日まで放映された，Chicago Hope Hospital という架空の名前のハイテク病院を舞台にした医療ドラマ．⇨ CPR

chicken heparin 〔医療俗〕チキン・ヘパリン：「へっぴり腰ヘパリン」

患者に十分な抗凝固処置をする(anticoagulate)ことが出来ないへっぴり腰の外科医(chicken surgeon)．ICU[集中治療部]の外科医に見られるという．血栓症の治療などに使う抗凝固薬ヘパリンは血管内投与を行う．

Chiclets 〔歯科俗〕チクレッツ

前歯にかぶせられた形状の悪い歯冠．色が白すぎて幅も広すぎる．〔商品名〕Chiclets は，米国 Cadbury Adams 製のチューインガム．白色の小さな長方形で，角は丸みがあり歯を思わせるにはちょうどよい形状．この連想から．〔商品名〕Frigidaire とも言う．⇨ Frigidaire

chief syndrome チーフ症候群

要人(V. I. P)が，大きなメディカルセンターや大学病院に入院したときに起こる，一般の患者のケアに迷惑となるさまざまな現象．⇨ V. I. P. syndrome

chikungunya チクングンヤ熱

ネッタイシマカ(Aedes aegypti)やヒトスジシマカ(Aedes albopictus)などによって媒介されるウイルスによって感染する．1952 年に確認されたアフリカ東部の地名からの命名．通常はアフリカ，南アジア，東南アジアでみられるが，2014 年 7 月に米国 Florida 州で確認され，大きく報道された．米国内では CDC(米国疾病管理予防センター)の National Notifiable Diseases Surveillance System (略語 NNDSS) (米国内届け出疾患調査システム)[1990 年設立]のリストには挙がっていない疾患．非致死性の発疹性熱性疾患で，特に手足の関節に極度の痛みが生じ，数週間続き，高熱が出ることもある．チクングニヤ，チクングニアなどとも言う．

Children's Hospital of Philadelphia 〈The〉 ザ・チルドレンズ・ホスピタル・オブ・フィラデルフィア

Pennsylvania 州 Philadelphia にある小児病院. 1855 年設立.

❑ この病院での取材を元に書かれた本に Peggy Anderson, *Children's Hospital* (Bantam Books, 1986)[荒木文枝訳『チルドレンホスピタル―小児病院―』(西村書店, 2002)]がある.

chocolate highway 〔医療俗〕チョコレート・ハイウェー

直腸 (rectum), または肛門 (anus). 便の色がチョコレートの色に似ているところから, 便の通路ということ. chocolate freeway, chocolate speedway, chocolate tunnel, chocolate whizzway, brown highway などとも言う.

❑ チョコレートの商品名を使って Hershey Highway とも言う.

chocolate hostage 〔医療俗〕チョコレート・ホステージ:「チョコレート人質状態」

便秘をしている (constipated) こと. 色がチョコレートに似ているところから便のことをチョコレートと呼び, それが出てくることができない状態を「人質」(hostage) と言ったもの.

chole 〔医療俗〕コール ⇨ choly

choly 〔医療俗〕コーリー

胆囊(たんのう)炎 (cholecystitis) の患者. または, 胆囊摘出術 (cholecystectomy) を受ける予定の, あるいはすでに受けた患者.

Christmas-tree pattern クリスマスツリー・パターン

ジベルバラ色粃糠疹(ひこうしん) (pityriasis rosea Gibert) という皮膚疾患に見られる原因不明のクリスマスツリー状の卵円性紅斑 (バラ色の斑点にフケのようなものが付着している). 皮膚の炎症性角化症の一つ. 「ジベル」はフランスの皮膚科医 Camille-Melchior Gibert (カミーユ=メルシオール・ジベル) (1797-1866) の名から.

chrome-induced ischemia 〔医療俗〕クロムインデュースト・イスケーミア:「クロム誘発局所虚血」

警察に逮捕された容疑者が手錠をかけられたとたんに胸が痛くなった振りをすること. クロムメッキされた手錠が原因で虚血性心疾患になって胸部痛が起きたと, いかにも病名のように言ったもの.

chronic fatigue syndrome 慢性疲労症候群 ⇨ Raggedy Anne syndrome; yuppie flu

chronic lunger 〔医療俗〕クロニック・ランガー
慢性肺疾患, 特に結核(tuberculosis)や慢性閉塞性肺疾患(chronic obstructive pulmonary disease)の患者. lunger は口語で「肺病患者」.

CHUMP method 〔医療俗〕チャンプ・メソッド:「チャンプ方式」
医師がカルテなどを書くときの乱雑な書き方を揶揄(やゆ)した言い方で, CHUMP は confusing(混乱した), hazy(不明瞭な), unclear(曖昧な), muddled(ごちゃ混ぜにした), Picassoed(画家のピカソのような)の頭文字.

Chux 〔商品名〕チャックス
ストレッチャーやベッドなどを使用する場合に患者の下に敷く吸水性のあるアンダーパッド(underpad). 例えば便秘が続いている患者の摘便をする場合などに使う. 米国では Grayson, Attends, Reassure, Tranquility, Senecare などのブランドでもアンダーパッドを製造.
❏ 本来は, オーストラリア Clorox Australia Pty Limited 製の台所や浴室の掃除に使うワイプ, スポンジ, 手袋などのブランド名で, オーストラリア CHUX Products Company の登録商標.

Cialis 〔薬・商品名〕シアリス
男性用勃起不全(ED)治療薬. 米国 Eli Lilly and Company の登録商標. ⇨ Viagra

CIBS 〔医療俗〕シー・アイ・ビー・エス
鋳鉄(ちゅうてつ)製尻(しり)症候群. Cast Iron Bum [Butt] Syndrome の頭文字. 臀部に注射針を刺そうとしても, 曲がってしまうほど固いこと. あるいは刺した注射針を抜いたときに曲がっていること.

CICU 〔医療俗〕キック・ユー
① cardiac intensive care unit(心臓疾患集中治療室)の頭文字.
② coronary intensive care unit(冠状動脈疾患集中治療室)の頭文字. ⇨ MICU; NICU; PICU; SICU

Cimzia 〔薬・商品名〕シムジア
リウマチ性関節炎(rheumatoid arthritis)などの患者に使用する抗

炎症薬 (anti-inflammatory). 米国 UCB, Inc. 製の処方薬.

Cipro 〔薬・商品名〕シプロ

抗感染薬 (anti-infective). フルオロキノロン (fluoroquinolone). 米国 Bayer HealthCare Pharmaceuticals, Inc. 製の処方薬. 一般名は塩化シプロフロキサシン (ciprofloxacin hydrochloride).
❑ 2001 年 10 月に米国で発生した炭疽菌 (anthrax) 事件で一躍脚光を浴びた当時は, 処方箋なしで購入できるインターネットサイトが林立状態となり, 米食品医薬品局 (FDA) が規制の動きを強めた.

circ 〔医療俗〕サーク

手術室の滅菌された区域外で仕事をする circulating nurse (サーキュレーティング・ナース), あるいは circulator (サーキュレーター) と呼ばれる看護師. 短縮語. ⇨ circulating nurse

circling the drain 〔医療俗〕サークリング・ザ・ドレイン

病状が悪化して死が近づいている状態. 文字通りは「水がぐるぐる渦巻き状に回って排水管へ流れ出て行く」こと. entering the drain (排水管の中へ入っていくところ) とも言う. ⇨ Code Blue; CTD; crump; RTL

CircOlectric bed 〔商品名〕サーコレクトリック・ベッド

整形外科, 重度の熱傷, 褥瘡(じょくそう)性潰瘍(かいよう)患者などの治療で使用される電子制御できるベッド. 回転して, 患者を容易にうつ伏せ (prone) や仰向け (supine) や直立 (erect) 状態にすることができる. CircOlectric の下線部を取って COL bed (コル・ベッド) とも呼ばれる. 米国 Stryker Corp. の所有ブランド.

circulating nurse サーキュレーティング・ナース

手術室内で, 滅菌された区域外を動き回りながら (circulate), 手術スタッフを間接介助する看護師. circulator とも呼ばれる. ⇨ circ; scrub nurse

circulator サーキュレーター ⇨ circulating nurse

CISD シー・アイ・エス・ディー

緊急事態ストレス・デブリーフィング (事情聴取). critical incident stress debriefing の頭文字. 困難な状況下での任務を終えた直後の救急救命士 (paramedic) の精神面をケアするためのカウン

セリング・プログラム．任務終了後に，集中力低下や睡眠障害などの強いストレス反応を起こすことがあり，ケアが必要になるため．

citizen 〔医療俗〕シティズン：「市民」
まともな普通の患者．医療保険に加入している．⇨ noncitizen

city taxi 〔医療俗〕シティー・タクシー
救急車(ambulance)をしょっちゅう呼んで病院までただ乗りする人．

clap 〔俗〕クラップ
淋病(gonorrhea)．「淋病に感染する」という意味の動詞でも使われるが，その場合は clap up と言うことが多い．
❏〔俗〕で，clapper は「淋病感染；淋病に感染した人」，形容詞の clappy は「淋病に感染した」という意味．

Clarinex 〔薬・商品名〕クラリネックス
米国 Merck & Co., Inc. 製の抗ヒスタミン薬(antihistamine)．鬱血(うっけつ)除去薬(decongestant)．処方薬．

Claritin 〔薬・商品名〕クラリチン
アレルギー性鼻炎(allergic rhinitis)などに対して使う抗ヒスタミン薬(antihistamine)．米国 Bayer 製．市販薬．一般名はロラタジン(loratadine)．⇨ Flonase

clasp-knife reflex 折りたたみナイフ反射
四肢の関節を他動的に動かそうとした場合に，途中から突然抵抗をしなくなり，突然折りたたみ式ナイフのようにガクッと崩れる動き．随意運動をつかさどる錐体路系の障害(pyramidal tract disorder)で現れる．

CLDs シー・エル・ディーズ
緊急救命室(ER)の医師のように，勤務時間などに厳しい規制がある医師たち．controlled lifestyle doctors(規制されたライフスタイルを強いられる医師たち)の頭文字．継続した治療にあたることができない勤務スタイルとなる．

clean bed 〔医療俗〕クリーン・ベッド
伝染病(infectious disease)以外の疾患の治療を受ける患者のためのベッド．⇨ dirty bed

cleansing enema クレンジング・エネマ：洗浄浣腸

結腸内に固まった状態の便を取り除くために使用される石けん水浣腸 (soapsuds enema).

Clear! クリアー！
「どいて！」「離れて！」. 除細動器 (defibrillator) を使用する際に, 周りのスタッフ全員に対して離れるように注意を促すかけ声. All clear! や, Everyone clear! などとも言う.

clears 〔医療俗〕クリアーズ：「澄んだもの」
水, 果肉の入っていないジュースやゼリーなど. 手術数時間前まで飲用が許される場合がある.

clickers 〔俗・米方言〕クリッカーズ：「カチカチ音発生器」
入れ歯 (false teeth). かみ合わせると人工的なカチカチという音 (click) が出ることから. 〔米北部方言〕では clackers とも言う.

clinical nurse specialist クリニカル・ナース・スペシャリスト
臨床専門看護師. 看護学修士の学位を持った登録看護師 (registered nurse) で, 看護の特定分野の高い知識と臨床技術を有する. 略語は CNS. ⇨ advanced practice nurse

clip and strip 〔医療俗〕クリップ・アンド・ストリップ
clip は外科用ステープル (針) (surgical staples) を staple remover を使って取り除くこと, strip は皮膚接合用テープ (adhesive strips)〔〔商品名〕Steri-Strip (ステリストリップ) など〕をはがして取り除くこと. なお, 縫合に外科用ステープルを使う器具を surgical stapler (外科用ステープラー) や skin stapler など呼ぶ. ⇨ Steri-Strip

CLL 〔医療俗〕シー・エル・エル
慢性低水準生活 (の患者). chronic low-life の頭文字. 急を要する疾病ではないのに病院の緊急救命室 (ER) にやって来るホームレス患者のこと. ⇨ cockroach; curly toe; frequent flyer; groupie; regular; repeats; superutilizer

Clomid 〔薬・商品名〕クロミド
排卵誘発薬 (ovulation stimulant). 米国 Aventis Pasteur 製. 錠剤. 処方薬. ⇨ quality of life therapy

closed-fist injury 握りこぶし傷

けんかの際に，相手のむき出しの歯に当たったために拳に受ける傷．略語はCFI．fight biteとも呼ぶ．

cloud baby クラウド・ベビー

一見健康そうに見えるが，伝染性の細菌あるいはウイルスを保有する新生児．文字通りは「かげりのある赤ん坊」．

Clown Care Unit クラウン・ケア・ユニット

New York市のBig Apple Circusが全米16の小児病院などで行う地域社会福祉活動プログラム(community program)．1986年開始．白衣を着て医師に扮したピエロ(clown)たちが，曲芸，パントマイム，手品，音楽などを使って，入院している子供たちの気持ちを癒してくれる．

❏ もともとは，1998年の米映画 *Patch Adams*(『パッチ・アダムストゥルー・ストーリー』)のモデルで米国人医師のPatch Adams(パッチ・アダムス)(1945-)(本名Hunter Campbell Adams)が始めた活動．

❏ 日本にも，同様の活動をするNPO法人がある．

Clozaril 〔薬・商品名〕クロザリル

米国Novartis製の抗精神病薬(antipsychotic)．一般名はクロザピン(clozapine)．処方薬．錠剤．

clusterfuck 〔医療俗〕クラスターファック

(事故などの)大混乱している現場．

❏ 元は〔軍俗〕で「手順が幾重にも狂ってしまった混乱した作戦」のことを指した．〔軍俗〕でcharlie foxtrotとも呼ぶ．〔卑〕では「輪姦」を意味する．⇨ charlie foxtrot

CME 医師生涯教育

医師が最新の治療について学ぶために受ける教育コース．continuing medical educationの頭文字．

❏ 実際には，会議が開催される美しい保養地でのんびりと日光浴をしたり，真夜中までパーティーで騒いだり，医学生時代の旧友と親交を深めたりなどする．

coag panel 〔医療俗〕コーグ・パネル

血液凝固検査．coagulation panelの短縮．coagsとも呼ぶ．通常はcoagulation testと呼ぶ．

coags 〔医療俗〕コーグズ ⇨ coag panel

cobblestoning 丸石舗装状態
炎症によって舌や結膜(conjunctiva)のような粘膜の表面がざらざらになっている様子．cobblestone は，線路や道路舗装などに使われる小さな丸石．

cocaine baby コカイン・ベビー
子宮内にいる時に母親が摂取したコカインの影響を受けたことが原因で，先天性欠損症(birth defects)を持って生まれた赤ん坊．クラック(crack)が原因の場合は crack baby と呼ばれる．先天性欠損症には，構造的な欠陥や代謝欠陥などさまざまな症状がある．

cock doc 〔医療俗〕コック・ドック
泌尿器科医(urologist)．cock は〔卑〕で「陰茎，男根」の意味．⇨ dick doc; pecker checker; peetotaler; piss pot doc; piss prophet; plumber

cockroach 〔医療俗〕コックローチ:「ゴキブリ」
① 病院の管理部門のスタッフ(hospital administrator)．自分たちは病院内の他のスタッフより優れていると考えているが，医者たち医療スタッフは彼らをゴキブリ野郎と同列だと見ていることから命名した軽蔑した呼び名．
② 急を要する疾病ではないのに繰り返し病院の緊急救命室(ER)へやって来る患者．医者にとって厄介な患者であり，ゴキブリのようにしぶといことから．⇨ CLL; curly toe; frequent flyer; groupie; NPTG; regular; repeats; superutilizer

cockroach factor 〔医療俗〕コックローチ・ファクター:「ゴキブリ係数」
外傷患者の生命力は，その患者の社会への貢献度に反比例するという考え方．ろくでもないやつほど生命力が強いということ．害悪をもたらすゴキブリ(cockroach)が強い生命力をもっていることから．

cocktail カクテル
単独で使用しても十分な効果が得られない薬剤を，数種類混合して病気の治療に使用する局方外の薬剤．くだけた言い方．HIV 陽性の患者を治療するために薬剤を混合する場合によく使われる

語. ⇨ Banana cocktail; Bellevue cocktail; GI cocktail; DPT

code 〔医療俗〕コードする；コード

① 心拍停止(cardiac arrest)状態になる．「心肺停止」の意味の名詞としても使う．crash とも言う．

② 心肺蘇生術(CPR)をする．「心肺蘇生術」の意味の名詞としても使う．⇨ call a code; crash; full code; no code

Code Black 〔医療俗〕コード・ブラック

緊急救命室(ER)で息を引き取った患者．

❏ 病院に爆発物が仕掛けられたことを職員に知らせる場合の院内連絡のための暗号としても使う．⇨ Code Blue

Code Blue 〔医療俗〕コード・ブルー

患者が心拍停止状態に陥って緊急蘇生が必要な場合に，病院内の医療スタッフを緊急招集するために使用される暗号表現．

❏ この目的で，地域や病院によって別の表現も使われている：Code 9, Code 99, Code 14, Code 12, Code 199, Doctor Heart, Dr. Blue, Doctor Blue など．

❏ 類似の表現に，Code Adam(幼児誘拐発生), Code Black(爆発物による脅迫あり), Code Green(病院の外へ避難せよ), Code Grey(竜巻警報発令), Code Magenta(放射線事故発生), Code Orange(化学薬品の流失あり), Code Purple(行方不明の患者あり), Code Red(病院内で火災発生), Code S(自殺の恐れあり), Code White(大雪による緊急事態発生) などがあるが，これらもまた地域や病院によって言い方が異なる．⇨ Blue Light; Light Blue

Code Brown 〔医療俗〕コード・ブラウン

患者，あるいは治療現場に糞便が付着していることを医療スタッフに知らせる警告暗号．あるいは，患者の予期せぬ排便の始末に手助けを求める暗号．「尿失禁」の場合は Code Yellow と言う．

❏ 米国の医療ドラマ *ER*(『ER 緊急救命室』)にも出てきた表現．

code cart 〔医療俗〕コード・カート

除細動器(defibrillator)などを備えた緊急カート (emergency cart)．crash cart とも呼ぶ．⇨ crash cart

Code Lindbergh 〔医療俗〕コード・リンドバーグ

病院内で乳幼児の誘拐発生を院内関係者に知らせる暗号．1932

年に米国で発生した，初の太平洋単独無着陸飛行に成功したことで有名な飛行家 Charles Lindbergh（チャールズ・リンドバーグ）(1902-1974) の息子が誘拐殺害された事件から Lindbergh の名が使われる．

❑ 米国 Florida 州の Miami Children's Hospital ではこの Code Lindbergh が使用されている．Code Pink を使う病院もある．⇨ Code Blue; Code Pink

Code Pink 〔医療俗〕コード・ピンク

①乳幼児が心拍停止状態になった場合に蘇生チームを大至急招集する院内で使用する暗号．

②院内で乳幼児の誘拐が発生したことを関係者に知らせる暗号．⇨ Code Blue; Code Lindbergh

❑ このほかに，次のような内容を表わすことがある．①自律神経剤 (neuropharmacologic agents) を投与中の患者でその影響が見られる者．②生体有害物質汚染 (biohazardous contamination)．③医師からハラスメントを受けている看護師．④処置する医師がいないままでの切迫流産 (threatened abortion)．⑤子供の救急事態．⑥不法薬物を使用している患者．⑦(HIV 検査結果が不明の状況で) 同性愛者と思われる患者．

code room 〔医療俗〕コード・ルーム

外傷処置室 (trauma room) のこと．crash room とも言う．⇨ code; crash room

code team コード・チーム

心肺蘇生術 (CPR) 専門チーム．通例，医師，登録看護師 (registered nurse: 略語 RN)，呼吸療法士 (respiratory therapist)，薬剤師で構成される．trauma team とも呼ばれる．⇨ respiratory therapist; RN[1]; trauma team

Code 3 コード・スリー

「緊急出動，警告灯点滅でサイレン使用せよ」．救急車への運転指示で使う．code three ともつづる．

❑ 次のコードもある．Code 1「警告灯とサイレン使用せず」，Code 4「現場到着，準備完了」，Code 7「食事のための停車を要請」，Code 12「消防士とともに出動中」，Code 100「トイレ使用希望」．

❏ 救急車やパトカーなど緊急車両の屋根の上に装着する警告灯 (lightbar) の商品名に Code 3 がある。米国 Code 3, Inc. 製。

coffee and newspaper 〔医療俗〕コーヒー・アンド・ニューズペーパー

患者が便秘 (constipation) 状態であること。飲み物と新聞や本を持ち込んで長時間トイレに入って用足しをしてもなかなか便通がないこと。

coffin dodger 〔医療俗〕コフィン・ドジャー：「棺桶から素早く身をかわす人」

予想に反して長生きをしている人。かなり高齢の患者。〔俗〕で「ヘビースモーカー」の意味でも使う。

Cogentin 〔薬・商品名〕コジェンティン

米国 Akorn 製の抗コリン作動薬 (anticholinergic)。パーキンソン病治療薬 (antiparkinsonian)。

coital headache 性交頭痛

性交 (coitus) 時、あるいは性交直後から始まり、数分間から数時間続く頭痛。主に男性が訴える症状。

Coke bottles コーク・ボトルズ

厚いレンズの眼鏡。また、そのような眼鏡をかけた視力の弱い人。瓶の底の部分のような厚さのあるレンズの眼鏡ということ。coke bottle glasses, milk-bottle bottoms とも呼ぶ。いずれも Coca-Cola bottle を連想したもの。日本で俗に言う「(牛乳)瓶の底のような眼鏡」のこと。

cold stimulus headache 寒冷刺激による頭痛 ⇨ ice cream headache

cold tea sign 〔医療俗〕コールド・ティー徴候

老人患者が息を引き取ったまま横たわるベッドサイドのキャビネット上に、冷たくなったお茶が置かれたままの状態になっていることを指し、その患者が亡くなったことに誰も気づいていないということ。cold tea sign syndrome とも言う。

cold turkey 〔医療俗〕コールド・ターキー：「冷たくなった七面鳥」

患者が自力で呼吸できるかどうかを最も早く簡単に見分けるために、患者を人工呼吸器からはずすが気管内チューブはそのままに

しておくこと.

❏ 元は〔米麻薬俗〕で, (段階を踏んだり, 薬物を使ったりしないで)麻薬常習者がいきなりヘロイン(または, その他の麻薬)依存症を断ち切ること. その際の禁断症状で生じる鳥肌を羽をむしられた七面鳥にたとえた言い方.

Colestid 〔薬・商品名〕コールスティッド

米国 Pharmacia 製の抗高脂血症薬(antihyperlipidemic). 一般名は塩酸コレスチポール(colestipol hydrochloride).

collar and board 〔医療俗・救急医療〕カラー・アンド・ボード

動詞で「患者に頸部固定カラーを装着してバックボードに縛りつける」の意味. ⇨ backboard; c-collar

color dysnomia カラー・ディスノミア:「色名呼称不能障害」

色の区別はできるが色の名前を言うことができない. dysnomia は「呼名障害」.

colorectal surgeon コロレクタル・サージャン

結腸直腸外科医. 大腸(large intestine)全体の手術を専門とする外科医. colorectal は「結腸直腸の」の意味.

colostomate コロストメート

人工肛門形成術(colostomy)を受けた人.

Coloxyl 〔薬・商品名〕コロキシル

便秘(constipation)の症状がある場合に使用する緩下薬(laxative). オーストラリア Aspen Pharmacare Australia Pty Ltd 製の市販薬.

Combivent 〔薬・商品名〕コンビベント

米国 Boehringer Ingelheim, Inc. 製の処方薬. 慢性閉塞性肺疾患(chronic obstructive pulmonary disease)などの治療に使う気管支拡張薬(bronchodilator).

Comfort コンフォート

米国海軍(the United States Navy)の病院船(hospital ship). 戦争時に戦場付近まで出動し, 負傷兵の治療や手術を行う. 現在の Comfort は 1987 年から使用されている. Comfort は「安楽」の意味. 米国海軍が現在所有するもう 1 隻の病院船の名前は「慈愛」を意味する Mercy.

❏ 2001年9月11日に発生した米国同時多発テロ事件の際に出動し,事件現場で捜索や救助にあたる消防士のための食事や休息場所として提供された. ⇨ meat fleet

comfort measure コンフォート・メジャー

(患者を)快適にするための処置. 背中をさする, 体位を変える, 聴診器(stethoscope)や便器(bedpan)をあらかじめ温めておくなど.

"Common things happen commonly." 〔諺〕「普通のことが普通に起こる」

診断を下す場合には論理的なアプローチをすべきで, 突飛な診断に飛躍してはならないことを戒める言葉. Theodore Woodward(セオドア・ウッドワード)(元 University of Maryland 医学部教授)が造り出したと言われる表現 "When you hear hoofbeats behind you, don't expect to see a zebra."(「馬のひづめの音が聞こえたなら, シマウマが現れるなどと思ってはいけない」)などと同意. ⇨ "If you hear hoofbeats, look for horses."

community hospital コミュニティー病院

特定地域の医療や保健のニーズに応じた, 短期入院の総合病院. 通例は非営利的な(nonprofit)民間の病院. voluntary hospital(ボランタリー・ホスピタル)とも言う.

compensation neurosis 〔医療俗〕コンペンセーション・ニューロシス:「補償金神経症」

補償金が支払われる可能性があるような事故による負傷. 医師ではなくて弁護士によって治療可能だという発想で, 多額の補償金が支払われると症状が楽になるというもの. ⇨ greenback poultice

complementary feeding 補完授乳

母乳だけでは足りない赤ちゃんにミルクをさらに与えること.

complicated 合併症を起こした

complication は「合併症, 併発症」.

comprehensive physician 〔医療俗〕コンプリヘンシブ・フィジシャン

肛門科医(proctologist). 肛門(rectum)のことを〔俗〕で 'hole'(穴)と呼ぶが, この hole と同音異義語の 'whole'(全体の)の意味を

comprehensive（包括的な）で表した言葉遊びから．⇨ rear admiral

compulsive hoarding syndrome　強迫性貯め込み症候群

ほとんど価値のない物であると思われるのに，何でもかでも貯め込んで捨てることが困難な状態の人を指した言い方．いわゆる「ゴミ屋敷」が生まれる結果になる．強迫性障害（obsessive-compulsive disorder：略語 OCD）の人に見られる．

concrete poisoning　〔医療俗〕「コンクリート中毒」

飛び降り自殺を図った患者の死因を指すふざけた言い方．anaphylaxis to concrete（コンクリートによるアナフィラキシー［過敏症］）とも呼ぶ．⇨ anaphylaxis to concrete; gravity-assisted concrete poisoning; jumper; sidewalk soufflé; soufflé

condom catheter　コンドーム・カテーテル

男性患者の尿失禁（urinary incontinence）の管理に使用される外付け式カテーテル（external catheter）．Texas catheter とも呼ばれる．⇨ Texas catheter

condyloma acuminatum　尖圭（せんけい）コンジローム

ヒトパピローマウイルス（human papilloma virus）の感染で起こり，女性では主に外陰部に発生し，触ると「尖った小さないぼ」として自覚できる．男性では亀頭部分にいぼができる．痛みや腫れなどの症状はないが，他の性感染症にもかかっている可能性があるので，検査と治療が必要だという．ウイルスは性交渉によって感染し，3か月の潜伏期間の後発症する．治療は，電気凝固，レーザー，冷凍療法などで切除する方法が主流．「コンディローマ・アキューミネイタム」のような読み方になる．

confused　〔医療俗〕コンフューズド：「頭が混乱した」

認知症（dementia）になった（demented）こと．

con men　〔医療俗〕コン・メン：「詐欺師たち」

米国の退役軍人局病院（Veterans Administration hospital）に入院している患者たち．患者を馬鹿にし，敵視した呼び方．税金を使って治療を受けることから．一般に con man は confidence man（詐欺師）のこと．⇨ vah spa

consented　コンセンテッド

患者が手術のインフォームド・コンセント(informed consent)に同意した(The patient was consented to surgery.)こと.

console surgeon　コンソール・サージャン

ロボット支援手術(robotically assisted surgery)を行う際に, 制御卓(console)に座って鉗子(かんし)やカメラを操作する外科医. remote surgeon とも呼ばれる.

contingent nurse　コンティンジェント・ナース:臨時派遣看護師

仕事量が異常に多かったり, 欠勤看護師の穴埋めが必要だったりする医療現場にフロート・プール(float pool)から臨時に派遣される看護師. float nurse とも呼ぶ. contingent は「偶発的な」の意味の形容詞. ⇨ floating; float nurse; float pool; nurse's registry

contraindication　コントレインディケーション:禁忌

通常なら適切であるのに, 薬の使用ができない, 治療が行えない, 手術ができないなどの特定の状況のこと. 例えば, 難治性痤瘡(ざそう)[にきび]の治療薬イソトレチノイン(isotretinoin)は, 先天性欠損症(birth defect)のリスクがあるため妊娠時には使用禁忌である.

convalescent home　コンバレセント・ホーム:病後診療所

ナーシング・ホームのこと. ⇨ nursing home

cooked squash　〔医療俗〕クックト・スカッシュ:「料理されたかぼちゃ」

脳死状態の(brain-dead)患者. ⇨ squash

cooler　〔米俗〕クーラー

病院の遺体保管所(morgue). ⇨ icebox

Cooper scissors　〔医療器具〕クーパー剪刀(せんとう)

手術用はさみの一種. 英国の外科医で解剖学者 Sir Astley Paston Cooper(アストリー・パストン・クーパー)(1768-1841)の名から. ❏ ほかにメイヨー(Mayo)剪刀, メッツェンバウム(Metzenbaum)剪刀[略してメッツェンとも呼ばれる]と呼ばれるものなどがあり, 手術部位や内容などによって使い分けられる.

COP　〔医療俗〕コップ

怒りっぽい高齢の患者. crotchety old patient の頭文字. crotchety は「怒りっぽい, 気難しい」の意味の形容詞.

COPD 〔医療俗〕シー・オー・ピー・ディー

慢性老人病. chronic old persons disease の頭文字. 特定の原因はないが気分がすぐれないというもの.
　❏ 医学専門用語では慢性閉塞性肺疾患 (chronic obstructive pulmonary disease) のこと.

COPDer 〔医療俗〕コプダー

慢性閉塞性肺疾患の患者. chronic obstructive pulmonary disease (慢性閉塞性肺疾患) の頭文字 COPD と, 「～する人」を意味する連結語 -er からの造語. ⇨ pink puffer

cop-killer bullet コップ・キラー・ブレット:「警官殺しの銃弾」

警官 (cop) が着用する防弾ベスト (bullet-proof vest) を貫通するほどの威力のある銃弾. Teflon-coating bullet (テフロンコーティングされた銃弾) とも呼ばれる. 米国では州によって所持や使用などが制限されている.

cop-o-meters 〔医療俗〕コップ・オ・メーターズ:「警官計測器」⇨ blue testers

Coricidin HBP 〔薬・商品名〕コリシディン・エイチ・ビー・ピー

米国 Bayer 製の鬱血 (うっけつ) 除去剤 (decongestant) を含まない風邪薬. HBP は高血圧 (high blood pressure) の患者向けであるところから. 錠剤と液剤がある. 市販薬.

corkhandler's disease コルク取扱者病

アオカビ属のカビの胞子を含むコルクダストを吸い込むことによって起こる過敏性肺臓炎 (hypersensitivity pneumonitis) の一つ. corkworker's disease や suberosis (コルク肺) やなどとも呼ばれる. コルクガシ (cork oak) から樹皮をはがしてコルクを作るが, コルク製品を製造する現場で, かびたコルク粉末 (moldy cork dust) を吸い込む可能性のある作業従事者に起こる. ⇨ detergent worker's lung; flock worker's lung

Cortisporin 〔薬・商品名〕コルチスポリン

抗感染薬 (anti-infective), コルチコステロイド (corticosteroid). 米国 Pfizer, Inc. 製の処方薬. クリームや点耳薬 (ear drops) がある.

Corvert 〔薬・商品名〕コルバート

抗不整脈薬(antiarrhythmic). 米国 Pfizer, Inc. 製の処方薬. 静脈注射で投与する.

cotton-mill fever 綿工場熱; 紡績工場熱

綿, 亜麻, 麻などの繊維に含まれるダストに対するアレルギー反応として起こる呼吸疾患. 息切れ, 咳, 喘鳴(ぜんめい)などが特徴. byssinosis(綿肺症)とも呼ぶ.

couch surfer 〔英医療俗〕カウチ・サーファー ⇨ sofa surfer

cough fracture コフ・フラクチャー：咳骨折

激しい咳が原因で起こる肋骨骨折.

cough syncope コフ・シンコピー：咳性(がいせい)失神

咳の最中に一時的に意識を失うこと.

counterfeit drug カウンターフェイト・ドラッグ

偽造医薬品. fake drug とも呼ぶ.

cow 〔医療俗〕「乳牛」

ひどく肥満の患者. 軽蔑語. ⇨ beached whale; BWS; fluffy; harpooning the whale; seal sign; whale

cowboy 〔医療俗〕カウボーイ

外科医(surgeon). 軽蔑的な呼び方. 自分の経験と勘に頼って行き当たりばったり的な手術をするが, まるでカウボーイのように派手に見えるところから. 内科医は flea, 緊急救命室の医者は referologist と, 軽蔑的に呼ばれる. ⇨ flea; referologist

CPR シー・ピー・アール

心肺蘇生術. cardiopulmonary resuscitation の略語.

❏ 医学雑誌 *New England Journal of Medicine*(第334巻, 第24号, 1996年6月, pp. 1578-82)に "Cardiopulmonary Resuscitation on Television" というタイトルの論文が掲載された. *ER*(『ER 緊急救命室』), *Chicago Hope*(『シカゴ・ホープ』), *Rescue 911*(『レスキュー911』)という3つの人気テレビ番組に出てくる CPR の場面と実際の医療現場における CPR の場面を比較した結果, ドラマでの CPR の成功率が実際の医療現場における成功率よりもかなり高いため, テレビの視聴者に CPR の成功率について誤った印象を与えてしまうと指摘している.

❏ 胸を強く押しすぎて肋骨にひびが入ってしまう場合があるので, CPR は cracking patient's ribs（患者の肋骨にひびを入れる）の頭文字だと考える言葉遊びもある. また, ニューヨークの Bellevue Hospital で専門医学実習（residency）を行なった医師のストーリーに, 実際に患者の蘇生を行うということは, テレビドラマで見るのとは大違いであるということを説明する一節があるが, 研修医1年目のインターン（intern）たちの間では, 次のようなことわざがあるという："If you don't break some ribs, then you haven't done effective CPR."（「肋骨にひびを入れないなら, 心肺蘇生術はうまくいっていないことになる」）(Danielle Ofri, *Singular Intimacies: Becoming a Doctor at Bellevue.*(Beacon Press Books, 2003)) ⇨ *Chicago Hope*; crump; CPR theatre; *ER*; hand-washing theatre; *Rescue 911*

CPR theatre 〔医療俗〕「CPR 劇場」
CPR（心肺蘇生術）を行う現場. テレビの医学物番組で一般の視聴者が見せられる, 治療というよりは見せ場の医療現場. ⇨ CPR; hand-washing theatre

crack 〔医療俗〕クラック：「開ける」
手術する. crack a [the] chest は,「患者の胸を開く」, つまり開胸術（thoracotomy）を行うこと.
❏ 一般には crack は「(缶を)開ける」意味で使う. ⇨ pop the hood

crack a chest 〔医療俗〕開胸する

cracked-pot note クラックトポット・ノート
水頭症（hydrocephalus）患者の頭蓋骨を打診したときに出る, スイカを叩いたような破壺（はつぼ）音. cracked-pot sound とも言う.

Crafoord clamp 〔医療器具〕クラフォード鉗子（かん）
心臓や肺の手術で使用される鉗子. スウェーデンの外科医 Clarence Crafoord（クラレンス・クラフォード）(1899-1984) の名から.

CRAFT 〔医療俗〕クラフト
健忘症（forgetfulness）. can't remember a fucking thing（いまいましいことに何ひとつ思い出すことができない）の略語. ⇨ CRS

cramps クランプス

月経困難症(dysmenorrhea). また, それに伴う生理痛. 単数形では「痙攣(けいれん)」の意味.

cranial nerves　脳神経

脳から出る12対の末梢神経(peripheral nerve): olfactory(嗅神経), optic (視神経), oculomotor (動眼神経), trochlear (滑車神経), trigeminal(三叉神経), abducens(外転神経), facial(顔面神経), acoustic(聴神経), glossopharyngeal(舌咽神経), vagus(迷走神経), accessory(副神経), hypoglossal(舌下神経).

❑ 医学生や看護学生が, 各神経名称の頭文字を使って脳神経を暗記するための少し危ない覚え方がある:"Ooh, Ooh, Ooh! To Touch And Feel A Girl's Vagina ― Ah, Heaven."(「オオー, オオー, オオー！ トゥー・タッチ・アンド・フィール・ア・ガールズ・ヴァジャイナ. アー・ヘブン」)(「オオー, オオー, オオー！ 女の子のバギナにそっと触ってみる― アー天国だ」)

❑ 副神経は spinal accessory nerve とも呼ばれ, 11番目の単語の頭文字は "s" となるため, 少し異なる覚え方もある:"Oh, Oh, Oh, To Touch And Feel A Girl's Vagina, Such Heaven!"(「オオー, オオー, オオー, トゥー・タッチ・アンド・フィール・ア・ガールズ・ヴァジャイナ, サッチ・ヘブン！」)

cranial rectosis　〔医療俗〕クレイニアル・レクトーシス:「頭蓋直腸病」

わけもなく馬鹿な振る舞いをする患者の症状を指す言い方. 自分の頭を肛門へ突っ込んでしまって, 外のことは何も見えず, 何も聞こえず, 臭くて何も考えられない, という発想からの言葉.「頭蓋の」の意味の cranial,「直腸」の意味の連結語 recto-,「病的状態」の意味の連結語 -osis からの造語.

❑ 同様の意味を表す言い方に cranium rectumitis(クレイニアム・レクタマイティス)がある.「頭蓋」の意味の cranium,「直腸」の意味の rectum,「炎症」の意味の連結語 -itis からの造語.

cranium rectumitis　〔医療俗〕クレイニアム・レクタマイティス:「頭蓋直腸炎」⇨ cranial rectosis

cranky bowel syndrome　クランキー・バウエル症候群

過敏性腸症候群(irritable bowel syndrome)のこと. cranky は「気

難しい，怒りっぽい」の意味．

❏ Patricia Cornwell (パトリシア・コーンウェル) (1956-) が 1998 年に発表した警察小説 *Southern Cross*（『サザンクロス』）にも出てきた言い方． ⇨ functional bowel syndrome; irritable bowel syndrome; Librax

crappacardia 〔医療俗〕クラッパカーディア：「くそったれ心臓活動」

心不整脈 (cardiac dysrhythmia) のこと．「糞」の意味の crap と「心臓活動」の意味の連結語 -cardia からの造語．

crash 〔医療俗〕クラッシュ

① (患者が) 心拍停止 (cardiac arrest) 状態になる，容態が悪化して死が迫る．code とも言う．

② 急いで患者に挿管する (intubate)． ⇨ crump

crash and burn 〔医療俗〕クラッシュ・アンド・バーン

(患者が) 容態が悪化して集中治療室へ行く必要がある． ⇨ crash

crash cart クラッシュ・カート

除細動器 (defibrillator) などを備えた緊急カート (emergency cart)．code cart とも呼ぶ．患者が心拍停止 (cardiac arrest) 状態になったり病状が悪化して死が迫ったりすることを crash や code などと言い，その場合に使用されることから．

crasher 〔医療俗〕クラッシャー

緊急救命室 (ER) 内で意識を失う人．患者本人ではなく，患者を心配するあまり気絶した付き添いの人を指す場合が多い．

crash room 〔医療俗〕クラッシュ・ルーム

外傷処置室 (trauma room) のこと．code room とも言う． ⇨ code room; crash

crazy farm 〔医療俗〕クレージー・ファーム：「いかれた飼育場」

精神科病棟 (psychiatric ward)． ⇨ funny farm; hatchery; loony bin

CRE シー・アール・イー

カルバペネム耐性腸内細菌．Carbapenem-resistant Enterobacteriaceae の頭文字．

❏ 抗生物質が効かないため感染の拡大が懸念され，米国疾病管理

予防センター(CDC)は「悪魔の耐性菌」(nightmare superbug)と呼ばれるこの CRE への警戒を呼びかけた. ⇨ nightmare superbug

creeper(s) 〔医療俗〕クリーパー(ズ):「のろのろ患者(たち)」

歩行器(walker)や車椅子(wheelchair)を使ってゆっくりと這う(creep)ように病院内を移動している様子から.

creps 〔医療俗〕クレプス

肺の捻髪(ねんぱつ)様ラ音(crepitus; crepitation). 肺炎などのときに聞こえるパリパリというような肺の雑音. crepitus(クレピタス)の短縮語.

crib death クリブ・デス

乳幼児突然死症候群(sudden infant death syndrome:略語 SIDS)のこと. crib(ベビーベッド)の中で突然死亡していることから. cot death とも言う.

cric クリック:輪状甲状軟骨切開(術)

cricothyrotomy の短縮. crico, crike ともつづる.

crick クリック

(通例, 首の筋肉の)痙攣(けいれん).

cricoid pressure クリコイド・プレッシャー

喉頭(larynx)にかける圧力. 患者が反射や嘔吐によって吸引性肺炎(aspiration pneumonia)を引き起こさないように, 急速連続吸入(rapid sequence induction)を行う際にかける圧力.

❏ cricoid は「輪状軟骨」(cricoid cartilage)［喉頭の下部にある軟骨］のこと.

crinkly 〔医療俗〕クリンクリー

高齢の患者. crinkly は「しわの寄った」という意味. ⇨ crumble

crisp 〔医療俗〕クリスプ

燃え尽きた(burned out). 疲れ切った. 特に看護師が使う言い方. 一般には「皮膚のしわが寄っている」の意味がある.

crispy critter 〔医療俗〕クリスピー・クリッター:「カリカリに焼かれた人」

重度の熱傷(burn)患者. toast とも言う.

❏ 医療現場における精神的なプレッシャーを和らげるための表

現の一例として，米国の新聞 *The Seattle Post-Intelligencer* 紙 (Jul. 18, 1996) でも取り上げられた．⇨ cactus; toast; toasted toddler

crit 〔医療俗〕クリット

赤血球容積率．hematocrit (ヘマトクリット) の短縮．

❑ 医療ドラマ *ER*（『ER 緊急救命室』）の日本語版の中では，「ヘマト」と訳されるようになったと字幕担当の木原たけし氏は述べている．⇨ *ER*; hematocrit

CROACC 〔医療俗〕シー・アール・オー・エー・シー・シー

臨床的に相互に関連があり，どのひとつも排除できない．cannot rule out anything, correlate clinically の頭文字．放射線医師が使う．クロウアックとも言う．

crock 〔医療俗〕クロック

ヒポコンデリー症患者．長々と多くの症状を訴えるが，その多くは心気症 (hypochondria) によるもので，身体的にはどこも悪くない患者．crock of shit (くそったれ野郎) のような言い方から出たものではないかと思われる．⇨ garbage; gomer; groom; hit; junk; PPP; scumbag; SHPOS; train wreck; turkey

crook-U 〔医療俗〕クルック・ユー：「悪党室」

院内収容の囚人病室．crook は口語で「悪党，詐欺師，泥棒」などの意味．U は unit の頭文字．収容されるとなかなか外の世界へ出ることができない厳重管理下の集中治療室 (ICU) と同じく unit と呼んだもの．

crop rotation 〔医療俗〕クロップ・ローテーション

老人ホームから病院の手術室へ搬送し，また老人ホームへ搬送して戻る救急車サービス．原義は農業用語で「輪作」のこと．

crotch doc 〔医療俗〕クロッチ・ドック：「股間医」

産科医 (obstetrician)．crotch は「股間」という意味．⇨ baby catcher; placenta helper; weed puller

CRS 〔医療俗〕シー・アール・エス

健忘症 (forgetfulness)．can't remember shit (くそったれが思い出せない) の頭文字．I've got CRS. (健忘症にかかってしまった) のように使う．⇨ CRAFT

cruise control 〔俗・マッサージ〕クルーズ・コントロール

マッサージ療法で,魅力的な患者の全身をゆっくりじっくりとマッサージすること.特に Los Angeles で使われた表現.
❏ 本来は,自動車の速度を一定に保つための「自動速度制御装置」のこと.

crumble 〔医療俗〕クランブル

高齢の患者.crumble は「ぼろぼろに崩れたもの」という意味.⇨ crinkly

crump 〔医療俗〕クランプ

(患者の)容態が急変する.CPR(心肺蘇生(術))が必要.回復の見込みがない場合に使う言い方.〔俗〕で「死ぬ」の意味がある.⇨ circling the drain; CPR; crash

crumping baby 〔医療俗・NICU俗〕「ばったりベビー」

新生児集中治療室(neonatal intensive care unit:略語 NICU)で容態が急変する赤ちゃん.⇨ crump

crunch case 〔医療俗〕クランチ・ケース

重度の頭部損傷(severe head injury).
❏ 〔米俗〕crunch で,複雑骨折で入院している患者のことを指す言い方もある.一般に動詞で「バリバリと壊す」の意味がある.

crypto 〔医療俗〕クリプト

クリプトコックス症.cryptococcosis の短縮.急性や亜急性,または慢性の感染症で,肺,全身,脳脊髄膜の真菌症を起こす.

crystal dick クリスタル・ディック

メタンフェタミン(methamphetamine)(短縮語ではメス(meth))が原因の勃起不全(erectile dysfunction).crystal がアンフェタミン系のドラッグ,dick がペニス(penis)を指すスラングであるところからの言い方.

c(ervical)-spine precautions 頸椎(けいつい)予防措置

患者の頸椎(cervical spine)を保護する手段.例えば,頸部固定カラー(cervical collar)やバックボード(backboard)などを使用して患者を固定することを指す.⇨ backboard

CSTO 〔獣医俗〕シー・エス・ティー・オー

飼い主より賢い猫.cat smarter than owner の頭文字.ペットの猫

のほうが聞き分けがいいこと.

CTB'd 〔医療俗〕シー・ティー・ビード
呼吸が停止した. ceased to breathe の略語. CTB と, 動詞の過去形語尾 -ed の短縮形 'd から.

CTD 〔医療俗〕シー・ティー・ディー
死が近づいている. close to death の頭文字. 同じく死が近づいていることを表す circling the drain の頭文字でもある. ⇨ circling the drain; RTL

C2 〔医療俗〕シー・ツー
仕事を同僚に回して, 自分はあれこれと愚痴ばかり言っている怠け者の医者. "can't cunt"(この仕事は出来ない, と言って何もやろうとしない嫌な野郎)の頭文字が2つあることから.

cuckoo 〔医療俗〕カッコー
冠状動脈疾患集中治療室. 心血管疾患集中治療室. 重症治療室のこと. coronary care unit, cardiac care unit, critical care unit それぞれの頭文字CCUを「ククー」と読み, cuckoo を当てはめたもの.

cucumber 〔医療俗〕キューカンバー:「きゅうり」
治療に反応しない昏睡状態の(comatose)患者.「落ち着き払って, あくまで冷静な」ことを言い表す決まり文句の as cool as a cucumber から. ⇨ vegetable

cunts and runts 〔医療俗〕カンツ・アンド・ランツ:「まんことちび」
産科と小児科. cunt には〔卑〕「女性性器」の意味, runt には「ちび」の意味がある.

curb consultation 〔医療俗〕カーブ・コンサルテーション:「歩道の縁石(えんせき)相談」⇨ sidewalk consultation

curly toe 〔医療俗〕カーリー・トウ:「曲がった足の指」
足指の爪があまりにも長く伸びて曲がっている高齢の浮浪者(の患者). いわゆる「ER 常連患者」(frequent flyer)のかなりの部分を占める. ⇨ CLL; cockroach; frequent flyer; groupie; NPTG; regular; repeats; superutilizer

cut, clamp, and tie 切って, 締めて, 結ぶ
外科手術の基本的手順. ⇨ drilling, filling, and billing

cut and paste 〔医療俗〕カット・アンド・ペースト:「切って貼り戻す」
患者の患部を切開したところ,治療不可能な状態だったためすぐにその切開部分を閉じてしまうこと. ⇨ open and close; peek and shriek

cutters カッターズ
① 自傷行為で自らの身体を「切る」患者.
② 外科医(surgeon).

cutting doctor 〔医療俗〕カッティング・ドクター:「切開医」
外科医(surgeon). ⇨ ax; blade; butcher; cut, clamp, and tie; guessing doctor; hack; knife-happy; Mack the Knife; meat cutter; sawbones; slasher; sturgeon; vulture

cutting oil dermatitis 切削油皮膚炎
切削油(金属などの切削加工をする場合に摩擦を抑制したり,冷却したりする目的で使用する油)を使用する工作機械工などに見られる.

CVA シー・ヴィー・エー
① 脳血管発作. cerebrovascular accident の略語.
② 心血管発作. cardiovascular accident の略語. ⇨ brain attack; stroke

CYA 〔医療俗〕シー・ワイ・エー
(医療過誤を避けるために)言い逃れをする,アリバイ工作をする. cover your ass (尻(しり)を隠す)の頭文字. 自衛的医療(defensive medicine)の方法の一つで,典型的には過剰な検査や診断をする.
❏ もともとは,アメリカの軍隊用語. 一般には「他人の事を心配するより自分の心配をしろ」という意味で c. y. a. と書いて使うスラング.

cyclospora サイクロスポーラ
コクシジウム類(Coccidian)原虫の一属で,ヒトに寄生して下痢(diarrhea)を起こす.
❏ 2013年6月には,米国 Iowa, Nebraska 両州で,パックして売られていたミックスサラダを食べた相当数の人が発病した原因として話題になった.

Cymbalta 〔薬・商品名〕シンバルタ

抗鬱(うつ)薬(antidepressant). 米国 Eli Lilly and Company の登録商標. 線維筋痛症(fibromyalgia)にも効果がある. 処方薬.
❏ 抗ヒスタミン薬(antihistamine)や鎮痛薬(analgesic)として使われる米国 Major 製の Simplet(シンプレット)と聞き間違えないよう注意が必要.

Cytotec 〔薬・商品名〕サイトテック

米国 Pfizer, Inc. 製のプロスタグランジン(prostaglandin), 抗潰瘍(かいよう)薬(antiulcerative). 処方薬. 錠剤. 子宮頸管熟化(cervical ripening)や陣痛誘発のために使用されてきたが, 流産, 早産, 先天的欠損症を起こす危険性が指摘されている.

Cytoxan 〔薬・商品名〕シトキサン

抗腫瘍(しゅよう)薬(antineoplastic)として使用される米国製の処方薬. 2008年製造中止.

D

Dalmane 〔薬・商品名〕ダルメイン

米国 Valeant Pharmaceuticals 製の鎮静薬 (sedative), 催眠薬(hypnotic), 抗痙攣(けいれん)薬(anticonvulsant), 筋弛緩薬(muscle relaxant). ストリート・ドラッグ(street drug)として乱用されることもあるカプセル錠の処方薬だったが, 2008年製造中止. 一般名はフルラゼパム(flurazepam).

dance 〔医療俗〕ダンス

外科医に手術着を着せ, 紐を後ろで結んで留めるために身体を180度回転させること. 着せる看護師は "Shall we dance?"(踊りませんか?)と声をかける.

dance medicine ダンス医療

負傷したダンサーに対する治療は, 従来は整形外科医だけがかか

わっていたが，理学療法士，マッサージ療法士，臨床心理学者，栄養学者，足病医(podiatrist)，針療法(acupuncture)を行う自然療法医(naturopathic physician)，家庭医療プラクティショナー(family medicine practitioner)，脊柱指圧療法師(chiropractor)なども参加して全人的医療を行う．

D and C (conference) ディー・アンド・シー(カンファレンス)

死と合併症．Death and Complication の略語．医師，研修医(resident)，医学生(medical student)などが集まって，誤った治療や処置を施した症例について検討する会．⇨D & Ds; M and M (conference)

D & D 〔医療俗〕ディー・アンド・ディー

① 離婚した中年女性が，ひたすら男性医師の注意を引くために毎週診察を受けに訪れること．divorced and desperate(離婚してやけくそになった)の略語．

② 夜勤(night shift)．
夜勤の間に患者が死亡したり，また，空腹を満たすためにドーナッツを食べたりすることから．death and doughnuts の略語．

D & Ds 〔医療俗〕ディー・アンド・ディーズ

Death and Doughnuts の略語．指導医(attending physician)，研修医(resident)，医学生(medical student)などが集まって症例について議論する M and M (Morbidity and Mortality) conference のこと．死亡した患者に対して行った処置などを，ドーナッツを食べながら議論することから．⇨D and C (conference); M and M (conference)

dandruff on wheels 〔医療俗〕ダンドラフ・オン・ホイールズ：「車輪の付いた(頭の)ふけ」

疥癬(かいせん)(scabies)にかかって，かゆみを伴う小水疱性の発疹が次々と出ること．これは，特にヒゼンダニと呼ばれるダニによって起こり他人に感染するが，頭がかゆいため指で掻いてふけ(dandruff)と一緒に落ちて他人に付くことからの呼称．

❏ 【米俗・オーストラリア俗】では，walking dandruff(足の生えたふけ)や galloping dandruff(疾走するふけ)で「シラミ」(lice)を指す

言い方がある．

dangle 〔医療俗〕ダングル：「ぶらさがり脚」

ベッドの端に腰掛けて脚をぶらぶらさせている患者．文字通りは「ぶらさがっているもの」．

dash for cash 〔医療俗〕ダッシュ・フォー・キャッシュ：「現ナマに突進」

民間の救急ヘリコプターによる危篤状態の患者の搬送．搬送費用が高額であることから．dash と cash の語呂合わせ表現．

date rape drug 〔俗〕デート・レイプ・ドラッグ

（デート中に）飲食物に混入させ，女性を意識不明にして暴行する目的で使用する中枢神経系抑制薬（CNS depressant）．つまり，薬物を悪用した性的暴行（drug-facilitated sexual assault：略語 DF-SA）で使用される薬物．最もありふれたものは，アルコール飲料．また，処方薬の GHB ベンゾジアゼピン（benzodiazepine）["roofies" とも呼ばれるロヒプノール（Rohypnol）] がよく知られている．
⇨ GHB; gook; K; roofies; Vitamin K

Daypro 〔薬・商品名〕デイプロ

鎮痛薬（analgesic）．非ステロイド系抗炎症薬（NSAID）．米国 Pfizer, Inc. 製の処方薬．一般名はオキサプロジン（oxaprozin）．

D. B. ディー・ビー

死体．dead body の頭文字．d. b. ともつづる．

DDAVP 〔薬・商品名〕ディー・ディー・エー・ヴィー・ピー

中枢性尿崩症（central diabetes insipidus：略語 CDI）などに対して使用される下垂体後葉ホルモン（posterior pituitary hormone）．米国 Ferring 製の処方薬．注射薬のほか，錠剤や鼻腔スプレー（nasal spray）もある．中枢性尿崩症は，非常に薄い尿が過度に作られる，抗利尿ホルモン欠乏症のこと．

DDS ディー・ディー・エス

口腔外科学博士．Doctor of Dental Surgery の略語．

dead as a mackerel 〔慣用句〕完全に死んで

文字通りは「（魚の）サバのように死んだ」．

❏ 死を表す直喩表現（simile）には，いろいろな言い方ある．例として dead as a doornail; dead as a coffin nail; dead as a salmon;

dead as mutton; dead as a [the] dodo; dead as a stone; dead as a herring など.

Dead But Don't Know It 《the》〔医療俗〕ザ・デッド・バット・ドント・ノウ・イト:「余命いくばくもないが,その自覚がない者」
救急救命士(paramedic)が事故現場に到着した際には生きていたが,重症のため生存の見込みがないことがその時点で明らかで,実際に病院への搬送中や病院到着直後に息を引き取る患者.
❑ 類似の表現に,米国のシンガー・ソングライター Randy Newman(ランディー・ニューマン)(1943-)の曲 "*I'm Dead (But I Don't Know It)*" がある.

dead shovel 〔医療俗〕デッド・シャベル:「死んだシャベル」
雪かきをしている最中に心臓発作(heart attack)を起こして死亡する肥満の人.

death camp 〔医療俗〕デス・キャンプ:「死の収容所」
末期患者(terminal patient)が入所しているナーシングホーム(nursing home).

death crew 〔俗〕デス・クルー:「死のクルー」
深夜勤務(graveyard shift)の看護師たち. graveyard が「墓地」の意味であることから,death(死)を使ったもの. 特に Los Angeles で使われた表現.

Death Star 〔医療俗〕デス・スター:「死の星」
終末期患者病棟. 米映画『スター・ウォーズ』(*Star Wars*)(1979)に登場する架空の宇宙基地(space station)の名から.

Decadron 〔薬・商品名〕デカドロン
米国 Merck & Co. 製のコルチコステロイド(corticosteroid). 抗炎症薬(anti-inflammatory)として使われた処方薬だったが,2010 年製造中止.

decel ディセル:一過性徐脈
deceleration の略. 分娩中に胎児に起こることがある心拍の一過性の減少で,早発一過性徐脈(early deceleration),遅発一過性徐脈(late deceleration),変動一過性徐脈(variable deceleration)に細分される. ⇨ late decels

deep fry 〔医療俗〕ディープ・フライ

コバルト療法 (cobalt therapy). 文字通りは「たっぷりの熱い油で揚げる」こと. 癌治療でコバルト60 (cobalt-60)をたっぷり照射することの連想から.

deep sea fishing 〔医療俗〕「深海漁」

診査手術 (exploratory operation). 表面からは分からない症状の原因を確定するために手術をして明らかにする. ⇨ fishing expedition

defense wounds 防御創

犯人と格闘している間に被害者が身を守ろうとする防御行動が原因でできた傷. 例えば, ナイフを持って襲ってくる人物から身を守ろうとする場合に手や指に負う切り傷.

defoliant デフォリアント

枯れ葉剤. defoliate(「森林などの葉を取り払う」)と,「～するもの」の意味の連結語 -ant から.

❑ ベトナム戦争 (the Vietnam War) (1954-75) 当時, 米軍は大量のエージェント・オレンジ (Agent Orange) と呼ばれる 2,4-D, 2,4,5-T, ダイオキシン (dioxin) の混合枯れ葉剤を 1965 年から 1970 年の間に 1,100 万ガロン以上も散布した. 敵が隠れる場所を無くし, あるいは必要な食料を生産できないようにする目的であったが, これによって様々な病気が発生したり, 流産が頻発したり, 障害のある子供が生まれたりした.

defunkdification 〔医療俗〕ディファンクディフィケーション:悪臭除去

(患者の汚物で汚れた) 救急車内の清掃. ⇨ funkdify

deglove 〔医療俗〕ディグラブ

(グローブ[手袋]を脱ぐように) (特に) 外肢 (appendage) 部分から皮膚を剥ぎ取る.

degree in nursing 《a》 看護学学位

米国の場合, 看護学の学位には, 準学士号の Associate Degree in Nursing (ADN), 学士号の Bachelor of Science in Nursing (BSN), 修士号の Master of Science in Nursing (MSN), 博士号の Doctor of Science in Nursing (DSN), あるいは Doctor of Nursing Science (DNSc) がある.

dehisced デヒスト
　創傷の縫合不全(wound dehiscence)が起こったこと．

DeLee'd デリード
　デリー吸引カテーテル(DeLee suction catheter)を挿入して吸引された．⇨ DeLee suction catheter

DeLee suction catheter 〔医療器具〕デリー吸引カテーテル
　新生児の鼻咽頭や口咽頭から胎便や羊膜破片などを吸引するために使用される．米国の産婦人科医 Joseph B. DeLee(ジョゼフ・B・デリー)(1869-1942)の名から．

Delhi belly 〔俗〕デリー・ベリー:「デリー腹」
　海外旅行者の水あたりや食あたりによる下痢(diarrhea)．インドの都市 Delhi にちなむものだが、「旅行者がインドでかかる下痢」とは限らない．〔英俗〕では gyppy tummy(「エジプト人(Egyptian)のお腹」から)，〔俗〕では Hong Kong dog とも言う．言葉の xenophobia(ゼノフォービア: 外国に対する嫌悪)現象の一つ．⇨ Aztec two-step; Montezuma's revenge; traveler's diarrhea; Turkey trot

Demadex 〔薬・商品名〕デマデックス
　米国 Meda Pharmaceuticals, Inc. 製の利尿薬(diuretic)．処方薬．一般名はトルセミド(torsemide)．

Demerol 〔薬・商品名〕デメロール
　強力な鎮痛薬(analgesic)．Michael Jackson(マイケル・ジャクソン)(1958-2009)が 'health tonic' と呼んで使用した．Sanofi-Aventis U.S. LLC 製．

dement 〔医療俗〕デメント:「頭の働きが鈍くなった人」
　アルツハイマー病(Alzheimer's disease)の患者．「dementia(認知症)になった」の意味の形容詞に demented[古い語に dement(発狂させる)]があり，この語からの造語と思われる．

DEMENTIA ディー・イー・エム・イー・エヌ・ティー・アイ・エー; ディメンシア
　認知症(dementia)の原因として考えられる，薬物(drugs)，情動障害(emotional disorder)，代謝・ホルモン障害(metabolic and endocrine disorders)，目と耳(eyes, ears)，栄養障害(nutritional

disorder)・正常圧水頭症(normal-pressure hydrocephalus), 腫瘍・外傷(tumors, trauma), 感染(infection), アルコール依存症・貧血症・アテローム性動脈硬化(alcoholism, anemia, atherosclerosis)のすべてを覚える方法.

dengue fever　デング熱

デングウイルス(dengue virus)の感染症で, 主にネッタイシマカ(yellow fever mosquito)が媒介する. デング熱(非致死性の熱性疾患)と, 重症型のデング出血熱(dengue hemorrhagic fever)の二つの病態がある.

❏ 英語読みは, イギリス英語では「デンゲイ」, アメリカ英語では「デンギー」で, 激痛を感ずるところからbreakbone fever(「骨が折れる熱」)とも呼ばれる. 20年以上にわたってワクチン開発に取り組んできたフランスの製薬大手サノフィ(Sanofi)は2014年9月3日, デング熱を予防する世界初のワクチンが臨床試験で効果が確認されたと発表した. 中南米で検証したところ, 感染リスクが60.8%, 重症化して入院するリスクは80.3%それぞれ減少したという. 日本では2014年8月27日, 厚生労働省が1945年以来69年ぶりに患者1名を確認したと発表した.

dental ceramist　デンタル・セラミスト:「歯の陶芸家」

陶製(porcelain)あるいはアクリル製の歯冠(crown), ブリッジ(bridge), 義歯(denture)などを作って歯を修復する歯科技工士(dental technician).

Depakote　〔薬・商品名〕デパコート

米国AbbVie, Inc. 製の抗痙攣(けいれん)薬(anticonvulsant). Depakote ERもあり, このERはextended-release(徐放性の)の略語で, 薬剤の溶解に時間差があり薬効がより長く持続することを示す.

❏ 徐放性であることを示す他の略語にはCD(controlled dose), CR(controlled release), CRT(controlled release tablet), LA(long acting), SA(sustained action), SR(sustained release), TR(time release), TD(time delay), XR(extended-release)などがある.

departure lounge　〔英医療俗〕デパーチャー・ラウンジ:「出発ロビー」

老人専用病棟(geriatric ward)．死が差し迫っているところから．
⇨ geriatric park; wrinkle ranch

de Quervain's tenosynovitis ド・ケルヴァンズ・テノシノバイティス：ド・ケルヴァン腱鞘(けんしょう)炎

狭窄性腱鞘炎とも呼ばれ，手首の拇指側にある腱鞘とそこを通る腱に炎症が起こるもの．母指を広げたり動かしたりするときに痛みが走り，指の酷使に依ることが多く，妊産婦や更年期の女性に多くみられる症状．⇨ New Mom's Syndrome

Dermabond 〔商品名〕ダーマボンド

局所用皮膚用接着剤(topical skin adhesive)．縫合(suture)の代わりに使用される．米国 Ethicon, Inc. 製．

❏「ダーマボンドで(傷を)くっつける」の意味の動詞として使われることもある．⇨ bovied; Motorolaize; Pezzed; Posey; Steri-Strip; Stokes

dermaholiday 〔医療俗〕ダーマホリデイ：「暇(ひま)皮膚科」

皮膚科(dermatology)．dermatology と holiday からの造語．他の科からすると暇な様子に見えるところから．⇨ ROAD; skin game

dermo 〔オーストラリア俗〕ダーモ

皮膚炎(dermatitis)を短縮し，それにオーストラリア英語の俗語の形成に使われる連結語 -o を使ったもの．第二次世界大戦中の軍隊でよく使われたところから．

Desitin 〔薬・商品名〕デシティン

おむつかぶれ(diaper rash)治療用の軟膏(ointment)など．市販薬．米国 Johnson & Johnson Consumer, Inc. 製．

deskercise デスカサイズ：「デスク運動」

長時間デスクワークを行う人が椅子に座ったままでできる運動．口語的表現．desk + exercise から．

Desyrel 〔薬・商品名〕デシレル

米国 Apothecon 製の抗鬱(うつ)薬(antidepressant)．処方薬．2010年製造中止．

detergent worker's lung 洗剤工場労働者肺

粉末洗剤にさらされることが原因で起こる外因性アレルギー性肺胞炎(alveolitis)．過敏性肺臓炎(hypersensitivity pneumonitis)の

一つ．⇨ corkhandler's disease; flock worker's lung

Detroit Receiving Hospital and University Health Center　デトロイト・レシービング・ホスピタル・アンド・ユニバーシティ・ヘルス・センター

米国Michigan州Detroitにあるベッド数320の高度医療施設．1915年にDetroit Receiving Hospitalとして創立．1965年にDetroit General Hospitalと改称．1980年に再びDetroit Receiving Hospitalとなる．特に外傷治療や救急医療が専門で，Michigan州で最初にできたレベル1外傷センター(Level I trauma center)．"University"とあるのはWayne State University School of Medicineの教育病院(teaching hospital)であることから．

dewlap　デューラップ：のどの贅肉(ぜいにく)

脂肪太りの人ののどの部分に垂れ下がっている皮膚のだぶついたひだのこと．もともと「犬や牛などの喉皮のたるみ」のことを指す語．七面鳥など鳥の場合にはwattleと呼ぶ．

Dexedrine Spansule　〔薬・商品名〕デキセドリン・スパンスール

中枢神経系刺激薬(CNS stimulant)．アンフェタミン(amphetamine)．ADHDと呼ばれる注意欠陥多動性障害(attention deficit hyperactivity disorder)などに対して使用される．米国Amedra Pharmaceuticals LLC製．しばしばストリート・ドラッグ(street drug)として乱用される．Spansuleは米国GlaxoSmithKlineの登録商標．⇨ ADHD

D-50　ディー・フィフティ

50％ブドウ糖溶液．Dはブドウ糖(dextrose)，50は50％を表す．sugarと呼ばれることもある．血糖値が非常に低下して意識が変容した(altered)状態の患者に施される．D-fiftyともつづる．

DFO　〔医療俗〕ディー・エフ・オー

(建物などから)落ちた(患者)．done fell out(落下した)の頭文字．

diabetes　糖尿病

❏ 癌の宣告を受けた大学病院のリウマチ科の医長 Edward E. Rosenbaum(エドワード・E・ローゼンバウム)(1915-2009)が，その体験を通して医療現場を見直して書いたノンフィクション*A Taste of My Own Medicine*(Random House, 1988)は，米映画*The*

Doctor(1991)というタイトルでWilliam Hurt(ウィリアム・ハート)(1950-)主演で映画化された．その原作の中に，diabetes という語に関するエピソードがある．diabetes で入院してきた10歳の少女が，とても反抗的で病院スタッフの手に負えないのだが，ある日その理由が明らかになる．自分の主治医が，回診中医学生たちに，この少女は diabetes(糖尿病)にかかっていると話しているのを聞いたとき，少女には diabetes という語が die of beeties (beetiesという病気が原因で死ぬ)と聞こえていたのである．自分の余命が短いと思いこんだ少女が反抗的になったのも無理はない．もちろん，beeties などという病気は存在しない．患者にとって，医学専門用語がいかに分かりづらく聞き取りにくいものであるかを示す典型的な例である．このように，患者が聞き慣れない専門用語を似たような発音の語にしてしまうことがあるが，この現象を言語学的には「民間語源」(folk etymology)と言う．⇨ emeralds

Diabinese 〔薬・商品名〕ダイアビニーズ

抗糖尿病薬(antidiabetic)．錠剤．処方薬．米国 Pfizer, Inc. 製．一般名はクロルプロパミド(chlorpropamide)．2008年製造中止．

diagnose and adios 〔医療俗〕ダイアグノウズ・アンド・アディオス：「診断して，じゃあさようなら」

診断には長い時間をかけるが治療はあっという間に終わってしまうこと．

DIAL syndrome 〔医療俗〕ダイアル・シンドローム：ダイアル症候群

DIAL は dumb in any language(どんな言語でもだんまり)の頭文字．米国のような多言語社会で，英語，スペイン語，あるいはほかのどんな言語を使っても，患者から治療に必要な情報を聞き出せない，どうにもならない状態のこと．

diamond-shaped murmur ダイヤモンド型雑音

血液が流れるところに狭窄(きょうさく)があると雑音が発生する．流出路聴診領域で聞かれる駆出性雑音(ejection murmur)．大動脈弁狭窄症，肺動脈弁狭窄症，心房中隔欠損症などの場合に発生する．心音図(phonocardiogram)に見られる漸増漸減性雑音(crescendo-decrescendo murmur)の周波数強度曲線の形から，kite-shaped murmur とも呼ぶ.

Diamox 〔薬・商品名〕ダイアモックス

利尿薬(diuretic)として使われるほか, 抗緑内障薬(antiglaucoma)や抗痙攣(けいれん)薬(anticonvulsant)などとして, あるいは急性高山病(acute mountain sickness)の治療薬としても使用される処方薬. 米国 Teva Pharmaceuticals USA, Inc. 製. 徐放性のカプセル(sustained-release capsule)で, 薬剤の溶解に時間差があり薬効がより長く持続する.

❏ 徐放性であることを示す他の略語には CD(controlled dose), CR(controlled release), CRT(controlled release tablet), ER(extended-release), LA(long acting), SA(sustained action), SR(sustained release), TR(time release), TD(time delay), XR(extended-release) などがある.

❏ 咳止め薬(antitussive), 抗ヒスタミン薬(antihistamine), 鬱血(うっけつ)除去剤 (decongestant) として使われる処方薬の〔商品名〕DMax(ディマックス)(米国 Great Southern 製)と聞き間違えないように注意が必要.

diaper 〔俗・マッサージ〕ダイアパー:「おむつをつける」

マッサージ療法を施すときに, 患者の身体に直接手が触れないように, 患者の身体をシートで覆うこと. 特に Los Angeles で使われた表現.

❏ diaper はもともとは, 動詞であれば「(赤ん坊)におむつをする」, 名詞であれば「おむつ」の意味.

DiaperFreeBaby ダイアパーフリーベビー:「おむつなしの赤ちゃん」

米国 Massachusetts 州で 2004 年に Melinda Rothstein(メリンダ・ロススタイン)と Rachel Milgroom(レイチェル・ミルグルーム)という2人の母親が組織した非営利組織(DiaperFreeBaby, Inc.)で, 乳幼児の排泄要求に自然の接し方で向き合い, 乳幼児の発する排泄要求のサインやシグナルを読みとり, それに応えてごく自然な形で排泄のしつけをする方法の普及を援助するもの. この間の乳幼児と親・世話をする人(caregiver)との間のコミュニケーションを Elimination Communication (EC)(排泄コミュ

ニケーション)と呼んでいる．したがって，おむつなしの(diaper-free)子育てにもなる．2013年現在，全米35州，世界11か国にローカルグループが組織されている．

diaper scale ダイアパー・スケール:「おむつスケール」
おむつに排泄された赤ちゃんの尿量(urine output)を正確に測定するために用いられる器具．

DIAPPERS ダイアッパーズ
一過性尿失禁(transient urinary incontinence)の原因と考えられるものを暗記するための方法で, delirium(せん妄), infection(感染), atrophic urethritis, vaginitis(萎縮性尿道炎・膣炎), pharmaceuticals(薬), psychological(精神的な障害[特に鬱(う)状態]), excess urine output(過剰な尿排出), restricted mobility(制限された可動性), stool impaction(詰まった便)の頭文字.
❏「おむつ」の英語のつづりは 'p' はひとつで diaper.

Diastat Acudial 〔薬・商品名〕ダイアスタット・アキュダイアル
米国 Valeant Pharmaceuticals North America 製の抗痙攣(けいれん)薬(anticonvulsant). ジェル状の薬を注射器のような形をした applicator(注入器)によって肛門から挿入する処方薬.

DIC¹ ディー・アイ・シー
播種(はしゅ)性血管内凝固(症候群). disseminated intravascular coagulation の頭文字. [全身の細小血管内で微小血栓が多発する.「播種」は畑に種をまくことだが，ここでの「種」は「血栓」のこと]を指す頭文字.
❏「播種性」とは，疾患が全身に広がることを意味する語. 生命に危険が及ぶことから，医療スタッフは Death Is Coming(死が迫っている)の頭文字だとも考えるという.

DIC² 〔獣医俗〕ディー・アイ・シー
動物が dead in cage(檻の中で死んだ), または death is coming (死期が迫っている)の頭文字. 人間の場合は, disseminated intravascular coagulation (播種(はしゅ)性血管内凝固症候群) ⇨ DIC¹

dick doc 〔医療俗〕ディック・ドック:「ペニス医」
泌尿器科医(urologist). dick には「ペニス」の意味がある. ⇨ cock doc; Dick Squad; pecker checker; peetotaler; piss pot doc;

piss prophet; plumber

Dick Squad 〔医療俗〕「ディック班」
泌尿器科専門医チーム(urology team). dick は〔俗〕で「ペニス」のこと. squad は警察用語では drug squad(麻薬捜査班)のように使う. ⇨ dick doc

Dictaphone 〔商品名〕ディクタフォン
医療業界向け口述・転写・音声認識システム. dictation + phone の合成による命名で, 1907年に生まれたブランド名. 現在は米国 Nuance Communications, Inc. の登録商標.

diener ディーナー
① 遺体保管所(morgue)での遺体管理人.
② 病院内の実験室と設備の保守をする者.
③ 検視解剖を行う解剖官(autopsy technician).
❏ ドイツ語 Diener(ディーナー)(召使い)から.

Di-Gel 〔薬・商品名〕ダイ・ジェル
米国 Schering-Plough Healthcare Products, Inc. 製の制酸薬(antacid). 抗膨満薬(antiflatulent). 市販薬. 液体(liquid). チュアブル錠(chewable tablets)の Di-Gel, Advanced Formula もある.

digestive heart failure 〔医療俗〕ダイジェスティブ・ハート・フェイラー:「消化性心不全」
「鬱血(うっけつ)性心不全」の専門用語である congestive heart failure の congestive の韻を踏んで, ふざけて言ったもの. digestive は「消化を助ける」の意味の語.

digging for worms 〔医療俗〕「ミミズを捜して地面を掘る」
拡張蛇行静脈とも呼ばれる静脈瘤(varicose vein)の手術のこと. 拡張した静脈が蛇行し浮き上がる様子をミミズにたとえたもの.

Digibind 〔薬・商品名〕ジギバインド
米国 GlaxoSmithKline 製の処方薬. 狭心症(angina pectoris)治療などに使われるジゴキシン(digoxin)過剰服用に対する解毒薬(antidote)として静脈注射で使用される.

DILF 〔医療俗〕ディルフ
イケメンの医師. Doctor I'd like to fuck.(先生とセックスしたい)の略語. 看護師の間で使われる表現.〔米俗〕で MILF(ミルフ)(魅力

的な年配女性)が若者の間で使われるが，これは Mom I'd like to fuck. の略語.

dip ディップ

大麻(marijuana)，フェンシクリジン(PCP)，ホルムアルデヒド(formaldehyde)の混合物；クラックコカイン(crack cocaine)．一般には dip は「ひとつまみ分」(a pinch of snuff)の意味．

dirtbag 〔医療俗〕ダートバッグ：「くず野郎」

扱いにくい嫌な患者．研修医(resident)たちが使う言葉．
❏〔俗〕では bag は連結語として他の語に付けて「嫌な奴」の意味で使われる(元は「コンドーム」の意味の名詞から)．⇨ crock; garbage; gomer; groom; hit; junk; PPP; scumbag; SHPOS; train wreck; turkey

dirtball ダートボール：「糞(くそ)の玉」

病院に来てほしくない患者．
❏〔俗〕では「きたねえやつ，けがらわしいやつ」の意味．ball は連結語として他の語に付けて「軽蔑すべきやつ」の意味で使われる．⇨ geosphere; terrasphere

dirty bed 〔医療俗〕ダーティー・ベッド

伝染病(infectious disease)患者のためにとってあるベッド．通例は隔離病棟(isolation wards)にある．⇨ clean bed

disasteroma 〔医療俗〕ディザステローマ：「悲惨腫」

患者の容態がきわめて悪いこと．「災難，不幸」の意味の disaster と「腫，瘤(りゅう)」の意味の連結語 -oma からの造語．

discharge 〔医療俗〕ディスチャージ

傷口や身体の開口部(orifice)からの分泌液や分泌物．vaginal discharge(膣分泌物)などのように使う．
❏ 動詞で「傷口や身体の開口部から分泌液や分泌物を放出させる」の意味でも使う．⇨ prune juice discharge

discharged downstairs 〔医療俗〕「階下へ送り出された」

死亡した患者が遺体保管所(morgue)へ運ばれたことを指す婉曲語法．⇨ admitted to the seventeenth floor; discharged to heaven; discharged up; referred to the outpatient pathology clinic

discharged to heaven 〔医療俗〕「天国へ退院した」

(患者が)息を引き取った.「死んだ」ことを指す婉曲語法. 通常の生存している場合なら, 退院して自分の家に戻るか, 退院して別の病院に転院するか, 養護施設へ戻るかである. discharged to God とも言う. ⇨ admitted to the seventeenth floor; discharged downstairs; discharged up; follow up with pathology as an outpatient; referred to the outpatient pathology clinic

discharged up 〔医療俗〕「上の方向へ退院させられた」

(患者が)息を引き取った.「死んだ」ことを指す婉曲語法. up(上の方へ)とは, 天国を指して言ったもので discharged to heaven とも言う. discharged from hospital は正式に「退院した」ことを表す言い方. 他には, admitted to the seventeenth floor((16階までしかない病院で)17階へ入院を許可された), referred to the outpatient pathology clinic (外来患者用病理学(死体解剖をすることから)クリニックへ回された)とも言う. ⇨ admitted to the seventeenth floor; discharged downstairs; discharged to heaven; follow up with pathology as an outpatient; referred to the outpatient pathology clinic

discomfort ディスコンフォート

痛み(pain).

❏ Robert B. Parker(ロバート・B・パーカー)(1932-2010)の私立探偵スペンサーシリーズ最後の作品 *Sixkill*(『春嵐』)(2011)に, discomfort は pain を意味する "medical-speak" だと説明する場面が出てくる.

discordant couple 〔医療俗〕ディスコーダント・カップル:「不協和カップル」

長期間性的関係があるが, どちらか一方が性的感染症に罹っているカップル.

dishwasher 〔医療俗〕ディッシュウォッシャー:「皿洗い機」

医療器具滅菌装置(sterilization machine).

Diskhaler 〔商品名〕ディスクヘイラー

喘息(ぜんそく)の薬やインフルエンザ治療薬の Relenza(リレンザ)など, ドライパウダー状の薬を吸入するための吸入器(inhaler). 一般に

は dry-powder inhaler（略語 DPI）（乾燥粉末吸入器）と呼ばれる．英国 Glaxo Group Limited の登録商標．⇨ Relenza

dispo king　〔医療俗〕ディスポ・キング：「巧妙配置王」

かかわりたくない患者を巧妙に「配置する」（dispose），つまり他の医師に回してしまう医師．

DIT　〔医療俗〕ディー・アイ・ティー

（病院への）搬送中に死亡．died in transit の頭文字．

ditzel ❶ ディッツェル

〔医療俗〕X線写真に写った小さくて正体不明の塊．

❷〔病理学〕組織検査に回される検体

診断上のジレンマをもたらすような検体ではないが，検査に時間ばかりかかるようなもの．

❸「あのもの」

口にするのがはばかられる身体部位を指す時に使う．tits（乳首）と言う代わりに ditzels と言う．

☐ 語源は不詳．

Diurese　〔薬・商品名〕ダイアリース

American Urologicals, Inc. 製の利尿薬（diuretic），抗高血圧症薬（antihypertensive）．処方薬．錠剤．2006 年に製造中止．

diva　〔医療俗・産科婦人科〕ディーヴァ：「歌姫」

今にも子供が産まれそうだと苦痛を訴え続け，早く終わって欲しいから帝王切開（C-section）をしてもらいたいとせがんでいる産婦．diva はオペラを歌う「歌姫，プリマドンナ」のこと．苦痛で声を上げ続けるので「歌姫」と呼んだもの．

Dixie McCall　〔架空人名〕ディキシー・マッコール

Ramparts General Hospital という架空の病院を舞台にした米国のドラマ *Emergency!* に登場する看護師長．Julie London（ジュリー・ロンドン）(1926-2000) が演じた．同病院の医師 Dr. Joe Early を演じたのは Bobby Troup（ボビー・トゥループ）(1918-1999) だが，実生活において彼は Julie London の夫であった．⇨ Carol Hathaway; *Emergency!*; Julia

DL　〔医療俗〕ディー・エル

老人専用病棟（geriatric ward）．departure lounge（出発ロビー）の

頭文字. 死が差し迫っていることから. ⇨ departure lounge

DNAR ディー・エヌ・エー・アール

蘇生措置を試みるな. Do Not Attempt Resuscitation の頭文字. The American Heart Association(米国心臓協会)が2005年にDNR(Do Not Resuscitate)に代わって使用を承認した指示の略語. ⇨ DNR

DNI 〔医療俗〕ディー・エヌ・アイ

延命のために咽喉に呼吸管(breathing tube)を挿管したり, 人工呼吸器(ventilator)につながないこと. do not intubate(挿管するな)の頭文字.

DNR 〔医療俗〕ディー・エヌ・アール

蘇生処置をするな. Do Not Resuscitate の頭文字. 患者が心拍停止(cardiac arrest)などの危篤状態になった場合でも, 蘇生処置(resuscitation)をしないようにという指示. ⇨ AND; DNAR; Do Not Resuscitate bracelet; no code

Doc-in-a-Box 〔医療俗〕ドック・イン・ア・ボックス

① (個人経営のドライブイン方式の)緊急救命室(ER)で働く医師.
② (ショッピングセンター内などにあり, 予約なしで診療を受けることができる)小規模の医療施設.
③ 救急車で患者を搬送中の救急救命士(paramedic)に, 病院で待機しながら無線で処置を指示する医師.

doc-'til-you-drop 〔医療俗〕**「医者は倒れるまで」**

新人医師を鍛えるためのシステムを揶揄(ゃゅ)した言い方. ほとんど睡眠時間なしで24時間倒れるまで働き続ける. 労働時間無視の状態. 一般に使われるアメリカ英語のイディオムに, 消費文化を反映した shop till you drop(倒れるまで買い物をする, ショッピングに明け暮れる)がある.

Doctors 《*The*》〔テレビ番組名〕『ザ・ドクターズ』

米国 NBC テレビ系の医療ドラマ. 連続メロドラマ(soap opera). 1963年4月1日から1982年12月31日まで放映. 同じく病院を舞台にした ABC テレビ系の連続メロドラマ *General Hospital* と同じ日に放映が開始されたが, 放映開始当初はメロドラマではなくアンソロジーシリーズ(anthology series)であった. 1982年5

月には放映回数が5,000回を超えた．

doctor shopping 〔医療俗〕ドクター・ショッピング
① 精神科の患者が，あちらこちらとたくさんの医師の元を訪れること．そのたびに訴える症状が異なる．
② 麻薬を処方してくれそうな医師を探すこと．⇨ physician shopping

doctors' mess 〔英〕ドクターズ・メス
① 当直室．mess は元は軍隊用語で，食事とリクリエーションを提供する部屋を指す語．
②「医者が引き金の混乱現場」．2人以上の医者がかかわっているために，患者の管理が混乱して悲惨な状態になること．⇨ call room; on-call room

Doctors of the World ドクターズ・オブ・ザ・ワールド
紛争地域などでボランティア活動を行う団体 Médecins du Monde (世界の医療団) (1980年設立．本部は Paris) の米国内組織として1990年に設立された Doctors of the World USA, あるいは英国で1998年に設立された Doctors of the World UK のこと．⇨ Doctors without Borders; Physicians for Social Responsibility

Doctors without Borders 国境なき医師団
1971年にフランス人医師たちが設立した団体 Médecins sans Frontières (略称 MSF) の英語での名称．国家や政治の制約を受けないという基本姿勢で，紛争地域や災害・飢餓に苦しむ人たちに対する医療活動を行なっている．1999年ノーベル平和賞受賞．⇨ Doctors of the World; Physicians for Social Responsibility

documented 客観的診断や検査によって証明された

"dog lab" patient 〔医療俗〕「"ドッグ・ラボ"患者」
事故現場などでのトリアージ (triage) (負傷者選別) の結果，回復や生存の見込みがないと判断された患者．そのような患者を使って侵襲性の処置方法 (invasive procedure) [皮膚切開，皮膚穿刺，その他生体になんらかの変化をもたらす行為など] の練習をすることができることから．dog lab(oratory) は「犬の動物実験室」の意味．⇨ triage

dog show 〔医療俗〕ドッグ・ショー:「畜犬品評会」
患者を救うために施された多様な処置. 徒労に終わることも多い.

doing the nasty 〔医療俗〕汚れ仕事をする
患者を搬送後に汚れた救急車内を清掃すること.

do intakes 初診患者との面談をする
❏ intake は「(水分や栄養分の)摂取(量)」という意味で使われることが多い.

dolor rectalis 〔医療俗〕ドウラー・レクタリス:「直腸痛」
病院の嫌な管理部門のスタッフ(hospital administrator)や患者のことを指して, 医師や看護師が使う呼び方. dolor はラテン語で「痛み」(pain) のこと.
❏「嫌な奴」のことを〔俗〕で pain in the ass(肛門の痛み)と呼ぶが, これを医学用語で言い換えたもの.

donorcycle 〔医療俗〕ドナーサイクル
オートバイ事故の患者. donor(臓器提供者) と motorcycle(オートバイ)の「混交」(blending)によってできた語. ひどいオートバイ事故で搬送される患者は臓器提供者になる可能性が高いことから.
❏ オートバイ無謀運転手は organ donor(臓器提供者), オートバイ事故が多い雨の日は donation day(臓器供給日)と呼ばれる.

Do Not Resuscitate bracelet 蘇生処置不要ブレスレット
心拍停止(cardiac arrest)状態になった場合でも蘇生処置不要(Do Not Resuscitate: 略語DNR)であることを示すブレスレット. ネックレス(necklace)タイプもある. ⇨ MedicAlert bracelet

Doogie Howser 〔架空人名〕ドギー・ハウザー
米国 ABC 系で 1989 年 9 月 19 日から 1993 年 7 月 21 日まで放映された 30 分番組の連続ホームコメディー(situation comedy) *Doogie Howser, M.D.*(『天才少年ドギー・ハウザー』)の主人公. Neil Patrick Harris(ニール・パトリック・ハリス)(1973-)が演じた Dr. Douglas "Doogie" Howser のことで, ドラマでは, 9 週間で高校を卒業後, 10 歳でプリンストン大学を, 14 歳で医学部を卒業して, Los Angeles にある Eastman Medical Center に勤務している 2 年目の研修医(resident)という設定.

doom tomb 〔医療俗〕ドゥーム・トゥーム

人工呼吸器(ventilator)を装着した昏睡状態の患者. 文字通りは「運命の墓場」.

doorknob rounds 〔医療俗〕ドアノブ・ラウンズ：「ドアノブ回診」
病室にやってきた医師が，開けたドアのノブから手を離さず，ドアを押さえて入口で声を掛けるだけで，病室に入って診察することなくすぐに去っていくこと.

dope fairy 《the》〔医療俗〕ザ・ドープ・フェアリー：「麻薬の妖精」
麻薬に陥った原因が不明のときに「ドープ・フェアリーの仕業だ」と言う.

Doritos syndrome 〔医療俗〕ドリトス症候群
〔商品名〕Doritos(米国 Frito-Lay 製のトウモロコシチップス)や〔商品名〕Pringles(米国 Procter & Gamble 製のポテトチップス)のようなジャンクフードを食べた後に感じる虚しさや不満. ⇨ positive Cheetos sign

Dostinex 〔薬・商品名〕ドスティネックス
米国 Pfizer, Inc. 製の錠剤で，高プロラクチン血症(hyperprolactinemia)やパーキンソン病(Parkinson's disease)などの治療に使われる処方薬. 副作用が問題となり，2008 年に製造が中止された.
❏ Patricia Cornwell(パトリシア・コーンウェル)(1956-)が 2007 年に発表した作品 *Book of the Dead*(『異邦人』)に登場した薬品名.

do the chicken 〔俗〕「ヒヨコのしぐさをする」
空腹の幼児がする頭をちょこんと動かすしぐさ. 特に Los Angeles で使われた表現.

DOTS 〔医療俗〕ディー・オー・ティー・エス；ドッツ
(事故)現場で死亡. dead on the spot の略語. また，fucking on the spot(現場でおだぶつ)の頭文字で FDOTS(エフドッツ)とも言う.

dotted-Q sign 〔医療俗〕ドッテッド・キュー・サイン：「点付きキュー・サイン」
意識不明の患者やナーシング・ホーム(nursing home)入所者などが，口をぽかんと開けて舌をだらりと出しているところにハエ(fly)がとまって休んでいる様子. ⇨ Fly sign; O-Q shift; Os; O sign; Qs; Q sign

double-doc'ed 〔医療俗〕ダブル・ドックド:「ダブル医者付き」
同時に2種類の手術が行われること，つまり，専門の異なる2人の医者が執刀すること．

double header 〔医療俗・精神科俗〕ダブル・ヘッダー:「頭が2つ」
統合失調症患者(schizophrenic)．毒物学(toxicology)分野では「幸福感(euphoria)が高まると思って同時に吸うマリファナたばこ2本」のこと．

Double Whopper with cheese 〔医療俗〕ダブル・ウォッパー・ウィズ・チーズ
膣カンジダ症(thrush)の肥満女性．文字通りは「チーズ付きダブル・ウォッパー」で，〔商品名〕Double Whopperは米国のハンバーガーチェーン店 Burger King のハンバーガー．

Double Whopper with ketchup 〔医療俗〕ダブル・ウォッパー・ウィズ・ケチャップ
血液の混ざった膣分泌物(vaginal discharge)がある肥満女性．文字通りは「ケチャップ付きダブル・ウォッパー」で，〔商品名〕Double Whopperは米国のハンバーガーチェーン店 Burger King のハンバーガー．

Double Whopper with mayo 〔医療俗〕ダブル・ウォッパー・ウィズ・メイヨー
異常な膣分泌物(vaginal discharge)がある肥満女性．文字通りは「マヨネーズ付きダブル・ウォッパー」で，〔商品名〕Double Whopperは米国のハンバーガーチェーン店 Burger King のハンバーガー．mayoはマヨネーズ(mayonnaise)のこと．

DOV 〔医療俗〕ディー・オー・ヴィー；ダヴ
人工呼吸器(ventilator)につながれたまま昏睡状態の(患者)．dead on a ventilator の頭文字．

DOW 〔医療俗〕ディー・オー・ダブリュー；ダウ
金欠病で．deficiency of wallet の頭文字．患者が医療費を支払うことができない場合の言い方．⇨ acute MI; negative wallet biopsy

dowager's hump 〔医療俗〕ダウアジャーズ・ハンプ:「貴婦人の

こぶ」

高齢女性の脊柱後彎症(kyphosis). 背骨の骨粗鬆(そしょう)症(osteoporosis)が原因.「寡婦(かふ)の肩」とも訳される.

downers 〔俗〕ダウナーズ

鎮静効果のあるバルビツール剤 (barbiturates), 鎮静薬 (sedatives), アルコール, モルヒネ, ヘロイン, アヘン, マリファナなど. 反対の効果をもつものは uppers(アッパーズ)と呼ぶ. ⇨ roofies; uppers

down there 〔医療俗〕ダウン・ゼア:「あそこ;下(した)」

泌尿生殖器の部分(urogenital area). 緊急医療通信指令係(EMD)たちが使う言葉. 一般にも婉曲語として使われる.

❏ down below とも言い, 言及するのが恥ずかしい場合(coy reference)に, 共に 20 世紀に入ってから使われはじめた婉曲語法 (euphemism). 類似の表現には次のものがある[( )内は使用された年代]:house under the hill (19c); the ineffable (19c); knick-knack (19c); name it not (19c); the nameless (19c); that thing (1900s-40s; US Black); undeniable (19c); under-belongings (19c); what-do-you-call-it (19c); the place (20c); that there (20c); you know where (20c)

down your nose with a garden hose 〔医療俗〕「庭の水撒きホースを鼻を通して下ろす」

胃の中の異物(特に錠剤)を吸い出す処置をとることを指す. pumping out your stomach(胃の中から吸い上げて出す)とも呼ばれる方法. ⇨ Ewald tube

DPS 〔医療俗〕ディー・ピー・エス

① カテーテルや内視鏡(endoscope)を挿入されたときにペニスが縮み込んでしまう反応. disappearing penis syndrome(ペニス消失症候群)の頭文字. 医学用語では, 精神障害の一つで, ペニスが体内に入り込んで消失してしまうのではないかという恐怖症を指す言い方. マレーシアやインドネシアで koro(コロ)と呼ばれるもの. ⇨ intubate junior

② ペニスの勃起に悩んで勃起不全治療薬バイアグラ(Viagra)を処方して欲しいと望む患者. droopy penis syndrome(うなだれペニ

ス症候群)の頭文字.

③親の無知や不注意から生じる子供の病気や死傷事故. dumb parent syndrome(おバカ親症候群)の頭文字.〔俗〕で stupid parent とは,「子供が自慰行為をすると激怒する親」「子供が性的喜びを感じないように割礼を施す親」「子供に貞操帯(chastity belt)を付けて自慰行為をしないようにする親」などの意味で使う表現.

DPT ディー・ピー・ティー

〔商品名〕デメロール(Demerol),〔商品名〕フェナーガン(Phenergan),〔商品名〕ソラジン(Thorazine)の3種類の鎮静薬(sedative)を混ぜ合わせたもの(cocktail)で,その頭文字から.筋肉注射(intramuscular injection)によって投与する.

❏ ジフテリア(diphtheria),百日咳(pertussis, whooping cough),破傷風(tetanus)に対して行う免疫法(immunization)のワクチンを指す場合もある.この場合, DPT vaccine, DTP vaccine とも言う. ⇨ cocktail

Dracula 〔医療俗〕ドラキュラ

病院検査室職員. 患者から「血を抜き採る」ことから. ⇨ leech(es); vampire

Dremel 〔商品名〕ドレメル

米国製の小型電動工具のブランド(1932年 Albert J. Dremel(アルバート・J・ドレメル)が創業).外科用ドリルのブランドとして医療器具のカタログにも掲載されている.

❏ 医療器具のカタログに掲載されている外科用ドリルの商品名には,その他に Foredom(フォアドム)がある.

Dr. G: Medical Examiner 〔テレビ番組名〕『ドクター・G:メディカル・エグザミナー』

米国 Florida 州 Orlando の District Nine Medical Examiner's Office の主任検死官(chief medical examiner) Jan C. Garavaglia (ジャン・C・ガラヴァグリア)の仕事ぶりを追う,ケーブルテレビネットワーク Discovery Fit & Health のドキュメンタリー番組.2004年放映開始.

dribble off the court 〔医療俗〕「(ボールを)ドリブルしてコートから出てしまう」

患者の容態が徐々に，しかし確実に悪化していること．

drilling, filling, and billing 〔歯科医俗〕ドリリング・フィリング・アンド・ビリング：「堀って，詰めて，請求する」
歯科医の仕事を皮肉った言い方．⇨ cut, clamp, and tie

drinkectomy 〔医療俗〕ドリンケクトミー：「アルコール切除術」
緊急救命室(ER)で治療を受ける酔っ払いからビールなどのアルコール飲料を取り上げること．drink と「切除術」の意味の連結語 -ectomy からの造語．

drip 〔俗〕ドリップ
尿道炎(urethritis)．淋病(gonorrhea)．淋病感染後2〜5日してペニスから出てくる膿(pus)のことから．

drip and suck 〔医療俗〕ドリップ・アンド・サック
静脈点滴ライン(IV line)と経鼻胃管(nasogastric tube)を入れる．

Dr. Kildare 〔架空人名〕ドクター・キルデア
同名の医療ドラマの主人公 Dr. James Kildare(ジェームズ・キルディア)のこと．George Richard Chamberlain(ジョージ・リチャード・チェンバレン)(1934-)が演じた．この番組は，NBCテレビ系で1961年9月28日から1966年8月30日まで放映．テレビ化される前の1940年代には映画シリーズで人気を博していた．若きインターン(intern)の Kildare が，大きな都市病院に勤務しながら医者として成長する過程の物語．

drop a line ドロップ・ア・ライン
点滴を開始する

drop a lung 〔医療俗〕ドロップ・ア・ラング：「肺を駄目にする」
治療が原因で気胸(pneumothorax)が生じた場合のこと．

drop test 〔医療俗〕ドロップ検査
患者が本当に意識を失っているかどうかを調べる方法．仰向けの患者の腕を持ち上げて患者の顔の上で手を離す．患者の腕が鼻の上に落ちなければ，その患者は，本当に意識がないかどうかは疑わしいというもの．

Dr. Ruth 〔人名〕ドクター・ルース
本名 Ruth Westheimer(ルース・ウェストハイマー)(1928-)．女性．ドイツ生まれの米国の著名なセックス・セラピスト(sex ther-

apist)である著述家. websiteの DrRjth.com がある.

Dr. T. 〔医療俗〕ドクター・ティー

外傷患者が搬送されてくることを院内放送でスタッフに知らせるための暗号. T. は trauma(外傷)の頭文字.

DRT 〔医療俗〕ディー・アール・ティー

事故現場で死亡した患者. dead right there の頭文字.

Dr. Too Long 〔医療俗〕ドクター・トゥー・ロング

手がかかる患者のため, その側を離れることができない手詰まりの医師に対して, その場を離れることができるようにと看護師が気を利かせて用事を作ってその医師を持ち場から呼び出す時に使う架空の医師名.

❏ "Excuse me, Doctor. Dr. Too Long needs to speak with you immediately!"(先生, すみませんが, ドクター・トゥー・ロングがすぐにお話したいそうです!)などのように使う.

DRTTTT 〔医療俗〕ディー・アール・ティー・ティー・ティー・ティー

患者が事故現場で死亡し, 遺体の一部が現場に散乱している. dead right there, there, there and there の略語.

drug bag ドラッグ・バッグ

救急車(ambulance)で使用する, 鍵が掛かるプラスチック製の薬物入れの袋. 中には, 厳しい管理が必要な薬や, 無断で持ち出して転売される恐れのある麻酔薬(narcotics)などが入っている. 救急車勤務シフトの開始時と終了時に点検される.

drug seeker 〔医療俗〕「ドラッグ探求者」

ドラッグ代わりに使える薬をもらう目的で仮病を使って医者の所へやって来る者. 緊急救命室(ER)に担ぎ込まれる者, または刑務所内で刑務所医(prison doctor)からほしい薬を手に入れようとする囚人(inmate). 特に刑務所では, ほしい薬を出してくれるだまされやすい医者の噂は囚人たちにすぐに広まる. 囚人の中には, わざと自分を傷つけて所外の緊急救命室へ担ぎ込まれるように仕組んで, そこで薬を手に入れようとする者もいる. ⇨ ADD; drug-seeking behavior

drug-seeking behavior ドラッグ追求行動

麻薬として使用できる鎮静剤などを嘘の理由を付けて手に入れようとする行動パターン．略語は DSB．⇨ ADD; drug seeker

drugstore heroin 〔医療俗〕ドラッグストア・ヘロイン

強力な麻薬性鎮痛薬(narcotic analgesic)の〔商品名〕Dilaudid(ジラウジッド)［米国 Purdue Pharma L.P. 製］の俗称．drug seeker の間で使われる．⇨ ADD; drug seeker

Drunksicle 〔医療俗〕ドランクシクル：「酔っ払いアイスキャンディー」

寒さの厳しい真冬に何度も病院の緊急救命室(ER)に運び込まれるアルコール依存症の人．drunk(酔っ払い)と，アイスキャンディーの〔商品名〕Popsicle(ポップシクル)の -sicle からの造語．

dry heaves ドライ・ヒーブズ

空(から)嘔吐．実際に吐くわけではないがオエッとなること．retching(レッチング)とも言う．

DSTO 〔獣医俗〕ディー・エス・ティー・オー

飼い主より賢い犬．dog smarter than owner の頭文字．ペットの犬のほうが聞き分けがいいこと．

DTB 〔医療俗〕ディー・ティー・ビー

死亡．discharged to basement(退院して地下へ行った)の頭文字．カルテに記載される表現．地下室には遺体保管所(morgue)がある．

duck 〔医療俗〕ダック：「アヒル」

① 男性用溲瓶(しびん)．形が似ているところから．
②〔米俗〕消防士．放水でずぶ濡れになるところから．NY 市警の語．

duck waddle アヒル歩き

膝の関節と半月板が無傷であるかどうかを調べる検査．患者はしゃがんだ恰好で歩かされる．

dud 〔医療俗〕ダッド：「不発弾」

診断してみても，興味がわく所見が何も出てこない患者．

Duke University Medical Center デューク大学メディカル・センター

North Carolina 州 Durham にある米国トップクラスのメディカル・センター．1930 年創立．

dump 〔医療俗〕ダンプ
① dumping された患者.
② dumping する. ⇨ dumping; sidewalk dump

dumping ダンピング:「投げ捨て」
①(しばしば)個人経営の利益追求に走る病院が, 金もない上に保険にも加入していない患者は他の(特に公立の)病院へ回すこと. patient dumping(患者ダンピング)とも呼ぶ.
② 特に高齢になって虚弱(infirm)な患者を保健医療施設に置き去りにすること.
❑ dumping をするのは, 医師, 看護師, ナーシング・ホーム(nursing home)のスタッフなど患者の医療ケアに対する責任がある人たちだけとは限らない. 親が子供を見捨てたり, 子供が高齢の親を見捨てたり(grampa [granny] dumping), 警察官がやっかいな患者を置き去りにしたりすることもある. ⇨ dump; sidewalk dump; stumbling; unload

Dunlop Syndrome 〔医療俗〕ダンロップ・シンドローム:「ダンロップ症候群」
腰回りに贅肉(ぜいにく)が付いた肥満状態. タイヤの〔商品名〕Dunlop を腰の周りにはめたような格好に贅肉が付いた体型のこと. ⇨ Michelin's disease

DuoDERM 〔商品名〕デュオダーム
創傷部分の湿潤状態を保つ閉鎖被覆(occlusive dressing)をする際に使用される粘着性被覆材(dressing). 米国 ConvaTec(Bristol-Myers Squibb の一部門)製. 同社は 1978 年創業で, 1982 年から DuoDERM Hydroactive Wound Dressing を製造販売. 包帯のほかに DuoDERM Hydroactive Gel などもある.

dwelly belly 〔医療俗〕ドゥエリー・ベリー:「悲痛腹」
腹痛を訴えるヒスパニック系の患者. dwelly は英語の 'grief'(悲痛)を表すスペイン語の duelo(ドゥエロ)から, よく似た音の英語 dwell を使い, belly(腹)と韻を踏ませて造った語.

dying swan 〔医療俗〕ダイイング・スワン:「瀕死の白鳥」
息も絶え絶えであると見せかけている女性患者. 病院の緊急救命室(ER)に担ぎ込まれ, トリアージ・ナースに重症で息が止まりそ

うだと演技をして見せる女性患者のこと．Mikhail Fokine(ミハイル・フォーキン)(1880-1942)が1905年に振り付けたバレエ作品の *The Dying Swan*(『瀕死の白鳥』)から． ⇨ XY chromosome

E

Early Option Pill 《the》 ジ・アーリー・オプション・ピル ⇨ oral abortion pill

easy lay 〔麻薬俗〕イージー・レイ

デート・レイプ・ドラッグ(date rape drug)．〔俗〕easy lay には「(押さえ込んで)易々とセックスできる女」という意味があり，そのような状況を作り出す時に使う薬ということ． ⇨ date rape drug; GHB

eating-in イーティング・イン

経静脈栄養(intravenous feeding)．一般に eat in は「(外食ではなく)家で食事をする」ことを意味するが，ここでは経口で食事から栄養を摂るのではなく，静脈から栄養分を摂ること．

eat the bill 〔米医療俗〕「請求書を食べる」

病院，あるいは医師が，支払い能力のない患者や保険に加入していない患者の治療費を負担する．"We ate the bill on that guy."(あいつの請求書を食べるはめになった)のように使う．

Ebola hemorrhagic fever エボラ出血熱

Ebola virus disease (EVD)(エボラウイルス病)とも呼ばれる．エボラウイルス(短径 80 - 800nm，長径 700-1,500nm の細長いひも状，U字型，ぜんまい型など多種多様な形態を持つ)による感染症．1976年に最初に患者が発見された場所が中央アフリカコンゴ民主共和国のエボラ川(フランス語名 Rivière Ebola; 英語名 Ebola River)付近であったことからの命名．2～21日(通常は 7～10日)の潜伏期間があり，その後に発熱，頭痛が100％起き，さらに腹痛，

咽頭痛,筋肉痛,胸部痛があり,出血(吐血や下血)などの症状が現れる.エボラウイルスに感染して症状が出ている患者の体液(血液,分泌物,吐物や排泄物),あるいは患者の体液に汚染された注射針などから感染する.空気感染はしない.アフリカの中央部で発生しているが,2014年には西アフリカで爆発的に流行した.米国立衛生研究所(NIH)は2014年9月,エボラ出血熱を予防するワクチンの臨床試験を開始した.このワクチンは,英国の製薬大手グラクソスミスクライン(GlaxoSmithKline)とNIH内のアレルギー感染症研究所(NIAID)が共同で開発したもので,すでにチンパンジーを使った実験では非常に大きな効果が確認されている.WHO(世界保健機関)は2015年5月9日,死者数が最も多かったリベリアでの終結宣言を発表した.

Echo Romeo 〔医療俗〕エコー・ロメオ

緊急救命室(ER)のこと. ⇨ Oscar Romeo

ECMO エクモ

① 膜型人工肺による肺機能補助. extracorporeal membrane oxygenation の略語.

② 膜型(体外循環)人工肺. extracorporeal membrane oxygenator の略語.

❏ いずれも ex- の[ek]の音を EC につづり直したもの.

ECU 〔医療俗〕イー・シー・ユー

永遠治療室. eternal care unit の頭文字.「死」を指す婉曲的表現で, intensive care unit(集中治療室)の頭文字 ICU にならったもの.

❏ 「死亡した」ことを gone to the ECU(ECU へ行ってしまった)と言う. ⇨ TEC

-ed 〔医療俗〕～ト;～ド

医療器具や処置の名称を短縮した語に付けて俗語表現を作る連結語.例として,「胃鏡検査を受ける」は gastroscope(医鏡検査) + -ed で scoped(スコープト),「気管支鏡検査を受ける」は bronchoscope(気管支鏡) + -ed で bronked(ブロンクト),「カテーテル治療を受ける」は, catheterization(カテーテル治療) + -ed で cathed(キャスト)などとなる.

ED イー・ディー

(病院の)救急部門. emergency department の頭文字. ⇨ emergency department; ER; EW

EDDU 〔医療俗〕イー・ディー・ディー・ユー

患者が最低これらの行為だけはできるが，それ以上は何もできない状態のこと. eating, drinking, defecating, urinating(食べて，飲んで，排便して，排尿する)の頭文字.

EDP イー・ディー・ピー

情緒不安定者. emotionally disturbed person の頭文字. 精神的に問題のある人を広く指す，政治的に公正で社会的な差別や偏見を含まない(politically correct)言い方.

Effexor XR 〔薬・商品名〕エフェクサー XR

米国 Pfizer, Inc. 製の抗鬱(うつ)薬(antidepressant). 処方薬. カプセル錠. XR は extended-release(徐放性の)の略語で，薬剤の溶解に時間差があり薬効がより長く持続することを示す. 錠剤の Effexor は 2011 年に製造中止.

❏ 徐放性であることを示す他の略語には CD(controlled dose), CR(controlled release), CRT(controlled release tablet), ER(extended-release), LA(long acting), SA(sustained action), SR(sustained release), TR(time release), TD(time delay)などがある.

egg harvesting 卵子採取

卵子提供者(egg donor)から卵子を採取すること.

❏ harvest は一般には「(作物などを)収穫する」の意味で使うが，医学用語では「臓器摘出(する)」の意味で使う語. ⇨ harvest

ego boost units 〔医療俗〕エゴ・ブースト・ユニッツ:「エゴ増大部隊」

指導医(attending physician)の後をついて病院内を回る医学生(medical student)やインターン(intern)たち. 自分こそ認められようと目立とうとするうぬぼれ(ego)者たちの集団.

egomaniac 〔医療俗〕エゴマニアック:「我のみ野郎」

医師(physician)を揶揄(やゆ)した呼び方.

❏ egomaniac は「異常に自己中心的な(うぬぼれた)人」の意味.

egomegaly 〔医療俗〕エゴメガリー:「エゴ巨大症」
特に外科医によく見受けられる人格障害(personality disorder). 手術の腕前を自慢する極端な自画自賛(self-appreciation)などの症状があることを揶揄(ゃゅ)した言い方.
❑「過大な自尊心, うぬぼれ」という意味の ego と「肥大, 巨大(症)」の意味を表す連結語の -megaly からの造語.

Eiffel Syndrome 〔医療俗〕アイフェル・シンドローム:「エッフェル塔症候群」
直腸(rectum)に異物が入った患者. "I fell on it."(その物体の上に落ちた(そしてそれが直腸に刺さった))の I fell の部分の発音を Eiffel(アイフェル)(The Eiffel Tower(エッフェル塔)から)とつづった言い方.

Elavil 〔薬・商品名〕エラヴィル
米国 AstraZeneca 製の三環系抗鬱(うっ)薬 (tricyclic antidepressant). 2004年に製造中止.

elective abortion 選択的妊娠中絶
いわゆる「人工妊娠中絶」のこと. 妊婦の要請で行うもの. therapeutic abortion(治療的流産)とも呼ばれる.

ELFs 〔医療俗〕エルフス
evil little fuckers(悪ガキども)の頭文字と複数形の語尾 's' から. 医師や看護師の手を煩わす子供の患者を指す言い方.

Elimination Communication 排泄コミュニケーション
母親などが, 乳幼児の排泄の要求を声やしぐさなどで察知して排泄場所に連れて行く, つまり排泄を通じて乳幼児とコミュニケーションを取ること. 略語は EC. 開発途上国などの人々がおむつなしで子育てをすることに触発された考え方で, 最初に提唱されたのは Ingrid Bauer(イングリッド・バウエル)の *Diaper Free! The Gentle Wisdom of Natural Infant Hygiene*(Natural Wisdom Press, 2001)[『おむつなし!自然な幼児衛生管理のやさしい知恵』]の中であった. 日本でも「おむつなし育児」が話題になってきた. ⇨ DiaperFreeBaby

Elimite 〔薬・商品名〕エリミテ
抗疥癬(かいせん)薬(scabicide). シラミ駆除剤(pediculicide). 処方薬の

クリーム．米国 Prestium Pharma, Inc. 製．カナダでは Kwellada-P lotion の名称で市販薬として売られている．

❑ 代謝拮抗物質（antimetabolite）として使用される注射剤〔商品名〕Alimta（アリムタ）（米国 Lilly USA, LLC 製）と聞き間違えないよう注意が必要．

elsewhere general 〔医療俗〕エルスホエア・ジェネラル

大学病院のような学究的センターから離れた「どこかよそに」（elsewhere）あるコミュニティー病院（community hospital）．⇨ community hospital; Mount Saint Elsewhere; Saint Elsewhere

embalming エンバーミング

遺体を腐敗（decomposition）させないためにバルサム（balsam）などの化学薬品（embalming chemicals）で防腐処理を施すこと．土葬の国では遺体からの感染予防の意味もある．日本では「死体防腐処理」「遺体衛生保全」などと呼ぶ．

EMD イー・エム・ディー

緊急（救急）医療通信指令．緊急（救急）医療通信指令係．emergency medical dispatch, または emergency medical dispatcher の頭文字．特に緊急（救急）医療サービス（EMS）に関する通信指令（係）を指す場合に使う．⇨ EMS

emeralds 〔医療俗〕エメラルズ

痔（hemorrhoids）．一般の人には病名の専門用語（hemorrhoids）が聞き取れないため，それによく似た発音の日常語（宝石の emerald の複数形）を当てはめたもので，この現象は言語学的には「民間語源」（folk etymology）と呼ばれるもの．

❑ 病名関連では次の［ ］内の意味の言葉のような聞き違い例がある．an awful erection［すごい勃起］（アナフィラキシー反応［anaphylactic reaction］），chicken pops［チキンはじけ］（水ぼうそう［chicken pox］），de beetles［カブトムシの］（糖尿病［diabetes］），fireballs［火の玉］（子宮筋腫［fibroids］），flea bites［ノミの食い跡］（静脈炎［phlebitis］），high anus hernia［上部肛門ヘルニア］（裂孔ヘルニア［hiatal hernia］），infantigo［幼児が行く］（とびひ［impetigo］），massive internal fart［大量腸内おなら］（心筋梗塞［myocardial infarction]), old-timer's disease[時代遅れ人病]（アルツハイマー病[Alzheimer's disease]）, prostrate gland[へばった腺]（前立腺 [prostate gland]）, sick-as-hell crisis[どえらくひどい危機的病]（鎌状赤血球クライシス[sickle cell crisis]）, smiling mighty Jesus[にっこりしている絶大なイエス様]（脊髄髄膜炎[spinal meningitis]）, very close veins[非常に近くに見える静脈]（拡張蛇行静脈[varicose veins]）, vomik[ヴォミック]（嘔吐[vomit]）, youth in Asia[アジアに居る若者]（安楽死[euthanasia]）⇨ diabetes; fireballs (of the uticas); Leave 'em Dead; mini-Jesus

Emergency! 〔テレビ番組名〕『エマージェンシー』

米国NBCテレビ系ドラマ．Los Angelesにある郡消防署の救急部隊Squad 51の救急救命士（paramedic）や架空の病院Ramparts General Hospitalの医療スタッフの活躍を描いた．1972年1月22日から1977年9月3日まで放映．⇨ Dixie McCall

emergency department　エマージェンシー・デパートメント

（病院の）救急部門．略語はED．⇨ emergency room; ED; ER

emergency exit　〔俗〕エマージェンシー・エグジット：「非常脱出口」

帝王切開（C-section）のこと．特にLos Angelesで使われた表現．

Emergency Nurses Association　米国救急看護師協会

本部はIllinois州Des Plaines．略称はENA．旧称はEmergency Department Nurses Association．

☐ 緊急救命室のナースの団体を組織する必要性を感じていた米国の登録看護師（registered nurse）のAnita M. Dorr（アニタ・M・ドア）がEmergency Room Nurses Organizationを東海岸地区で，同じく登録看護師のJudith C. Kelleher（ジュディス・C・ケラハー）がEmergency Nurses Associationを西海岸地区で結成した．この2つの団体が1970年にEmergency Department Nurses Association（EDNA）として合併し，1985年に現在の名称になった．

emergency room　エマージェンシー・ルーム

（病院の）緊急救命室．救急室．略語はER．米国では，現在はemergency department（略語ED）（救急部門）という名称を使う医療施

設のほうが多い. ⇨ emergency department; ED; ER

EMG イー・エム・ジー

筋電図. electromyogram の略語.

EMS イー・エム・エス

緊急医療サービス. emergency medical service の頭文字. 1973年米国政府によって確立された救急医療システム (Public Law 93-154). 救急医療の場合の連絡と, 搬送, 災害時の救援計画, 一般市民の訓練プログラムなどが含まれている.

EMT イー・エム・ティー

緊急医療テクニシャン. emergency medical technician の頭文字. ⇨ EMT-B

EMTALA エムタラ

Emergency Medical Treatment and Active Labor Act(救急医療処置及び能動分娩法)の略語. The Comprehensive Omnibus Budget Reconciliation Act of 1985(1985年連結国家予算削減一括法)の一部. 患者が病院にいつどのように治療を拒否されるか, 患者が不安定な病状になった場合にいつどのように別の病院へ転院させられるかについて規定している.

EMT-B イー・エム・ティー・ビー

緊急医療テクニシャン・ベーシック. emergency medical technician basic の頭文字. 除細動, 気道維持, 心肺蘇生術, 脊椎固定, 出血コントロール, 骨折管理のような基本的な緊急ケア技術のトレーニングを積んでいる入門レベルの緊急医療テクニシャン. しばしば EMT と同義で用いられる.

❏ EMT-B の他に, EMT-A, EMT-ALS, EMT-D, EMT-I, EMT-IV, EMT-P がある. ⇨ EMT; paramedic[1]

ENA イー・エヌ・エー

Emergency Nurses Association(救急看護師協会)の略称. ⇨ Emergency Nurses Association

encephaloatrophy 〔医療俗〕エンセファロアトロフィー:「脳萎縮症」

1日に2時間以上テレビを見ていることによって起こるという.

❏ encephalo- は「脳」の意味を表す連結語. atrophy は「萎縮, 衰

退, 退化」.

encephalon eccentric 〔医療俗〕エンセファロン・エクセントリック:「常軌逸脱脳」

病院の嫌な管理部門のスタッフ(hospital administrator)や患者のことを揶揄(ゃゅ)して医師や看護師が使う言い方.
❏ encephalon は「脳」の意味. eccentric は「常軌を逸している」の意味.

Enduron 〔薬・商品名〕エンデュロン

米国 Abbott Laboratories 製の利尿薬(diuretic). 抗高血圧症薬(antihypertensive). 処方薬. 錠剤.
❏ 免疫抑制薬(immunosuppressant)の Imuran(イムラン)(米国 Prometheus 製)と聞き間違えないように注意が必要.

ENT 耳鼻咽喉科

ear(耳), nose(鼻), throat(喉)の頭文字. ⇨ Otolaryngology

entrance wound (銃弾などの)射入口 ⇨ exit wound

ENT surgeon 耳鼻咽喉科・頭頸部外科医

ENT は ear, nose, throat の頭文字からで,「耳鼻咽喉科」を指す. しかし, 耳鼻咽喉科医(otolaryngologist)の扱う範囲については, "head and neck" も含まれ, 日本でも「耳鼻咽喉科・頭頸部外科」という専門分野名が使われている.

epi 〔医療俗〕エピ

エピネフリン(epinephrine). アドレナリン(adrenaline)のことで, 副腎髄質ホルモンや神経伝達物質として分泌され, 血糖上昇や心拍出増加作用がある. ⇨ Eppy

epidoodle 〔医療俗〕エピドゥードル:「硬膜外おちんちん」

硬膜外麻酔(epidural anesthesia). 帝王切開(C-section)の際などにしばしば使用される麻酔. epidural(硬膜外)の -dural の部分をもじって doodle(幼児語で「おちんちん」)としたもの.

epinephrine エピネフリン

① アドレナリン(adrenaline)のことで, 副腎髄質ホルモンや神経伝達物質として分泌され, 血糖上昇や心拍出増加作用がある.
② 合成副腎髄質[ステロイド]ホルモン剤. ⇨ epi

EpiPen 〔薬・商品名〕エピペン

ハチに刺された時などに起こる呼吸困難や血圧低下といった激しい全身症状アナフィラキシーショック(anaphylactic shock)に対して, エピネフリン(epinephrine)を緊急に投与するためのペン型のキット. 米国 Mylan, Inc. の登録商標. 注射針・容器・薬液が一体となっていて, 自動的に一定量だけを筋肉注射できる器具で, auto-injector(自動注射器)と呼ばれるもの. EpiPen Jr. もある. 大腿部外側(outer thigh)に注射をする. 患者が自分で注射する補助治療薬. 処方薬. ⇨ Auvi-Q

epis 〔医療俗・産科俗〕エピス

(分娩時の)会陰(えい)切開術. episiotomy の短縮語.

epi-sal エピ・サル

エピネフリンと生理食塩水の混合液. epinephrine と saline solution の頭部分をつなぎ合わせた略語. ⇨ epi

Eppy 〔医療俗〕エピー

エピネフリン(epinephrine). アドレナリン(adrenaline)のことで, 副腎髄質ホルモンや神経伝達物質として分泌され, 血糖上昇や心拍出増加作用がある. ⇨ epi

ER イー・アール

(病院の)緊急救命室. 救急室. emergency room の頭文字. 医療ドラマのタイトルにもなった語であるが, 米国では, 現在は ED (emergency department)(救急部門)という名称を使う医療施設のほうが多い. ⇨ ED; EW

ER 〔テレビ番組名〕『ER 緊急救命室』

米国 NBC テレビ系の医療ドラマ. Chicago の Cook County Hospital をモデルにした County General Hospital という架空の病院の緊急救命室を舞台にした医療ドラマ. 1994 年 9 月 19 日から 2009 年 4 月 2 日まで放映. 1995 年のエミー賞(Emmy Award) 8 部門を獲得.

❏ 番組開始当時の登場人物は, 研修医(resident)の Dr. Mark Greene(Anthony Edwards が演じた), Dr. Douglas Ross(George Clooney), Dr. Peter Benton(Eriq La Salle), Dr. Susan Lewis (Sherry Stringfield), 看護師長の Carol Hathaway(Julianna Margulies), 医学生の John Carter(Noah Wyle)などであった.

❏ *Newsweek* (Oct. 31, 1994)が "ER, 'TV's SMASH Hit" というタイトルの特集を組んだ．Smashの部分をわざわざSMASHとしたのは，米国の人気反戦コメディー *M*A*S*H* を意識したもの．

❏ *ER*日本語版の字幕・吹替翻訳を担当した木原たけし氏に，翻訳作業でよく登場し，印象に残る医療語をあげてもらったことがある．それは以下のとおりである．① bolus「集中投与，大量投与」② give me a bullet「患者の状態症状を教えろ」③ chairs「待合室」④ crit「ヘマト」(hematocrit) ⑤ epi「エピ」(epinephrine) ⑥ Foley「フォーリー」(ゴム製の尿道カテーテルの商品名) ⑦ lac「裂傷」(laceration) ⑧ O-neg「Oマイナス」(O-negative) ⑨ MVA「自動車事故」⑩ palp「触診で血圧を測る」⑪ scoop and run「(患者があまりにも重体なので)処置をせずにそのまま収容してとにかく大急ぎで搬送してくる」⑫ pelvic「膣の内診」⑬ bradying down「徐脈になってきた」⑭ DNR「延命拒否」⑮ trauma panel「外傷時血液検査」⇨ John H. Stroger, Jr. Hospital of Cook County

ERCP 〔医療俗〕イー・アール・シー・ピー

患者の緊急逆行性問診記録取り．emergency retrograde clerking of patientの頭文字．緊急入院した患者が，病室担当医が問診記録を取る前に死亡してしまった場合に，入院受け家記録にその受け入れ時にさかのぼってそれらしく記入すること．医学用語のendoscopic retrograde cholangiopancreatography (内視鏡的逆行性胆管膵管(すいかん)造影)［超音波内視鏡を口から十二指腸乳頭部まで挿入し，その内視鏡の中を通っているカテーテルから造影剤を注入してX線写真を撮影するもの］の略語ERCPを言葉遊びで別の内容に言い換えたもの．

ER headlock 〔医療俗〕イー・アール・ヘッドロック

緊急救命室(ER)内で暴れて言うことを聞かない患者をレスリングの技「ヘッドロック」のように押さえ込むこと．

E. R. O. A. D. 〔医療俗〕イー・アール・オー・エー・ディー

医学生(medical student)が医学部卒業後に研修医(resident)として勤務先を決める際に人気が高い専門分野の，救急医療(emergency medicine)，放射線科(radiology)，眼科(ophthalmology)，麻酔科(anesthesiology)，皮膚科(dermatology)の頭文字．R. O. A.

D. E. とも言う. ⇨ R. O. A. D.; R. O. A. D. E.

Estring 〔薬・商品名〕エストリング

閉経後の腟萎縮 (vaginal atrophy) の諸症状治療薬. 米国 Pfizer, Inc. 製の処方薬. リング状の薬 (エストロゲン) を腟内に挿入することで約90日間症状が緩和されるという. 製薬会社の広告は "Maybe It's Time to Talk about the Ring?"(「いまやリングについて語る時でしょう」) と謳(う_た)う.

Estroven 〔商品名〕エストロベン

米国 i-Health, Inc.(DSM Nutritional Products の一部門) 製の, 更年期 (menopause) の症状を軽減するためのサプリメント.

ETA イー・ティー・エー

(救急車などの) 到着までの所要時間. estimated time of arrival の略語で, 一般的には「(飛行機や船などの) 到着予定時刻」を表すが, 救命救急の場面では, 「時刻」ではなく到着までにかかる「所要時間」を表すことも多い. 例えば, "ETA seven minutes"(救急車到着まで7分) のように言う.

ETCO$_2$ イー・ティー・シー・オー・ツー

気管内二酸化炭素モニター. endotracheal carbon dioxide monitor のこと. 呼気に含まれる二酸化炭素を探知する. 気管内チューブ (endotracheal tube) が食道 (esophagus) ではなく気道 (trachea) に正しく挿入されているかどうかを確認するのに使われる. endotracheal の下線2字と, CO_2 からの造語.

ethanol 〔医療俗〕エタノール

酒. 略語で EtOH, ETOH も使われる. ⇨ EtOH

ethanolic 〔医療俗〕エタノリック

アルコール依存症患者 (alcoholic). 酔っ払い (drunkard). ethanol + alcoholic からの造語.

ethanolism 〔医療俗〕エタノリズム

アルコール依存症 (alcoholism).

EtOH 〔医療俗〕エトー

① エタノール (ethanol). 単に酒を指して使う. ethyl group の頭文字2字 et- と, エタノールの分子式 CH_3CH_2OH の -OH からの略語. カナダ内科学試験委員会 (Canadian Internal Medicine Board

Exam) の受験資料の中に 'Symptoms of EtOH Withdrawal'(アルコール依存離脱症状) という言い方で使われている. ETOH とも書く. ⇨ ethanol

② アルコール依存者. 飲酒状態. ETOH と書いて, パラメディックが使う. ETOH on board(アルコール依存者搬送中), positive ETOH(飲酒状態あり).

③ ETOH と書いて, ひどい酩酊(めいてい)・泥酔状態. Extremely Trashed Or Hammered の頭文字.

ETT　イー・ティー・ティー

気管内チューブ. endotracheal tube の略語.

euboxic　〔医療俗〕ユーボクシック:「目盛ます優良範囲内」

検査結果が良いことを指す言い方.「良」の意味の連結語 eu- と, box「(既定の検査結果記録用紙に印刷されている)目盛ます」と, 「~の性質の」の意味の連結語 -ic からの造語. 検査結果に異常がないので, プリントアウトされる検査結果用紙の目盛ます内に収まること.

euthanasia　ユーサネイシア

安楽死.〔ギリシャ語〕で「幸福な死」の意味の語.

Evista　〔薬・商品名〕エビスタ

米国製の骨粗鬆(そしょう)症(osteoporosis)治療薬. 処方薬の錠剤. 米国 Eli Lilly and Co. の登録商標.

EW　イー・ダブリュー

救急病棟. emergency ward の頭文字. 実際には "E-Dub"(イー・ダブ)のように読む. ⇨ ED; ER

Ewald tube　〔医療器具〕エヴァルト・チューブ

胃洗浄(gastric lavage)に使用する太いチューブ. 例えば, コカインを服用した患者に対する処置で使う. ドイツの消化器専門医(gastroenterologist) Carl Anton Ewald(カール・アントン・エヴァルト)(1845-1915)の名から. ⇨ down your nose with a garden hose

examination table paper　診察台用ペーパー; 検査台用ペーパー

診察台や検査台が汚れないように台の上に敷くもの. exam

(room) table paper, treatment table paper とも言う．子供の患者用には子供が喜ぶような楽しいカラーデザインのものもある．

Excedrin 〔薬・商品名〕エキセドリン

鎮痛薬(analgesic)，解熱薬(antipyretic)，抗炎症薬(anti-inflammatory)などとして使われる米国 Novartis Consumer Health, Inc. 製の市販薬．

excise 〔医療俗〕エクサイズ

(患部全体を)切除する．excise a tumor(腫瘍(しゅよう)を完全に切除する)のように使われる．類語の resect には「全体」を切除する意味合いはない．

exit wound (銃弾などの)射出口 ⇨ entrance wound

ex-lap 〔医療俗〕エクス・ラップ

試験開腹．腹腔内の病巣の状況を把握したり，病理組織検査に必要な資料を採取したりするために行う開腹手術．exploratory laparotomy の略語．

expensive care 〔米医療俗〕エクスペンシブ・ケア：「高額医療」

集中治療(intensive care)のこと．⇨ expensive scare

expensive scare 〔英・オーストラリア医療俗〕エクスペンシブ・スケア：「高額不安」

集中治療(intensive care)で支払う医療費が高額になることへの患者の不安感．⇨ expensive care

extended care facility 拡張ケア施設 ⇨ nursing home

ex・lax 〔薬・商品名〕エクス・ラックス

米国 Novartis Consumer Health, Inc. 製の緩下薬(laxative)．便秘(constipation)に使う市販薬．実際の商品名は，ex・lax と小文字で書かれている．

eyeball 〔医療俗〕アイボール：「目玉をむいてよく見る」

検査する(examine)．〔俗〕で「じっと見つめる，鋭く見つめる」の意味．

Eyeball 〔医療俗〕アイボール：「目玉病院」

評判のよい大きな眼科病院やクリニック．

eye booger 〔米俗〕アイ・ブーガー：「目くそ」

目やに．eye discharge や eye mucus などとも呼ぶ．口語では

sleep.「目やにや涙が出ている(目)」ことを watering と言う. ⇨ booger

eye shower アイ・シャワー
眼を洗浄するためのシャワー装置.

Eye-tach 〔医療俗〕アイタック
ヒスパニック系患者が心室性頻拍(ventricular tachycardia)の状態にある様子. V-tach(心室性頻拍)のもじり. Italian の最初の 'I' を「アイ」と読んで「アイタリアン」と発音し,人種差別的な読み方をするが,この最初の「アイ」を同音の 'eye' と入れ替えたもの. ⇨ Oy-tach

E-Z Scrub 〔商品名〕イージー・スクラブ
米国 BD (Becton, Dickson and Company)製の術前手洗い用滅菌ブラシ(preoperative surgical scrub brush)など.

F

FABERE test ファベレ試験
股関節(hip-joint)疾患を調べる際の項目である flexion(屈曲), abduction(外転), external rotation(外旋), extension(伸展)の頭文字から. 米国の神経科医(neurologist) Hugh Talbot Patrick (ヒュー・タルボット・パトリック) (1860-1939)の名から取って Patrick's test(パトリック試験)とも呼ばれる.

FABIANS 〔医療俗〕ファビアンズ
気分が悪かったが今は大丈夫という症候群. felt awful but I'm alright now syndrome の頭文字.

face blindness フェイス・ブラインドネス
失顔症. 米人気俳優の Brad Pitt(ブラッド・ピット) (1963-)は, 2013 年に米誌のインタビューで,自分が「人の顔がみんな同じように見えてしまう(認識できない)失顔症」であると明らかにした.

「相貌(そうぼう)失認」ともいう. ⇨ prosopagnosia

fadir sign　ファディル徴候
股関節(hip-joint)疾患を調べるテストの項目を示す flexion(屈曲), adduction(内転), internal rotation(内旋) の頭文字から.

failure to cope　〔医療俗〕「対処障害者」
高齢であったり精神的弱点があったりして, 病院内での食事療法や投薬治療, 経過観察, 個人の衛生管理などにうまく対処できない患者(gomer)を指す. 患者の能力の欠陥を指した軽蔑的な言い方.「不全・異常・欠如」の意味の連結語 dys- と, ラテン語 copia からの医学用語的な造語 dyscopia(ディスコピア)を使うこともある. また, このような患者を抱えてうまく対処できない家族を指すこともある. ⇨ gomer

failure to die　〔医療俗〕「死にぞこない」
やっかいな患者(gomer). failure to thrive(発育障害)をもじった言い方. 頭文字語はどちらも FTD. ⇨ failure to cope; gomer

failure to float　〔医療俗〕「浮遊失敗」
水中への飛び込み自殺で死にきれなかった患者. 文字通りは「水面に浮かびそこなった」こと.〔英医療俗〕では略語 FTF も使われる.

failure to fly　〔医療俗〕「飛行失敗」
飛び降り自殺で死にきれなかった患者. 文字通りは「飛びそこなった」こと.〔英医療俗〕では略語 FTF も使われる.

fall out　〔医療俗〕フォールアウト:「(身体から力が)抜け落ちる」
気を失う. 卒倒する. falling out は「卒倒(失神)」(syncope).

family　〔医療俗〕ファミリー
集中治療室(intensive care unit: 略語 ICU)を見舞う患者の家族など. やたらと感情的になって患者の心配ばかりして治療の邪魔をする家族などを指す婉曲的な言い方.

family development project　〔俗〕「家族開発計画」
妊娠(pregnancy)のこと. 特に Los Angeles で使われた表現.

family ganging　〔医療俗〕ファミリー・ギャンギング
家族ぐるみ不正診療. 患者本人だけでなく, 家族ぐるみでの医療費不正請求. 医師が患者以外に病気でもない家族まで不必要に診断して, 保険料を請求すること. 米国の都心部のスラム地区などで,

経済的に豊かでない地区の医師から患者の再診時に，家族をみんな連れて来て診察を受けるように言われることがある．低所得者などのための医療扶助制度メディケイド(Medicaid)の患者の場合は医師への償還率が低いため，特によく見られる．⇨ Medicaid mill; ping-ponging

family plan 〔医療俗〕ファミリー・プラン
子沢山の親が，実際には子供のうちの1人が風邪やインフルエンザにかかっただけなのに，子供全員を緊急救命室(ER)に連れて来て無料診断をしてもらうこと．
❑ 一般的な意味は，「(航空運賃などの)家族運賃割引」．

F/U 〔医療俗〕エフ・アンド・ユー
患者の追跡管理必要．Follow Up の頭文字．カルテに書き込まれる．面白い症例で，かつ要注意のものを指すことが多い．

fanger 〔医療俗〕ファンガー:「牙(きば)屋」
口腔外科医(oral surgeon)．fang は「(動物の)牙」の意味や，口語で「歯」の意味．オーストラリア英語では，おどけて「歯科医」のことを fang-carpenter (牙の大工)や fang-farrier (牙の蹄鉄匠)などと呼ぶ．

farc 〔医療俗〕ファーク
心筋梗塞．myocardial infarction の infarction の語の一部を取って短縮したもの．⇨ MI; ROMI

farmer's lung 農夫肺
過敏性肺臓炎(hypersensitivity pneumonitis)の一つ．かびた干し草(hay)，わら，穀物の粉塵を吸い込むことで起こる．⇨ air-conditioner lung; corkhandler's disease; popcorn lung

fascinectomy 〔医療俗〕ファシネクトミー:「魅惑的切除術」
長時間かかるが，医師にとって興味のある処置．「魅惑的な」という意味の fascinating と「切除術」という意味の連結語 -ectomy からの造語．⇨ fascinoma; unfascinectomy; unfascinoma

fascinoma 〔医療俗〕ファシノーマ:「魅惑腫」
医者にとって興味をそそる病気や，見聞きしたことがないような臨床的興味のある患者．ただし，症例を取り上げた論文の共同執筆をする際には筆頭執筆者として名を出すほどの関心はないもの．

また，腫瘍(しゅよう)(tumor)や悪性腫瘍(malignancy)を指して使うこともある．

❏「魅惑的な」という意味の fascinating と「腫; 瘤(りゅう)」の意味を表す連結語 -oma からいかにも病名のようにした造語．⇨ fascinectomy; unfascinectomy; unfascinoma

fat doctor 〔医療俗〕ファット・ドクター

肥満症専門医(bariatrician)．ちなみに，bariatrician の bar- は，ギリシャ語の baros ('weight')［重量］の意味の接頭語．

Father Jack 〔英医療俗〕ファーザー・ジャック:「ジャック神父」

大声を上げてベッドから逃げ出そうとする，高齢のぼけた患者．アイルランドの西沿岸沖にある架空の島 Craggy Island(クラギー島)を舞台にして，英国の公共テレビ局 Channel 4 で放映された(1995-1998)アイルランドのコメディ *Father Ted* に登場する飲んだくれの老司祭 Father Jack Hackett(ファーザー・ジャック・ハケット)から．

Fat Old Fred 〔商品名〕ファット・オールド・フレッド

心肺蘇生術(CPR)トレーニング用のマネキン．上半身のみで腕の部分はない．心拍停止(cardiac arrest)に陥りやすいと考えられている太りすぎで年配の患者を想定したもの．米国 Simulaids, Inc. 製．⇨ Resusci Anne; Sani-Man

fatty food attack ファッティ・フード・アタック

油で揚げた，あるいは脂肪をたくさん含んだ食べ物の消化不良によって起こる一時的な激しい疝痛(せんつう)．胆石症(cholelithiasis)によく見られる臨床的徴候であると考えられている．

FD 〔医療俗〕エフ・ディー

くそったれの酔っ払い．fucking drunk の頭文字．

FDGB 〔医療俗〕エフ・ディー・ジー・ビー

fall down and go boom(ドテッと音を立てて倒れる)の略語．緊急救命室(ER)に運ばれてきた患者の発症状況を説明するときに使われる．通常は患者として担ぎ込まれたおばあちゃんのことを指して使うので，LOLFDGB(= little old lady, fall down, go boom)とも言う．看護師がよく使う．また，救急隊員(ambulance crew)が，He f.t.g.b.-ed down the stairs.(この人は倒れて階段を大きな

音を立てて落っこちた)というような使い方もする. ⇨ LOL; LOL-DFD; LOLFOF

FDNY エフ・ディー・エヌ・ワイ：ニューヨーク市消防局

The New York City Fire Department の略称. 病院に搬送するまでの救急医療ケア (pre-hospital emergency care) を提供する緊急医療サービス (EMS) を行うものとしては米国最大.

❏ 2001年9月11日に発生した米国同時多発テロ事件では, 事件発生直後, New York では捜索救助活動を行なっている最中にビルが倒壊し, 多数の消防士や警官が死亡したり行方不明になったりした. 事件後再開した大リーグの試合では, New York Mets の選手たちが, FDNY や NYPD (New York 市警察) の文字の入った帽子をかぶって試合にのぞんだ. また, 同年のワールドシリーズ (World Series) の第3戦となる New York での初戦では, Bush 大統領 (当時) が背中に FDNY の文字の入ったシャツを着て始球式を行なった.

feather count 〔医療俗〕フェザー・カウント：「羽根の数」

異常な振る舞いの度合い. 「変わった人」のことを strange bird と言うことから, その bird の羽根の枚数によって異常の程度を表すこと.

fecalogram 〔医療俗〕フィーカログラム：「糞便像図」

患者の画像検査で, 適切な処置を受けなかったため結腸 (colon) の中に詰まっている糞便が映っていること. 「糞便の」の意味の形容詞 fecal と, 合成語を造る連結語の -o- と, 「記録, 図, 文書」の意味の連結語 -gram からの造語.

feed and seed 〔医療俗〕フィード・アンド・シード

植物状態の患者のケア. その病棟や病室を vegetable garden (野菜畑) と呼ぶ. feed には「肥料をやる」, seed には「種をまく」という意味がある. ⇨ garden

fem-pop, chop, chop フェム=ポップ・チョップ・チョップ

大腿膝窩(しっか)動脈バイパス手術を行ったが, 結局は回復せずにさらに上の部分で脚を切断すること. fem-pop は, femoral popliteal (または femoropopliteal) bypass surgery を表す. chop は「ぶつ切りにする」という意味.

❑ chop-chop には〔俗〕で「急いで」という意味がある．ピジン英語 (Pidgin English)の chop('quick')を重複させたもの．⇨ ax-fem

Fertell　〔商品名〕ファーテル

自宅でできる不妊検査キット(DIY sperm test kit)．2001年7月2日英国で発表された．開発者はスコットランドのダンディー大学(University of Dundee)の Christopher Barratt(クリストファー・バラット)教授．London の医療器具会社 Genosis, Inc. 製．

❑ 男性の場合は精子の量と活発さを検査し，女性の場合は卵巣中にどれくらいの数の卵子があるかを推定することができる卵胞刺激ホルモンのレベルを検査する．

fertilize the vegetables　〔医療俗〕「野菜に肥料をやる」

昏睡(coma)状態の患者にビタミンや栄養物を点滴で与える．⇨ water the garden; water the vegetables

fester　フェスター

化膿する(suppurate)．

fetal small parts　フィータル・スモール・パーツ

母親の腹壁を通して感じる胎児の四肢(extremities)．

FFDID　〔医療俗〕エフ・エフ・ディー・アイ・ディー

(患者が)水路でうつ伏せの状態で見つかった．found facedown in ditch の略語．⇨ FFDIG

FFDIG　〔医療俗〕エフ・エフ・ディー・アイ・ジー

(患者が)側溝でうつ伏せの状態で見つかった．found facedown in gutter の略語．⇨ FFDID

FHHS　〔米・医療俗〕エフ・エイチ・エイチ・エス

女性ヒスパニックヒステリー症候群．ヒスパニック系の女性患者が興奮して泣き叫ぶ状態．female Hispanic hysterical syndrome の頭文字．

FIDO　〔医療俗〕ファイドー

くそったれ運転走行．いたずらの救急車出動要請で時間を無駄にしたことを指す言い方．fuck it, drive on の頭文字．〔警察俗〕で Forget it, drive on.(そいつは忘れて[目の前の事件は見なかったことにして]このままパトカーで走らせろ)の頭文字でもある．

❑ また〔軍俗〕では，戦場でたび重なるまずい事故や作戦でどうに

もならない事態の際に "Shit happens."(こんな日もあるさ)という意味で使う.

❏ FIDO には，滑走路付近の霧を消すために油などを燃やす方法のことを指す航空専門語もある．

field orders 現場指示

救急救命士(paramedic)が無線を通じて本部から受ける治療に関する指示のこと．

1515 〔医療俗〕フィフティーン・フィフテーイン：「15 時 15 分」

医療現場で使用される 24 時間時計の時刻表示 (24 hour clock) の一つ．書く場合は時分の間にコロンを使わず数字を並べる．The clock on the wall behind the nurses' station reads 2:45, 1445 in medspeak.(ナース・ステーションの後ろの壁にかかっている時計は午後 2 時 45 分，医療語表現で言うと 1445 を指している)⇨ Medspeak

fifth vital sign 第 5 のバイタル・サイン

痛み(pain)．通常のバイタル・サイン(vital signs)(生命徴候)は，体温(temperature)，脈拍数(pulse rate)，呼吸数(respiration rate)，血圧(temperature)の 4 つ．⇨ life signs; vital signs

fight bite 〔俗〕ファイト・バイト：「けんか噛み（傷）」⇨ closed-fist injury

Fighting Darwin 〔医療俗〕ファイティング・ダーウイン：「ダーウインと闘う人」

頑固なため，あるいは無知なために，もっとも重要な治療を拒む患者．進化論を提唱したダーウィンの論に反対することに掛けた言い方．

filet 〔医療俗〕フィレイ：「切り身にする」

外科医(surgeon)が腎臓(kidney)から結石(stone)を取り除く様子のこと．

❏ 料理では通例 fillet のつづりを使い，動詞で「魚をおろして切り身にする」の意味．

financial phobia フィナンシャル・フォービア

財務恐怖症．個人の資産管理を阻止するような精神的症候群．英国で 2003 年に調査されて判明したもの．自分の銀行口座明細書

(bank statement)を開けて見ないというように，自分の金を処理しようとすると不安を感じ，後ろめたさを味わい，なすすべもないほどうんざりしてしまう．fiscal phobia とも呼ぶ．この症状の人を financial phobe(財務恐怖者)と呼ぶ．

financial triage フィナンシャル・トリアージ：金銭的トリアージ

患者を入院させたり，医療処置を行なったりする前に，その患者に医療費を支払う能力があるかどうかを評価すること．

❏ 本来の triage は，負傷の程度を選別すること．⇨ triage

finger stick フィンガー・スティック：「指刺し」

毛細管血を少量採取するために指先に針を刺すこと．fingerstick と 1 語つづりもある．finger prick(または fingerprick)とも呼ぶ．糖尿病患者が血糖自己測定器(portable blood meter)を使って自己血糖管理に用いるために使ったり，子供や高齢者の採血で使ったりする．⇨ heel stick

finger sweep フィンガー・スイープ：「指を使っての掃除」

(救急救命士(paramedic)などが)上気道閉塞の患者から詰まっている異物を指で取り除くこと．

Finochietto rib retractor 〔医療器具〕フィノキエット・リブ・リトラクター

開胸術(thoracotomy)で使用される肋骨を開く器具(rib retractor, rib spreader)．アルゼンチンの外科医 Enrique Finochietto(エンリケ・フィノキエット)(1881-1948)の名から．日本ではフェノチェット型と呼ばれているもの．⇨ Burford rib retractor

Fioricet 〔薬・商品名〕フィオリセット

米国製の鎮痛薬(analgesic)，催眠薬(hypnotic)，鎮静薬(sedative)として使用される処方薬．Actavis, Inc.(スイス．米国本部は New Jersey 州 Parsippany)のブランド．

fireballs (of the uticas) 〔医療俗〕ファイヤーボールズ （・オブ・ザ・ユーティカス）

子宮筋腫．一般の人には難解な医学専門用語の fibroids (of the uterus)を身近な語に聞き誤ったもの．民間語源(folk etymology)と呼ばれる言語現象．⇨ diabetes; emeralds

fireman-in-a-box 〔医療俗〕ファイアマン・イン・ア・ボックス
 心肺蘇生術(CPR)を行う装置. 一般に「機械装置, 仕掛け」のことは jack-in-a-box(びっくり箱)と呼ぶ. 人名 Jack の代わりに心肺蘇生術のできる「消防士」を使ったもの. ⇨ Life-Stat; Thumper

"First, do no harm." 「何よりもまず, (患者に)害を与えるな」
 ❏ ヒポクラテスの誓い(Hippocratic oath)に由来すると思われているが, その誓いの中にこの言葉はない. ヒポクラテスの The Epidemic には, "The physician must be able to tell the antecedents, know the present, and foretell the future — must mediate these things, and have two special objects in view with regard to diseases, mainly, to do good or do no harm."(「医者は過去を言い当て, 現在を知り, 未来を予言し—これらのことをなさなければならない. そして病気については次のことを重視せよ. すなわち益をなせ, 害を与えてはならぬ」)のような内容の言葉がある.

First Aid To Go! 〔商品名〕ファースト・エイド・トゥー・ゴー
 米国 Johnson & Johnson Consumer Companies, Inc. 製の RED CROSS ブランドの応急手当てセット(first aid kit). 応急手当てに必要な 12 品目が入っている.

First Responder ファースト・レスポンダー
 応急処置(first aid)と心肺蘇生術(CPR)の講義や訓練を 40 時間以上受けた警察官, 消防士, ボランティアの緊急医療テクニシャン(EMT)などを指す呼称で, 事故等の現場に最初に到着する. 文字通りは「第一対応者」. 略語は FR. ⇨ EMT-B; paramedic[1]

FIRT 〔医療俗〕ファート
 自動車事故による犠牲者. failed impact resistance test(失敗した耐衝撃性試験)の頭文字.

fish fillet 〔医療俗〕フィッシュ・フィレイ
 分泌物とにおいを伴う膣の感染症. 文字通りは「魚の切り身」.

fish fillet with ketchup 〔医療俗〕フィッシュ・フィレイ・ウィズ・ケチャップ
 分泌物, におい, 出血がある膣の感染症(産後(postnatal)などに見られる).

fishing expedition 〔医療俗〕フィッシング・エクスペディショ

ン：「漁場調査」
診査手術 (exploratory operation). 特定の手術の目標があるわけではなく, 通例は腹部のどこが悪いのかを見るためだけに行われる. ⇨ deep sea fishing

FIT 〔医療俗〕フィット
腹部X線写真で腸内に見られるガスのこと. fart in transit (腸内のおなら) の頭文字. transit は, colonic transit (結腸通過) や slow transit constipation (大腸通過遅延型, 機能性便秘) のような言い方で使われる語.

fit as a fiddle とても元気で；ぴんぴんして
主に米国南部や南中部地方では, (as) fine as a fiddle が使用される. 街のバイオリン弾きが身体を大きく揺すりながら弾くバイオリンの動きから, その「バイオリンのように」と言ったことから生まれた表現だという説がある.

FITH 〔医療俗〕フィス
頭がいかれた. 精神状態が尋常でない. fucked in the head の頭文字.

five F's 5つのF
胆嚢(たんのう)疾患 (gallbladder disease) 患者の特徴を示す5項目で, すべて f ではじまる語：fat (太っている), female (女性の), forty-ish (40歳くらい), fertile (多産の), fair (肌が白い).
❏ 胆石症 (cholelithiasis) や急性胆嚢炎症 (acute cholecystitis) に関連のある特徴を記憶する言い方に four Fs (fat (太っている), female (女性の), flatulent (鼓腸性の), forty-ish (40歳くらい)) がある. また, そのような患者を four F-er と呼ぶ. ⇨ four F-er

5-H-I-T 〔英医療俗〕ファイブ・エイチ・アイ・ティー
shit (くそ) の婉曲語. shit の語頭の s を文字形がよく似た数字の 5 に入れ替え, 残りの文字をアルファベット読みにして元の語が分からないようにしたもの.

fixed and dilated 瞳孔 (pupil) が固定し散大した
患者が危険な状態にあることを表す. ⇨ blown pupil; PERRL

fixing to die 〔医療俗〕「死ぬ覚悟でいる」
患者が自分の意思で死を選んだこと. 延命措置など受けないこと.

一般に be fixing to は「〜するつもりである」ことを表すアメリカ英語.

Flagyl 〔薬・商品名〕フラジル

米国 Pfizer, Inc. 製の抗生物質 (antibiotic). 抗原虫薬 (antiprotozoal), 抗アメーバ薬 (amebicide). 一般名はメトロニダゾール (metronidazole). 錠剤とカプセル錠がある.

flail 〔医療俗〕フレイル

蘇生 (resuscitation) に失敗する.〔米学生俗〕で「試験に失敗する, 不合格になる」[fluster (騒ぐ) + fail (失敗する) から混交 (blending) による造語] の意味がある. 医学用語では「異常な [病的な] 動きを示す」の意味の形容詞で, flail chest (動揺胸郭) や, flail joint (動揺関節) のように使われる.

flash and crash 〔医療俗〕フラッシュ・アンド・クラッシュ

緊急手術の際に局所用抗感染薬 (topical anti-infective) のベタジン (Betadine) をかけて切開すること. 例えば, 緊急帝王切開 (crash C-section) の場合など. 文字通りは「(液を) パッとかけてつぶす」. splash and crash (はねかけてつぶす) とも言う.

flat(tened) affect 平坦な情動

周りの状況に対する反応が欠如またはほとんど欠如していることで, 統合失調症 (schizophrenia) などの抑鬱(うつ)障害 (depressive disorder) に見られる.

flat head syndrome フラット・ヘッド症候群

頭位性斜頭症 (positional plagiocephaly). 乳児が長時間頭の同じ面を下にして寝かせているうちに, 頭蓋骨に局所的や連続的に圧力がかかって, 頭の一部が平坦になってしまうこと. いわゆる「絶壁頭」. 乳児に向き癖があったり, 乳幼児突然死症候群 (SIDS) を避けるために仰向けに寝かせたりすることで起こる. flat spot とも呼ばれる. 米国小児科学会 (American Academy of Pediatrics: 略語 AAP) が 1994 年に SIDS を防ぐために仰向け寝キャンペーン (Back-to-Sleep campaign) を導入してからこの斜頭症が増えたと言われる. ⇨ crib death

flatliner 〔医療俗〕フラットライナー

心電図 (ECG) や脳波図 (EEG) が平坦線 (flatline) になった患者.

死亡した患者のこと．
❏ 〔米俗〕catch a flatline（フラットラインを捉える），〔米俗〕（動詞）flatline（フラットラインになる）は，いずれも「死ぬ」の意味．⇨ catch a flatline; Nebraska sign

flat tire 〔俗〕フラット・タイヤ：「パンクしたタイヤ」
失敗した，あるいは左右対称にならなかった美容外科，または形成外科の豊胸手術（breast implant(s)）．特に Los Angeles で使われた表現．

FLB 〔医療俗〕エフ・エル・ビー
不確定な，あるいは混乱していてすぐに認識できない心電図（EKG）の様子．funny looking beat（奇妙な格好をした脈拍）の頭文字．

FLB 〔医療俗〕エフ・エル・ビー
皮膚にできた説明できないこぶの様子．funny little bumps（奇妙な形をした小さなこぶ）の頭文字．

flea 〔医療俗〕フリー：「ノミ」
内科医（internist），あるいはインターン（intern）．軽蔑したあだ名．❏ 外科医の目からは，内科医たちは大きな集団であちらこちらと動き回って，がやがやと騒ぎはするが目に見えるような成果がないところからノミにたとえると言う．あるいは，ちょうどノミが瀕死の犬から離れないように，死が迫っている患者にべったりするところから，という説もある．また，fucking little esoteric asshole（くそったれの小者のオタク野郎）［瀕死の病人を目の前にしておしゃべりをしているだけで何ら手を打たず，内輪の専門話をあれこれと議論しているだけの医者］の頭文字だと言う人もいる．
⇨ bug flea; last flea to jump off a dead dog; pee flea; tick; witch-doctor

flea and lice 〔医療俗〕フリー・アンド・ライス：「ノミとシラミ」
ある病気の治療中にそれとは関連のない原因で別の病気を発症する併発症（intercurrent disease）．標準的な診断ルールではどうにも片付かない難しい症状に直面したときの逃げ口．婉曲的な言い方．

'fleabite' dermatitis 「ノミ食い」皮膚炎

① 中毒性紅斑(erythema toxicum). 中毒性物質に対するアレルギー反応による皮膚の発赤のこと.
② 新生児に見られる一過性突発性発疹(erythema toxicum neonatorum). ⇨ phlebitis

flesh-eating bacteria 〔俗〕人食いバクテリア

劇症型溶血性レンサ球菌感染症. レンサ球菌による敗血症性ショック病態. 1987年に米国で最初に報告された. 日本での最初の典型的な症例は1992年に報告され, 毎年100~200人の患者が確認されているという. 発病から病状の進行が急激で, 発病後数十時間以内には軟部組織壊死, 急性腎不全, 成人呼吸窮迫症候群(ARDS), 播種性血管内凝固症候群(DIC), 多臓器不全(MOF)を引き起こし, ショック状態から死に至ることも多い.

Flexeril 〔薬・商品名〕フレクサリル

筋弛緩薬(muscle relaxant). 一般名塩酸シクロベンザプリン(Cyclobenzaprine hydrochloride). 米国 McNeil Consumer & Specialty Pharmaceuticals 製の処方薬. 米国 Alza Corporation の登録商標. ⇨ Norflex

flight of ideas フライト・オブ・アイディアズ

観念奔逸(ほんいつ). 思考過程の障害の一つ. とりわけ躁病(そうびょう)(mania)によく見られる. 考えが次から次へと飛んで, まとまりがなく, 話がまとまらなくなる.

flip a ruby 〔医療俗〕フリップ・ア・ルビー:「ルビーを飛ばす」

出血(hemorrhage)する. 宝石のルビー(紅玉)の色から.

FLK 〔医療俗〕エフ・エル・ケー

おかしな顔の子供. funny-looking kid の頭文字. 特に新生児室(newborn nursery)で新生児を指して使われる表現. ⇨ NSA

FLK with GLM 〔医療俗〕エフ・エル・ケー・ウィズ・ジー・エル・ケー

美人の母親が付き添っているおかしな顔の子供. funny-looking kid with a good-looking mom から. 特に新生児室(newborn nursery)で使われる表現. ⇨ GLM

float a swan 〔医療俗〕フロート・ア・スワン:「スワンを浮かべる」

スワン・ガンツ・カテーテル (Swan-Ganz catheter) を患者に装着する. ⇨ harpoon; Swan-Ganz catheter

floater 〔俗〕フローター:「浮遊物」
水死体, 溺死体. ⇨ jumper

floating フローティング
病院などの医療施設で, 職員を本来所属している部署から, 人員が不足している別の部署へ臨時に配置すること. float には「(左官がこてを使って) 表面をならす」の意味がある. ⇨ contingent nurse; float nurse; float pool; night float; nurse's registry

float nurse フロート・ナース
忙しい病棟を手伝ったり, 欠勤した看護師の穴埋めをしたりするために配置される看護師. contingent nurse (臨時派遣看護師) とも呼ぶ. ⇨ contingent nurse; floating; float pool; nurse's registry

float pool フロート・プール
医療施設や病棟で臨時に看護師が必要だとの要請を受けた場合に, 応援に出掛けることが可能な看護師たちのグループ. ここからの臨時派遣看護師を float nurse や contingent nurse などと呼ぶ. ⇨ contingent nurse; floating; float nurse; nurse's registry

floccinaucinihilipilification フロクシノーシナイヒリピリフィケーション:「軽視」
教育病院 (teaching hospital) の指導医 (attending physician) が医学生 (medical student) を役に立たないと見なす行為. 一般のイギリス英語でも戯言的用法として使われる「軽視」の意味を持つ語. 「価値がほとんどない」の意味を持つラテン語をいくつも組み合わせて作った語:flocci + nauci + nihili + pili + fication. 長い単語の例として引き合いに出される語.

flock worker's lung フロック加工業者肺
ナイロン繊維が原因で起こる間質性肺疾患 (interstitial lung disease). 1998 年米国 Rhode Island 州のナイロンフロック (nylon flock) 繊維の製造・加工繊維工場の従業員に発生した職業病. ⇨ corkhandler's disease; detergent worker's lung

flog 〔医療俗〕フロッグ:「死者をむち打つ」

病院に到着した時にはすでに死亡している患者に蘇生術を試みる．一般には「むち打つ」の意味．

flogging 〔医療俗〕フロッギング：「鞭(むち)打ち」

患者にまるで鞭打ちをしているかのように無理やりに治療を加えること．治療をしても無駄であったり，それ以上の治療はすべきではないなどと分かっている患者に，無理やりに投薬などの治療を続けること．PTSD(心的外傷後ストレス障害)[= post-traumatic stress disorder]が最大の症候である米国退役軍人専用病院(Department of Veterans Affairs(復員軍人援護局：略称 VA)が運営)では，従軍中にヘビースモーカーであったことが原因で肺疾患や末期の鬱血(うっけつ)性心不全(end-stage congestive heart failure)の患者が極端に多いが，生きながらえるように延々と治療を続けるという．

Flolan 〔薬・商品名〕フローラン

肺高血圧症(pulmonary hypertension)の患者に使用される，米国 GlaxoSmithKline 製の抗高血圧症薬(antihypertensive)．血管拡張薬(vasodilator)．静脈点滴で注入される処方薬．一般名はエポプロステノールナトリウム(epoprostenol sodium)．

Flonase 〔薬・商品名〕フロネーズ

米国 GlaxoSmithKline 製の呼吸吸入薬 (respiratory inhalant product)．鼻腔内ステロイド (intranasal steroid)．処方薬．スプレー式点鼻薬(nasal spray)． ⇨ Allegra; Claritin; Nasonex; Zyrtec

flooding フラディング：「氾濫」

月経時の大量出血．

floor housekeeper フロア・ハウスキーパー

病院(やホテル)の清掃業務を行うスタッフを管理監督するスタッフ．housekeeper とも呼ぶ． ⇨ housekeeper; hospital cleaner; hospital housekeeper

floor nurse フロア・ナース

一般病棟の看護師

❏ floor とは，患者管理の面で緊急ではない病棟を指す一般的な語． ⇨ staff nurse

flower sign 〔医療俗〕フラワーサイン

患者のベッドサイドに花が飾ってある様子のこと．その患者には支えてくれる家族がいて，退院が近いことを示している状況を指す言い方．⇨ grape sign

fluffy 〔医療俗〕フラッフィー：「ふくふくした」

ひどく肥満の患者を指す軽蔑的な形容詞．a fluffy person（ふわふわさん）のように使う．⇨ beached whale; BWS; cow; harpooning the whale; seal sign; whale

fluid overload 〔医療俗〕フルーイド・オーバーロード：「体液過重量」

循環血液過多症（hypervolemia）．心臓と血管を流れる血液全体の赤血球の絶対量が過剰になる．あるいは，循環血漿量（circulating plasma volume）が減少したため赤血球の割合が多くなってしまう．骨髄増殖性疾患が原因であったり，あるいは輸液や輸血の量が過剰な場合にも起こる．

Flumadine 〔薬・商品名〕フルマジン

抗ウイルス薬（antiviral）．米国 Caraco Pharmaceutical Laboratories 製の処方薬で A 型インフルエンザに効果があるとされる．一般名は塩酸リマンタジン（rimantadine hydrochloride）．錠剤．⇨ Relenza; Tamiflu

fluorescent light therapy 〔医療俗〕フルオレセントライト・セラピー：「蛍光灯セラピー」

不愉快な患者に気分を害されたトリアージ（triage）担当看護師が，その患者をわざと待合室の蛍光灯の光の下でいつまでも待たせておくこと．⇨ triage

fluttering-eye syndrome 〔医療俗〕フラッタリング＝アイ・シンドローム：「ぴくぴく目症候群」

意識不明の振りをしている患者．目を閉じているがまぶたがぴくぴく動く様子から．

flying-carpet salesman 〔医療俗〕フライング＝カーペットセールスマン：「空飛ぶ絨毯（じゅうたん）のセールスマン」

米国の病院に勤務する中東出身の医師．『千一夜物語』（または『アラビアンナイト』）（*One Thousand and One Nights*）でよく知られ

る魔法の空飛ぶ絨毯の連想から. ⇨ camel driver

Fly sign 〔医療俗〕フライ・サイン:「ハエ徴候」
患者が口を開けたままになっている様子. ハエ (fly) が口の中に自由に出入りできる状態で, 患者の状態が非常に悪く, 不吉な感じを示す. ⇨ dotted-Q sign; O-Q shift; Os; O sign; Qs; Q sign

FMG エフ・エム・ジー
米国以外の大学医学部の卒業生. foreign medical graduate (外国の医学部卒業生) の頭文字.

FMPS 〔医療俗〕エフ・エム・ピー・エス
"Fluff My Pillow" syndrome (「私の枕をふわふわに膨らませてくれ」症候群) の頭文字. 実際の症状より重い症状があるように振る舞って, 注意や同情をしきりに求める患者. 看護師がよく使う言い方. ⇨ call button jockey

FNG エフ・エヌ・ジー:「くそったれ新米野郎」
新人の緊急医療テクニシャン (EMT) のことを指す. fucking new guy の頭文字. ⇨ EMT

Foille 〔薬・商品名〕フォイル
米国 Blistex, Inc. 製の救急軟膏. 擦り傷, 切り傷, 軽い熱傷, 日焼け, 皮膚のただれなどに使う市販薬.

follow up with pathology as an outpatient 〔医療俗〕「通院患者として経過観察をする」
実際にはこの患者が死亡したことを指すときの言い方. ⇨ admitted to the seventeenth floor; discharged downstairs; discharged up; referred to the outpatient pathology clinic

FOOBA 〔医療俗〕フーバ
整形外科医にべったりで, やっと息をしている (患者). found on orthopod, barely alive の頭文字. 一般医学分野の勉強を続けずに自分の整形外科の専門分野だけに集中して, 他の病気を軽視しているような整形外科医に治療を受けている患者. orthopod は〔俗〕で orthopedist (整形外科医) のこと. このような患者は生命が危うくなって, 手遅れになって初めて別の医師へ回される.

FOOSH 〔医療俗〕フーシュ
手を伸ばして倒れる. fall on outstretched hand の頭文字. そのよ

うな状態で倒れた時の怪我をFOOSH injuryと言う.

footboy 〔医療俗〕フットボーイ:「給仕」

インターン(intern). 言いつけられたことは何でもハイハイとやらなければならないから. ⇨ bohunk; grumphie; guessing doctor; intern; lackey; losel; low-life; resident; scut doggie; tern; villein

foot facelift 〔医療俗〕フット・フェイスリフト

整形美足術. facelift(整形美顔術)にならった言い方.

footsies フッチーズ

医師や看護師が手術室(OR)に入る際に通常の靴の上にかぶせる柔らかいフットカバー. 緊急救命室(ER)へ担ぎ込まれる常連患者の中にはたかり屋(freeloader)がいて, 何でも看護師におねだりをする中に, 看護師が履いているfootsiesを欲しがる者がいるという.

❏ 一般にはplay footsies(恋人同士がテーブルの下で足でいちゃつく)の言い方で使われる語.

FORD 〔医療俗〕フォード

行き倒れ. found on road dead(路上で死亡しているところを発見された)の頭文字. ⇨ FOS

forensic nurse 法医学看護師:科学捜査看護師

性暴力, 子供への虐待, DV, 犯罪被害という健康被害に対して積極的に介入, フォローアップ, 予防までを含み, 対応するという法看護(forensic nursing)の立場から仕事をする看護師.

❏ 検死官や性暴力支援看護師(sexual assault nurse examiner: 略語SANE)として現場で働き, 1986年にはアーリントン州のテキサス大学大学院で法看護学での第1号の専攻学生となり, 法看護における臨床専門分野で心理社会看護課程を修了したVirginia A. Lynch(ヴァージニア・A・リンチ)さんがよく知られている. Virginia A. Lynch and Janet Barber Duval, *Forensic Nursing Science*. (2nd edition. Mosby, 2011)がある. International Association of Forensic Nurses(本部New Jersey州Pitman)(略称IAFN)という団体もある.

foreverectomy 〔医療俗〕フォーエバーレクトミー:「永遠切除術」

永遠に続くと思われるくらい長時間にわたる外科的処置.「永遠に」の意味の forever と「切除術」という意味の連結語 -ectomy からの造語.

formaldehyde drip 〔医療俗・集中治療室〕ホルムアルデヒド・ドリップ

遺体保存のためにホルムアルデヒドを注入すること. drip は, intravenous drip(点滴)の略.

formication 蟻走(ぎそう)感

蟻(あり)が皮膚の上や皮膚の下を這っているような感覚. 感覚異常(paresthesia)や幻触(tactile hallucination)などと呼ばれるもの. コカインやアンフェタミンを使用したり, 脊髄(spinal code)や末梢神経(peripheral nerves)に異常があるときに現れる. また, 若年性更年期障害の一つ. ラテン語で「蟻」を表す formīca(フォルミーカ)から.

45C 〔医療俗〕フォーティ・ファイブ・シー

45 chromosomes(染色体 45 本)の略. 通常のヒトの染色体 46 本の 1 本が欠けていることを指して, 患者が精神的に異常であることの言い方.

49er brace フォーティーナイナー・ブレース

膝装具(knee brace). San Francisco のアメリカンフットボールのプロチーム the Forty-Niners が最初に使ったと考えられていることから.

FOS 〔医療俗〕エフ・オー・エス

① 行き倒れの身元不明のホームレス. found on street(通りで死亡しているところを発見された)の頭文字.

② ひどい便秘. full of shit(くそまみれ)の頭文字. また, 〔俗〕full of shit(でたらめ, 嘘八百)の意味でも使う. ⇨ FORD

fossil doc 〔医療俗〕フォシル・ドック:「化石医」

最新の医学の進歩に遅れずについていくことができない高齢の医師.

❏ このような医師を指す言い方には gome-doc, gomedoc, gomer doc もある. ⇨ gome-doc

four Bs フォー・ビーズ

4つの B. breakfast, beer,〔商品名〕Benadryl(抗ヒスタミン薬や睡眠補助薬として使われる), bed の頭文字で, 医師や看護師が当直勤務が終わった後に必要なものを指す. ⇨ Benadryl

4 x 4s　フォー・バイ・フォーズ

傷口に当てる4インチ四方のガーゼ. この上に包帯(bandage)を巻く. four-by-fours ともつづる.

four F-er　〔医療俗〕フォー・エファー:「fが4つの人」

胆嚢(たんのう)(gallbladder)に疾患のある患者. その患者の特徴を指すfではじまる語から:fat(太っている), forty-ish(40歳くらい), flatulent(誇腸性の), そして female(女性). ⇨ five F's

4H　〔米・医療俗〕フォー・エイチ

4H(ヨンエイチ). 血友病患者で(hemophiliac), ヒスパニック(Hispanic)で, 同性愛者(homosexual)で, おまけにヘロイン常習者(heroin addict)である最悪条件の患者. 頭文字のhが4個. 一般に使われる 4-H club(4-H クラブ:農村青年教育機関)に似せた呼び方.

four Hs　フォー・エイチズ

4つの H. hypoxemia(低酸素症), hypoglycemia(低血糖症), hypovolemia(血液量減少症), high bladder(過活動膀胱(ぼうこう))の頭文字. 精神変容状態(altered mental status)の患者に見られる落ち着きのなさ(restlessness), 興奮(agitation), 好戦性(combativeness)の主な原因.

404 moment　〔医療俗〕目下 404

患者の医療記録が見つからない事態(page not found). 数字 404 はインターネットのエラーメッセージで「未検出」(404 Not Found)を表すもの. 404 は Four-o-Four と読む.

fourth-degree burn　第4度熱傷

熱傷(burn)の程度は, 通例3段階に分類されるが, 第3度熱傷(third-degree burn)よりも重症の熱傷を指す fourth-degree burn が存在する. 皮膚, 脂肪, 筋肉を破壊し, 骨にまで達するもの.

frequent flyer　〔医療俗〕フリークエント・フライヤー:「常連乗客」

急を要する症状などないにもかかわらず, 繰り返し病院の緊急救命室(ER)にやって来る患者. regular とも言う. ER 以外に, 病院

の診療室や個人クリニックやってくる患者の場合もある.前回利用した際に医師から与えられた看護上の注意事項に従ってケアをした様子もなく,再び子供の緊急治療を求めてやって来る親のことを frequent flyer proxy(「常連乗客代理人」)と呼ぶ.一般には航空会社の飛行機を度々利用し,マイレージサービスなどの特典を受ける客のこと. ⇨ CLL; cockroach; curly toe; groupie; hospital hopper; NPTG; regular; repeats; superutilizer

Freud squad 〔医療俗〕フロイト・スクワッド:「フロイト班」

精神科(psychiatry department). Freud は, Sigmund Freud (ジークムント・フロイト)(1856-1939)(精神分析学を樹立したオーストリアの精神医学者)のこと.

friction burn フリクション・バーン

摩擦熱傷.ロープを手で握っていて,そのロープが滑った場合などに起こる,激しい摩擦により生ずる熱傷. rope burn(ロープ・バーン)や brush burn(擦過傷)などと呼ばれることもある.

Friday construction 〔英医療俗〕フライデー・コンストラクション:「金曜日仕事の組み立て」

週末の金曜日になって,医者が慌ただしくやる診療行為.自動車組み立て工場の従業員が金曜日になると週末や休日のことで頭がいっぱいで,いい加減な仕事をして不良品が出る確率が高いことから.

Frigidaire 〔歯科俗〕フリジデア

前歯にかぶせられた形状の悪い歯冠.色が白すぎて,幅も広すぎる.電気冷蔵庫〔商品名〕Frigidaire が大型で白い塗装の製品であることから. ⇨ Chiclets

frog baby 〔医療俗〕フロッグ・ベビー:「カエルの子」

無脳症(anencephaly)で生まれた新生児.神経学的奇形症で,脳の先天的な発育不全.カエルの頭に似ているところから.

frog in the throat 〔医療俗〕「喉に住んでいるカエル」

嗄声(させい)(hoarseness),しわがれ声,枯声(こせい).カエルがガーガー鳴くことを croak と言い,この鳴き声が人間の死の間際に発する喘鳴(ぜんめい)(stridor)と似ているところから,〔俗〕で croak を「死ぬ」の意味で使う.

frostbite 〔医療俗〕フロストバイト:「しもやけ, 凍傷」
冷たく愛想のない (frigid) 女性を口説こうとして負った怪我.

fruit salad 〔医療俗〕フルーツ・サラダ
自力で何もできない脳卒中 (stroke) の患者たちの一団. 脳卒中患者にも症状がいろいろあるところから, いろいろなフルーツを取り混ぜて作るサラダにたとえたもの. ⇨ potato patch; rose garden; vegetable garden

fry his beans 〔医療俗〕「インゲン豆をフライにする」
腎臓 (kidneys) の機能をだめにする. 薬剤の過剰投与などの場合に使われる表現.「インゲン豆」のことを kidney beans と呼ぶことからの言葉遊び. kill the kids (「子ヤギ (kid) を殺す」. kid は kidney を意味する) とも言う.

fry his chest hairs 〔医療俗〕「(男の) 胸毛を焼く」
除細動 (defibrillation) を行うために (男性) 患者の胸に除細動器 (defibrillator) のパドル (paddles) を当てて電気ショックを与えること.
❑ 医療ドラマ *ER*(『ER 緊急救命室』) の中で緊急医療テクニシャン (EMT) が使った表現.

FTBC エフ・ティ・ビー・シー
Fashion Targets Breast Cancer の頭文字. 米国のファッションデザイナー協議会 (Council of Fashion Designers of America: 略称 CFDA) の傘下の CFDA 基金が行なっている乳癌撲滅支援のためのプロジェクト.
❑ 2003 年秋から日本でも活動を開始した (FTBC ジャパン). デザイナーの Ralph Lauren (ラルフ・ローレン) (1939-) らが 1994 年に米国で設立した. 欧州などの 9 か国で, ロゴ入りの T シャツなどを販売した収益金 2,500 万ドル (約 30 億円) を啓発運動や治療施設などに寄付した.

FTD 〔医療俗〕エフ・ティー・ディー
① fixin' to die (死期が迫っている) の頭文字.
② ただただ息をしているだけの患者. failure to die (死にぞこない) の頭文字. また, 米国の終末ものホラーテレビドラマ *The Walking Dead* (2010 −) に登場するゾンビ (zombie) を指して使わ

れている 'walker' にならって，この種の患者を walker と呼ぶ病院もある．

FTF　〔医療俗〕エフ・ティー・エフ

(自殺を図って) 飛び損ねた．failed to fly の頭文字．看護師がよく使う．

FUBAR　〔医療俗〕フューバー

① 多くの複合的な問題を抱えた患者．例えば交通事故の患者．
② まずいケアを施したためのひどい結末．(あるいはそのようなお粗末なケアしかできない) やぶ医者．軽蔑的な言い方．

❏ いずれも，fucked up beyond all repair/ recognition (回復不可能；識別不可能なほどだめになった) の頭文字．元は〔軍俗〕．動詞で「ひどいケアをする」の意味でも使う．

FUBIL　〔医療俗〕フュービル

小さな病院の医師が週末で病院を離れるに出かける前金曜日の午後に，預かっている重篤な患者を規模の大きな病院に送って置き去りにする行為．Fuck you buddy, I'm leaving (おあいにくさま，私はただ今からおさらばします) の略語．

❏ 患者の置き去り行為を dumping と呼ぶ．⇨ sidewalk dump

full code　フル・コード

心拍停止状態になっていて，心肺蘇生術 (CPR) を受ける患者であることを指す表現．⇨ code; no code

full-court press　〔医療俗・集中治療室〕フルコートプレス：「フルコート作戦」

治療と延命のために医療技術的に可能なあらゆる手段を講じること．本来はバスケットボール用語で「コート全体を使って相手側の攻撃を妨害する作戦」のこと．

full moon　〔医療俗〕フル・ムーン：「満月」

患者で溢れている病院の緊急救命室 (ER)，その待合室．

❏ 緊急救命室に関する迷信 (superstition) の一つに，満月の夜は患者が増えて忙しくなるというものがある．例えば，医療ドラマ *ER* (『ER 緊急救命室』) には "Full Moon, Saturday Night" (「土曜の満月の夜」) というエピソードがある．また Echo Heron (エコー・ヘロン) の作品 *Tending Lives : Nurses on the Medical*

Front (Fawcett, 1998)(『命のカルテ　アメリカのナースたちの声』)には「満月の夜の救急看護」というストーリーの中で,「満月の夜にはよくありがちなのだが,その日の勤務では異常なことばかり続いた」という一節がある.満月の光が原因の断眠(sleep deprivation)によって精神異常(psychosis)の人が増えるとか,満月の引力が人体中の水の分子に及ぼす影響と関係があるといった説がある.

fulls 〔医療俗〕フルズ:「詰まったもの」

クリーム状の経口食.液体の経口食(clears)に対して,ヨーグルト,プリン,クリーム・オブ・ウイート(〔商品名〕Cream of Wheat)〔朝食用のホットシリアル.B&G Foods, Inc. 製〕など.

functional bowel syndrome　機能性腸症候群

irritable bowel syndrome(過敏性腸症候群)とも呼ぶ.

❏ functional(機能的な)とは器官(臓器)組織そのものではなく,生理的あるいは心理的機能(physiological or psychological function)にかかわることであるという意味.⇨ cranky bowel syndrome; Librax; rabbit stools

functional cure　機能的完治;機能的治癒

ヒト免疫不全ウイルス(HIV)が通常の血液検査では検出されないレベルにまで抑制された状態.ウイルスが完全に消滅したわけではないものの,生涯にわたって治療を受け続ける必要はなくなる.

❏ 2013年3月には,母親の胎内でヒト免疫不全ウイルス(HIV)に感染した米ミシシッピ州の2歳の女児が,出生直後からの抗ウイルス薬投与の結果,初めて「機能的な治癒」に至ったとの発表がなされ,国連合同エイズ計画(UNAIDS)がユニセフと共同で歓迎の記者声明を発表するという大きな反響を呼び起こした.

funkdify 〔医療俗〕ファンクディファイ:「腐らせる」

(患者が)救急車内を汚す.搬送するために乗せた不潔な患者が,救急車後部一帯を汚すこと.そのように汚れた車内を清掃することを defunkdification(腐敗除去)と呼ぶ.funked (タバコの葉が腐った) + -ify (〜にする)からの造語かと考えられる.⇨ defunkdification

funny farm 〔医療俗〕ファニー・ファーム:「おかしな飼育場」

精神科病棟(psychiatric ward). ⇨ crazy farm; funny ward; hatchery; loony bin

funny ward 〔医療俗〕ファニー・ワード:「おかしな病棟」

精神科病棟(psychiatric ward). ⇨ crazy farm; funny farm; hatchery; loony bin

FUPA 〔医療俗〕エフ・ユー・ピー・エー

お腹のぷっくり部分. fat upper pussy area(脂肪のついたおまんこの上の部分)の頭文字. 太った女性の性器と胃の間の脂肪でぷっくりと膨らんだ部分(torose). 見た目にも格好が悪いが, 性交渉の際に邪魔になるということでこの呼び方で話題にする.

FUR 〔医療俗〕エフ・ユー・アール

患者の生活水準が低いことを指す言い方. found under rock(岩の下で発見された)の頭文字.

FURB 〔医療俗〕エフ・ユー・アール・ビー; ファーブ

異様なお尻の詰め物. funny, unusual, rectal blockage(奇妙で異様な直腸の詰まり物)の頭文字. 性的快感を得るために詰め込んだ異物のこと. このほかに, 〔俗〕で① Fuck U Right Back([セックスで]後ろから入れて), ② Fuck U Rat Bastard(くそったれ野郎め)の頭文字. rat bastard は一般には「ネズミ野郎; 嫌な奴」の意味で使うが, ここでは癌(cancer)のことを指して, She was diagnosed with breast cancer, FURB.(彼女は乳癌だと診断された, くそったれ癌の奴め)のように使う. ③ Fat Ugly Round Bastard(デブで格好悪い, 丸っこい野郎)の頭文字.

furniture mover 〔医療俗・精神科俗〕ファニチャー・ムーバー:「家具を動かす人」

ヒステリー症の患者.

furrier's lung disease　毛皮加工業者肺疾患

動物の毛皮や毛を扱うことが原因で起こるアレルギー性肺胞炎(allergic alveolitis).

further treatment 〔医療俗〕ファーザー・トリートメント:「さらなる治療」

治療費を支払うことができない患者を他の病院に転院させること. 医療保険に入っていないか, 私費でのケアの支払いをするに十

分なお金を持っていないことを意味する．

G

gag clause 〔医療俗〕ギャグ・クローズ：「さるぐつわ条項」
患者が加入している保険での適用対象外の治療選択肢については，医師が患者には話をしないようにする病院のやり方．管理医療（managed care）の方針のことを指す表現．

gall bag 〔医療俗〕ゴール・バッグ
① 胆囊(たんのう)(gallbladder)．
② 胆囊切除術(cholecystectomy)．

galling ゴーリング
間擦疹(かんさつしん)(intertrigo)．頸部，脇の下，鼠径(そけい)部(groin)など，間擦部(こすれ合う部分)に起こる湿疹．gallは「擦り傷；擦りむく」の意味．

galloping amputations 〔医療俗〕「駆け足の切断術」
手足に壊疽(えそ)(gangrene)が広がったために連続手術で取り除かなければならないこと．壊疽は，四肢の血流が悪くなり末梢組織が死んでいった状態．

game ゲーム
怪我や病気で不自由になった．下肢について言うことが多い．軽蔑的な言い方．game legは「不自由な脚」の意での古めかしい言い方．

gamma 10 〔俗〕ガンマ・テン
GHB(γ-ヒドロキシ酪酸)．⇨ GHB

garbage 〔医療俗〕ガーベッジ：「生ごみ」
扱いにくい嫌な患者．研修医(resident)たちが使う言葉．⇨ crock; gomer; groom; hit; junk; PPP; scumbag; SHPOS; train wreck; turkey

garbage dump 〔医療俗・歯科俗〕ガーベッジ・ダンプ:「ごみ捨て場」
　口の中の衛生状態が著しく悪い歯科の患者.

garden 〔医療俗〕ガーデン:「野菜畑」
　神経外科集中治療室(neurosurgical intensive care unit). 植物状態の患者が入っていることから. ⇨ feed and seed; gardening; vegetable garden

gardening 〔医療俗〕ガーデニング
　神経外科集中治療室(neurosurgical intensive care unit)の患者のケアをすること. ⇨ garden

gas 〔医療俗〕ガス
　① 麻酔学(anesthesiology).
　②〔医療俗・集中治療室〕動脈血液ガス(arterial blood gas). 血液ガス分析(blood gas analysis)でどの程度血中に酸素を取り入れているかを知る. ⇨ gas man; gas passer; gasser

gas man 〔医療俗〕ガス・マン
　麻酔士(anesthetist). ⇨ gas passer; gasser

gas passer 〔医療俗〕ガス・パッサー:「ガスを送る人」
　麻酔士(anesthetist).
　❏ anesthetist は麻酔を施すトレーニングを受けた専門職を指す一般的な名称. 麻酔専門医(anesthesiologist)の場合もあるし, 特別なトレーニングを受けた登録看護師(registered nurse)の場合もある. 日本では麻酔士は存在せず, 麻酔医が行う. ⇨ gasser; gas man

gasser ガサー
　麻酔士(anesthetist). ⇨ gas man; gas passer

gastroenteritis ガストロエンタライティス:胃腸炎
　❏ 英国の Queen Elizabeth II(エリザベス女王)(1926-)が2013年初めに突然入院した際の病名で, 一般の人々の知る病名になった. 一般には stomach bug(おなかの虫; 腹痛)という言い方でも報道された. ⇨ stomach bug

Gastroenterology Clinic 〔病院内掲示〕胃腸疾患外来
gastroesophageal reflux disease 胃食道逆流性疾患 ⇨

acid reflux disease

Gatch bed 〔医療器具〕ギャッチ・ベッド

背上げ，膝上げ，高さの調節が可能なベッド．1909年に発明した米国の外科医 Willis Dew Gatch（ウィリス・デュー・ギャッチ）(1878-1961) の名から．

❏「ベッドの頭側を挙上する」という意味で使われる「ギャッチアップする」はいわゆる和製英語．

gatekeeper ゲート・キーパー

患者が診療を受ける医療機関を選択や制限するプライマリー・ケアを担当する医師，看護師などのプライマリーケア・プロバイダー（primary-care provider）．一般には「門番，門衛」の意味．

gathering 化膿（suppuration）⇨ fester

gauze roller ガーゼ・ローラー

ロール状に巻いてあるガーゼ．gauze の英語の発音はゴーズ．⇨ roller gauze

gauze rolls ガーゼ・ロールズ

ロール状に巻いてあるガーゼ．Johnson & Johnson には Kling-Gauze Rolls［Kling は商品名］がある．⇨ roller gauze

gauzoma 〔医療俗〕ゴーゾーマ

体内に放置されたスポンジやガーゼ（gauze）のような異物が原因で発生する偽腫瘍（ぎしゅよう）（pseudotumor）．gauze と「腫・瘤（りゅう）」の意味の連結語 -oma からの造語．⇨ inpatient; retained sponge

geezer 〔医療俗〕ギーザー

高齢で，非協力的で，つむじ曲がり（cantankerous）で，教養のない男性患者．かなり軽蔑的な表現．guiser（ガイザー）（仮面舞踏会の参加者）の方言発音の変形つづり語．

Gelfoam 〔薬・商品名〕ゼルフォーム

米国 Pfizer, Inc. 製のゼラチン製剤．止血剤（hemostatic）として使われる吸収性ゼラチンスポンジ（absorbable gelatin sponge）など．

General Hospital 〔テレビ番組名〕『ジェネラル・ホスピタル』

米国 ABC テレビ系の，病院を舞台にした連続メロドラマ（soap opera）．1963年4月1日放映開始の長寿番組．New York 州の架空の都市 Port Charles が舞台．

general surgeon ジェネラル・サージャン

一般外科医．限定された領域ではなく，あらゆる外科的問題に対処する外科医．

❏ 一般外科医はあまりに忙しすぎて家族に会うことがめったにないということを表現した古典的ジョークがあるほどである．"How do you hide a $100 bill from a general surgeon?"(「百ドル札を一般外科医に分からないように隠すにはどうしたらいい？」)"Give it to his family."(「彼の家族に渡しておけばいいのさ」)

gents 〔医療俗〕ジェンツ

ゲンタマイシン(gentamicin)．アミノグリコシド(アミノ酸糖体)系抗生物質(aminoglycoside antibiotic)．英語読みはジェンタマイシン．

Geodon 〔薬・商品名〕ジオドン

米国Pfizer, Inc.製の抗精神病薬(antipsychotic)．統合失調症(schizophrenia)や双極性障害(躁鬱(うつ)病)(bipolar disorder)の治療に使う処方薬．

geologist 〔医療俗〕ジオロジスト：「地質学者」

自分の患者は全く知能(intelligence)がないと考えている医師．生命のない岩石や地層だけに興味がある地質学者と同じだという発想から．⇨ botanist; veterinarian

Georgia home boy 〔米俗〕ジョージア・ホーム・ボーイ

快楽追求麻薬(recreational drug)として使われるγ-ヒドロキシ酪酸(gamma hydroxybutyrate)．その頭文字を取った略語GHBに当てはまるGeorgia homeboy(ジョージアの田舎者)を考案したもの．麻薬と悟られないための偽装語．⇨ gamma 10; GHB

geosphere 〔医療俗〕ジオスフィア：「土壌球体」

病院に来てほしくない患者．同じ意味で使うdirtballのdirt(泥)をgeo(土壌)で，ballをsphere(球体)でそれぞれ置き換えた言葉遊びによる言い方．⇨ dirtball; terrasphere

GERD ガード

胃食道逆流性疾患．gastroesophageal reflux diseaseの略語．⇨ acid reflux disease

geriatric park 〔医療俗〕ジェリアトリック・パーク：「老人公園」

ナーシング・ホーム (nursing home) のこと. ⇨ departure lounge; wrinkle ranch

geri-chair ジェリ・チェア

医療施設や家庭で使用する老人用椅子. geri は geriatric(老人用の)の短縮. 脚にはキャスターが付いている.

Geritol 〔薬・商品名〕ジェリトル

ミネラル・ビタミン補給物(mineral, vitamin supplement). 米国 Meda Consumer Healthcare, Inc. 製の市販薬. 1952年発売.
❑ 77歳で復活した米国の宇宙飛行士 John Glenn(ジョン・グレン)(1921-)は, スペースシャトルの中から NASA の Daniel Goldin (ダニエル・ゴールディン)(1940-), TV ショーの司会者 Jay Leno(ジェイ・レノ)(1950-)とのインタビューを行なったが, この中で Glenn 飛行士が例に出した商品名が Geritol と Metamucil であった. ⇨ Metamucil

get burned 〔医療俗〕ゲット・バーンド:「熱傷する」

(医療上の)誤りを犯す.

get light 〔医療俗〕「明りが見える」

麻酔が予定より早く切れて, 手術中の患者が身体を動かし始めること. 外科医が麻酔科医に麻酔薬が十分でないことを告げる言葉が "Patient is getting light."(患者には明りが見え始めている). 別の言い方で, "He's putting his shoes on to go home."(患者は靴を履いて家に帰ろうとしている)などとも言う.

GGF1 〔医療俗〕ジー・ジー・エフ・ワン

高齢者が原因不明の発熱症状を示した時に行う一連の基本検査のこと. grandpa's [granny's] got a fever(「おじいちゃん[おばあちゃん]が熱を出した」)の頭文字に, 基本を表す数字の1を付けた略語. 検査項目は, 完全血球算定(CBC), 生化学検査(Chem 7), 胸部X線(chest X-ray), 尿検査(UA, U/A), 血液培養(blood culture)など. ⇨ Chem 7

GHB 〔薬〕ジー・エイチ・ビー

γ-ヒドロキシ酪酸. gamma hydroxybutyrate の略語. 主作用は中枢神経系抑制薬(CNS depressant)であるが, 体温, 心拍数, 心拍出量を低下させる. 急性毒性としては, 催眠状態, 錯乱, 悪心, 振

せん，痙攣(けいれん)，昏睡などがある．1960年代にフランスの生化学者 Henri Laborit(アンリ・ラボリ) (1914-1995) が開発したもので，date rape drug の一つ．無臭性の液体でわずかに塩味がする．粉末やカプセルもある．

❏ GHB の俗称には，次のものがある：battery acid, cherry meth, date rape drug, easy lay, gamma 10, GBH, Georgia home boy, gook, grave bodily harm, grievous bodily harm, liquid e, liquid ecstasy, liquid g, liquid x, natural quaalude, organic quaalude, salty water, scoop, soap, Texas Leg Spreader, zonked. ⇨ date rape drug; gamma 10; Georgia home boy

ghost 〔医療俗〕ゴースト：「幽霊」

医学生(medical student)．その場にいてもほとんど気づかれることがなく，困った場合に手助けしてほしいと思っても姿が見えず，志願者を求めても手をあげる者もいなく，きつい仕事をやらせようとすると，いつの間にかこっそりと姿を消してしまうことから．⇨ gofer; mutant; nidget; pissant; schmo; scumworm; slave; stud; wedge

ghost surgeon ゴースト・サージャン

患者から指定されていない，あるいは手術をする資格がないにもかかわらず，患者の同意なしに本来執刀すべき外科医に代わって手術をする外科医．外科の研修医(resident)や，製薬企業や生物医用工学企業の販売代理人などがこれに相当する．そのような手術を ghost surgery(ゴースト手術)と呼ぶ．医療基準と倫理に反する行為．⇨ ghost surgery

ghost surgery ゴースト手術

ghost surgeon と呼ばれる者が行うまともでない手術．⇨ ghost surgeon

GI cocktail 〔医療俗〕ジー・アイ・カクテル

第一には消化不良(dyspepsia)の症状の患者に与えるが，心臓疾患と関係のないと考えられる胸部痛を訴える患者にも与えられる局所麻酔薬(local anesthetic)と制酸薬(antacid)の混合薬．GI は gastrointestinal(胃腸の)の略語．

❏ この他にも，胃腸の痙攣(けいれん)を押さえる薬(antispasmodic)の

〔商品名〕Donnatal（ドナタル），炎症を起こした腸を麻痺させる局所麻酔薬の lidocaine（リドカイン），胃酸を押さえて痛みを和らげる制酸薬（antacid）の〔商品名〕Mylanta（マイランタ）か〔商品名〕Maalox（メイロックス）の3種類の薬品を混合したものを指す場合がある．このカクテルは Green Lizard（グリーン・リザード）とも呼ばれ，ひどい胸やけ（heartburn）や潰瘍(かいよう)（ulcer）の徴候がある患者などに与えられる．また，緩下薬（laxative）の milk of magnesia（マグネシアミルク）と cascara sagrada（カスカラサグラダ）を混合したものを指す場合もある．⇨ Banana cocktail; Bellevue cocktail; cocktail; Maalox; Mylanta

gimpy 〔俗〕ギンピー

足が不自由な（lame, cripple）．歩くことができない．gimp は limp（びっこを引く）の変形だろうと考えられている．-y は「～の特徴がある」の意味の形容詞を作る連結語．

GI rounds 〔医療俗〕ジーアイ・ラウンズ：「胃腸回診」

食事（meal）．GI は gastrointestinal（胃腸の）の略語．⇨ hepatology conference; Liver Rounds; metabolic rounds

GlideScope 〔商品名〕グライドスコープ

米国 Verathon 製のビデオ喉頭鏡（video laryngoscope）．ブレードの先端に装着された CCD カメラ〔電荷結合素子（charge-coupled device）を利用したカメラ〕で捉えた声門部の画像をモニターで確認しながら気管挿管（intubation）を行うことができる．

GLM 〔医療俗・小児科俗〕ジー・エル・エム

子供を診察に連れて来た美人の母親．good-looking mother の頭文字．⇨ FLK with GLM; TUBE

glorified plumber 〔医療俗〕グロリファイド：「称賛すべき配管工」

血管外科医（vascular surgeon）．

glorified triage nurse 〔医療俗〕「栄光のトリアージ看護師」

救命救急医（ER physician）．専門医が軽蔑的に使う呼称．緊急救命室（ER）へ担ぎ込まれた患者には，最初にトリアージ・ナースが治療の順番を決める診断を行うが，そこに勤務する医師はそれに毛が生えた程度の知識しか持っていないと決めつけて軽蔑的に呼

んだもの. ⇨ triage monkey

glory ER 〔医療俗〕「栄光の ER」
緊急救命室 (ER) で治療する, わくわくするような症例.

glove up and dig in 〔医療俗〕グラブ・アップ・アンド・ディッグ・イン
「肛門から直腸に指を突っ込んで, 詰まった便 (impacted fecal matter) を掻き出せ」と指示する言い方. この作業は bowel disimpaction (腸摘便) や digital disimpaction (指による摘便) と呼ばれる. 「(医師たちが) 不平を言わずに我慢して仕事に取りかかる」という意味でも使われる.

Glucotrol 〔薬・商品名〕グルコトロール
米国 Pfizer, Inc. 製の抗糖尿病薬 (antidiabetic). 処方薬. 錠剤. Glucotrol XL もある.

glue-footed gait グルー=フッテッド・ゲイト
失調性歩行 (ataxic gait). 文字通りは「接着剤でくっついた足での歩行」の意味.

GME ジー・エム・イー
卒後医学教育. graduate medical education の頭文字. ⇨ National Resident Matching Program

GOA 〔医療俗〕ジー・オー・エー
到着時姿なし. gone on arrival の頭文字. 救急車が現場に到着したときには患者が姿を消してしまっていること.

goat rodeo 〔医療俗〕ゴート・ロデオ
救急医療の現場がひどく混乱していること. たくさんの人たちがヤギ (goat) に乗って悪戦苦闘している様子, あるいはヤギと格闘している様子を想像させることから. goat rope とも言う. ⇨ goat rope

goat rope 〔医療俗〕ゴート・ロープ
救急医療の現場がひどく混乱している様子. ⇨ goat rodeo

god's waiting room 〔医療俗〕「神の待合室」
① ナーシングホーム (nursing home).
② 集中治療室 (intensive care unit).

gofer 〔医療俗〕ゴーファー:「使い走り」

医学生 (medical student). 言い付けられたことは何でもやらなければならない雑用係, 教えを受ける身分であるからやむを得ないこと.

❏ go for (〜をするために走り回る) がなまった言い方. ⇨ ghost; mutant; nidget; pissant; schmo; scumworm; slave; stud; wedge

GOK 〔医療俗〕ゴック

わけの分からない一連の症状. god only knows (神のみぞ知る) の頭文字.

goldbrick 〔医療俗〕ゴールドブリック:「にせ金塊」

実際の病状が必要とする以上の治療を要求する患者. goldbrick には,「仮病を使うなどしてずるけるやつ」という意味がある.

Gold Cross ゴールド・クロス

米国 Minnesota 州 Rochester に本部がある総合病院メイヨー・クリニック (Mayo Clinic) の, 高度救命処置 (advanced life support) ができる救急車 (ambulance). ⇨ Mayo Clinic

golden hour ゴールデン・アワー

救急医療で重要な (患者の生死を左右する) 受傷後最初の 60 分間. golden window とも言う.

Golden Weekend 〔医療俗〕ゴールデン・ウイークエンド

過酷な研修生活を送る外科の研修医 (resident) が, 同僚と勤務時間をやり繰りしてやっと手に入れる週末の休み. ⇨ Power Weekend

goldfish stool 〔英医療俗〕ゴールドフィッシュ・スツール:「金魚のふん」

珍しい (まれな) ことを指して言う場合に as rare as goldfish stool (金魚のふんみたいに珍しい) と言う. ⇨ rocking horse stool

golfball liver ゴルフボール・レバー

ゴルフ場の芝に使用された除草剤が原因で起こる急性肝炎 (acute hepatitis). ゴルフボールをなめるとボールが速く正確に飛ぶと考えられているが, 芝に使用された除草剤にはベトナム戦争で米軍が使った, Agent Orange (エージェント・オレンジ) と呼ばれた強力な枯れ葉剤のような化学薬品が含まれている場合があり, これ

が肝臓(liver)にダメージを与える危険性があると警告された.

golf balls 〔俗・マッサージ〕「ゴルフボール」
肩甲骨(shoulder blade)の下にできた筋肉のしこり(muscular lumps). 特に Los Angeles で使われた表現.

gome-doc 〔医療俗〕ゴーム・ドック
能力のない高齢の医師あるいは, 十分なトレーニングを受けていない医師. gome は gomer(間抜け; 米空軍士官学校の1年生)の短縮. gomedoc ともつづる. ⇨ fossil doc

gomer 〔医療俗〕ゴーマー
やっかいな患者. 例えば, 治療が困難な疾患, あるいは慢性的な疾患を抱えた高齢の男性患者. Get out of my emergency room (とっととこの緊急救命室から出て行け)の略語. 女性の場合は gomere(ゴーマー)とつづる. また, goomer とすることもある.
❑ Samuel Shem(サムエル・シェム)(1944-)が医学生たちが受ける精神的苦痛を描いた小説 *The House of God*(Bodley Head, 1979)の中で初めて使われた. ⇨ crock; failure to cope; failure to die; garbage; groom; hit; junk; PPP; scumbag; SHPOS; train wreck; turkey

gomergram 〔医療俗〕ゴーマーグラム
自分の症状をうまく伝えることができないやっかいな患者(gomer)に対して行う一連の検査. gomer +「記録」の意味の連結語 -gram からの造語. ⇨ labs; rounding up the usual suspects; troll the labs; work up

gomer pile 〔医療俗〕ゴーマー・パイル
やっかいな患者(gomer)たちのケア病棟. ⇨ gomer; gomer ranch; gomerville

gomer ranch 〔医療俗〕ゴーマー・ランチ:「ゴーマー牧場」
米国退役軍人局病院(Veterans Administration hospital). やっかいな患者(gomer)がたくさん入院していることから. gomerville (ゴーマービル)とも呼ぶ. ⇨ gomer; gomer pile; gomerville; vah spa

gomertose 〔医療俗〕ゴーマートース
昏睡状態で扱いにくいやっかいな患者. gomer と,「昏睡状態の」の

意味の comatose からの造語. ⇨ gomer

gomerville ゴーマービル

米国退役軍人局病院(Veterans Administration hospital). やっかいな患者(gomer)がたくさん入院していることから. gomer と, 「～という特性をもった(場所・状態・物)」の意味の名詞や形容詞を作る連結語 -ville からの造語. ⇨ gomer; gomer pile; gomer ranch; vah spa

G. O. M. S. 〔俗〕ジー・オー・エム・エス

いらいら老人症候群. grumpy old man syndrome の頭文字. 昔のほうがよかったと愚痴を言うのが楽しみになっている老人の特徴を指す言い方. 教師や裕福な老人に見られるという. 英国のテレビショー *Grumpy Old Man*(2003)から取った名前. 正式には irritable male syndrome (IMS) (過敏性男性症候群). ⇨ irritable male syndrome

gone camping 〔医療俗〕ゴーン・キャンピング:「キャンプに出かけた」

患者が酸素吸入用テントの中にいることを指す表現.

gonzo 〔医療俗〕ゴーンゾ

(患者が)退院させられた. 死んだ. 〔イタリア語〕で 'a fool' の意味. "gone" と言えば済むところを, 念を入れてイタリア語にある類似の音の語を使ったもの. 〔俗〕では「いかれた, 狂った」の意味で使う.

goober 〔医療俗〕グーバー

腫瘍(しゅよう)などの転移(metastasis). 通例, 小さなものについて言う. 〔俗〕で, ちいさなおでき, あざ, そばかす, にきび, 吹き出物など.

❑ 起源はアフリカのバンツー語で「ピーナツ」の意味. ⇨ gumba

Good Samaritan laws 善(よ)きサマリア人(びと)法

緊急救命処置を試みた人(医師とは限らない)は, 重大な過失がない限り, その結果についての責任を問われることはないとする法律. 米国の大半の州で制定されている.

goofball 〔麻薬俗〕グーフボール

バルビツール酸系催眠鎮静薬(barbiturate). goof は「麻薬を使用

する」の意味の動詞から. ⇨ roofies

goofers 〔麻薬俗〕グーファーズ

バルビツール酸系催眠鎮静薬 (barbiturate). ⇨ roofies

gook 〔麻薬俗〕グック

デート・レイプ・ドラッグ (date rape drug) を指す語の一つ. goop (グープ) とも呼ぶ. 正体不明のどろりとしてねばっこい物を指す goo という語と, べとべとする泥を指す muck という語の混交による造語で, アメリカ英語の幼児語.「ねばっこい物, 汚い物」の意味. ⇨ date rape drug; GHB

goombah 〔医療俗〕グーンバー:「ダチ公」

(検査や X 線写真で見つかった) 異物, 腫(しゅ). He has a mean-looking goombah in the brain. (彼の脳にたちの悪そうなグーンバー[異物]がある) のように使う.

❏ 【米俗】では「ギャング, マフィアのメンバー, 仲間」のこと. 元はイタリア系アメリカ人マフィアの顔役を指す. ⇨ gumba

goose-egg 〔俗〕グースエッグ:「ガチョウの卵」

(特に頭を) 殴られてできた大きなこぶ.

goosing treatment 〔医療俗〕「カンチョー治療」

抑鬱(よくうつ)症状の患者 (depressed patient) の肛門めがけて指で突いてびっくりさせると, 過去のトラブルなどを忘れさせ楽しく生活させることができるという. 一種のショック治療.

❏ goose は「肛門めがけて指で突くこと」で, 子供たちが「カンチョー」などと言ってするジェスチャーを指す.

gorillacillin 〔医療俗〕ゴリラシリン

強力な抗生物質 (antibiotic). gorilla と penicillin の 2 語を混交した造語.

gorilla juice 〔医療俗〕ゴリラ・ジュース

アナボリックステロイド (anabolic steroid) などボディビルダーや重量挙げの選手が筋肉増強のために使用する物質. 1980 年代から使用された表現.

gorilla pill 〔医療俗〕ゴリラ・ピル

バルビツール薬 (barbiturate) のカプセル, または中枢神経系抗鬱(よくうつ)薬 (CNS depressant). 1960 年代から使われた表現.

gork 〔医療俗〕ゴーク

昏睡状態の (comatose) 患者. god only really knows (神のみが本当に知っている) の頭文字.

go sour 〔医療俗〕ゴー・サワー:「酸っぱくなる」

病状が悪化する.

go south 〔医療俗〕ゴー・サウス:「南へ向かう」

死ぬ. 人の死後に魂は南の方角へ旅するという信仰が米国先住民にはあることから生まれた表現という説がある.

❏ 〔俗〕では「姿を消す(米国から南のテキサスや, さらにはメキシコへ逃亡する (abscond) ことから); 落ち目になる(壁掛け地図で南は下方 (down) であることから)」の意味. ⇨ box (out); check out; sign out

go to ground 〔医療俗〕ゴー・トゥー・グラウンド:「地面へ直行する」

(患者が) ベッド, あるいは椅子から落ちる.

gowns 〔医学俗〕ガウンズ

医学部教授陣. 教授たちが式典の時に着るガウンの連想から. ⇨ towns

graduate medical education 卒後医学教育 ⇨ National Resident Matching Program

graduate nurse グラデュエイト・ナース

看護教育課程を修了して学位などを受けてはいるが, まだ資格試験に合格していないし, 看護師免許も受けていない看護師.

granddaddy 〔医療俗〕グランドダディー:「おじいちゃん」

特大の生理用ナプキン. 〔俗〕で「特大のもの, 最も目立つもの」などの意味.

Granny Drop 〔医療俗〕グラニー・ドロップ:「おばあちゃん置いてけ」

家族が休暇を取るために, 年老いて身体障害のある厄介なおばあちゃん (granny) を緊急救命室 (ER) の近くへ勝手に置き去りにして行くこと. ⇨ pop drop; positive Samsonite sign; positive suitcase sign; positive taillight sign; Turf Granny Day

granny dumping 〔医療俗〕グラニー・ダンピング:「おばあちゃ

んポイ捨て」

高齢の身内，特におばあちゃん(granny)を病院の緊急救命室(ER)に置き去りにすること．クリスマスや家族で過ごす休日の前に行われることが多い．⇨ dumping

granny farm 〔医療俗〕グラニー・ファーム

高齢者用住宅．運営する人を granny farmer と呼ぶ．

grapes 〔医療俗〕グレープス：「ぶどう」

痔核(hemorrhoids)．その形状がぶどうに似ているところから．

grape sign 〔医療俗〕グレープ・サイン：「ぶどう徴候」

患者のベッドサイドに見舞いのぶどうが置いてある様子．その患者には支えてくれる家族がいて，退院が近いことを示している．⇨ flower sign

grave bodily harm 〔麻薬俗〕グレープ・ボディリー・ハーム：「深刻な肉体的被害」

中枢神経系抑制薬(CNS depressant)であるγ-ヒドロキシ酪酸(GHB)の俗称．⇨ GHB

Graves' disease グレーヴズ病

甲状腺機能亢進症(hyperthyroidism)．眼球の突出を伴うことが多いとされる．Basedow's disease(バセドー病)とも言う．

❏ アイルランドの医師 Robert Graves(ロバート・グレーヴス)(1796-1853)の名から．バルセロナオリンピック(1992)とアトランタオリンピック(1996)の陸上女子 100 m で金メダルを獲得した米国の Yolanda Gail Devers(ヨランダ・ゲイル・ディバース)(1966-)選手もこの病気に苦しんだことがよく知られている．

graveyard 〔医療俗〕グレーブヤード：「墓地」

病棟の中でも，特に昏睡(coma)状態の患者を収容しておく部屋．

gravity-assisted concrete poisoning 〔医療俗〕「重力の助けを借りたコンクリート中毒」

高所からの飛び降り，または転落．⇨ concrete poisoning; jumper; sidewalk soufflé; soufflé

Gravol 〔薬・商品名〕グラボール

カナダ Church & Dwight Canada Corp. 製の制吐薬(antinauseant)．乗り物酔い止めとして一般的．市販薬．大量に服用すると幻

覚(hallucination)症状が出たりすることがある．

greenback poultice 〔医療俗〕グリーンバック・ポウルティス：「ドル札湿布」

補償金神経症(compensation neurosis)の患者を確実に治すことのできる唯一の治療法．つまり，補償金を手に入れれば完治するということ．

❏ greenback は「ドル札」のこと．札の裏側が緑色であることから．⇨ compensation neurosis

green gas and salt water 〔医療俗〕「グリーンガスと塩水」

「酸素と点滴」のこと．患者の病状のいかんを問わずまずこの2つを投与することから．⇨ miracle treatment

Green Lizard 〔医療俗〕グリーン・リザード：「緑のトカゲ」

Mylanta(マイランタ)[制酸薬]+Donnatal(ドナタル)[鎮痙(ちんけい)薬]+licodine(リコダイン)[局所麻酔薬]の3種類の混合薬で，GI cocktail とも呼ばれる．主として消化不良を訴える患者に与えられる．

❏ なお，実際に Green Lizard という名のカクテルがあり，リキュールの Chartreuse Green(シャルトリュース・グリーン)とラム酒で作る．⇨ GI cocktail

green-tagged (トリアージ(triage)で)緑色のタグを付けられた

負傷の程度がとても軽い．自分で歩くことができるくらい軽傷の．⇨ black-tagged; green trauma patient; red-tagged; triage tag; walking wounded; yellow-tagged

green trauma patient 〔医療俗〕「緑色のタグを付けられた外傷患者」

自分で歩くことができる程度の軽症の外傷患者．⇨ black-tagged; green trauma patient; red trauma patient; walking wounded; yellow trauma patient

Grey's Anatomy 〔テレビ番組名〕『グレイズ・アナトミー　恋の解剖学』

米国 ABC 系テレビで2005年3月27日放映開始の医療ドラマ．架空の病院 Seattle Grace Hospital を舞台に5人のインターン(intern)が医師として成長する姿を描くドラマで，そのインター

ンの1人がMeredith Grey(メレディス・グレイ)(Ellen Pompeo(エレン・ポンピオ)(1969-)が演じている)という名前の女性医師.

❑ 解剖学の本に英国の解剖学者Henry Gray(ヘンリー・グレイ)(1827-1861)が著した*Gray's Anatomy*(『グレイの解剖学』)(1858年出版)がある(GreyではなくGrayである点に注意).

Greystone Park Psychiatric Hospital グレイストーン・パーク精神科病院

New Jersey州Morris Plainsにある,州が運営する精神科病院.1876年創立.現在の病院の建物は2008年にオープン.

GRID グリッド

同性愛者免疫不全.gay-related immune deficiencyの頭文字.エイズ(AIDS)の最初の症例がホモセクシュアルの男性に見られたことから.その後,他の原因でもエイズになることが判るまで使われていた頭字語(acronym)で,AIDSが使われるようになったのは1982年.

gridiron belly 〔医療俗〕グリッドアイアン・ベリー:「焼き網腹」

何度も手術を受けた傷痕がある腹部.gridironは「(肉や魚の)焼き網」のこと.⇨ road map abdomen; zorro belly

grievous bodily harm 〔俗〕グリーバス・ボディリー・ハーム:「ひどい肉体的危害」

中枢神経系抑制薬(CNS depressant)であるγ-ヒドロキシ酪酸(GHB)の俗称.⇨ GHB

grody 〔医療俗〕グロディ:「気色が悪い」

(シラミなどがいる)不潔な患者.特に緊急救命室(ER)で使われる表現.

❑ 1980年代初め頃に米国Los AngelesのベッドタウンのSan Fernando Valleyに住む流行の先端をいく少女たちが話すValley-speak(またはValspeak)[ヴァル言葉]と呼ばれた独特の言葉があった.その言葉で「嫌な,むかつく」を意味する語.この語はビートルズ時代に流行したgrotty[grotesque + -yから]の変形.

groin 〔医療俗・集中治療室〕グロイン:「鼠径(そけい)部手当て」

心臓専門医(cardiologist)が患者の鼠径部の血管を治療することを

指す．

groinecology 〔医療俗〕グロイネコロジー：「股間科学」

婦人科学(gynecology)．軽蔑した言い方．groin(股間) + gynecology を無理やり切り張りしてくっつけた造語．

groom 〔医療俗〕グルーム

扱いにくい嫌な患者．一般には groom は「馬番，馬の飼育係」の意味．

❏ house staff と呼ばれる研修医(resident)の GROP (Get Rid of Patients)の行動様式を調査・研究したのは，社会学者の Terry Mizrahi(テリー・ミズラヒ)で，研修医たちが患者を呼ぶ場合の軽蔑的な表現として，gomer, trainwreck, turkey, scumbag, crock, hit, dirtbag, garbage, junk などがあげられている (*Sociology of Health & Illness* 誌(第 7 巻, 第 2 号, 2008))． ⇨ crock; garbage; gomer; hit; junk; PPP; scumbag; SHPOS; train wreck; turkey

Group Health グループ・ヘルス

正確には Group Health Cooperative と呼ばれ，米国 Washington 州 Seattle に本部を置く非営利ヘルスケア機構．1947 年設立．Washington 州と Idaho 州の住民にサービスを提供する．同機構の医療センターでケアを受ける者は，自分の医療記録を Web を通じて入手でき，医師や看護師とのメールでのやり取りが可能で，オンラインで処方箋を自宅まで無料で送付してもらうことができる．

groupie 〔医療俗〕グルーピー

実際には急を要することはないが繰り返し緊急救命室(ER)にやって来る患者．一般語では「有名人の追っかけ」を指す語． ⇨ CLL; cockroach; curly toe; frequent flyer; NPTG; regular; repeats; superutilizer

grumphie 〔医療俗〕グランフィー：「豚」

インターン(intern)を軽蔑した呼び方．

❏「豚」を指して主にスコットランドで使われる語．豚の鳴き声を表す grumph (= grunt)から． ⇨ bohunk; footboy; guessing doctor; intern; lackey; losel; low-life; resident; scut doggie; tern; villein

GSW 〔医療俗〕ジー・エス・ダブリュー

銃創(の患者). gunshot wound の略語. ⇨ GSW FTD; MCA; MVA

GSW FTD 〔医療俗〕ジー・エス・ダブリュー・エフ・ティー・ディー

今にも息を引き取りそうな状態をもたらしている銃創. gunshot wound fixin' to die の略語. ⇨ FTD; GSW

G3P3 42-weeker ジー・スリー・ピー・スリー・フォーティ・トゥー・ウイーカー

「妊娠3度目の妊婦で, 3回経産婦, 妊娠42週目で出産」. G3 の G は, gravida(グラヴィダ)はラテン語で「妊娠」, a 3-gravida (妊娠3度目の妊婦)のように使うが, ここでは頭文字と数字を簡略化した, 分娩・産科(OBGYN)で使う言い方. P3 の P は, para(パラ)はラテン語で「産婦」の意味で, a 3-para は「3回経産婦」のこと. ここでは頭文字と数字を簡略化した言い方. 妊娠1回で, 双子を出産した経産婦であれば G1P2 となる. 死産の経験があった場合は L (Living)を加えて, 現在2人の子供がいる場合は G3P3L2 となる. ⇨ para

GTTL 〔医療俗〕ジー・ティー・ティー・エル

死亡した. gone to the light の頭文字. 文字通りは「光の下に行く」. 多分, 聖書の天地創造の関連から, 天国へ行くことを意味するもの.「神は「光あれ」と言われた. すると光があった. (And God said, Let there be light ; and there was light.)」(「創世記」1: 3)

guber 〔俗〕グーバー : 鼻くそ ⇨ bogey; booger; boogie; snot

guessascope 〔医療俗〕ゲサスコープ :「見当鏡」

聴診器(stethoscope). ⇨ guessing tubes

guessing doctor 〔医療俗〕ゲシング・ドクター :「あてずっぽう医」

インターン(intern). 経験不足でしっかりとした診断ができないため, いろいろあてずっぽうで診断するところから. ⇨ bohunk; footboy; grumphie; intern; lackey; losel; low-life; resident; scut doggie; tern; villein

guessing tubes 〔医療俗〕ゲシング・チューブス :「なぞ当てチューブ」

聴診器 (stethoscope). ⇨ guessascope

guinea pig 〔医療俗〕ギニー・ピッグ：「モルモット」
患者．軽蔑した呼び方．

Gulf War syndrome 湾岸戦争症候群
1990年8月2日〜1991年2月27日までの湾岸戦争 (the Gulf War)から帰還した米国軍人が訴えた発熱, 頭痛, 短期記憶(short-term memory)の喪失, 視力の低下, 息切れ, 咳, 下痢, 皮膚の変化, 歯肉の出血, 毛髪や歯が抜ける, 身体の麻痺(numbness), 身体のうずき(tingling), 関節の痛み, 疲労感などの症状．

gumba 〔医療俗〕グーンバー
胸部X線写真やCATスキャン (CAT scan)に写った腫瘍(しゅよう). 通例, 大きなものについて言う．
❑ 〔米俗〕では, アメリカマフィアメンバーの一員を示す語で,「手強いもの」のイメージから. ⇨ goober; goombah

gum gardener 〔医療俗・歯科俗〕ガム・ガーデナー:「歯茎の庭師」
歯周病専門医(periodontist). 歯茎の手入れをするところから．

Gun and Knife Club 〔医療俗〕ガン・アンド・ナイフ・クラブ
都市のスラム地区にある病院. 特に緊急救命室(ER). ⇨ Knife and Gun Club

Gun and Rifle Club 〔医療俗〕ガン・アンド・ライフル・クラブ
都市のスラム地区にある病院. 特に緊急救命室(ER). ⇨ Knife and Gun Club

gunner 〔医療俗〕ガナー:「猛烈突進野郎」
押しの強い(医)学生. 最初のクラスに出る前にテキストを読んでおいて, 同級生を出し抜き, よい成績を取ろうと必死になる. 〔米俗〕で「ガリ勉学生」の意味がある. gun for(銃を持って追跡する, 全力で何かを手に入れようとする)から, そのような行動をとる者のこと. ⇨ booker

gurney ガーニー：車輪付きストレッチャー
米国の発明家 J. Theodore Gurney (J・セオドア・ガーニー)(1841-1904)の名に由来する．「車輪付きストレッチャー」の意味で初めて使われたのは1939年. イギリス英語では trolley.

gutectomy 〔医療俗〕ガッテクトミー

胃腸の大手術，または腹部脂肪吸引術(liposuction)．「消化管」の意味の gut と「切除術」という意味の連結語 -ectomy からの造語．

guts and butts doc 〔医療俗〕ガッツ・アンド・バッツ・ドック：「内臓と尻(しり)の医者」

胃腸病専門医(gastroenterologist)．guts は「内臓」，butts は「尻」の意味．

Gwynne Evans tonsil dissector 〔医療器具〕グウィン・エヴァンズ扁桃解剖器具

扁桃(へんとう)(tonsil)を解剖する器具(dissector)．細長い耳かきのような器具で，先に熊手のような爪が付いている．開発者は Eric Gwynne-Evans（エリック・グウィン＝エヴァンズ）(1905-1990)で，亡くなる直前は London の St George's Hospital の耳鼻咽喉科の顧問外科医であった．

gymnast's wrist 体操選手手首

尺骨(ulna)の痛み，分散，隆起など．体操選手が逆立ちなどの動きで前腕の骨を繰り返し圧迫することが原因で起こる．

gyneguy 〔医療俗〕ガイネガイ；ジネガイ：「女性を診る者(guy)」

婦人科医(gynecologist)．「女性，女」の意味の連結語 gyneco- を変形させて guy(やつ)とくっつけた造語．

gynetron 〔医療俗〕ガイネトロン；ジネトロン：「女性を処理する装置」

婦人科医(gynecologist)．「女性，女」の意味の連結語 gyneco- を変形させて，「原子以下の粒子を処理する装置」の意味の連結語 -tron をくっつけた造語．

gyppy tummy 〔英俗〕ジピー・タミー：「エジプト人のおなか」

元はエジプトを旅行する人がかかる下痢．gippy tummy ともつづる．gyppy(または gippy)は「エジプト人」のこと．Egypt の 'gyp' に「〜に関係のあるもの」の意味を表す接尾辞をつけた造語．

❏ 現在は，海外旅行をしたり，英国内のエスニックレストランで食事をしたときにかかる下痢について使う．⇨ Delhi belly

H

H 〔交通標識〕（付近に）病院あり
付近に病院があることを示す米国の交通標識（traffic sign）．青色（blue）の背景に白色で hospital の頭文字 H が入っている．

HAC 〔医療俗〕ハック
抗精神病薬〔商品名〕Haldol（ハルドール），抗不安薬〔商品名〕Ativan（アタヴァン），抗コリン作動薬〔商品名〕Cogentin（コジェンチン）の頭文字．患者を落ち着かせるため Haldol 5mg, Ativan 2mg, Cogentin 1mg を混合したものを一度に筋肉注射で投与する場合に使われる略語．
❏ Patricia Cornwell（パトリシア・コーンウェル）(1956-) が 2007 年に発表した作品 *Book of the Dead*（『異邦人』）では，医療刑務所で手に負えない受刑者を抑制するために使われる場合がある，と説明されている．⇨ Ativan; Cogentin; Haldol

hack 〔医療俗〕ハック：「斧」
外科医（surgeon）．⇨ ax; blade; butcher; cutting doctor; knife-happy; Mack the Knife; meat cutter; sawbones; slasher; sturgeon; vulture

Hail Mary pass 〔医療俗〕ヘイル・メアリー・パス
最後の賭けの治療処置．患者やその家族に心肺蘇生措置を取る際に，医者にとっても最後の賭けであって，蘇生するとは限らない神頼みだということを，アメリカンフットボールの用語を使って，少しばかりユーモアも含めた柔らかい言い方をしたもの．アメリカンフットボールでは，ゲーム終盤で苦戦のチームが最後の賭けとして得点を狙って投げるいちかばちかのロングパスのこと．Hail Mary は「天使祝詞」（聖母マリアにささげる祈り）のこと．
❏ 米国 Duke University Hospital の ICU（集中治療室）医師 Dr.

Peter S. Kussin(ピーター・S・クッシン)が医療現場で使った言い方.

haircut 〔俗〕ヘアーカット

(性感染症が原因の)ペニスの痛み. この痛みは相手の女性の陰毛(pubic hair)で生ずるものだと信じられていることから「ヘアで切られる痛み」という意味で, トリニダード・トバゴ共和国(Republic of Trinidad and Tobago)の英語で使われる言い方. 同国で話されている言語は英語系のクレオール語(スペイン語, フランス語, ヒンディー語の影響を反映している). 〔麻薬俗〕ではマリファナを指す.

Haldol 〔薬・商品名〕ハルドール

米国 Janssen Pharmaceuticals, Inc. 製の抗精神病薬(antipsychotic). 一般名はハロペリドール(haloperidol). 処方薬. 主に筋肉注射で使用する. ⇨ B-52; Vitamin H

hallucinoma 〔医療俗〕ハルシノーマ:「幻覚腫」

実際には存在しないが, MRIスキャンやX線写真に病塊のように見えたもの. 「幻覚」の意味の hallucination と, 「腫, 瘤(りゅう)」の意味の連結語 -oma からの造語.

❑ 専門用語には hallucinosis(幻覚症)がある.

hammer 〔医療俗〕ハンマー

局所麻酔薬(local anesthetic). ハンマーで1回に叩く場所は特定の1か所であることからの連想. ⇨ local

hammered 〔医療俗〕ハンマーで叩かれた

当直医師がたくさんの入院患者を受け入れてしまったときの状態を表す.

handbag-positive 〔医療俗〕ハンドバッグ陽性

高齢の女性患者が, 入院することになって頭が混乱している様子を指す. ベッドに寝ていてもハンドバックを後生大事に抱え込んでいる様子から.

H and P エイチ・アンド・ピー

(患者の)病歴と検診. history and physical の略語. do an H and P で「患者の病歴を調べて検診をする」という言い方.

hand them a Bible so they can study for the final

〔医療俗〕「バイブルを渡して,人生最後のための心構えをさせる」患者が今にも死にそうな状態であること.

hand-washing theatre 〔医療俗〕「手洗い劇場」

病院内で患者の病室に医者が手を消毒して入る現場.病室へ入る医者が,消毒用アルコール(alcohol rub)が乾き切らないので両手を高く上げて,疑わしそうにしている患者や家族に病原菌がないことを強調する見せ場的な現場. ⇨ CPR; CPR theatre

hang by a thread 〔慣用句〕「糸一本でぶらさがっている」

(生命が)非常に危険な状態である.

hang crepe 〔医療俗〕ハング・クレープ:「クレープの喪章をつける」

(患者の)最悪の場合を考える.〔俗〕で「悲観的になる,暗い見通しを立てる」の意味で使う.crepe(または crape)は,帽子や袖などに巻く「ちりめん織りの喪章」のこと.lay crepe とも言う."Given Mr. Johnson's condition, I want you to hang crepe when you talk to the family."(ジョンソンさんの状態を考えると,彼の家族に話す場合には,あなたには最悪の場合を考えておいてもらいたい)のような使い方の例がある.

Hanta ハンタ

ハンタウイルス.hantavirus の短縮語.ハンタウイルス肺症候群(hantavirus pulmonary syndrome)を起こす病原体.1993年に米国南西部のナバホインディアンの間で急性呼吸器障害を伴って流行した.インフルエンザに似て,発熱,筋肉痛,頭痛,胃腸症状などが最初に見られる.齧歯(げっし)目などの小型哺乳動物の排泄物を吸入して起こる.

happy juice 〔医療俗〕ハッピー・ジュース

麻薬性鎮痛薬(narcotic analgesic).

happy little campers 〔医療俗〕ハッピー・リトル・キャンパーズ

重患ベッド用の酸素テント(oxygen tent)に収容されている子供たち.

Harborview Medical Center ハーバービュー・メディカル・センター

米国 Washington 州 Seattle にある総合病院. Washington, Alaska, Montana, Idaho 各州で唯一のレベル1外傷センター(Level 1 trauma center). 1877 年創立.

harpoon 〖医療俗〗ハープーン:「銛(もり)を打ち込む」

太った患者にスワン・ガンツ・カテーテル(Swan-Ganz catheter)のセントラル・ライン(central line)を入れる. harpoon は「(鯨に)銛を打ち込む」という意味.

❏ harpoon は, 医学専門用語では「組織切り取り器」(検査のため組織片を採取するための先の方にとげの付いた器具)のこと. ⇨ central line; float a swan; harpooning the whale; Swan-Ganz catheter

harpooning the whale 〖医療俗〗「鯨に銛(もり)を打ち込む」

麻酔科医(anesthesiologist)が硬膜外カテーテル(epidural catheter)[脊椎硬膜外腔に鎮静薬を注入するためのしなやかなチューブ]を分娩後期の肥満産婦に挿入すること.

❏ harpoon は, 医学専門用語では「組織切り取り器」(検査のため組織片を採取するための先の方にとげの付いた器具)のこと. ⇨ central line; float a swan; harpoon; Swan-Ganz catheter

harvest ハーベスト

(臓器移植のために臓器提供者から)臓器を摘出する.「臓器摘出」の意味の名詞としても使われる.

❏ 臓器移植をテーマにした医療サスペンスに Tess Gerritsen(テス・ジェリッツェン)(1953-)の *Harvest*(Pocket Books, 1996)(浅羽莢子訳『僕の心臓を盗まないで』角川文庫, 2001)がある. ⇨ egg harvesting

hatchery 〖医療俗〗ハッチャリー:「孵化(ふか)場」

精神科病棟(psychiatric ward). ヒヨコの「孵化場」さながらの, やかましくにぎやかなところから. ⇨ crazy farm; funny farm; loony bin

hat trick 〖医療俗〗ハット・トリック

チューブを3本挿入されている外傷患者. hat trick は, サッカーやアイスホッケーの1試合で1人の選手が3点入れることや, クリケットの試合で1人の投手が打者3人を連続してアウトにする

こと.

Hatzoloh ハッツォロー

ユダヤ人社会の中でボランティアで活動する緊急医療サービス(EMS)の組織. Hatzolah, Hatzalah, Hatzola ともつづる. ヘブライ語で「救助(rescue)」や「救援(relief)」の意味.

HBC 〔獣医俗〕エイチ・ビー・シー

車にはねられた. hit by car の頭文字. 病院に運び込まれたペットの負傷原因.

HBO 〔獣医俗〕エイチ・ビー・オー

飼い主に叩かれた. hit by owner の頭文字. 病院に運び込まれたペットの負傷原因.

head block ヘッド・ブロック

救急患者を搬送する際に, 顔の両側にテープで留めて首を固定する器具. 通例 head blocks と複数形で使われる.

head bobbing ヘッド・ボビング

乳幼児の呼吸窮迫(infant respiratory distress syndrome)の場合に見られる頭の上下運動.

❏「呼吸窮迫」は呼吸不全(respiratory failure)の一種.

head bonk 〔医療俗〕ヘッド・ボンク

頭をぶつけたり叩かれたりしたことで病院の緊急救命室(ER)にやって来た患者. bonk は「ゴツンと叩く」こと, あるいはそのときの音.

head shrinker 〔医療俗〕ヘッド・シュリンカー:「頭を縮ませる人」

精神科医(psychiatrist), 精神分析医(psychoanalyst), 心理療法士(psychotherapist). headshrink や shrinker, shrink などとも呼ぶ.

❏ shrink someone's head は「人の精神分析をする, 悩みを聞く」という意味. 元はアメリカ英語で, 1960年代にイギリス英語とオーストラリア英語に入った語. 元は, 首狩りをした頭を縮めて保存する風習を持つ首狩り族の人間を指す語. ⇨ pest control; pitchfork; psychlotron; shrink; spook; trick cyclist; wig picker

Heads in Beds 〔医療俗〕ヘッズ・イン・ベッズ

神経科集中治療室(neurological intensive care unit). 患者の頭

がベッドに並んでいる様子から. ⇨ Cabbage Patch; Ventilator Farm

head whack 〔医療俗〕ヘッド・ワック:「頭ぶっ叩き」

頭部の怪我.

health 病気

言いにくいことを逆の言い方で言ったもの.

health problems 「健康上の問題」

病歴のこと. medical histories という医療専門語の代わりに使う言葉.

health unit clerk ヘルス・ユニット・クラーク ⇨ ward clerk

healthy goober 〔医療俗〕ヘルシー・グーバー:「健康な腫瘍(しゅよう)患者」

実際には, 死亡した腫瘍患者のことを指す. ⇨ health; goober

heal with steel 〔医療俗〕ヒール・ウィズ・スチール:「鋼で治す」

手術をする. steel は手術用メスを指して使ったもの. ⇨ if in doubt, whack it out

Heartache Hotel 〔医療俗〕ハートエイク・ホテル:「心臓の痛みホテル」

冠状動脈疾患集中治療室(coronary care unit: 略語 CCU). Elvis Presley(エルヴィス・プレスリー)(1935-1977)のヒット曲 *Heartbreak Hotel*(1956)をなぞった言い方.

Heartbeat 〔テレビ番組名〕『ハートビート』

米国 ABC テレビ系の医療ドラマ. 1988年3月23日から1989年4月6日まで放映. Women's Medical Arts というクリニックが舞台で, 婦人科医 Dr. Joanne Springsteen(ジョアン・スプリングスティーン)(Kate Mulgrew(ケイト・マルグルー)(1955-)が演じた)と外科医 Dr. Eve Autrey(イヴ・オートリー)(Laura Johnson(ローラ・ジョンソン)(1957-)が演じた)の2人の女性医師が主人公.

hearts and farts 〔医療俗〕ハーツ・アンド・ファーツ:「心臓と屁」

心臓病学(cardiology)と老人病学(geriatrics)の専門病棟. farts は「何の役にも立たない屁(fart)のような者たち」で老人たちを指す.

heavenly blues 〔俗〕ヘブンリー・ブルース:「天国のブルース」
① 鎮静薬,催眠剤として使われるフルニトラゼパム (flunitrazepam).
② 精神活性物 (psychoactive agent) としての朝顔の種(たね) (morning glory seeds). この種はリセルグ酸アミド (lysergic acid amide: 略語 LSA) [幻覚剤, LSD と同系] を含むために食べることがある. 単数形の heavenly blue(また heavenly sunshine)は LSD を指す. ⇨ roofies

heavy chain disease 「ヘビー・チェーン病」
手錠をかけられて緊急救命室 (ER) に運ばれてきた犯罪者の患者. 医学用語では「H 鎖病(さぐびょう)[H = heavy chain の heavy の頭文字]」や「重鎖病」などと呼ばれる形質細胞疾患[癌]のことを言う. この chain を「手錠」に読み替えてもじったもの.

heavy hammer 〔医療俗〕ヘビー・ハンマー
特に強力な鎮痛薬 (pain killer).

Heel Elevation Ataxia 〔医療俗〕ヒール・エレベーション・アタクシア:「ハイヒール運動失調症患者」
ハイヒールを履いてまともに歩けない女性. あたかも酔っ払った千鳥足のように見える. ⇨ roofies

heel stick ヒール・スティック
新生児の末梢血を足のかかとから採取する方法. heel puncture とも言う.
❏ 動詞の stick には「静脈穿刺(せん)(venipuncture)をする」の意味がある. ⇨ finger stick

heel string 〔米南部方言〕ヒール・ストリング:「(足の) かかとの弦」
アキレス腱 (Achilles tendon).

Heimlich maneuver ハイムリック法
気管に食べ物などが詰まった場合にそれを取り除くために行う応急処置法. Heimlich の読み方は「ハイムリック」が一般的. 考案者である米国の外科医 Henry Jay Heimlich (ヘンリー・ジェイ・ハイムリック)(1920-)の名から.

helicobacter pylori ヘリコバクター・ピロリ菌

胃に生息するらせん状の細菌.

helmet 〔医療俗〕「ヘルメット」

頭蓋骨 (skull), または頭 (head). "The new player in Room 3 has a cracked helmet."(「3号室の新しいプレーヤー[患者]はヘルメット[頭蓋骨]にひびが入っている」)のような使い方の例がある. ⇨ player

hematocrit ヘマトクリット

赤血球容積率. 血液中に占める赤血球の容積比を百分率で示したもの. ⇨ crit

hemicorporectomy ヘミコルポレクトミー

下半身の外科的切除. 下肢, 骨盤, 生殖器, 下部直腸から肛門までの種々の骨盤臓器を含む. 脊髄 (spinal cord) や骨盤 (pelvic bone) の癌の転移を処置するために行われることが多い. hemi- (半) と, corpor (身体の) と, 「〜切除術」の意味の連結語 -ectomy からの造語.

hepatology conference 〔医療俗〕ヘパトロジー・カンファレンス:「肝臓学会議」

医師たちの飲み会. hepatology は,「肝臓」の意味の連結語 hepat- と「学」の意味の連結語 -ology からの造語. ⇨ GI rounds; Liver Rounds

hep lock 〔医療俗〕ヘップ・ロック

薬剤や血液を断続的に注入すること. もともとは血液の凝固を防ぐヘパリン (heparin) を注入する場合に用いられていた方法. heparin lock の略語.

Herceptin 〔薬・商品名〕ハーセプティン

単クローン抗体. 培養された細胞群の単一クローンから作る抗体. 乳癌 (breast cancer) や胃癌 (gastric cancer) の患者に静脈点滴で使用される. 米国 Genentech, Inc. 製の処方薬.

heroic dose 〔医療俗〕ヒロイック・ドース

①(患者が危険な状態に陥る恐れもあるほどの, 薬の) 思い切った投与量.
②最高の気分を得るための大量の快楽追求麻薬 (recreational drug) の摂取.

Hershey Highway 〔米俗〕ハーシー・ハイウェー

直腸(rectum).〔商品名〕Hershey(チョコレート)の色と直腸を通って出てくる便の色が似ているところから.Hershey Road とも言う.

Hespan 〔薬・商品名〕ヘスパン

米国 B. Braun Medical, Inc. 製の処方薬.出血や熱傷また手術などが原因で起こるショック状態に対処するための血漿増量薬(plasma volume expander).静脈輸液剤(IV infusion).

hey-doc 〔俗〕ヘイドック:「ちょっと,先生」

美容整形外科手術で麻酔をかけられる直前に手術代を安くしてくれと頼む患者.特に Los Angeles で使われた表現.

hey docs 〔医療俗〕ヘイドックス:「「ちょっと,先生!」たち」

大都市の病院の病棟で車いすに手錠で縛りつけられたアルコール依存症の患者たち.白衣を着た人が通りかかると一斉に "Hey Doc!" と声を掛ける.発音が似ているだけの理由で,英国の地名の Haydock と書くこともある.

H. flu 〔医療俗〕エイチ・フル:「インフルエンザ菌」

Haemophilus influenzae(ヘモフィルス・インフルエンザ菌)のこと.インフルエンザという名が含まれていて紛らわしいが,ウイルス性インフルエンザの病原菌ではない.骨髄膜炎,肺炎,中耳炎,結膜炎などの多くの小児期感染症を引き起こす病原体の細菌.

HG エイチ・ジー

妊娠悪阻(おそ).hyperemesis gravidarum の頭文字.
❑ 2012 年 12 月,英国の Prince William(ウィリアム王子)との第 1 子を懐妊した Catherine, Duchess of Cambridge(ケンブリッジ公爵夫人キャサリン)がひどい吐き気の症状のために London 市内の病院に入院したと報道されたが,これは単なるつわり(morning sickness)ではなく,急性の,あるいは重度のつわり(acute morning sickness, extreme morning sickness, severe morning sickness),つまり妊娠悪阻の症状であった.英国王立産婦人科医協会(Royal College of Obstetricians and Gynaecologists)によれば,つわりは妊娠初期の女性の約 30 %にみられ,英医療保険制度 NHS(National Health Service)当局によれば,妊娠悪阻を患う妊

婦はおよそ200人に1人の割合で, 重度の場合は脱水症状の治療や点滴のため数日間の入院が必要となるという. ⇨ morning sickness

HHS 〔医療俗〕エイチ・エイチ・エス

ヒステリー症状のヒスパニック症候群. hysterical Hispanic syndrome の頭文字. ヒスパニックの年配女性が示すごく普通に見られるリアクションで, 物事を誇張したり, 半狂乱で両腕を振りまわしたり, 過呼吸 (hyperventilation) に陥ったりすること.

HIBGIA 〔医療俗〕エイチ・アイ・ビー・ジー・アイ・エー

(病気や怪我が)以前にあって, 再発した. had it before, got it again の頭文字.

Hibiclens 〔薬・商品名〕ヒビクレンス

抗菌薬 (antimicrobial) や殺菌薬 (antiseptic) として使われる皮膚用洗剤 (skin cleanser). 米国 Mölnlycke Health Care, Inc. 製の市販薬.

Hi 5 〔医療俗〕ハイ・ファイブ

HIV陽性の. HIV (human immunodeficiency virus) の virus (ウイルス) のVをローマ数字の5で置き換えたもの. これを, スポーツ選手などが行うハイタッチのジェスチャーを英語では high five と呼ぶ呼び方になぞらえたもの.

high blood 〔医療俗〕ハイ・ブラッド

高血圧 (hypertension). ⇨ low blood

high prostatic wedge pressure 〔医療俗〕ハイ・プロスタティック・ウェッジ・プレッシャー

性的に興奮した患者. prostatic は「前立腺の」という意味. wedge pressure は, 医学専門用語では「楔入圧(けつにゅうあつ)」(細いカテーテルを血管内に挿入して, 小さいカフを膨らませて動脈側からの圧を遮断したときに得られる血管内圧)のこと. 医学用語が並んでいるが, つまりはペニスが大きく堅く勃起している[〔俗〕hard-on]こと.

High Serum Porcelain Level 〔医療俗〕高血清陶器レベル

特に血液検査などの検査結果で何ら異常が見られない患者. porcelain (陶器) は物であって血が通っているわけはないので, 高レベルと言ってもナンセンスであることから. 単に high porcelain level と言えば「異常なし」ということ．〔英医療俗〕では serum porcelain は「高齢者に行う血液検査」を指すが，これは高齢者を身体機能が衰えた「陶器」に見立てたもの．

high slug titer 〔医療俗〕ハイ・スラッグ・タイター：「高ナメクジ力価(りきか)」

ベッドから出ようとしない怠け者の患者．titer（力価）は「生物学的検定法（bioassay）で測定した感染性ウイルスの濃度」のこと．ナメクジは「のろのろした，怠け者」の意味でも使うことから，「ナメクジ度」すなわち「怠け者度」が高いということ．

hit 〔医療俗〕ヒット

① 扱いにくい嫌な患者．研修医（resident）たちが使う言葉．
② 新しい入院患者．例えば，ICU hit は「集中治療室への入院患者」のこと．⇨ crock; garbage; gomer; groom; junk; no-hitter; PPP; scumbag; SHPOS; train wreck; turkey

hit and run 〔医療俗〕ヒット・アンド・ラン

外科医が，別の約束に遅れないように，急いで手術を行うこと．別の約束とは，たいていの場合は医療に関係のないこと．一般には「当て逃げ」のこと．

hit hard 〔医療俗〕ヒット・ハード：「大きな打撃を受ける」

医師が，1回の勤務シフトで難しい患者を多く抱えること．⇨ bagged; take a hit

hole in one 〔医療俗〕ホール・イン・ワン

口や耳など身体の開口部（orifice）を貫通した銃弾，またその銃弾による傷．

holiday heart 〔医療俗〕ホリデー・ハート：「祝日心臓」

酒のむちゃ飲み（binge alcohol abuse）をした後に，大きな騒音（例えば，米国独立記念日7月4日の花火の音）に驚いたことで起こる，心房細動（atrial fibrillation: 略語 A-fib），または不規則な心臓の動悸（flutter）のこと．

Hollywood Code 〔医療俗〕ハリウッド・コード

医師が患者を懸命に蘇生させるための医療行為をしているかのように振りだけをすること．ハリウッドスターのように演技をすることの連想から．Show Code とも言う．"Can you do a Hollywood

Code?"(ハリウッド・コードで行きますか？)のような言い方をする. ⇨ Blue Light; Code Blue; Light Blue; Show Code; Slow Code¹

Holter monitor 〔医療器具〕ホルター・モニター

24時間継続して心電図(electrocardiogram)を記録できる携帯型モニター. 外来患者が装着して使用することから ambulatory ECG monitor(小型軽量の携帯型心電図モニター)とも呼ばれる. 開発者の米国の生物物理学者(biophysicist) Norman J. Holter(ノーマン・J・ホルター)(1914-1983)の名から.

holy trinity 〔俗〕ホーリー・トリニティー:「聖三位一体」

自分たちを医学界の神だと自認する医師. 特に Los Angeles で1990年代に使われた表現.

❑ もともとは, Daniel Freeman Hospital[現在は Daniel Freeman Memorial Hospital(California 州 Inglewood)]に勤務する3人の外科医に与えられた名称だという.

Hoover test フーバーテスト

患者が本当に病気か仮病かを判断するのに使われる検査.

❑ 仰向けになった姿勢(supine position)で片脚を上げると, 不随意にもう一方の脚のかかとに反対圧力がかかり, この徴候を Hoover's sign と呼ぶ. 仮病やヒステリーの患者には現れない. Hoover は米国の医師 Charles Franklin Hoover(チャールズ・フランクリン・フーバー)(1865-1927)の名から.

hope 'n' scope 〔医療俗〕ホープ・ン・スコープ

病気が見つからないことを期待して行う腹腔鏡検査(laparoscopy). scope には「〜の様子をうかがう, 〜をチェックする」という意味がある.

Horizant 〔薬・商品名〕ホリザント

RLS と呼ばれるむずむず脚症候群(restless legs syndrome)治療用の処方薬. 米国 XenoPort, Inc. 製. ⇨ RLS

horrendioma 〔医療俗〕ホレンディオーマ:「驚愕腫」

① 多くの合併症(complications)を抱えた患者.
② 入院中の患者に降りかかる問題や災難. 恐ろしいほどの悪い症状. "Sounds like a horrendioma."(症状はひどそうだ)のよう

に使う．

③恐ろしく大きな腫瘍．

❏「恐ろしい」という意味の horrendous と，「腫；瘤(りゅう)」の意味を表す連結語の -oma からいかにも病名のようにした造語．horrendoma や horrenderoma などとも呼ぶ．

horrendoplasty 〔医療俗〕ホレンドプラスティ：「恐ろし形成手術」

手術がすんだと思っていたところへ，合併症を治療する必要から，別の手術をするために手術室へ戻されてきた患者．

❏「恐ろしい」という意味の horrendous と，「形成手術」の意味を表す -plasty からの造語．

horriblectomy 〔医療俗〕ホリブレクトミー：「残酷熱傷治療」

例えば，重度の熱傷を負った患者の皮膚の大部分を切除する場合など．「恐ろしい」という意味の horrible と，「切除術」の意味の連結語 -ectomy から．⇨ horridzoma

horridzoma 〔医療俗〕ホリッドゾーマ：「残酷治療」

見るも恐ろしく醜い熱傷で，全身はれあがり手で触るとぶよぶよな火ぶくれ状態であること．「恐ろしい」と言う意味の horrid と「腫(しゅ)」を意味する連結語 -oma から．-z- は，火ぶくれが触るとぶよぶよとして動く感触から，「運動性がある」ことを意味する連結語 zo- の一部ではないかと思われる．⇨ horriblectomy

horror show 〔医療俗〕ホラー・ショー

①治療が次々と失敗して，もはや回復が望めない困った状態．
②患者の病状が悪くなって困った状態．

hospital bed 'syndrome' 病院ベッド症候群

脳障害を持った患者が，ベッドに柵がしてあるのにもかかわらずそれを乗り越えて床に落ちる事故．その結果，昏睡状態に陥ったり，死亡したりする．

hospital cleaner ホスピタル・クリーナー

病院内の病室，浴室，実験室，オフィス，ホールなどを清掃するスタッフ．hospital housekeeper とも呼ぶ．⇨ floor housekeeper; hospital housekeeper; housekeeper

Hospital for Sick Children ⦅the⦆ ザ・ホスピタル・フォー・

シック・チルドレン
カナダOntario州Torontoにあるカナダ最大と言われる小児病院．SickKidsと呼ばれる．1875年Elizabeth McMaster(エリザベス・マックマスター)が率いる女性グループが設立して始まった．University of Torontoと提携している．"Healthier Children. A Better World."(より健康な子供たち．よりよい世界)と謳(うた)う．

hospital hobo 〔医療俗〕ホスピタル・ホーボー：「病院放浪者，病院中毒者」
診察してほしかったり，時には入院させてもらいたかったりして病院を渡り歩く者．このような者はhospital hobo syndrome(病院放浪症候群)にかかっていると言う．hospital addict(病院依存症患者)とも呼ぶ．

hospital hopper 〔医療俗〕ホスピタル・ホッパー
重病でもないのに，あちこちの病院を渡り歩く患者．⇨ frequent flyer

hospital housekeeper ホスピタル・ハウスキーパー
病院内の病室，浴室，実験室，オフィス，ホールなどを清掃するスタッフ．hospital cleanerとも呼ぶ．⇨ floor housekeeper; hospital cleaner; housekeeper

hospitalist ホスピタリスト
病院内科の専門医．主要な任務は，入院中の患者の総合的な医療管理をすること．患者のケア，教育，研究，およびhospital medicine(病院内科)にかかわるリーダーシップを執ること．米国The Society of Hospital Medicine(病院内科学会)(略称：SHM．Pennsylvania州Philadelphiaに本部)が詳細定義を提供する．これは1996年8月，*New England Journal of Medicine*誌掲載の論文の中でRobert Watcher(ロバート・ウオッチャー)とLee Goldman(リー・ゴールドマン)が初めて使った．各科のコンサルタント医師や，看護師，栄養士，理学療養士，ケースマネージャー，ソーシャルワーカーなど(non-physician providers)の関係スタッフをまとめるリーダーシップと，また教育も行う技量が必要とされる．当人は院内に常駐しているため，急性期入院患者(acutely ill, hospitalized patients)の診断も要求される．米国とカナダで一般的になり

つつある.

hospitalitis 〔医療俗〕ホスピタリティス:「病院病」

長期入院患者の倦怠感. hospital と「〜炎症」の意味の連結語 -itis からの造語.

hot belly 〔医療俗〕ホット・ベリー

直ちに外科的処置が必要な腹部の痛み. hot には〔俗〕で「緊急な (urgent)」の意味がある.

hot dog 〔医療俗〕ホット・ドッグ

きわめて競争心が強くて積極的な医学生 (medical student). hot dog には「技をひけらかす選手, 見せびらかし屋」の意味があることから.

hot dog headache ホットドッグ頭痛

ホットドッグ, ハム, ベーコンなどを食べた場合に起こる片頭痛. 肉の赤みを出すために加えた亜硝酸塩 (nitrite) には血管拡張の作用があり, 血管が拡張することによって頭痛が起こるとされる. 片頭痛の誘発因子となる食品の代表的なものに, 赤ワイン (ワイン頭痛), チョコレート (チョコレート頭痛), チーズ (チーズ頭痛) などがあり, 誘発物質はチラミン (tyramine) のアミン (amine). ⇨ ice cream headache

hot lights and cold steel 〔医療俗〕ホット・ライツ・アンド・コールド・スティール ⇨ bright lights (and cold steel)

hot potato voice 「あつあつポテト声」

浮腫(ふしゅ) (edema) あるいは軟口蓋 (soft palate) の麻痺 (paralysis) が原因のはっきり聞き取れない声. 重度の喉頭炎 (pharyngitis) や扁桃周囲膿瘍 (peritonsillar abscess) の場合に最もよく見られる. 熱いポテトを口の中に入れたときのしゃべり方に似ているところから.

House, M. D. 〔テレビ番組名〕『Dr. House ドクター・ハウス』

米国 Fox テレビの医療ドラマ. 原題の *House, M. D.* は, *House* とも言う. 2004 年 11 月 16 日から 2012 年 5 月 21 日まで放映. 主人公の医師の名前が Gregory House (グレゴリー・ハウス). Hugh Laurie (ヒュー・ローリー) (1959-) が演じた.

housekeeper ハウスキーパー

病院(やホテル)の清掃業務を行うスタッフを管理監督するスタッフ. floor housekeeper とも呼ぶ. ⇨ floor housekeeper; hospital cleaner; hospital housekeeper

house officer　ハウス・オフィサー ⇨ house staff; intern; resident

House of Scream (the)　〔医療俗〕ザ・ハウス・オブ・スクリーム:「叫びの家」

産科病棟(labor and delivery ward). 痛みに苦しむ産婦の叫び声(scream)が聞こえることから. ⇨ L & D; obs and gobs

house staff　ハウス・スタッフ

研修医(resident). house officer とも言う. ⇨ intern; resident

HOWDY　〔医療俗〕ハウディー

高血圧で, 肥満の白人の糖尿病患者野郎. hypertensive obese white diabetic yahoo の頭文字. たまたま挨拶語の howdy(やあ!)と同じつづりと発音になっている.

howdy rounds　〔医療俗〕ハウディ・ラウンズ

病室の入口で手を振って患者に挨拶するだけの回診. howdy(こんちわ)は, "How do ye?" [= How do you do? の短縮形]から.

HPI　エイチ・ピー・アイ

現在の疾患の病歴. history of present illness の略語.

HTN　エイチ・ティー・エヌ

hypertension(高血圧)の略語.

HTT(A)　〔医療俗〕エイチ・ティー・ティー(・エー)

小児科(pediatrics)と産婦人科(obstetrics/gynecology)病棟. hot tots and twats (area)の略語. hot tot は「にぎやかな子供, 幼児」の意味. twat には「女性の陰部」の意味がある.

Humalog　〔薬・商品名〕ヒューマログ

抗糖尿病薬(antidiabetic), インスリン(insulin)として使用される処方薬. 米国 Eli Lilly and Company の登録商標. 実際の商品名にはこの他に, Humalog Mix 50/50 と Humalog Mix 75/25 もある.

human-flesh capsule　ヒューマン・フレッシュ・カプセル:「人肉カプセル」

死産した胎児などの肉を乾燥させて作ったもので, 滋養強壮や若

返りの効果があると信じられ,中国から大量に韓国へ密輸出され問題になった.末期癌患者にも使用されるという.同カプセルにはスーパーバクテリア(super bacteria)と呼ばれる耐性菌など人体に有害な物質が確認されているという.

hump ハンプ：忙しく動く

緊急医療テクニシャン(EMT)が勤務中に毎時間1回の出動要請があればこれは hump という状況.勤務時間数以上の出動要請を受けた場合は violated(乱された)と表現される状況.

❑ hump は,一般には「努力する,急ぐ」の意味で使う.

hump 'n' thump 〔医療俗〕ハンプ・ン・サンプ

心肺蘇生術(cardiopulmonary resuscitation).hump には〔米俗〕で「急ぐ」という意味が,thump には「ひっぱたく」という意味がある.

Humpty-Dumpty doctor 〔医療俗〕ハンプティ・ダンプティ・ドクター

物理療法専門医(physiatrist),またはリハビリテーション専門医(rehabilitation doctor).神経衰弱症(nervous breakdown)の患者,あるいは事故後の患者を元の状態に戻そうとする医師のこと.

❑ Humpty Dumpty は,英国の伝承童謡 *Mother Goose* に登場するキャラクターで,塀から落ちて割れてしまう卵(元には戻らない)の擬人化. ⇨ Humpty-Dumptying

Humpty-Dumptying 〔医療俗〕ハンプティ・ダンプティング：「病状が悪化している」

❑ 英国の伝承童謡 *Mother Goose* に登場する卵の擬人化 Humpty Dumpty は,塀から落ちて壊れて元通りにならないものとして歌われていることから. ⇨ Humpty-Dumpty doctor

hunky 〔医療俗〕ハンキー

不器用な病院スタッフ.インターン(intern)を指すこともある.

❑ hunky は軽蔑的に「(東欧などからの)移民労働者」(Bohemian と Hungarian から造られた語 bohunk からの造語)を指す語. ⇨ bohunk

Hurricane 〔薬・商品名〕ハリケーン

米国 Beutlich Pharmaceuticals, LLC 製の局所麻酔薬(topical anesthetic)として使用される市販薬.ジェル(gel),スプレーなどがある.

HVLP 〔医療俗〕エイチ・ヴィー・エル・ピー

高速鉛(なまり)中毒症.high velocity lead poisoningの頭文字.銃創(gunshot wound)のこと.⇨ acute lead poisoning; lead poisoning; transcranial lead therapy

hyperemesis gravidarum ハイパーレメシス・グラビデアラム

妊娠悪阻(おそ).妊娠中に見られる異常な嘔吐のこと.一般的な「つわり」は nausea gravidarum.⇨ morning sickness

hypervaginosis 〔医療俗〕ハイパーヴァジャノウシス:「超膣症」

勤務する病院内で,直接の上司ではなくて,さらに上の別格の上司や,所属の違う者に診療上の不平不満を告げることが多い女性医師.a big pussy(あのおまんこ野郎)と呼んで女性を軽蔑するのと同じ軽蔑語.連結語 hyper-(超〜)+ vaginosis(膣症)からの造語.

hypo-Xanaxemia 〔医療俗〕ハイポ・ザナックセーミア:「不完全ザナックス効力」

抗不安薬(anxiolytic)が十分効いていない状態.抗不安薬の〔商品名〕Xanax(ザナックス)と「血液中に〜を有する状態」という意味の連結語 -emia を付けた Xanaxemia と,「下に,以下」などの意味の連結語 hypo- からの造語.

❏ 小文字のハイフンなし hypoxanaxemia で,「不安徴候のある患者」の意味で使われることもある.⇨ Ativanosis; sticks; Vitamin X; Zandy bars

Hytrin 〔薬・商品名〕ハイトリン

抗高血圧症薬(antihypertensive).米国 Abbott Laboratories 製の処方薬.一般名は塩酸テラゾシン(terazosin hydrochloride).

I

"I AM JOE'S BODY" 『アイ・アム・ジョーズ・ボディ』
　J. D. Ratcliff(J・D・ラトクリフ)(1887-1964)が1975年に著した人体の解剖学的構造を解説した本. タイトルに引用符が付いている. もともとの書名は *Your Body & How It Works*. "Joe"とは, 典型的な米国人男性で年齢が47歳, また, その妻の名前は"Jane"で42歳, さらに3人の子供がいるという設定.

icebox　〔米俗〕アイスボックス
　病院の遺体保管所(morgue). ⇨ cooler

ice cream headache　アイスクリーム頭痛
　冷たい食べ物や飲み物を急いで食べたり飲んだりした時に起こる頭痛. cold stimulus headache(寒冷刺激頭痛)とも呼ぶ. 30秒から1分ほど続いておさまる. 子供たちがbrain freeze(脳の凍結)と呼んでいるもの. ⇨ hot dog headache

icing on the cake　〔医療俗〕「ケーキにかけられたアイシング」
　心臓発作(heart attack)の患者のX線写真で白っぽく写って見つかった致命的な腫瘍(しゅよう)(tumor). アイシング(icing)はケーキやクッキーなどの飾り用に使用する砂糖などで作ったペースト(frosting).

ICU　〔医療俗〕アイ・シー・ユー
　医師が患者の治療に行き詰まったときに患者を送ってしまう部屋. I can't understand.(理解できない)の頭文字.
　❏ 本来のICUはintensive care unit(集中治療室)を指す頭文字.

Icy Hot　〔薬・商品名〕アイシー・ホット
　米国 Chattem, Inc. 製の鎮痛薬(analgesic), かゆみ止め(antipruritic)など. 1972年発売. クリーム, ジェル, スプレー, パッチなどがある. "Icy to dull the pain. Hot to relax it away."(冷たくて痛み

も鈍ります．温かくて痛みも和らいでどこかへ行ってしまいます）が謳(うた)い文句．市販薬．

if in doubt, whack it out 〔医療俗〕「疑わしい場合はやってしまえ」

手術することを指す投げやりな言い方．⇨ heal with steel

"If you hear hoofbeats, look for horses." 〔格言〕「ひづめの音が聞こえたら馬を捜せ」

診断を下す場合には論理的なアプローチをすべきで，突飛な診断に飛躍してはならないことを戒める言葉．"Think horses, not zebras." などがあり，形を変えてたびたび引用される．⇨ "Common things happen commonly."; zebra hunter; zebra syndrome

"If you're only on call every other night, you miss half the good cases." 「一晩おきにしか当直をしなければ，役に立つ症例の半分は逃してしまう」

教科書を読んだだけでは，手術方法を学ぶことはできないということ．外科の研修医(resident)たちが言う冗談．

illegible （文字などが）読みにくい；判読できない

医師はわざと読みにくいような書き方でカルテなどに書き込むということを揶揄(やゆ)した言い方．

IMax 〔医療俗〕アイマックス

内顎(がく)動脈(internal maxillary artery)［顔の深部構造と髄膜の一部へ供血する上顎動脈］の頭文字と省略から．IAMX(アイ・エー・エム・エックス)ともつづる．

Imodium 〔薬・商品名〕イモディアム

米国 McNEIL-PPC, Inc. 製の下痢止め薬(antidiarrheal)．一般名はロペラミド(loperamide)．錠剤や飲み薬などがある市販薬．

Inapsine 〔薬・商品名〕イナプシン

米国 Akorn, Inc. 製の処方薬で，全身麻酔薬(general anesthetic)として，あるいは，吐き気(nausea)やめまい(vertigo)を抑える薬として使われたが，2009 年に製造中止．

inbreds 〔医療俗〕インブレッズ

親も医師をしている医師たち．inbred は「生まれつきの」という意味．

incarcephobia 〔医療俗〕インカーセフォービア:「投獄恐怖症」
刑務所の独房よりは病院を好む心気症の囚人患者の場合を指す表現.「投獄する」の意味の incarcerate と,「〜恐怖症」の意味の連結語 -phobia からの造語.

incarceritis 〔医療俗〕インカーセリティス:「投獄炎症」
逮捕されたとき,あるいは法廷に出廷したときに,訴える言い逃れの仮病.「投獄する」の意味の incarcerate と,「炎症」の意味の連結語 -itis からの造語. ⇨ jailitis

incidentaloma 〔医療俗〕インシデンタローマ:「偶発腫」
「偶発的な」の意味の incidental と,「腫」の意味の連結語 -oma からの造語. スキャンでまったく別の病根を探しているときに見つかった塊. たいていの場合は良性であるが,取り除く必要がある.

indicator 指標
新生児の身体の状態を評価するアプガール・スコア (Apgar score) という方法で採点する,心拍数 (heart rate),呼吸努力 (respiratory effort),筋緊張度 (muscle tone),反射感応性 (reflex irritability),皮膚色 (color) の 5 項目のこと.

Indocin 〔薬・商品名〕インドシン
米国 Iroko Pharmaceuticals, LLC 製の非ステロイド系抗炎症薬 (nonsteroidal anti-inflammatory drug). 一般名はインドメタシン (indomethacin). 慢性関節リウマチ (rheumatoid arthritis) や変形性関節症 (osteoarthritis) などに使われる処方薬.

induced hypothermia 低体温誘導処理
ドラッグの過剰服用者の意識や脳の機能を維持するため,民間療法で氷水に浸しながら緊急医療サービス (EMS) の到着を待つこと.

infant warmer インファント・ウォーマー
分娩直後の新生児を保温し,体温などのバイタルサインの計測をしたり処置したりするための医療機器. 可動式の mobile infant warmer や,壁などに据え付けられた wall mount infant warmer などがある.

infection control officer 感染症管理官
❏ 病院などの医療施設で感染症対策を行うチーム (infection con-

trol team)には, 医師の他に, infection control officer(感染症管理官)や infection control nurse(感染症看護師)が含まれる. 感染症対策を指揮する infection control officer に任命されるのは, 施設内の微生物学者, 疫学者, あるいは感染症専門医のいずれかであることが望ましいが, 外科医や小児科医などもある.

infernal medicine 〔医療俗〕「いまいましい医学」

内科(internal medicine). internal を infernal に言い換えた言葉遊びから.

inhalation burn 吸入性熱傷

煙や熱気の吸入により, 中咽頭(oropharynx), 鼻咽頭(nasopharynx), などに生じる傷害. また, 煤煙(ばいえん)および煙に含まれる有毒化学物などで気管(trachea), 気管支(bronchus)や肺に受ける傷害も含む. inhalation injury とも呼ばれる.

inpatient 〔医療俗〕患者の体内

手術終了後, 取り除いたはずの滅菌ガーゼが体内に置き忘れてあることを指すときの言い方.

❏ 本来は「入院患者」のこと. ⇨ gauzoma; retained sponge

insipid インシピッド

(医学部の講義が)無味乾燥な, おもしろくない. 一般用語だが, 特に退屈な医学部の講義を揶揄(やゆ)したお決まりの形容詞.

instant anesthetic 〔医療俗〕インスタント麻酔薬

暴力を振るうなどの危険な患者から, 緊急医療サービス(EMS)のスタッフが身を守るための道具のこと. 頑丈な懐中電灯, 無線機など. ⇨ brutacaine; can opener; Motorolaize

Institute of Living 《the》 ジ・インスティテュート・オブ・リビング

1822年 Connecticut 州に創立された精神保健センター(mental health center). 行動障害, 精神障害, 依存症などを専門とする. 1994年に Hartford Hospital［1854年設立. Connecticut 州内で第2位の優良病院とされる. New England では最大の教育病院(teaching hospital), 三次医療センター(tertiary care center)の一つ］の Mental Health Division となった. 略称 IOL.

insurance pain 〔医療俗〕「保険痛」

車に軽くぶつかっただけでも訴える首の痛み. 保険金が目的.
insurance whiplash 〔医療俗〕「保険金むち打ち症」
車に軽くぶつかっただけでも訴えるむち打ち症. 保険金が目的.
intermediate care facility 中間ケア施設 ⇨ nursing home
intern インターン
専門医学実習1年目の研修医(resident). R1(Resident [Year] 1)とも呼ぶ. また, 医学部卒業後1年目であるのでPGY1(Post Graduate Year 1)とも呼ぶ. ⇨ bohunk; footboy; grumphie; guessing doctor; lackey; losel; low-life; resident; scut doggie; tern; villein

International House of Pancakes 〔医療俗〕インターナショナル・ハウス・オブ・パンケークス
患者で満室の神経科(neurology)病棟. たいていの場合は脳卒中(stroke)の患者たちであることが多く, すべての患者が異なる言葉でわけの分からないことをしゃべっている様子をファミリーレストランにたとえたもの.
❏ International House of Pancakes とは, 1958年 California 州 Los Angeles 郊外に1号店がオープンしたファミリーレストランのチェーン店 IHOP.

Intern Teaching Award 〔医療俗〕「インターン教育賞」
「専門医学実習(residency)中のインターンの教育に貢献した人に贈られる賞」の意味. アルコール離脱などのために何回も入院し, 患者としてインターンの訓練に貢献した酔っ払いを皮肉った言い方.

in the box 〔医療俗〕イン・ザ・ボックス
①看護師がトリアージ・ルーム(triage room)の勤務についていること.
②外科の研修医(resident)が, 一度に複数の外科の部門(例えば, 一般外科, 外科腫瘍学, 外傷部など)をカバーしながら当直勤務をすること. 当直の医師に割り当てられる小さな箱(box)のような当直室から, あるいは一度に担当している4つの科が箱の形をした図表で昔から示されていたことから, といった説がある.

in the dumper 〔医療俗〕イン・ザ・ダンパー

(患者の)体調が悪い．〖米俗〗で「破産して(bankrupt)，破綻して(ruined)」の意味で使うイディオム．dumper は「ごみ容器」の意味がある．

in the magnet 〖医療俗〗マグネットの中で
放射線科医(radiologist)たちが自分が MRI(磁気共鳴画像法)検査室で仕事中であることを表す表現．⇨ radon; ray; raydoc; shadow gazer

intraosseous infusion 骨内注入
血液や薬剤などを静脈ではなく骨髄(bone marrow)へ注入すること．子供の緊急治療の際に，静脈への注入ができない場合に行われる方法．略語は IOI．

intraosseous line 骨内注入用ライン
骨内注入(intraosseous infusion)治療のために使われる針．

intubate junior 〖医療俗〗インチュベイト・ジュニア：「『息子』に挿管する」
男性患者に「カテーテルを挿入する(intubate)」こと．この結果しばしばその患者がペニスが縮んで体内へ入ってしまのではないかという恐怖症 DPS(Disappearing Penis Syndrome)に襲われてしまうとことから，俗語でペニスの意味の junior を使って「ペニスに挿管して縮まないようにする」と言ったもの．intubate willy とも言う．⇨ DPS

IOFB 〖医療俗〗アイ・オー・エフ・ビー
精管切除術(vasectomy)を終えた(パイプカットした)患者．I only fire blanks の頭文字．

❏ "fire [shoot] blanks"(空砲を撃つ)は〖米俗〗で「妊娠させることなく性交する」こと．

IP アイ・ピー
酔っ払いの患者．intoxicated person の頭文字．

ipecac-wire treatment 〖医療俗〗イペカック・ワイヤー治療
医学生(medical student)が意地の悪い指導医(attending physician)に仕返しするための方法．相手の口をまるでワイヤーで固定したかのように開けて，ドリンクに催吐薬(emetic)の ipecac(イペカック)を混入したものを無理やり飲ませる．

❏ 1977年, Ohio State University の医学生が最初に使った方法だという. ⇨ attending physician

IPPB 〔医療俗〕アイ・ピー・ピー・ビー

呼吸療法士 (respiratory therapist) が行う治療で, 圧力をかけて肺に空気と薬を注入するもの. 専門用語の intermittent positive pressure breathing (IPPB) (間欠的陽圧呼吸法) のことを, I prevent possible breathing (可能な呼吸を阻止する) の頭文字だと皮肉な解釈をした略語.

iPS cell iPS 細胞

人工多能性幹細胞. induced pluripotent stem cell の略語. 2006年に誕生した新しい多能性幹細胞で, 再生医療に重要な役割を果たすと期待されている. 研究開発した京都大学の山中伸弥教授らが2012年のノーベル医学生理学賞を受賞した.「 i 」だけが小文字なのは, 米アップル社の携帯音楽プレーヤー iPod にあやかり, 広く普及して欲しいとの遊び心からだという.

irritable bowel syndrome 過敏性腸症候群 ⇨ cranky bowel syndrome; functional bowel syndrome; irritable gut; Librax; rabbit stools

irritable gut 〔医療俗〕イリタブル・ガット:「過敏性腸」

特定できない刺激物 (irritant) が原因で異常をきたした結腸 (colon). irritable colon syndrome (異常過敏性結腸) や irritable bowel syndrome (過敏性腸症候群) などと呼ばれる. ストレスが原因で下痢や便秘や腹痛が起こるもので慢性の場合もある. ⇨ irritable bowel syndrome; unhappy gut

irritable male syndrome 過敏性男性症候群

過敏性 (hypersensitivity), 不安 (anxiety), フラストレーション (frustration), 憤慨 (anger) などの症状があり, 生化学変化やホルモン変動 (hormonal fluctuation), ストレス, 男性らしさ (male identity) の喪失などと関連があるとされる. 男性ホルモンの一種であるテストステロン (testosterone) レベル低下のために起こるとされる症候群の一つ. 略語は IMS.〔俗〕では G. O. M. S. と呼ばれる. ⇨ G. O. M. S.

isoniazid 〔薬〕イソニアジド

結核治療薬.

❏ 医療ドラマ ER(『ER 緊急救命室』)の第8シーズン第5話 "Start All Over Again"(「もう一度初めから」)の中で, この薬を服用していたヒスパニック系の女性が痙攣(けいれん)を起こしてERに搬送されてくる場面がある. 薬の瓶には "Once A Day" という服用に関する指示が書いてあったが, 女性は一日に11回もその薬を飲んでいた. スペイン語で "once"(オンセ)は「11」を意味するからで, 薬の過剰服用が原因であった.

Isordil 〔薬・商品名〕イソルディル

抗狭心症薬(antianginal). 一般名は硝酸イソソルビド(isosorbide dinitrate). 処方薬. 米国 Pfizer, Inc. 製. ⇨ Plendil

i-STAT 〔商品名〕アイスタット

米国 Abbott Point of Care, Inc. 製の携帯用血液分析器 i-STAT System.

❏ Patricia Cornwell(パトリシア・コーンウェル)(1956-)が2012年に発表した作品 The Bone Bed(『死層』)に i-STAT cartridge が登場する.

"It is the duty of a doctor to prolong life. It is not his duty to prolong the act of dying." 「延命は医師の義務である. しかし, 死にぎわを長引かせることは医師の義務ではない」

英国人医師 Thomas Horder(トマス・ホーダー)(1871-1955)が1936年に英国議会上院で行なったスピーチの中の言葉.

"It's a virus." 〔医療俗〕「原因はウイルスだ」

病気の原因が分からないときの医者の言い訳.

"It's the story, Stupid!" 「大切なのは患者の話すストーリーだよ, そんなことも分からないのか!」

精神科の臨床医は, 患者の話す内容に注意深く耳を傾けることが重要であるということ. 1992年の米国大統領選挙で Bill Clinton(ビル・クリントン)(1946-)陣営が, 経済政策の重要性を訴えるために James Carville(ジェームズ・カーヴィル)(1944-)が作り, Arkansas 州の州都 Little Rock の選挙本部にも掲げられたフレーズ "It's the economy, Stupid!"(「大切なのは経済だよ, そんなこと

IV アイビー

静脈点滴．静注．「静脈内の，静脈注射の」の意味で形容詞としても使う．intravenous の略語．

Ivarest 〔薬・商品名〕アイバレスト

米国 Blistex, Inc. 製のウルシかぶれ(poison ivy)治療用の市販薬．クリームとクレンジングフォーム (cleansing foam) がある．

IV drip アイビー・ドリップ

数時間掛けてゆっくりと静脈から薬剤を注入すること．⇨ IV push

ivermectin イベルメクチン

抗寄生虫薬 (antiparasitic)．糞線虫(ふんせんちゅう)症 (strongyloidiasis) [糞線虫 (学名:Strongyloides stercoralis) は熱帯や亜熱帯地方に分布する寄生虫の一種] による感染症や疥癬(かいせん) (scabies) [ヒゼンダニ (学名:Sarcoptes scabiei) の寄生による皮膚感染症] の治療に使われる．

❏ 2015 年ノーベル医学・生理学賞を受賞した北里大特別栄誉教授の大村智氏 (1935-) が静岡県伊東市内のゴルフ場近くで採取した土壌から発見した新種の放線菌が生産する物質を元に作られた．共同受賞したウィリアム・C・キャンベル (William C(ecil) Campbell) (1930 年 -) [1957 年から 1990 年まで，製薬会社メルク・アンド・カンパニー (Merck & Co.: 米国カナダ以外では MSD (Merck Sharp and Dohme) と名乗る) の研究所に所属] は家畜の寄生虫を駆除する研究に従事していたが，後にこれが人の寄生虫にも効果があるのではないかとし開発された薬が〔薬・商品名〕 Mectizan (メクチザン) で，同社はこれをアフリカなどで寄生虫による風土病の治療薬として「無償配布」するという決断を下した．アフリカや中南米では，全身の皮膚にかゆみを起こし，視力を奪われるオンコセルカ症 (onchocerciasis) (河川盲目症: river blindness) という回旋糸状虫 (Onchocerca volvulus) によって起こる感染症に多くの人々が悩まされていた．また，これに併発するリンパ系フィラリア症 (lymphatic filariasis) (象皮症: elephantiasis) の治療にも無償提供された (Mectizan Donation Program)．この薬は現在も年間約 3 億人の人々に届けられており，*The New York*

Times 紙は「20世紀で最大の医学的成功のひとつ」と賞賛し，世界銀行は「発展途上国支援の歴史の中で最も注目すべき業績のひとつ」と評価している．

IV pole　〔医療器具〕アイビー・ポール：点滴ポール
ストレッチャー（stretcher）やカート（cart）に立てて接続した状態で使われる．米国製医療器具のカタログには，cot-mounted IV pole や cart-mounted IV pole などとある．⇨ IV stand

IV push　〔医療俗〕アイビー・プッシュ
薬を一度に直接静脈へ注入すること．⇨ IV drip

IV stand　〔医療器具〕アイビー・スタンド：点滴スタンド
点滴ポール（IV pole）とは異なり，他の器械に装着するものではなく，それだけで独立して使われ，キャスターの付いた mobile IV stand がある．⇨ IV pole

J

Jack in the Box　〔医療俗〕ジャック・イン・ザ・ボックス
立ったり歩いたりが困難であるのに，どうあってもそうしたいとあがく患者．文字通りは「箱から飛び出すジャック」で，びっくり箱のことを指す言い方．

❏ 米国の California 州 San Diego に本部がある大手レストランチェーン店の名前でもある．

JAFOs　〔医療俗〕ジェイフォーズ
救急車に同乗して患者と一緒に病院に来る者のこと．just another fucking observer（（役に立たない）ただのくそったれ傍観者）の略語．

❏ もともとは米国空軍の俗語．

jailitis　〔医療俗〕ジェイリティス：「刑務所炎」
拘置されたとき，あるいは刑務所の独房内にいるときに仮病を使

うこと．「刑務所」の意味の jail と「炎症」の意味の連結語 -itis からの造語．⇨ incarceritis

janitor's fracture　〔医療俗〕ジャニターズ・フラクチャー：「清掃員骨折」
医師ではない清掃員でも診断可能なくらいに誰が見ても明らかな骨折．

Jaws of Life　〔商品名〕ジョーズ・オブ・ライフ
事故で大破した自動車などに閉じ込められた人を救出するために使用される油圧式こじあけ機．米国 Hale Products, Inc. の登録商標．

JCAHO　ジェイコー ⇨ Joint Commission

JDLR　〔医療俗〕ジェイ・ディー・エル・アール
正式の診断はまだなされていないがどこか具合が悪い．just doesn't look right の頭文字．⇨ JNR

Jekyll & Hyde syndrome　〔医療俗〕ジキルとハイド症候群
入院すると症状が安定し，水分も補給され，適切に投薬を受けて改善に向かうが，自宅に戻ると再び身体的にも精神的にも症状が悪化してしまう，という具合に症状が両極端に分かれる高齢者に見られる症候群．

Jelco　〔商品名〕ジェルコ
米国 Smiths Medical 製の静脈内カテーテル（IV catheter）．

Jello sign　〔医療俗〕ジェロー徴候
胎児の脚の動きにともなって起こる陰嚢（いんのう）(scrotum) の独特のうねり．妊娠 22 週後に，超音波検査 (ultrasonography) によってその胎児の性別を判断する基準となる．
❏ Jell-O は，米国 Kraft Foods, Inc. のデザート用ゼリーの商品名で，このゼリーのぷよぷよとした動きにたとえたもの．

Jennings Effect　⟨the⟩　ジェニングス効果
米国 ABC ネットワークの人気ニュースキャスターで愛煙家でも知られていた Peter Jennings（ピーター・ジェニングス）(1938-2005) が肺癌で亡くなったことから，多くの人々が喫煙をやめたり，やめようと努力したりした現象．彼の後任キャスターとなった Charles Gibson（チャールズ・ギブソン）(1943-) が名付けた．

Jersey Finger ジャージー指
アメリカンフットボールやラグビーなどの試合中に，相手選手のジャージー(ユニフォームの上着)をつかんでタックルを仕掛けた選手が，つかんでいた手を振り切られたときに指に負う損傷.

JFA 〔医療俗〕ジェイ・エフ・エー
いい加減なことを言い，尻込みし，攻撃する．jive funk attack の頭文字．医師に対して自分は重症患者ではないと主張して取る非協力的な態度．分別のない若い男性によく見られるもの．

JIC 〔医療俗〕ジェイ・アイ・シー；ジック
イエスがお呼びだ．Jesus is calling の頭文字．臨終が近いこと．

Jimmy legs 〔医療俗〕ジミー・レッグズ：「ジミー脚」
周期性四肢運動障害(Periodic Limb Movement Disorder)のこと．睡眠障害(sleeping disorder)の一つで，睡眠中に主として脚がぴくぴくと周期的に動く．高齢者に多くみられ，むずむず脚症候群(restless legs syndrome)［下肢に虫がはうような異常感覚が生じる睡眠障害］を合併する場合が多い．

❑ 米国の NBC テレビの連続ホームコメディー *Seinfeld*(『となりのサインフェルド』)(1989-1998)の中で，Cosmo Kramer(コズモ・クレーマー)のガールフレンド Emily(エミリー)がセックス後に眠ると Cosmo をベッドから蹴り出すという癖を指して言ったことから一般的になった．

JLD ジェイ・エル・ディー
父親にそっくり．Just Like Dad の頭文字．FLK(おかしな顔の子供)を説明する際に使われることがある．⇨ FLK

JNR 〔医療俗〕ジェイ・エヌ・アール
(正式の診断はまだなされていないが)どこか具合が悪い．Just Not Right の頭文字．⇨ JDLR

job ジョブ
緊急医療サービス(EMS)への出動要請(call)．hot job は，銃創患者や刺創患者などが出た場合で，緊急医療テクニシャン(EMT)にとって腕の見せ所となるわくわくする出動．

jock-doc 〔医療俗〕ジョック・ドック
整形外科医(orthopedist)．

❑ jock には〔米俗〕「女の子がまとわりつく」の意味がある. ⇨ bone banger; bone crusher; carpenter; caveman; knuckle-dragger; knuckle scraper; orthopod; sawbones

Joe Gannon 〔架空人名〕ジョー・ギャノン ⇨ *Medical Center*

jogger's foot ジョガーズ・フット

足根管症候群(tarsal tunnel syndrome)のこと. ジョギングをする人によく起こる足の裏に痛みやしびれが起こる異常.

John Carter 〔架空人名〕ジョン・カーター

米国の医療ドラマ *ER*(『ER 緊急救命室』)に登場する医師 John Carter のこと. Noah Wyle(ノア・ワイリー)(1971-)が演じた.

❑ 家庭雑誌 *Good Housekeeping*(2002年2月号)が, 健康に関する特集を組んだ記事の中に "Best Medicine Men: TV Docs Who Make Our Pulse Race" としてテレビの医療ドラマに登場する10人の医師をあげている. *M*A*S*H*(『マッシュ』)の Hawkeye Pierce(ホークアイ・ピアス)(Alan Alda が演じた), *Marcus Welby, M.D.*(『ドクター・ウェルビー』)の Steven Kiley(スティーヴン・カイリー)(James Brolin), *Dr. Kildare*(『ドクター・キルデア』)の Dr. Kildare (Richard Chamberlain), *St. Elsewhere*(『セント・エルスホエア』)の Dr. Robert Caldwell(ロバート. コールドウェル)と *Chicago Hope*(『シカゴ・ホープ』)の Dr. Jack McNeil(ジャック・マクニール)(いずれも Mark Harmon), *General Hospital*(『ジェネラル・ホスピタル』)の Dr. Noah Drake(ノア・ドレイク)(Rick Springfield), *St. Elsewhere* の Dr. Phillip Chandler(フィリップ・チャンドラー)(Denzel Washington)たちと並んであげられているのが, *ER* の Dr. John Carter と Dr. Doug Ross(ダグ・ロス)(George Clooney)である. ⇨ Dr. Kildare; *ER*; *General Hospital*; Marcus Welby syndrome; Mark Greene

John H. Stroger, Jr. Hospital of Cook County ジョン・H・ストローガー・ジュニア・ホスピタル・オブ・クック・カウンティ

Illinois 州 Chicago にある公立病院. 米国の医療ドラマ *ER*(『ER 緊急救命室』)の舞台となった Cook County Hospital が 2002年12月に建て替えられ, 名称も変更してこの新病院となった. John

H. Stroger, Jr. は, Cook County Board President を務めた John H. Stroger, Jr.(ジョン・H・ストローガー・ジュニア) (1929-2008) の名から. ⇨ ER

johnny 〔米〕ジョニー

病衣 (hospital gown). johnnie ともつづる. johnny coat, johnny gown とも呼ぶ. 特に米国東部ニューイングランド (New England) 地方では johnny (また jonnie) がよく使われる. 手術を受ける患者や, 寝たきりの入院患者が着るものを指す言い方. johnny は男子名の John の愛称から生まれた語だが, この病衣の場合は女性が着るものについても使う言い方. 感染症予防のために紙製の使い捨てのものもある. デザインも様々. 女性用の病衣や産衣を専門に製造販売する Gownies (米国 Connecticut 州 West Hartford) まである. ⇨ scrubs

johnny gown 〔医療俗〕ジョニー・ガウン

手術を受ける患者が着用するガウン. John (または john) ((男子)トイレ) で用を足しやすい病院衣であることから. johnny coat, johnny-shirt, hospital johnny などとも呼ばれる.

Johns Hopkins Hospital 《The》 ザ・ジョンズ・ホプキンズ・ホスピタル

米国 Maryland 州 Baltimore にある病院. 1889 年設立. 病院の設立をめざして出資し, 病院が完成する前に亡くなった Johns Hopkins (ジョンズ・ホプキンズ) (1795-1873) の名から.

John Thomas sign 〔放射線医療俗〕ジョン・トマス徴候

骨盤や股関節部などに起こった片側性疾病 (unilateral disease) のために, ペニスが左右のいずれかに曲がっている異常. 英国での言い方. 医学生やレジデントが冗談めかして使う. 米国では Johnson's sign と言う. ペニスのことを〔俗〕では擬人化して John Thomas や Johnson などと呼ぶ. 米国の泌尿器科医 Tom Bentley Throckmorton (トム・ベントレー・スロックモートン) (1885-1961) の名を取って Throckmorton sign とも呼ばれる.

Joint Commission 《The》 ザ・ジョイント・コミッション：医療施設認定合同委員会

米国内の病院などの医療関連施設の評価や認定を行う非営利組

織.TJCが略称.1951年 The Joint Commission on Accreditation of Hospitals(JCAH)として発足.1987年に The Joint Commission on Accreditation of Health Organizations(JCAHO)と名称を変更した.現在の名称になったのは2007年.全米の医療関連施設やプログラムが対象.本部オフィスは Illinois 州 Oakbrook Terrace,サテライトオフィスは Washington, DC にある.

joker 〔医療俗・外科俗〕ジョーカー

手術室で手術の際に外科医に看護師から手渡される手術用器具.

Journal of Anecdotal Medicine 〔医療俗〕ジャーナル・オブ・アネクドウタル・メディシン:「逸話的医学専門誌」

人気はあるが書かれた証拠はない,世間話の医学知識の情報源.

JPFROG 〔医療俗〕ジェイ・ピー・フロッグ

明明白白,くそったれガス欠.just plain fucking ran out of gas の頭文字.老衰などで死亡したこと.

JPN 〔医療俗〕ジェイ・ピー・エヌ

ただのいかれ野郎.just plain nuts の頭文字.担ぎ込まれた緊急救命室(ER)で大騒ぎをして暴れる患者のこと.困り果てた医師や看護師が使う語.⇨ bat-shit crazy

JPS 〔医療俗〕ジェイ・ピー・エス

明らかに阿呆.just plain stupid の頭文字.常識などが欠けていて,自ら招いてしまったような負傷.

jug 〔医療俗〕ジューグ

頸静脈(jugular vein).jugular の短縮.

jugulate ジャグレイト;ジューグレイト

荒療治や強力な薬などで病状の進行を抑える.一般には「喉をかき切って殺す」.

Julia 〔架空人名〕ジュリア

米国 NBC テレビ系で1968年9月17日から1971年5月25日まで放映された同名の連続ホームコメディー(situation comedy)に登場する看護師役の主人公 Julia Baker(ジュリア・ベーカー)のこと.Diahann Carroll(ダイアン・キャロル)(1935-)が演じた.

jumper 〔医療俗〕ジャンパー

飛び降り自殺を図った患者.⇨ concrete poisoning; floater;

sidewalk soufflé; soufflé

Jumper Down ジャンパーダウン
救急車の出動要請で, 飛び降り自殺や転落事故などの現場への出動であることを指す表現. ⇨ jumper

jump start 〔医療俗〕ジャンプ・スタート
電気ショックや薬剤を用いて除細動(defibrillation)をする(心臓の正常な収縮を回復させる). kick-start とも言う.
❏ もともとは, 自動車で「バッテリーが上がった故障車が, ブースターケーブル(booster cable)を使って他の正常な車からエンジンを始動させるための電力を借りてエンジンをスタートさせる」こと.

jungle rot 〔医療俗〕ジャングル・ロット
股間の真菌の感染(fungus infection). 陰毛の生えた股間部分をジャングル(jungle)にたとえたもの. 菌類による病気は rot と呼ぶ.

junior 〔医療俗〕ジュニア
緊急医療サービス(EMS)の仕事をボランティアで行う18歳未満の人. cadet とも呼ぶ. ⇨ cadet

Junior Doctor 〔医療俗〕ジュニア・ドクター
研修医(resident). ⇨ Minor MD; resident

junior resident ジュニア・レジデント
専門医学実習が, 内科なら2年目, 外科なら2年目か3年目の研修医(resident). 2年目なら R2(Resident [Year]2), あるいは医学部卒業後2年目なので PGY2(Post Graduate Year 2) とも呼ぶ. 3年目なら R3(Resident [Year]3), あるいは医学部卒業後3年目なので PGY3(Post Graduate Year 3) とも呼ぶ. ⇨ intern; resident; senior resident

junk 〔医療俗〕ジャンク:「がらくた」
扱いにくくて嫌な患者. 研修医(resident)たちが使う言葉. ⇨ crock; garbage; gomer; groom; hit; PPP; scumbag; SHPOS; train wreck; turkey

Juvéderm 〔薬・商品名〕ジュビダーム
米国 Allergan, Inc. 製のしわやほうれい線の治療用のためのヒア

ルロン酸注入剤(injectable gel)のブランド．あごや鼻のプチ整形にも使われている．処方薬．

❏ Patricia Cornwell(パトリシア・コーンウェル)(1956-)が2012年に発表した作品 *The Bone Bed*(『死層』)では, Botox, Perlane, Restylane と並んで登場する． ⇨ Botox; Perlane; Restylane

K

K 〔俗〕ケー

デート・レイプ・ドラッグ(date rape drug)として使われる全身麻酔薬の ketamine(ケタミン). Special K とも呼ばれる. ⇨ date rape drug; Special K; Vitamin K

Kank-A 〔薬・商品名〕カンカ

米国 Blistex, Inc. 製の粘膜につける局所麻酔薬(local anesthetic). アフタ性(aphtha)口内炎(canker sore)の治療に使う市販薬.

Kardex 〔商品名〕カーデックス

それぞれの患者の看護に必要な情報をすばやく参照できるようになっているカードファイル・システム(card-filing system). Kard は card のつづり変えから. 現在は小文字の kardex で, 患者についての情報を記録するシステムを指す語として一般的に使われている.

Kay O'Brien 〔テレビ番組名〕『ケイ・オブライエン』

米国 CBS テレビ系の医療ドラマ. 1986 年 9 月 25 日から 11 月 13 日まで放映. Manhattan General Hospital という架空の病院に勤務する外科の研修医(resident) Kay O'Brien の物語. Patricia Kalember(パトリシア・カレンバー)(1957-)が演じた.

KBP 〔医療俗〕ケー・ビー・ピー

救急救命士(paramedic)が現場に到着した時点ではまだ患者の息があって, 懸命に治療しながら搬送したものの結局は助からなかった場合を指す言い方. killed by paramedic(救急救命士の手に

よって殺された)の頭文字.

KED 〔医療器具〕ケッド

事故に遭った患者を搬送する時に,患者の頭,首,背骨などを固定するために使われるジャケット型器具 Kendrick Extrication Device の頭文字.1978年に Rick Kendrick(リック・ケンドリック)が発明.米国 Ferno-Washington, Inc. などが製造販売している.

keeper 〔医療俗〕キーパー:「見守り下に置くべき患者」

病状が集中治療室(intensive care unit: 略語 ICU)に入れる必要があるほど重く,緊急に入院治療が必要な患者.特に緊急救命室(ER)で使われる語.一般には逆の立場の「見守る人,保護者」の意味で使う語.

Keflex 〔薬・商品名〕ケフレックス

抗感染薬(anti-infective).米国 Shionogi, Inc. 製の処方薬.

Kelly clamp 〔医療器具〕ケリー鉗子(かんし)

主に婦人科(gynecology)の処置の際に使用される止血鉗子(hemostat).Kelly は米国の婦人科医(gynecologist)Howard A. Kelly(ハワード・A・ケリー)(1858-1943)の名から.

Kerlix 〔商品名〕カーリックス

米国 Covidien 製の包帯(bandage roll).

keyhole coronary surgeries 鍵穴心臓手術

腹腔鏡(laparoscope)を使う心臓バイパス手術.

KFO 〔医療俗〕ケイ・エフ・オー

嫌な患者.痛くて大声でわめく患者.knock the fucker out(その馬鹿野郎をノックアウトしてしまえ)の略語.

kicking the can down the road 〔医療俗〕「缶を蹴って道路の先の方へころがす」

目先の症状の手当ては十分にするが,根本的な問題の解決はしないままに入院させておくこと.例えば,転倒して骨盤を骨折した患者の治療はするが,患者の別の疾患によって起こったと思われる転倒のおおもとの原因はさぐらない,など.この表現は,文字通りは「路上で先へ先へと缶を蹴りながら進む」ことで,アメリカ英語で政治家が比喩的に使って「(そのうち問題は無くなってしまうだろう,とか誰か別の人間が決着を付けてくれるだろうなどと期待

して)問題を先送りする」という意味で使う慣用句.

kick-off room　〔医療俗〕キックオフ・ルーム
回復の見込みのない末期症状の(terminally ill)患者が収容されている病室, または病棟. kick off は〔俗〕で「くたばる」の意味があるところから.

kick-start　〔医療俗〕キック・スタート
除細動(defibrillation)をする. ⇨ jump start

kiddie　〔医療俗〕キディー
小児科の患者(pediatric patient). 愛情を込めて一般に「子供」の意味で使う語.

kidney stone squirm　〔英医療俗〕「腎結石のたうち」
のたうち回るほどの腎結石の痛み. 英国の救急救命科(Accident and Emergency: 略語 A&E)にやって来た患者の疾患の一つ.

Kids' Rebound Law　〔医療俗〕キッズ・リバウンド法
子供が家ではどんなに具合が悪く見えても, 緊急救命室(ER)に連れて来られて医師に検査してもらう頃には, 完全に元のように健康に見える(rebound)状態.

Killing Fields　〔医療俗〕キリング・フィールズ
患者が息を引き取る間際に移される病棟.

kill the kids　〔医療俗〕「子ヤギを殺す」
腎臓(kidney)の機能をだめにする. 薬剤の過剰投与などの場合に使われる表現. kid は kidney のこと. ⇨ fry his beans

Kinshasa Highway　キンシャサ・ハイウェー
Kinshasa(アフリカ中部コンゴ共和国の首都)とアフリカ東海岸(East Africa)を結ぶ道. これを通って中央アフリカの雨林(rain forest)から HIV(ヒト免疫不全ウイルス)が伝わったと考えられている. AIDS Highway とも言われる.

Klonopin　〔薬・商品名〕クロノピン
米国 Genentech, Inc. 製の抗痙攣(けいれん)薬(anticonvulsant). 抗不安薬(anxiolytic). パニック障害(panic disorder)などの治療に使用される. 一般名クロナゼパム(clonazepam). 処方薬.

Kmart model　〔医療俗〕Kマート・モデル
フロア・ナース(floor nurse)などがいないために生じる仕事の無

理を, 他の職員に賃金を上げることを見返りにしてフロア・ナースの仕事を肩代わりさせようとすること. 賃金が比較的低い病院で見られる. Kmart は米国大手のディスカウントチェーン店, 一般に安売り量販店の代名詞でもある. ⇨ floor nurse

Knife and Gun Club 〔医療俗〕ナイフ・アンド・ガン・クラブ

① 都市のスラム地区にある病院, 特に緊急救命室(ER). ナイフや銃による負傷者が搬送されてくることが多いことから, knife と gun の語順が逆になった Gun and Knife Club や knife の代わりに rifle を使った Gun and Rifle Club という言い方もある.

② 緊急救命室(ER)の常連患者を出すストリートギャングや犯罪組織.

❏ いずれの場合も, 米国に多い fish and gun club(または rod and gun club)(釣りとシューティング[ハンティング]クラブ)の言い方にならったもの.

❏ Patricia Cornwell(パトリシア・コーンウェル)(1956-)の検屍官シリーズ第3作 *All That Remains*(『遺留品』)(1992)にも登場する.

knife-happy 〔医療俗〕ナイフ・ハッピー

やたらと手術をしたがる外科医(surgeon).

❏ trigger-happy(やたらにピストルを撃ちたがる)などにならった表現. ⇨ ax; blade; butcher; cutting doctor; hack; Mack the Knife; meat cutter; sawbones; slasher; sturgeon; trigger happy; vulture

knuckledragger 〔医療俗〕ナックルドラッガー

整形外科医(orthopedist).

❏【俗】で「乱暴な, いくぶん愚かで無礼な人」を指す. ゴリラが両手のこぶし(knuckle)を地面に引きずるように歩くイメージで, 1970年代から大学生の間で使われた言い方. ⇨ bone banger; bone crusher; carpenter; caveman; jock-doc; knuckle scraper; orthopod; sawbones

knuckle scraper 〔医療俗〕整形外科医(orthopedist)

knuckle(膝(ひざ)関節突起)を削る人(scraper)という言い方で, 当の整形外科医にとってはありがたくない呼び方. ⇨ bone banger;

bone crusher; carpenter; caveman; jock-doc; knuckledragger; orthopod; sawbones

K/O 〔医療俗〕ケー・オー

(静脈を)確保せよ. keep open の頭文字. 点滴用の静脈ラインを確保しておくことを指示する表現. ⇨ KVO; TKO; TKVO

KVO 〔医療俗〕ケー・ビー・オー

静脈を確保せよ. keep vein open の頭文字. 点滴用の静脈ラインを確保しておくことを指示する表現. 同じことを意味する表現に TKVO(to keep vein open), TKO (to keep open), K/O (keep open) などもある. ⇨ K/O; TKO; TKVO

KWPs 〔医療俗〕ケー・ダブリュー・ピーズ

ナイフを所持している精神病質患者たち. knifewielding psychopaths の略語.

K-Y (jelly) 〔薬・商品名〕ケイ・ワイ(ゼリー)

医療検査に用いる潤滑剤(lubricant). 米国 Johnson & Johnson 製. 性交時に使用する vaginal jelly(膣ゼリー)としても有名.

❏ 主婦向けの家庭雑誌の広告では, "#1 Doctor Recommended Brand"(「医師が推奨する No.1 のブランド」)であると紹介され, "New K-Y Long Lasting. Making Love Better."(「新しい K-Y は長続き効果があります. セックスがもっとうまくいきます」)と謳(うた)われた.

❏ 潤滑剤として有名であることから,〔米黒人俗〕では, 小文字の k.y. で,「(物事などを)容易にする, 滑りやすい, 快適な」といった意味がある. また, 男性同性愛者が性行為に使用するため, 彼らのことを〔米俗〕で K-Y cow boy や K-Y queen などと呼び, 彼らのたまり場を K-Y cow house, たまり場と化した YMCA(Young Men's Christian Association: キリスト教青年会)ユースホステルのことを K.Y.C.A. と呼ぶ.

L

LABOR　〔医療俗〕レイバー

本当に長くきびしい試練．long and brutal ordeal for real の略語．出産時の苦痛を表す言い方．

❑ labor には「分娩，出産，陣痛」などの意味がある．

labs　〔医療俗〕ラブズ

諸検査．患者を評価するための検査一式を指し，完全血球算定 (CBC)，電解質 (electrolytes)，尿検査 (UA)，動脈血血液ガス (ABG)，生化学検査 (Chem 7)，心電図 (ECG)，胸部X線 (CXR)，肝機能検査 (LFTs) などのこと．laboratory (検査室) の短縮語 lab の複数形．⇨ Chem 7; gomergram; rounding up the usual suspects; troll the labs; work up

lac　〔医療俗〕ラック

裂傷．laceration (ラセレーション) の略語．

lackey　〔医療俗〕ラッキー：「追従(ついじゅう)者」

インターン (intern)．⇨ bohunk; footboy; grumphie; guessing doctor; intern; losel; low-life; resident; scut doggie; tern; villein

lakeside cart　〔医療俗〕レークサイド・カート

手術器具などを載せたり保管したりするためのステンレススチール製の医療用カート (medical cart)．

❑ この lakeside は，この種のステンレススチール製のカートなどを製造販売する米国 Lakeside Manufacturing, Inc.(1953年創業) の商品に付けられる社名の Lakeside のこと．したがって，同社製のカートの〔商品名〕であるから正式には Lakeside cart のように表記する．同社は "Mobile Transport & Storage Solutions for Healthcare."(「保健医療に役立つ機動力を発揮する輸送や保管の

困難解消製品提供」)会社であると謳(うた)う.

lalorrhea　病的饒舌(じょうぜつ)

しばしば無意味な言葉をしゃべりまくること. 医師からすると病院管理部門のスタッフ(hospital administrator)によく見られるという.

❏ lalo- は「言語, 発話器官」の意味の連結語, -rrhea は「排出, 放出, 流出」の意味の連結語.

Lamictal　〔薬・商品名〕ラミクタル

米国 GlaxoSmithKline 製の処方薬. 抗痙攣(けいれん)薬 (anticonvulsant)として使われる.

❏ 米国 Novartis Pharmaceuticals Corp. 製の抗真菌薬 Lamisil (ラミシール)と間違える医療ミスが数多く発生したとの報告もある. ⇨ Lamisil

Lamisil　〔薬・商品名〕ラミシール

米国 Novartis Pharmaceuticals Corp. 製の抗真菌薬(antifungal). 足の水虫(athlete's foot), 股間や陰部のたむし, いんきん(jock itch), 白癬(はくせん)の治療に使われる市販薬. スプレー, ジェル, クリームがある. ⇨ Lamictal

Lanacane　〔薬・商品名〕ラナケイン

殺菌薬(antiseptic)や局所麻酔薬(local anesthetic)として使われる市販薬. かゆみ止めのクリームや切り傷や熱傷用のスプレーなどがある. 現在は Reckitt Benckiser のブランド.

Lancelot　〔英医療俗〕ランスロット

膿(うみ)(abscess)を出す処置をする医師. Sir Lancelot(サー・ランスロット) は, 英国のアーサー王伝説に登場する円卓の騎士(knights of the Round Table)の中で最も優れた騎士であり剣士(swordsman)であるところから, メスを持つ医者をたとえたもの. ⇨ Pokemon

L & D　エル・アンド・ディー

産科病棟. labor and delivery(陣痛と分娩)の略語. ⇨ House of Scream; obs and gobs

L & W　エル・アンド・ダブリュー

健在で. living and well の略語. 家族歴(family history)記入の際

の表現の一つ．⇨ A & W

Lanoxin　〔薬・商品名〕ラノキシン
心臓血管作用薬(cardiovascular agent)．米国 Covis Pharmaceuticals, Inc. 製の処方薬．一般名はジゴキシン(digoxin)．うっ血性心不全(congestive heart failure)の治療などに使われる．

lap appy　〔医療俗〕ラップ・アピー
腹腔鏡下虫垂切除術．laparoscopic appendectomy の略語．腹腔鏡(laparoscope)は腹壁から挿入する細長い内視鏡(endoscope)の一つ．⇨ appy

Lap-Band　〔商品名〕ラップ・バンド
肥満治療に使われる胃バンディング術(gastric banding) Lap-Band System．米国 Apollo Endosurgery, Inc. の登録商標．

lap chole　〔医療俗〕ラップ・コール
腹腔鏡下胆嚢(たんのう)摘出術．laparoscopic cholecystectomy の略語．lap choly とも呼ぶ．

lap pad　ラップ・パッド ⇨ lap tape
lap sponge　ラップ・スポンジ ⇨ lap tape
lap tape　ラップ・テープ
大がかりな開腹手術(laparotomy)で使用する開腹手術用大型ガーゼ．lap pad, lap sponge とも呼ぶ．虫垂切除術(appendectomy)で使用する小さなタイプは appy tape と呼ぶ．⇨ appy

lap traveler　ラップ・トラベラー
自動車内でチャイルドシート(child safety seat)に座らずに，大人の膝(lap)の上に座っている子供．

large-bore IV　ラージボア・アイビー：大量静注
大量に失血した外傷患者に，太い注射針で迅速に血液や生理食塩水を静脈から入れること．large-bore は「大口径」の意味．

Lasix　〔薬・商品名〕ラシックス
利尿薬(diuretic)や抗高血圧薬(antihypertensive)として使用されるフロセミド(furosemide)．英語の読み方は「レイシックス」．米国 Sanofi-Aventis U.S., LLC 製の処方薬．
❑ 医療ドラマ *ER*(『ER 緊急救命室』)の第 66 話 "Calling Dr. Hathaway"(「ドクター・ハサウェー」)の中で，回診中に診療部長

のDonald Anspaugh(ドナルド・アンスポー)が研修医のJohn Carter(ジョン・カーター)に次々と質問を浴びせる場面がある．「Lasixの名前の由来は？」と尋ねられて答えに窮したCarterに対して，Anspaughは「6時間効果が持続するからだ」("It lasts six hours.")と答え，茫然と立ちつくすCarterを残して去っていく．つまり，"Lasts Six"からの造語だというのである．この件に関して，当時の製造元Hoechst Marion Rousselに問い合わせたところ，そのような名前の由来はないという返事であった．

last flea to jump off a dead dog 〔医療俗〕犬の死骸から最後に飛び出すノミ

患者に尊厳死を迎えさせることのできない腫瘍(しゅよう)専門医(oncologist)．息を引き取るまで患者にくっついて離れることができないことから．⇨ flea

late decels 〔医療俗〕レイト・ディセルズ

遅発一過性徐脈．late decelerationsの略語．子宮収縮に伴って，胎児の心拍数が緩やかに下降し，その後子宮収縮が収まるにつれて元に戻る徐脈．⇨ decel

lawnmower 〔俗・マッサージ〕ローンモウワー：「芝刈り機」

マッサージ療法の間いびきをかいて眠っている患者．特にLos Angelesで使われた表現．芝刈り機のように音をたてているところから．

Law of Fives 〔医療俗〕5本の法則

患者の身体に5本あるいはそれ以上のプラスチックのチューブが差し込まれていたなら，その患者は非常に危険な状態にあるということ．

lay crepe 〔医療俗〕レイ・クレープ ⇨ hang crepe

LDR エル・ディー・アール

labor, delivery and recovery(陣痛・出産・回復)の略語．妊婦が陣痛室(labor room)，分娩室(delivery room)，回復室(recovery room)の各部屋へ移動しなくても済むように，3種類の部屋の機能を一つにまとめた部屋．さらに，産後の(postpartum)の時期も同じ部屋で過ごすことのできるLDRPという部屋もある．⇨ LDRP

LDRP エル・ディー・アール・ピー

labor, delivery, recovery, postpartum（陣痛・出産・回復・産後）の頭文字．LDR に産後(postpartum)の時期も過ごすことのできる機能を備えた部屋．⇨ LDR

lead poisoning 〔俗〕「鉛中毒症」

銃創(gunshot wounds)．銃弾に鉛が含まれていることから．⇨ acute lead poisoning; HVLP; transcranial lead therapy

Leave 'em Dead 〔医療俗〕リーベム・デッド

ショック状態にある患者の血圧を維持するために使われる，米国 Hospira, Inc. 製の昇圧薬(vasopressor)の〔商品名〕Levophed(レボフェド)のこと．むずかしい薬品名を，音の似た一般の語で言い替えた民間語源(folk etymology)の現象による言い方．⇨ emeralds; Levophed

leech(es) 〔医療俗〕「ヒル」

採血を担当する病院職員．⇨ Dracula; vampire

Lenox Hill Hospital レノックス・ヒル・ホスピタル

New York 市 Manhattan にある急性期ケア病院(acute care hospital)．1857 年創立．創立時の名称は the German Dispensary で，1918 年に現在の名称となった．⇨ MEETH

leptocortex 〔医療俗〕レプトコルテックス：「矮小(わいしょう)大脳皮質」(small-brained)

医師や看護師が病院の嫌な管理部門のスタッフ(hospital administrator)や患者を指して軽蔑して使う．

❏「小さい」の意味の連結語 lepto- と「大脳皮質」を表す cerebral cortex の cortex からの造語．

"Let's get out of Dodge." 〔医療俗〕「ドッジ・シティーから引き上げよう」

「この患者の治療はこれまで」("Let's finish the case.")ということを表す言い方．Dodge は，米国 Kansas 州の Dodge City のこと．数多くの西部劇映画や小説の舞台となったが，特に CBS テレビ系で 1955 年 9 月 10 日から 1975 年 9 月 1 日まで放映された *Gunsmoke*(『ガンスモーク』)の舞台となったことで有名．悪漢に向かって言われる典型的な文句は "Get the hell out of Dodge."(「ドッジ・シティーから出て行け」)であった．1960 年代になると，アメリ

カ英語では get out of Dodge は「(困難な状況，危険な状況から)できる限りすぐに立ち去る」の意味で一般的に使われ始めた．

Levaquin 〔薬・商品名〕リーバクイン

抗生物質(antibiotic)のフルオロキノロン(fluoroquinolone)．米国 Janssen Pharmaceuticals, Inc. 製の処方薬．一般名はリーボフロクサシン(levofloxacin)．

Levophed 〔薬・商品名〕レボフェド

米国 Hospira, Inc. 製の昇圧薬 (vasopressor)．⇨ Leave 'em Dead

Lexapro 〔薬・商品名〕レクサプロ

抗鬱(うつ)薬(antidepressant)．米国 Forest Laboratories, Inc. 製．

LGFD 〔医療俗〕エル・ジー・エフ・ディー

病室入口から見た限りでは健康そうな患者．looks good from door(way) の頭文字．⇨ LGFTC; LOFD

LGFTC 〔医療俗〕エル・ジー・エフ・ティー・シー

廊下から見た限りでは健康そうな患者．looks good from the corridor の頭文字．⇨ LGFD; LOFD

Libby Zion 〔人名〕リビー・シオン

1984 年 3 月 5 日に New York の病院において 18 歳で亡くなった女性．治療にあたった研修医(resident)の過労が原因による医療ミスで亡くなったとされ，その後の New York 州だけでなく米国全体の研修医の労働環境改善の動きにつながった．

❑ この事件を扱ったのが，Natalie Robins, *The Girl Who Died Twice: The Libby Zion Case and the Hidden Hazards of Hospitals.* (Delacorte Press, 1995)(『2 度死んだ娘：リビー・シオン事件と病院の隠された危険の数々』)である．

Librax 〔薬・商品名〕リブラックス

抗コリン作用性複合薬(anticholinergic combination)．消化器官の潰瘍(かいよう)(peptic ulcer)，過敏性腸症候群(irritable bowel syndrome)，急性小腸結腸炎(acute enterocolitis)などに対して処方される．鎮静作用があるので，服用中は車の運転など集中力を必要とすることはしないように注意しなければならない．米国 Valeant Pharmaceuticals International, Inc. 製の処方薬．⇨ cranky bowel syndrome; functional bowel syndrome; irritable bowel syndrome

lice 〔医療俗〕ライス:「シラミ」
病院の管理部門のスタッフ(hospital administrator). 自分たちは病院のどのスタッフよりも優れていると考えている者たちを指す軽蔑的な呼び方.

life-flighted ライフ・フライテッド
患者が air ambulance と呼ばれる救急ヘリコプターまたは救急飛行機で搬送されてきた. 文字通りは「生命を空輸された」ということ. ⇨ air ambulance

Lifeline 〔テレビ番組名〕『ライフライン』
米国 NBC テレビ系の医療ドキュメンタリー. 1978 年 9 月 9 日から 12 月 30 日まで放映. 毎回, 実在するひとりの医師を追いかけた 1 時間番組. ナレーターは Jackson Beck(ジャクソン・ベック)(1912-2004).

Lifepak 〔商品名〕ライフパック
米国 Physio-Control, Inc. 製の心電図モニター付きの除細動器(defibrillator).

life signs ライフ・サイン
バイタル・サイン(vital signs)(生命徴候)のこと. ⇨ fifth vital sign; vital signs

Life-Stat 〔商品名〕ライフ・スタット
手を使わずに心肺蘇生術(CPR)を自動的に行う装置. 米国 Michigan Instruments, Inc. 製. 2008 年登場. ⇨ fireman-in-a-box; Thumper

Light Blue 〔医療俗〕ライト・ブルー
蘇生措置をやっている振りをすること. Code Blue(コード・ブルー)をもじった言い方. ⇨ Blue Light; Code Blue; Hollywood Code; Show Code

Light Flight ライトフライト
米国 Texas 州 Houston に本部があるヘリコプターによる患者輸送を行う会社. Texas Medical Center 内の Memorial Hermann Hospital にヘリポートを持つため正式には Memorial Hermann

Life Flight と呼ぶ. 1976 年 Dr. James H. "Red" Duke, Jr.(ジェームズ・H・"レッド"デューク・ジュニア)が設立.

lights on, nobody home 〔医療俗〕ライツ・オン, ノーバディ・ホーム

「明かりがともっているが, 自宅には誰もいない」の意味. 言われたことや説明されたことが理解できない, 頭の中がからっぽの患者.

lignocephalic 〔医療俗〕リグノセファリック

ばかな. のろまな. その意味を表す wooden-headed という言い方を,「木」の意味の連結語 ligno- と,「～の頭を有する」の意味の連結語 -cephalic とを組み合わせて医学用語らしくした造語.

line ライン

静脈(vein)や動脈(artery)などに挿入されるカテーテル(catheter). ⇨ arterial line

Lipitor 〔薬・商品名〕リピター

米国 Pfizer, Inc. 製の処方薬. 抗高脂血症薬(antihyperlipidemic)として使われる.

lipomatoid 〔医療俗〕リポマトイド:「脂肪腫(しゅ)の人; 太っちょ」

医師や看護師が病院の嫌な管理部門のスタッフ(hospital administrator)や患者を指して軽蔑的に使う呼び名.

❏「脂肪腫」の意味の lipoma の複数形 lipomata と,「～のような」の意味の連結語 -oid からの造語.

liposuction 〔美容外科〕リポサクション:脂肪吸引

皮下脂肪を真空吸引器で取り除く方法.

❏ 口語表現では, この脂肪吸引や豊胸手術(breast implant(s))のように人工的移植方法をすることなどを, body sculpting(肉体彫刻法)と呼ぶ. この語が使われ始めたのは辞書では 1985-1990 年と記録している. 別に suction(-assisted) lipectomy とも言う.

lipstick sign 〔医療俗〕リップスティック徴候

女性患者が口紅(lipstick)をつけるくらい気分がよい様子. ⇨ make-up sign; positive Revlon sign

liquid cheeseburgers 〔医療俗〕「液体チーズバーガー」

完全非経口栄養(total parenteral nutrition: 略語 TPN)のこと. 口腔を経由しないで補給される輸液の栄養素で, 経管栄養, 経腸栄

養，鼻腔栄養，経静脈栄養などの方法で摂取する．liquid steaks ともも呼ぶ．

liquid e 〔俗〕リキッド・イー

中枢神経系抑制薬（CNS depressant）であるγ-ヒドロキシ酪酸（GHB）の俗称．⇨ GHB

liquid ecstasy 〔俗〕リキッド・エクスタシー

中枢神経系抑制薬（CNS depressant）であるγ-ヒドロキシ酪酸（GHB）の俗称．⇨ GHB

liquid g 〔俗〕リキッド・ジー

中枢神経系抑制薬（CNS depressant）であるγ-ヒドロキシ酪酸（GHB）の俗称．⇨ GHB

liquid x 〔俗〕リキッド・エックス

中枢神経系抑制薬（CNS depressant）であるγ-ヒドロキシ酪酸（GHB）の俗称．⇨ GHB

litter リター

ストレッチャー（stretcher）．⇨ gurney

Livalo 〔薬・商品名〕リバロ

米国 Kowa Pharmaceuticals America 製の抗高脂血症薬（antihyperlipidemic agent）として使用される処方薬．

❑ 米国 Auriga 製の咳止め薬や鬱血（うっけつ）除去薬などとして使われる Levall（リブオール）と聞き間違えないように注意が必要．

liver flap レバー・フラップ：羽ばたき振戦（しんせん）（asterixis）

特に肝性昏睡の場合に見られる手の震え．

Liver Rounds 〔医療俗〕「肝臓回診」

医療スタッフの飲み会．肝臓に悪いことと，医師の回診（round）をもじった造語．liver rounds ともつづる．⇨ GI rounds; hepatology conference

lizard 〔医療俗〕リザード：「トカゲ」

①不潔で，よく目立つ皮膚病のある患者．
②非常に高齢の患者．

lizard-slinging 〔医療俗〕リザード・スリンギング

非常に高齢の患者のための施設間搬送サービス．

LLS 〔医療俗〕エル・エル・エス

気分が悪い顔つき. looks like shit の頭文字.

LMC 〔医療俗〕エル・エム・シー

患者が愚かなこと. low marble count の頭文字. lose one's marble には〔俗〕で「頭がおかしくなる, 分別をなくす」という意味がある. marble は通常複数形 marbles で〔俗〕「知能」の意味で使う.

LMD 〔医療俗〕エル・エム・ディー

町医者. local medical doctor の頭文字. 軽蔑した言い方.

load and go 〔医療俗・救急医療〕ロード・アンド・ゴー:「荷物を積んで出発せよ」

患者を救急車や救急ヘリコプターに乗せて病院の緊急救命室 (ER) まで急いで搬送すること. ⇨ bag and drag; PUHA; scoop and run; scoop and scoot; stay and play

load the boat 〔医療俗〕ロード・ザ・ボート

手術を行う医師が, 手術中に患者の容態が悪化した場合に, 上司に知らせてその患者に対する責任を一緒に負わせ, 自分一人の責任にならないようにすること. load the boat は, 文字通りは「船に荷を積む」ことで, これをもじって,「船を自分より上の立場の医師たちでいっぱいにする」と表現していると考えられる.

lobster 〔医療俗〕ロブスター

ひどい日焼け (sunburn) の患者.

local 〔医療俗〕ローカル

局所麻酔薬 (local anesthetic). ⇨ hammer; under local

locker room syndrome ロッカールーム症候群

イソ吉草酸(きっそうさん)血症 (isovaleric acidemia). 発作時には, 血中イソ吉草酸が増加し汗臭い足のような悪臭を発する. 運動選手のロッカールームは悪臭の発生源であることからの呼び名.

LOFD 〔医療俗〕エル・オー・エフ・ディー

入口から見た限りでは大丈夫そうな患者. looks okay from door の頭文字. ⇨ LGFD; LGFTC

logroll 〔医療俗〕ログロール:「丸太転がし」

丸太を転がすようにして, 患者を静かにストレッチャー (stretcher) からベッドに移す, あるいは地面に横たわっている負傷者をバックボード (backboard) にのせること.

□ 名詞の logrolling(丸太水上輸送)から動詞形の logroll を造って医療俗語の意味を持たせたもの. この造語方法は言語学で「逆成」(back formation)と呼ぶ現象. ⇨ backboard

LOL 〔医療俗〕ロル

ちっちゃいおばあちゃん患者. little old lady の頭文字. ⇨ LOL-DFD; LOLFOF; LOL In NAD

LOL-DFD 〔医療俗〕ロル・ディー・エフ・ディー

倒れたちっちゃいおばあちゃん患者. little old lady, done fell down の頭文字. ⇨ FDGB; LOL; LOLFOF; LOL In NAD

LOLFOF 〔医療俗〕ロルフォフ

床に倒れているところを発見されたちっちゃいおばあちゃん患者. little old lady found on floor の頭文字. 特に緊急救命室(ER)で使われる表現. ⇨ FDGB; LOL; LOL-DFD; LOL In NAD

LOL In NAD 〔医療俗〕ロル・イン・ナッド

苦しそうには見えないちっちゃいおばあちゃん患者. little old lady in no apparent distress の頭文字. ⇨ LOL; LOL-DFD; LOLFOF

longboard ロングボード

救急患者搬送の際に, 脊椎(spine)が曲がらないように患者を固定するために使用するボード. ⇨ backboard

Long Silver Bullet 《the》 〔医療俗〕長く伸びた銀色の弾丸

S字結腸鏡(sigmoidoscope).

long-term care facility 長期ケア施設 ⇨ nursing home

loony bin 〔医療俗〕ルーニー・ビン

精神科病棟(psychiatric ward). 精神科病院(psychiatric hospital). loony は「狂人」, bin は「囲いをした貯蔵所」のこと. ⇨ crazy farm; funny farm; hatchery

loop the loop 〔医療俗〕ループ・ザ・ループ:「(飛行機が)宙返りをする」

手術によって腸(intestine)のねじれを整えること.

Lopressor 〔薬・商品名〕ロプレッサー

抗アドレナリン作用薬(antiadrenergic). 交感神経遮断薬(sympatholytic). ベータ受容体遮断薬(beta-adrenergic blocker). 高血圧や心臓病の治療に使われる. 米国 Novartis Pharmaceuticals

Corp. 製の処方薬. 一般名はメトプロロール(metoprolol).

Lorcet 〔薬・商品名〕ローセット

米国 Forest Pharmaceutical, Inc. 製の麻薬性鎮痛薬(narcotic analgesic). 成分はヒドロコドン重酒石酸塩(hydrocodone bitartrate)とアセトアミノフェン(acetaminophen). 処方薬.

Lortab 〔薬・商品名〕ロータブ

米国 UCB 製の麻薬性鎮痛薬(narcotic analgesic). 処方薬.

❑ Patricia Cornwell(パトリシア・コーンウェル)(1956-)が1999年に発表した作品 *Black Notice*(『警告』)には,この Lortab が Lorcet や Percocet と並んで登場する場面がある. ⇨ Lorcet; Percocet

losel 〔医療俗〕ロウゼル:「ろくでなし」

インターン(intern). ⇨ bohunk; footboy; grumphie; guessing doctor; intern; lackey; low-life; resident; scut doggie; tern; villein

Lotrisone 〔薬・商品名〕ロウトリソン

局所用抗真菌薬(topical antifungal). 米国 Merck Sharp & Dohme Corp. 製の処方薬. 成分はクロトリマゾール(clotrimazole)とジプロピオン酸ベタメタゾン(betamethasone dipropionate).

lottery fantasy syndrome 宝くじ幻覚症候群

宝くじ購入者が当選しなかったときにふさぎ込むこと. ⇨ cellitis

Lovenox 〔薬・商品名〕ラブノックス

抗凝血薬(anticoagulant). 米国 Sanofi-Aventis U.S. LLC 製. 一般名はエノクサパリンナトリウム(enoxaparin sodium).

low blood 〔医療俗〕ロー・ブラッド

貧血(症)(anemia). ⇨ high blood

low-life 〔医療俗〕ロー・ライフ:「下層階級の人」

インターン(intern). ⇨ bohunk; footboy; grumphie; guessing doctor; intern; lackey; losel; resident; scut doggie; tern; villein

LPN 〔医療俗〕エル・ピー・エヌ

有資格実務看護師. licensed practical nurse の頭文字. California 州と Texas 州では, licensed vocational nurse(LVN)と呼ばれる.

❑ Low-Paid Nurse(低賃金ナース)や Lower Peon Nurse(より低

い層の労働者ナース)の頭文字とする言葉遊びもある. ⇨ RN[1]

LTAC エル・タック

長期急性期ケア. long-term acute care の頭文字. 読み方に注意. 通例は 20 日から 30 日間集中的に行う特別なケア.

Lubrin 〔薬・商品名〕リュブリン

米国 Kenwood 製の潤滑剤 (lubricant). 膣乾燥症 (vaginal dryness) などに使う市販薬. 製品のパッケージには "The natural solution to vaginal dryness"(「膣乾燥症のための自然な解決法」) と書かれている. ⇨ Astroglide

Luc forceps 〔医療器具〕リュック鉗子(かん)

鼻洞(びどう)(nasal sinus) などの手術に対して使われる鉗子. Luc はフランス人喉頭病学者 (laryngologist) Henri Luc(アンリ・リュック)(1855-1925) の名から.

lunchtime abortion 〔医療俗〕ランチタイム・アボーション:「昼食時人工妊娠中絶」

ランチタイムほどの短時間で易々と処置をしてしまうような人工妊娠中絶 (abortion). 真空吸引法 (vacuum aspiration) が使われる.

lung butter 〔医療俗〕ラング・バター

肺 (lung) を病む患者が吐き出すどろっとした黄色い粘液. ⇨ lung cookies

lung cookies 〔医療俗〕ラング・クッキーズ

ひどい風邪をひいているときに咳と一緒に出る粘液状のもの. ⇨ lung butter

lunger 〔医療俗〕ランガー

① 肺疾患の患者. 肺結核 (pulmonary tuberculosis) 患者だけでなく, 肺に何らかの損傷を負った患者を指すこともある. lung(肺) + -er(「〜の人」を表す連結語) から.

② (肺疾患に起因する) 痰(たん)(phlegm「フレム」).

Lupron Depot 〔薬・商品名〕ルプロン・デポ

米国 AbbVie, Inc. 製の抗腫瘍(しゅよう)薬 (antineoplastic). 処方薬. 前立腺癌 (prostatic cancer), 子宮内膜症 (endometriosis), 子宮筋腫 (uterine fibroids) に対して使われる注射薬.

Luvox 〔薬・商品名〕ルヴォックス

強迫性障害(obsessive-compulsive disorder)の患者に使用される選択的セロトニン再取り込み阻害薬(selective serotonin reuptake inhibitor: 略語 SSRI). 処方薬. 錠剤. 米国 Solvay 製. 2004 年に製造中止.

LWOTs　エル・ダブリュー・オー・ティーズ；エルウォッツ

病院の待合室で長時間待たされたあげく，結局は治療を受けずに帰宅する人たち. Left Without Treatment の略語を複数形にしたもの.

LWS　〔医療俗〕エル・ダブリュー・エス

金欠財布症候群. low wallet syndrome の頭文字. (患者が)保険に加入していない，または治療費がないことを指す言い方.

Lyme disease　ライム病

野ねずみや小鳥などを保菌動物とし，野生のマダニによって媒介される，人獣共通の細菌(スピロヘータ)による感染症. 紅斑が出たり，発熱，関節痛，筋肉痛，悪寒など，インフルエンザ様の症状を呈することがある. 長期にわたりさまざまな症状が重篤化することもある. 1975 年に集団発生が報告された米国 Connecticut 州 Lyme の地名から.

lyse　〔医療俗〕ライス

凝血塊(blood clot)を分解する(break up).

❑ lyse は名詞の lysis(溶解)から造った動詞.

lytes　〔医療俗〕ライツ

電解質. electrolytes の略語.

Maalox　〔薬・商品名〕メイロックス

米国 Novartis Consumer Health, Inc. 製の制酸薬(antacid)などとして使われる市販薬. 米国内でのこのブランドの認知度は 99％

だと言われるほどよく知られた薬. 薬の成分 magnesium aluminium hydroxide の文字をつなぎ合わせた造語. メキシコでは Melox. ⇨ Maalox masher; Maalox moment

Maalox masher メイロックス・マッシャー：メイロックスつぶし

互角の状態で接戦を演じるバスケットボールの試合の最終場面 (the end of a close game). かつて大学やプロバスケットボールのコーチを務め, スポーツ専門のケーブルテレビ ESPN などのキャスターとして有名な Dick Vitale(ディック・ヴァイターレ)(1939-)が使いはじめた表現. ストレスも最高潮であることから制酸薬 Maalox を引き合いに出して「メイロックス(錠剤)なんか飲んでる場合ではない, つぶしてしまえ」の場面だと言ったもの. ⇨ Maalox

Maalox moment メイロックス・モーメント

ストレスを感じるとき (a time of stress). 制酸薬(antacid)として有名な米国製の市販薬 Maalox の宣伝キャンペーンで作り出された言い方で, 米国の大学キャンパスで 1990 年代から使われはじめた. "I'm having a Maalox moment!" と書かれたTシャツも作られた. ⇨ Maalox

MaBeX メイベックス

制酸薬(antacid)の〔商品名〕Maalox(メイロックス)と抗ヒスタミン薬 (antihistamine)の〔商品名〕Benadryl(ベナドリル)と局所麻酔薬 (local anesthetic)の〔商品名〕Xylocaine(キシロカイン)の混合薬. Mabex ともつづる. ⇨ Benadryl; Maalox; Xylocaine

Macintosh blade 〔医療器具〕マッキントッシュ・ブレード

喉頭鏡(laryngoscope)の曲型のブレード. ニュージーランド生まれの麻酔科医(anesthesiologist)Robert Reynolds Macintosh (ロバート・レイノルズ・マッキントッシュ)(1897-1989)の名から. 直型には Miller blade(ミラー・ブレード)がある.

❏ いくつかのサイズがある. 例えば, Mac-3 と言えば, このブレードの No. 3 のサイズのものを指す. ⇨ Miller blade

Mack the Knife 〔医療俗〕マック・ザ・ナイフ：「ナイフ使いのマック」

外科医 (surgeon). Mack はよくある男子名. ⇨ ax; blade; butcher; cutting doctor; hack; knife-happy; meat cutter; sawbones; slasher; sturgeon; vulture

Mac-3　マック・スリー

喉頭鏡 (laryngoscope) のサイズの一つ. ⇨ Macintosh blade

"Mad as a hatter; blind as a bat; hot as Hades; dry as a bone; red as a beet."〔直喩〕「帽子屋マッド・ハッターのようにひどく怒って, コウモリのように目が見えず, 地獄のように熱く, 骨のようにひからびた, 赤カブのように赤い」

抗コリン作動性中毒 (anticholinergic poisoning) の特徴であるさまざまな症状を一般の人に分かりやすく表現しようとした直喩表現. その症状は以下のようなもの. 口乾 (dry mouth), 紅潮, 皮膚の熱感, 散大した瞳孔 (dilated pupil), 固定瞳孔 (fixed pupil), 洞頻拍 (sinus tachycardia), 尿閉 (urinary retention), 見当識 (disorientation), 心的動揺 (agitation), 幻覚 (hallucination), 呼吸困難 (respiratory depression), 痙攣(けいれん) (seizure), 昏睡 (coma) など.

❑ Mad Hatter は, Lewis Carroll (ルイス・キャロル) (1832-1898) の *Alice's Adventures in Wonderland*(『不思議の国のアリス』) (1865) に登場する.

❑ "Hot as a hare, dry as a bone, red as a beet, mad as a hatter" と表現する場合もある.

Mad Hatter syndrome　〔医療俗〕マッド・ハッター症候群

慢性硝酸第二水銀中毒 (chronic mercuric nitrate poisoning). 水俣病のことを指す. Mad Hatter disease や Minamata (Bay) disease などとも言う.

❑ Lewis Carroll (ルイス・キャロル) (1832-1898) の *Alice's Adventures in Wonderland*(『不思議の国のアリス』) (1865) に登場する帽子屋 Mad Hatter が水銀中毒患者だったと考えられているところから.

Maggie-Jiggs Syndrome　〔医療俗〕マギー・ジッグズ症候群

妻から夫への暴力的虐待. 米国の新聞連載漫画 *Bringing Up Father*(『おやじ教育』) の中で, 上昇志向の強い妻の Maggie が夫の Jiggs をよくなじることから.

❏ 米国の漫画家 George McManus（ジョージ・マクマナス）(1884-1954)が1913年に連載を開始した漫画で，彼の死後は別の漫画家が描き，2000年まで連載された．

Magill forceps 〔医療器具〕マギル鉗子(かんし)

経鼻気管内挿管(nasotracheal intubation)の際に，気管内チューブ(endotracheal tube)を挿入するために使用する．Magill introducing forceps とも言う．英国の麻酔科医(anesthesiologist) Sir Ivan Whiteside Magill（アイヴァン・ホワイトサイド・マギル）(1888-1986)の名から．

mail-order medicine 〔医療俗〕「メール・オーダー医療」

治療に関する決定を検査結果だけに頼ることを軽蔑して呼んだ表現．

make-up sign 〔医療俗〕「メーキャップ徴候」

女性患者が化粧をするくらい気分がよい様子．⇨ lipstick sign; positive Revlon sign

Malibu Barbie 〔俗〕マリブ・バービー

美容整形外科手術の豊胸手術(breast implant(s))で失敗したため，不自然に盛り上がった胸部．Los Angeles 西方にある海浜地でサーファーのメッカ Malibu で見かける Barbie Doll（バービー）のような女性の姿から．Barbie は人形の Barbie Doll（バービーちゃん）．特に Los Angeles で使われた表現．

Malibu Barbie School of Medicine 〔医療俗〕「マリブ・バービー医学部」

モデルまがいの格好の女医が学んだ医学部．6インチのハイヒール，短いスカートを履き，派手なマニキュアをした研修医(resident)の出身医学部を揶揄(やゆ)した言い方．看護師がよく使う．⇨ Malibu Barbie

malpractice 医療過誤 ⇨ medical malpractice

M and M (conference) エム・アンド・エム（カンファレンス）

病的状態と死亡．M and M は，morbidity（病的状態）and mortality（死亡）の略語．経過がよくなかったり，合併症をきたしたり，死亡した症例を医師の間でシェアし，検討し，その後の医療に役立て

る目的の会議. チョコレートの〔商品名〕M&M にならって, M&M conference や, 略して M&M などと書かれることもある. 日本では「症例検討会」や「死亡症例検討会」などと訳している. ⇨ D and C (conference); D & Ds

Marcus Welby syndrome 〔医療俗〕マーカス・ウェルビー症候群

専門医によって1個の器官(organ)や器官系(organ system)として扱われるのではなく, 医療ドラマの主人公 Marcus Welby(マーカス・ウェルビー)医師のような人間味のある医師に, ひとりの人間として扱ってもらいたいという患者の願望.

❏ Marcus Welby とは, 米国の人気医療ドラマ *Marcus Welby, M.D.*(『ドクター・ウェルビー』)の主人公. 同番組は1969年9月23日に ABC テレビ系で放映が始まり, 1976年5月11日まで続いた. California 州 Santa Monica に住むベテランの一般医(general practitioner: 略語 GP)の Marcus Welby は, あらゆる患者の生命と真剣にかかわる心の持ち主. Robert Young(ロバート・ヤング)(1907-1998)が演じた. この老練な医師を助けるのは若い Dr. Steven Kiley(スティーブン・カイリー)(James Brolin(ジェームズ・ブローリン)(1940-)が演じた)で,「若さ」と「経験」が対照的に描かれた. ABC 系で最大のヒットを飛ばした番組であった. ⇨ Mayo Clinic syndrome

Mark Greene 〔架空人名〕マーク・グリーン

米国の医療ドラマ *ER*(『ER 緊急救命室』)に登場する医師. Anthony Edwards(アンソニー・エドワーズ)(1962-)が演じた. Anthony Edwards はシリーズ8年目途中, 主人公の Greene 医師自らが脳腫瘍(のうしゅよう)(brain tumor)で死亡するという衝撃的な設定で降板した. ⇨ *ER*; John Carter

marriageable monster 〔医療俗〕マリエッジアブル・モンスター:「適齢期の怪物」

形成外科(plastic surgery)の大手術が成功した若い女性患者. なお, plastic surgery には「美容整形」(cosmetic surgery)も含まれる.

mashing 〔医療俗〕マッシング

身体検査(physical examination)の際に身体の各部分を強く押すこと. マッシュ・ポテト(mashed potatoes)の 'mash' から. mash は, もともとは「ぐしゃぐしゃにつぶす」意味.

masked facies マスクト・フェイシーズ:「能面顔」

パーキンソン病(Parkinson's disease)患者の無表情な顔の様子. parkinsonian facies とも呼ぶ. facies は医学用語では症状を示す「顔」のこと.

Mass General マス・ジェネラル

米国 Massachusetts 州 Boston にある Massachusetts General Hospital(マサチューセッツ総合病院)のこと. 1811年設立. 総合病院としては全米で3番目に古い歴史があり, New England 地方では最大規模で最も古い歴史を持つ. ⇨ McLean Hospital

MAST 〔医療器具〕マスト

military antishock trousers(軍事用耐ショックズボン)あるいは, medical antishock trousers (医療用耐ショックズボン)の略語. MAST trousers や MAST pants などとも呼ぶ. もともとは, 飛行機の操縦の際や無重力状態において, 下半身に圧力をかけて, 脚や腹部に血液がたまることを防ぐために考案されたもの. 体位性低血圧症(orthostatic hypotension)の治療や内出血(internal bleeding; internal hemorrhage)をコントロールするためなどに使用される. shock trousers とも言う. ⇨ air trousers

mastectomy マステクトミー

乳房切除術.「乳房」の意味の連結語 mast- と,「切除術」の意味の連結語 -ectomy から.

❑ 米国の人気女優 Angelina Jolie(アンジェリーナ・ジョリー) (1975-)は, 乳癌(breast cancer)のリスクを高める遺伝子変異が見つかったとして, 予防のため両乳房の切除手術(double mastectomy)を受けていたことを 2013 年に告白して衝撃を与え, 乳癌に対する意識(breast cancer awareness)を高めた. ⇨ scoop

Match Day マッチ・デー

米国内の医学部4年生が卒業後に研修医(resident)として勤務する病院が決まる日. 勤務開始は7月だが, この Match Day は3月中である. ⇨ R. O. A. D.; scramble

Maxair Autohaler 〔薬・商品名〕マックスエアー・オートヘイラー

気管支拡張薬 (bronchodilator). 米国 Valeant Pharmaceuticals International, Inc. 製. 処方薬. 一般名は酢酸ピルブテロール (pirbuterol acetate). 吸入器 (inhaler) 容器入りの口から吸入 (oral inhalation) する薬.

maxillofacial surgeon 顎(がく)顔面外科医

上顎骨 (maxilla) と顔面の部位の手術を行う外科医.

maxillomegaloegomaniac 〔医療俗〕マキシロメガロエゴマニアック:「上顎(がく)巨大自己中心人物」

医師 (physician) のこと. いばって大きな顔をしていることから.
❏ maxillo- は「上顎」の意味の連結語. megalo- は「大きい, 巨大な, 誇大な」の意味の連結語. egomaniac は「病的に自己中心的な人」の意味. ⇨ megalomaniac

Maylard incision メイラード切開

骨盤腔手術と婦人科手術で下腹壁に入れる全層横切開. Maylard-Bardenheurer incision とも呼ぶ. Maylard は英国の外科医 Alfred Ernest Maylard (アルフレッド・アーネスト・メイラード) (1855-1947), Bardenheurer はドイツの外科医 Bernhard Bardenheurer (ベルンハルト・バーデンハオラー) (1839-1913) の名.

Mayo Clinic メイヨー・クリニック

米国 Minnesota 州 Rochester に本部がある総合病院. William Worrall Mayo (ウィリアム・ウォラル・メイヨー) (1819-1911) と, その2人の息子 William James Mayo (ウィリアム・ジェームス・メイヨー) (1861-1939) と Charles Horace Mayo (チャールズ・ホレイス・メイヨー) (1865-1939) による医療活動が起源. 1889年創立. ⇨ Gold Cross; Mayo MedAir; Mayo One

Mayo Clinic syndrome 〔医療俗〕メイヨー・クリニック症候群

専門医が患者を1個の器官 (organ), あるいは器官系 (organ system) として扱うこと. 難病の診断や治療が優れた医療機関 Mayo Clinic (メイヨー・クリニック) にちなんだ呼び方. *The New York Times* 紙 (Feb. 6, 1994, p. C1) で使われた表現. ⇨ Marcus Welby syndrome; Mayo Clinic

Mayo MedAir　メイヨー・メッドエアー
米国メイヨー・クリニック(Mayo Clinic)の飛行機による緊急医療搬送サービス．米国内外の搬送に対応している．⇨ Gold Cross; Mayo Clinic; Mayo One

Mayo One　メイヨー・ワン
米国メイヨー・クリニック(Mayo Clinic)のヘリコプターによる緊急医療搬送サービス．1984年開始．⇨ Gold Cross; Mayo Clinic; Mayo MedAir

MCA　エム・シー・エー
オートバイ事故．motorcycle accident の略語．⇨ MVA

McDentists　〔医療俗〕マック歯科医
簡単な歯科治療だけを行う歯科．ファスト・フード店の McDonald's にたとえた言い方．⇨ McDoc's; McDoctors

McDoc's　〔医療俗〕マックドックス
救急ケアセンター(urgent care center)．手早く処置をしなければならない状況を，ファスト・フード店の McDonald's にたとえた言い方．⇨ McDentists; McDoctors

McDoctors　〔医療俗〕マックドクターズ
ショッピングセンター内などにある救急診療所．ファスト・フード店の McDonald's で欲しいものが注文してすぐ手に入るように，予約なしで診察を受けることができることから．McDocs とも呼ぶ．⇨ McDentists; McDoc's

McLean Hospital　マクレーン病院
米国 Massachusetts 州 Belmont にある精神科病院 (psychiatric hospital)．1811年創立．ハーバード大学医学部 (Harvard Medical School) の教育病院 (teaching hospital)．マサチューセッツ総合病院 (Massachusetts General Hospital) と提携している．「マクリーン」ではなく「マクレーン」と読む．⇨ Mass General; teaching hospital

McMedicine　〔医療俗〕マック医療
規格化された医療．
❏ 医療の世界にもファスト・フードチェーン店マクドナルドの経営理念と合理的システムが浸透(マクドナルド化)している．米国

の社会学者による次の本が「マクドナルド化(McDonalization)」を指摘したもの．この語は米国の社会学者 George Ritzer(ジョージ・リッツア)(1940-)が，*The McDonaldization of Society*. Revised edition. Thousand Oaks, California:(Pine Forge Press, 1993)．(正岡寛司訳『マクドナルド化する社会』早稲田大学出版部, 1999)で使った造語．

McRoberts maneuver マックロバーツ操作

母体の大腿部を屈曲させて肩甲難産(shoulder dystocia)を緩和する方法．赤ちゃんが出てくるためによりよい角度を作るために行うもの．この方法を40年以上実践してきた医師 William A. McRoberts, Jr.(ウィリアム・A・マックロバーツ・ジュニア)の名から． ⇨ shoulder dystocia; Woods screw maneuver; Zavanelli maneuver

McSleepy 〔医療俗〕マクスリーピー

カナダのマギル大学(McGill University)(1821年創立)などの研究者たちが開発した自動麻酔システム(automated anesthesia system)の愛称．手術中の患者に麻酔薬を投与したり，バイタル・サイン(vital signs)を監視したりする．米国の医療ドラマ *Grey's Anatomy*(『グレイズ・アナトミー 恋の解剖学』)に登場する医師 Dr. Derek Shepherd(デレク・シェパード)の愛称 McDreamy や，Dr. Mark Sloan(マーク・スローン)の愛称 McSteamy にならって名付けられたという． ⇨ *Grey's Anatomy*

M. D. エム・ディー

医学博士．Doctor of Medicine の略語．

❏ 嫌な医師に対する皮肉をこめて，Mad Dog(凶暴なやつ)，Mostly Dumb(ほとんど愚か者)，Money Digger(金を掘るやつ)，Mildly Demented(少し狂ったやつ)の頭文字と読ませることもある． ⇨ RN[1]

MD 〔医療俗〕エム・ディー

処置決定者．Make Decisions の頭文字語．看護師が自分の名前の後に書いて，患者の当該の処置をした者であることを示す略語．一般には，Doctor of Medicine(医学博士)の略語． ⇨ RN[2]

MDeity 〔医療俗〕エムディーアティ：「お医者様」

医師の傲慢さを表現したもの. MD（医学博士）+ deity（ディーアティ：神様）からの造語.

Meals on Wheels　ミールズ・オン・ホイールズ

給食宅配サービス. 在宅の老人, 病人, あるいは身体の不自由な人などに対して, 温かい食事を車で配達するプログラムの名称.

measles　麻疹(ましん)；はしか

パラミクソウイルス科（Paramyxoviridae）の麻疹ウイルス[はしかウイルス]（measles virus）により引き起こされる急性発疹性疾患. 発熱, 他の体質不全, 呼吸粘膜のカタル性炎症, 暗赤色の斑点状丘疹の発疹ができる. 平均潜伏期間は 10〜12 日間.

meat　〔俗〕ミート

（物扱いをされる）人（human body）. ⇨ meat cutter; meat fleet; meat hooks; meat wagon

meat cutter　〔医療俗〕ミート・カッター：「肉を切る人」

① 外科医（surgeon）.
② 法病理学者（forensic pathologist）. meat は〔俗〕で「（物扱いをされる）人」（human body）の意味.
❏ Patricia Cornwell（パトリシア・コーンウェル）(1956-) が 2008 年に発表した作品 *Scarpetta*（『スカーペッタ』）に出てきた表現. ⇨ ax; blade; butcher; cutting doctor; hack; Mack the Knife; meat fleet; meat hooks; meat wagon; sawbones; slasher; sturgeon; vulture

meat fleet　〔米俗〕ミート・フリート

米国海軍（the United States Navy）の病院船（hospital ship）. 湾岸戦争（the Gulf War）時に使われた言い方. 文字通りは「肉を乗せる艦隊」. meat は〔俗〕では「（物扱いをされる）人」（human body）の意味で使う. ⇨ Comfort; meat; meat cutter; meat hooks; meat wagon

meat hooks　〔医療俗〕ミート・フックス

手術器具（surgical instruments）. meat は〔俗〕で「（物扱いをされる）人」（human body）, hook は「（草刈りに使う）鉤形の鎌」の意味. ⇨ meat; meat cutter; meat fleet; meat wagon

meat wagon　〔米俗〕ミート・ワゴン

救急車(ambulance). 文字通りは「肉を運搬する車」. meat は〔俗〕では「(物扱いをされる)人」(human body)の意味で使う.〔俗〕で「肉体」の意味. ⇨ ambulance; bus; meat; meat cutter; meat fleet; meat hooks; rig; trauma truck; truck; unit

meat whistle 〔米俗〕ミート・ホイッスル

(特にフェラチオ(fellatio)の対象としての)ペニス(penis). 笛のように口にくわえるところから. meat は〔俗〕で「ペニス」(penis)の意味で使う.

mec 〔医療俗〕メック

(新生児の)胎便. meconium の略.

mecca 〔医療俗〕メッカ

大学病院. Muhammad(ムハンマド)の生地でイスラム教徒の聖都 Mecca から. 小文字で使って「(活動などの)中心地, あこがれの地」の意味で一般に使う語.

medevac メデバック

救急ヘリコプター(medical helicopter). 元は〔米軍〕「負傷兵救護用ヘリコプター」. medical evacuation(医療上の撤退)の med と evac の部分を混交した造語. 動詞として「メデバックで(病人や負傷者を)搬送する」の意味で使う. ⇨ air ambulance; bird

Medicaid mill 〔医療俗〕「メディケイド工場」

必要のない診療を行ったり, 全く行なっていない診療に対する費用を, 低所得者などのための医療扶助制度メディケイド(Medicaid)保険に請求するという不正行為を行なっている個人クリニック(private clinic). 利用できる医療機関がほとんどない大都市中心部のスラム街や田舎で, 通例は巡回ベースでヘルスケアを提供する営利主義の機関を指す. これらのいわゆる「工場」は生産性が高く(診察する患者の数が多いこと), メディケイドを乱用するとしてしばしば非難を受けている. ⇨ family ganging; ping-ponging

medical abortion メディカル・アボーション

薬剤誘発性人工流産. ⇨ oral abortion pill

medical admitting officer メディカル・アドミッティング・オフィサー:医療入院担当職員

患者の入院に関連する業務を調整する．具体的な仕事は，患者の入院について医師，看護師，清掃や搬送担当スタッフなどと協議すること，医師の指示，患者の希望，疾患の性質などに基づいて病室を割り当てること，病室についての情報をコンピューターに入力すること，患者あるいは患者の代理人に面接をして入院の可否を判断するために必要な情報を得ることなどである．

Medical Center 〔テレビ番組名〕『外科医ギャノン』

米国 CBS テレビ系の医療ドラマ．1969 年 9 月 24 日から 1976 年 9 月 6 日まで放映．Los Angeles にある大学附属医療センター (medical center) が舞台．指導医師の Dr. Paul Lochner (ポール・ロックナー) (James Daly (ジェームズ・デイリー) (1918-1978) が演じた) と青年外科医 Dr. Joe Gannon (ジョー・ギャノン) (Chad Everett (チャド・エヴェレット) (1937-2012) が演じた) が活躍する．

medical clogs メディカル・クロッグス

医療施設などで医師や看護師などが履く合成樹脂製の医療用サンダル．nursing clogs や nurse clogs とも呼ばれる．〔商品名〕Crocs には「医療用 (男女兼用) 放電性成分配合クロックスワット (Croc-swatt)」がある．その性能は安全で疲れにくく，中性洗剤で丸洗いが可能で，医療現場にある計測機器に影響を与えることがなく，静電気を分散させる機能があるという．素材は合成樹脂 (クロスライト)．

MedicAlert bracelet 〔商品名〕メディック・アラート・ブレスレット

特定の薬が使用できない体質であることなど，医療上の問題を抱えている人が身につけるブレスレット．ペンダントのタイプもある．MedicAlert の情報センターの連絡先が書いてあり，緊急時 (例えば，屋外で倒れている人を救急車で搬送する場合にその患者がこのブレスレットをつけていれば) にそこへ連絡して治療時に注意すべき情報を入手できる．米国 California 州 Turlock に本部を置く非営利組織 (nonprofit organization) MedicAlert Foundation の登録商標．

❏ 米国の医療ドラマ *ER* (『ER 緊急救命室』) の第 51 話 "Last

Call"(「行きずりの女」)にこんな場面がある.George Cloony(ジョージ・クルーニー)(1961-)演ずる小児科フェロー(fellow)のDouglas Ross(ダグラス・ロス)が,コカインと酒に溺れたあげく急死した女性の姉に「彼女は何か持病でもあったんでしょうか?」と尋ねると,その女性は「ブレスレットがあったでしょ? てんかんの持病があってお酒は飲んじゃいけないのに」と答える.この「ブレスレット」は,アクセサリーの「ブレスレット」ではなくMedicAlertの類を指している. ⇨ Do Not Resuscitate bracelet

Medicalese　メディカリーズ

わざと難解にした医学言葉(medical gibberish talk).聞く人が神秘的で印象的な言葉だと思えるように誇大な言い方をした言葉.例えば,"a cold"(風邪)のことを"viral upper respiratory infection"(ウイルス性上部呼吸器感染)と言ったり,"a bad sore throat"(ひどい咽喉炎)のことを"severe infectious pharyngitis"(重篤(じゅう)な伝染性咽喉炎)と言ったりすること. ⇨ Medspeak

medical hotspot　〔医療俗〕「医療費保険ホットスポット」

緊急救命室(ER)に緊急性もないのに繰り返しやって来る患者(frequent flyer)や,ヘルスケアのコストを異常なほど多額に使用するような患者となって医療機関にやってくる人たちが住む地域や特定の集合住宅のこと.一般には,生物多様性が脅かされている地域を指す語.New Jersey州の都市Camden(カムデン)のプライマリー・ケア医師Jeffrey Brenner(ジェフリー・ブレンナー)[The Camden Coalition of Healthcare Providers(カムデン・ヘルスケア提供機関連合)を2003年に創設し,事務局長]の造語. ⇨ frequent flyer

medical malpractice　医療過誤

医師や看護師などの医療専門職者が,その業務を正しく行わずに患者に損害を負わせること.malpracticeだけで使うこともある.
❑ malpracticeは,医師や弁護士(lawyer)など専門家の業務過誤を指す語.

medical record　医療記録;診療記録

患者の病歴,診断や治療方法,臨床所見などが書かれた記録.

medical record(s) administrator　医療記録管理者

患者の医療記録(medical record)などに索引を付け, 記録し, 保存する責任者.

medical record(s) technician　医療記録テクニシャン
病院などの医療施設で患者の医療記録(medical record)の整理, 評価, 記載を行う. 大きな医療施設ではこのテクニシャンの監督下で仕事を行う職員が必要で, その職員は medical record(s) clerk と呼ばれる.

medical record(s) transcriptionist　医療記録トランスクリプショニスト
録音された医師の口述による医療記録(medical record)を文字化する専門職員. 医師の手書きによる記録を扱う場合もある.

medical secretary　医療秘書
医療記録(medical record)の準備や維持を行い, 関連する秘書業務を行う. 秘書的スキルだけでなく, 医学用語や病院での処置などについての理解も不可欠な仕事である.

medical social worker　医療ソーシャルワーカー
患者やその家族が, 医療ケアに適切な対処をするための手助けをする役割を持つ. 総合病院, クリニック, リハビリテーションセンター, ドラッグ・アルコール乱用センター(drug and alcohol abuse center)などに勤務する. 通例, 修士課程を修了し, 患者やその家族に対するカウンセリング経験を積んでいる. 略語は MSW.
⇨ psychiatric social worker

medication nurse　メディケーション・ナース
① 投薬看護師. 救急医療の心肺蘇生術(CPR)の際に, エピネフリン(epinephrine), プロカインアミド(procainamide), ブレチリウム(bretylium)などの薬の投与に責任を持つ看護師.
② 日常の看護業務において投薬に責任を持つ看護師.

Medicine Ball　〔テレビ番組名〕『メディシン・ボール』
米国 Fox テレビの医療ドラマ. 1995年3月13日から6月12日まで放映. Washington 州 Seattle の架空の病院 Bayview Medical Center(ベイビュー・メディカル・センター)を舞台にしたインターン(intern)たちの物語.

❑ Seattle には Harborview Medical Center という病院が実在す

る．⇨ Harborview Medical Center; intern

Medic One メディック・ワン

米国 Washington 州 King County の緊急医療サービス (EMS) システムの名称．消防署 (fire department) に所属する車両や救急車 (ambulance) には Medic One の文字が入っている．

medicrat 〔医療俗〕メディクラット

医師でありながら患者志向ではなく，ペーパーワーク，お役所仕事，委員会などの仕事に専念する医師．Mickey Mouse physician とも言う．⇨ Mickey Mouse medicine; three-piece suits

mediquack 〔医療俗〕メディクワック

医療従事者 (medical profession) が使う仲間内の言葉．アヒルがガーガー鳴く声 (quack) のようで一般の人には理解できないことから．medical の medi と，quack からの造語．⇨ Medspeak

Medizip 〔医療器具〕メディジップ

(手術の) 傷口を閉じる手術用ジッパー．バーミューダ (Bermuda) の Atrax Medical Group Ltd. 製．⇨ surgical zipper

med-nerd 〔医療俗〕メッドナード：「お医者おたく」

医学部進学課程の学生 (pre-med student)．

Medspeak メッドスピーク：医療言葉

医療分野で使われる特有な言語表現を指した呼び方で，略語 (abbreviation)，ジャーゴン (jargon) [業界用語]，スラング (slang)，頭字語 (acronym)，新語 (neologism) などがその中心．語源がギリシャ語やラテン語の語根 (root) であるものから，ビデオゲーム，映画，テレビ，インターネットなどから生まれたものまで幅広い．medicine (医療, 医学) と，「～用語，言葉」の意味の連結語 -speak からの造語．Medtalk とも言う．

❏ 医療ドラマ *ER*（『ER 緊急救命室』）の特集を組んだ *Newsweek* 誌 (October 31, 1994) には "Decoding 'ER'-Speak"（「'ER' 言葉を解読する」）というタイトルの記事が掲載された．⇨ Medicalese; mediquack

Medtalk メッドトーク ⇨ Medspeak

meet 'em and street 'em 〔医療俗〕ミーテム・アンド・ストリーテム：「診たら追い出す」

患者を診断してみたら，緊急救命室(ER)へ来るほどの容体ではなかったのですぐに病院から追い出すこと． ⇨ treat 'em and street 'em

MEETH ミース
米国 New York 市の Manhattan Eye, Ear and Throat Hospital の略称．1869年創立．眼科(ophthalmology)，耳鼻咽喉科(otolaryngology)，形成外科(plastic surgery)で有名．現在は，Lenox Hill Hospital の一部門． ⇨ Lenox Hill Hospital

Mefoxin 〔薬・商品名〕メフォキシン
米国 Merck & Co. 製の抗感染薬(anti-infective)．静脈注射(IV injection)か筋肉注射(IM injection)で投与される．処方薬．2010年に製造中止．

megalomaniac 〔医療俗〕メガロマニアック：「巨大権威マニア」
医師(physician)を軽蔑した呼び方．権威を振りかざすことが好きであることから，「巨大な，誇大な」の意味の連結語 megalo- と，「熱狂的愛好者」の意味の maniac からの造語．

❏ 医学専門語で，megalomania は「誇大妄想」，megalomaniac は「誇大妄想の患者」の意味． ⇨ maxillomegaloegomaniac

MegaRed 〔商品名〕メガレッド
米国 Schiff Nutrition Group, Inc. 製の冠状動脈性心疾患(coronary heart disease)のリスクを下げるのに効果があるとされるサプリメント．"Small Pill. Big Heart Health Benefits."（「小さな錠剤．心臓の健康にとって大きな利益」）と謳(うた)う．

Melody Hill anemia 〔医療俗〕「メロディー・ヒル貧血症」
安ワインで酔っ払った．〔商品名〕Melody Hill は 1950 年代に飲まれていた安価なワイン．この商品名の代わりに他の安価なワイン名を付けることもある．anemia(アニーミア)は「貧血症」のこと．

mEq メック：ミリグラム当量
milliequivalent(ミリグラム当量：1/1000 グラム)の略語．

Mercedes-Benz sign 〔医療俗・放射線医学俗〕メルセデス・ベンツ徴候
造影剤(contrast medium)を使わないで腹部(abdomen)を撮影したX線写真に写った胆石(gallstone)が，自動車のメルセデス・ベ

ンツのエンブレムに似ている場合.

Mercy Hospital and Medical Center　マーシー・ホスピタル・アンド・メディカルセンター

米国 Illinois 州 Chicago にある病院. レベル2外傷センター(Level II trauma center). 1852年創立.

□ 医療ドラマ *ER*(『ER 緊急救命室』)の中でよく話題に出てくる病院. 低体温症(hypothermia)の少年を搬送する場面では, 救急車でこの病院に運ぼうとする救急救命士(paramedic)と, 報道用ヘリコプターを借りてでもレベル1外傷センター(Level I trauma center)に運ばなければ命を救うことができないと主張する医師が対立する. ⇨ *ER*; trauma center

metabolic rounds　〔医療俗〕メタボリック・ラウンズ:「物質代謝回診」

医師の朝食, 昼食, 夕食, 間食. 医師の物質代謝(metabolism)を安定させるもの. 医学専門用語を使ってふざけた言い方. ⇨ GI rounds

Metamucil　〔薬・商品名〕メタミューシル

米国 Procter & Gamble 製の緩下薬(laxative). 便秘(constipation)に使う. 水に混ぜて飲む粉末, ウェハー(wafer), カプセルなどがあり, オレンジ味やベリー味などがある. 市販薬. メタムシルとも発音.

meth mouth　〔医療俗〕メス・マウス

覚醒剤メタンフェタミン(methamphetamine)中毒患者に特有な状態の口. 歯がボロボロで黒く, 歯肉もだめになっている.

Met-Rx　〔商品名〕メト・レックス

米国 Met-Rx Substrate Technology, Inc. 製のボディビルディング用サプリメント(bodybuilding supplement).

mets　〔医療俗〕メッツ

転移. metastasis の短縮語. ⇨ brain mets

mets to the brain　〔医療俗〕メッツ・トゥー・ザ・ブレイン

脳に転移している腫瘍(しゅよう). ⇨ brain mets

Metz　〔医療俗〕メッツ　⇨ Metzenbaum scissors

Metzenbaum scissors　〔医療器具〕メッツェンボームはさみ

手術用のはさみ．米国の外科医 Myron Firth Metzenbaum (マイロン・ファース・メッツェンボーム) (1876-1944) の名から．手術の場面では Metz と略して使われることも多い．

Mevacor 〔薬・商品名〕メヴァコー

高コレステロール血症 (hypercholesterolemia)，粥状(じゅくじょう)動脈硬化 (atherosclerosis)，冠状動脈性心疾患 (coronary heart disease) に対して使用される米国 Merck & Co., Inc. 製の処方薬．

Mexicali revenge 〔俗〕「メヒカリの復讐」

ラテンアメリカ (特にメキシコ) でかかった下痢 (diarrhea)．メヒカリ (Mexicali) は，メキシコのバハ・カリフォルニア (Baja California) 州の州都．⇨ Aztec two-step

MFC 〔医療俗〕エム・エフ・シー

棺の寸法を測れ．measure for coffin の頭文字．患者の回復の見込みがないことを表す表現．

MFI 〔英医療俗〕エム・エフ・アイ

非常に大きな心筋梗塞 (myocardial infarction)．mother fucking infarction (くそいまいましいほどひどい梗塞) の頭文字．

MGM syndrome 〔米医療俗〕エム・ジー・エム症候群

仮病．MGM は，主に映画やテレビ番組の製作や供給を行う米国の巨大マスメディア企業メトロ・ゴールドウィン・メイヤー (Metro-Goldwyn-Mayer Inc.) のことで，その映画に登場する俳優のように上手に病人の演技をするところから．⇨ ATS

MI エム・アイ

心筋梗塞．myocardial infarction の頭文字．⇨ farc; ROMI

Miami J 〔商品名〕マイアミ・ジェイ

Össur (オズール) (アイスランドに本部．米国は Össur Americas) 製の頸部固定カラー (cervical collar)．小児用は Miami Jr．⇨ c-collar

Michael Jackson 〔俗〕「マイケル・ジャクソン」

失敗した (手術をしたことが明らかな) 形成外科手術 (plastic surgery)．米国の歌手 Michael Jackson (マイケル・ジャクソン) (1958-2009) が顔の形成外科手術をしたことは有名で，そのことに言及したもの．特に Los Angeles で使われた表現．

Michelin's disease 〔医療俗〕ミシュラン病

腹部がたれるほどの肥満状態のこと．Michelin はフランスのタイヤメーカー．この状態は腹部にタイヤを付けているように見えることから〔俗〕spare tire の呼称もある．Michelin's disorder(ミシュラン障害)とも言う．いずれも肥満状態を指す〔医療俗〕で, 正式の疾患名とは別のもの．⇨ Dunlop Syndrome

Michelin tire syndrome 〔医療俗〕ミシュランタイヤ症候群

常染色体優性遺伝の疾患で, 腕や下肢, 首のまわりなどの皮膚にリング状の深いしわができ, これがフランスのタイヤメーカー Michelin(ミシュラン)タイヤのマスコットのビバンダム(Bibendum)の姿に似ているところからの呼び名．出生時に見られるために Michelin tire baby syndrome(ミシュランタイヤ児症候群)(略語: MTBS)とも呼ばれる．

Mickey Mouse appearance 〔医療俗〕ミッキー・マウス顔

アイスホッケーやアメリカンフットボールのような接触の激しいスポーツの選手が, 歯と口顔(こうがん)(orofacial)の外傷を防止するための口内口外一体型のマウス・ガードを装着した時の顔のこと．それをつけるとミッキーマウスのような顔に見えることから選手たちに敬遠された．

Mickey Mouse medicine 〔医療俗〕ミッキー・マウス医療

医師の仕事のうち, 医師の技術を必要としない仕事を軽蔑して指す呼び方．主にペーパーワーク, お役所仕事, 委員会など．このような仕事に専念する医師は, Mickey Mouse physician(ミッキー・マウス医)や medicrat などと言う．

❏〔米〕では, Mickey Mouse に「くだらない, たわいのない, ささいな」などの意味がある．⇨ three-piece suits

MICN エム・アイ・シー・エヌ

移動集中治療ナース．mobile intensive care nurse の頭文字．通例, 救急車を支援する病院(base hospital)にいて, 搬送中の救急車との無線連絡を管理する．

MICO 〔英医療俗〕エム・アイ・シー・オー; マイコー

熟練の不動性と猫的観察．masterly [masterful] inactivity and catlike observation の頭文字．順序を逆にした CLOMI (cat like observation and masterly [masterful] inactivity)の言い方もある．治療方針を打ち出す前に，患者の容態を静観し，何か症候(symptoms: 略語 Sx)が現れるまでは静かに観察をすること．医学用語では「容態を静観すること」は watchful waiting あるいは watch and wait（いずれも略語：WW）と呼ぶ．watchful waiting は通院患者(outpatient)の容態観察の場合に，(medical) observation は入院患者の場合に，と使い分けをする場合もある．喘息(ぜんそく)疾患が明らかな場合はステロイドを使用するところから，MICOS(エム・アイ・シー・オー・エス；マイコス) (masterly inactivity and catlike observation, and steroids)と言う．

microdeckia 〔医療俗〕ミクロデッキア

正気でない(loony)ことを指す言い方．「小さい」の意味の連結語 micro-,「トランプの一組」の意味の deck,「病気の状態」の連結語の -ia からのラテン語まがいの造語．これは "play with a full deck"(〔俗〕「正気である」(トランプ用語から，通例は否定文で使う))をもじったもの．"full" deck が「正気」であることから，"micro" deck を「正気でない」としたもの．

mics マイクス

マイクログラム(micrograms)の略語．

MICU 〔医療俗〕ミック・ユー

① medical intensive care unit(内科集中治療室)の頭文字．
② mobile intensive care unit(移動式集中治療室)の頭文字．⇨ CICU; NICU; PICU; SICU

MIDI 〔医療俗〕エム・アイ・ディー・アイ

性交中に起きた心筋梗塞．myocardial infarction during intercourse の頭文字．

midwife 〔医療俗〕ミッドワイフ

医師の最初の再婚相手の女性のこと．

❏ 医師が一人前になるまで苦労して支えたあげく捨てられる最初の妻を first wife, 医師が年老いてから結婚した若い妻を last wife と呼ぶことから，その中間(mid-)に位する妻．本来は「助産師」の意味．

Mifegyne 〔薬・商品名〕ミフェジン

経口妊娠中絶薬. ヨーロッパでの商品名. 一般名はミフェプリストン (mifepristone). ⇨ Mifeprex; oral abortion pill

Mifeprex 〔薬・商品名〕ミフェプレックス

経口妊娠中絶薬. 開発時の名前「RU486」とも呼ばれる. 米国での販売名. Danco Laboratories, LLC 製. 中国では「息隠(米非司酉同片)」, 台湾では「保諾(Apano)」の商品名. ⇨ Mifegyne; oral abortion pill

Mike Tyson injury マイク・タイソン傷 ⇨ MTI

milk 〔医療俗〕「ミルク」

propofol (プロポフォール)を指す. この薬剤は, 強力な鎮静作用のある化学物質で, 成人の手術で麻酔剤として使われる. 歌手の Michael Jackson (マイケル・ジャクソン) (1958-2009) の急死から2か月後, ロサンゼルス郡検死局は死因を「急性プロポフォール中毒」と断定して話題となった.

milk drunk 〔俗〕「ミルクに酔った」

(赤ん坊が)ミルクでお腹が一杯になり眠そうなこと. 特に Los Angeles で使われた表現.

milk of amnesia 〔医療俗〕「記憶喪失乳」

全身麻酔薬 (general anesthetic) の propofol (プロポフォール) のニックネーム. ミルクのように白い乳化剤 (emulsifier). amnesia は「記憶喪失症」の意味. 制酸薬 (antacid) や緩下薬 (laxative) として使われる milk of magnesia (マグネシアミルク) の 'magnesia' に掛けた言葉遊びから造られたもの.

❑ propofol は米国の歌手 Michael Jackson (マイケル・ジャクソン) (1958-2009) 死亡の際にも話題に上がった.

Miller blade 〔医療器具〕ミラーブレード

喉頭鏡 (laryngoscope) の直型のブレード. 米国の麻酔科医 (anesthesiologist) Robert Arden Miller (ロバート・アーデン・ミラー) (1906-1976) の名から. 曲型には Macintosh blade などがある. ⇨ Macintosh blade

Milwaukee goiter 〔医療俗〕「ミルウォーキー甲状腺腫」

極度の肥満体の人の腹から垂れ下がる余分な脂肪組織 (pannus) を指す俗称. Milwaukee (ミルウォーキー) は Wisconsin 州の都市

名．米国中西部と Boston の外科医の間で使われているという．

mini-Jesus 〔医療俗〕ミニ＝ジーザス

髄膜炎．専門用語の meningitis(メニンジャイティス)の発音に似た日常語を当ててつづったもの．文字どおりは「イエス(キリスト)のミニ」で無意味な語．言語学では民間語源(folk etymology)と呼ばれる現象．⇨ emeralds

Minor MD 〔医療俗〕マイナー・エムディー

研修医(resident)．⇨ Junior Doctor; resident

Minoxidil for Men 〔薬・商品名〕ミノキシジル・フォー・メン

米国製の養毛剤(hair growth stimulant)．市販薬．いくつかのメーカーが製造．⇨ quality of life therapy

miracle treatment ミラクル・トリートメント：「奇跡の治療」

酸素と点滴のこと．⇨ green gas and salt water

Miss Brown 〔英医療俗〕ミス・ブラウン

コーヒーのこと．"Would you like to see Miss Brown after this patient?"(この患者さんが済んだらブラウンさんを診察なさいますか?)のように使う．

mist stick ミスト・スティック

緊急救命室(ER)で患者に湿り気のある酸素を供給する装置．

mitotic disease 〔医療俗〕マイトティック・ディジーズ：「有糸分裂病」

癌．有糸分裂(mitosis)は真核細胞の核の基本的な分裂形式．一般に癌組織では正常組織と比べて有糸分裂活性が高いことからこの言い方をしたもの．⇨ Big C

Mivacron 〔薬・商品名〕ミヴァクロン

米国 Abbott Hospital Products 製の筋弛緩薬(muscle relaxant)．静脈から注入する．麻酔に添加される．2006 年に製造中止．

mobes 〔医療俗〕モウブズ

可動化(mobilizations)．固定した関節部分を動くようにする手術．

mobile crisis 移動危機班

治療を必要とする精神疾患患者を往診する精神科医(psychiatrist)チーム．

mole 〔医療俗〕モール：「モグラ」

熱心に仕事をしていて，めったに新鮮な空気を吸いに外へ出てくることのない研修医（resident）．

Montezuma's revenge 〔俗〕「モンテスマの復讐」
メキシコで旅行者がかかる下痢（diarrhea）．メキシコを旅行する人が下痢にかかるのは，メキシコ先住民のアステカ族（Aztec）の皇帝モンテスマの恨みだと言ったもの．⇨ Aztec two-step; Delhi belly; traveler's diarrhea; Turkey trot

moomoo-mover 〔医療俗〕ムームー・ムーバー
肥満患者を移動させるために使う大きな青色のシート．moo は牛の鳴き声「モー」のこと．肥満患者を図体の大きな牛に見立てたもの．

mop-up 〔医療俗〕モップ・アップ
新しい病気に感染しやすい子供たち全員に免疫性を与える目的で行うキャンペーン．世界保健機関（World Health Organization：略称 WHO）の俗語．
❏ 軍事用語で，mop-up は「（残敵を全部制圧する）掃討」を意味する．掃除用具のモップでサーッと床の水分を拭い取るイメージから出た表現．

morning-after-pill モーニング・アフター・ピル
緊急性交後避妊薬（emergency post-coital contraceptive）のことを指すポピュラーな呼び名．略語：MAP．文字通りは「一夜明けの朝飲む薬」だが，性交後 24～72 時間以内に飲むもの．⇨ Plan B One-Step

morning sickness つわり
（特につわりの時期の）早朝嘔吐．morning とあるが，必ずしも朝の時間帯に限られるわけではない．また病気（sickness）でもない．⇨ hyperemesis gravidarum

morphine モルヒネ
鎮痛薬（analgesic），鎮静薬（sedative）．
❏ ギリシャ神話で眠りの神ヒュプノス（Hypnos）の子で，夢の神モルペウス（Morpheus）の名にちなむ．

Mother's Day 〔医療俗〕「母の日」
福祉援助を受けている母親が治療費請求書を受け取る月の第 1 週

目の当日．請求書を見てパニックを起こし，週末にわたって暴行を働いたり，薬物を過剰摂取したり，そのほかのあらゆる無秩序と身体傷害の行為が見られるという．

Motorolaize 〔医療俗〕モトローライズ：「モトローラする」

(緊急医療サービス(EMS)のスタッフが身を守るために)無線機を道具に使って攻撃的な患者を殴る．米国の通信，半導体，電子機器メーカー名 Motorola と動詞を作る連結語の -ize から． ⇨ bovied; Dermabond; Pezzed; Posey; Stokes

Motrin 〔薬・商品名〕モトリン

米国 McNeil-PPC, Inc. 製の非ステロイド系抗炎症薬(NSAID)．市販薬． ⇨ Vitamin M

Mount Saint Elsewhere 〔医療俗〕マウント・セント・エルスホエア：「どこかの聖なる山」

質が劣る病院，あるいは回復の見込みがない患者が移される部屋．Mt. St. E. と略されることもある．Mount Saint は，モーゼが神から十戒を授かったというシナイ山(Mount Sinai)を思い出させるありがたい名前．Sinai ではなく Saint(聖人)を使ったのは，病院の経営母体が宗教関係であることが多いため．病院の名前を特定しないために 'elsewhere' と命名したもの．金儲けにはならない患者が運ばれてくる病院一般を，一見きれいな名前で呼ぶ言い方． ⇨ elsewhere general; Saint Elsewhere

Movicol 〔薬・商品名〕モビコル；モヴィコル

便秘(constipation)の症状がある場合に使用する緩下薬(laxative)．オーストラリア Norgine Ltd 製の市販薬．

mow the lawn 〔医療俗〕「芝生を刈る」

長い縫合糸(a long line of sutures)を抜く．trim the hedge(生け垣を刈り取って整える)とも言う． ⇨ trim the hedge

moxi 〔医療俗〕モキシ

amoxicillin(アモキシシリン)の略．経口投与での吸収率が高いペニシリン系抗生物質．

MRI 〔医療俗〕エム・アール・アイ

じゃんじゃんX線写真を撮ること．maximize radiologists' income (放射線科医の収入を最大にせよ)の頭文字．

❏ 専門用語では, magnetic resonance imaging(磁気共鳴画像法)の頭文字.

Mrs. Chase 〔医療俗〕ミセズ・チェース

看護師のトレーニングで使用されるダミー人形 Chase doll のこと. 1889 年から 1970 年まで製造された. 発明者 Martha Jenks Chase(マーサ・ジェンクス・チェース) (1851-1925) の名から.

Ms 〔医療俗〕エムズ

一日中「ウーン, フーン」などと声を出している入院患者. 特にナーシングホームに入っている老人に多い. この擬音語は一般には mm や mmm などと表記されるため, この m の複数形を示して Ms と表記したもの. ⇨ Os; Qs

MSW エム・エス・ダブリュー ⇨ medical social worker

MTI エム・ティー・アイ

マイクタイソン傷. Mike Tyson injury の頭文字. 身体の一部分を意図的に噛まれたことによる傷. 1997 年 6 月 28 日に, Mike Tyson(マイク・タイソン) (1966-) がボクシングの試合中に相手の Evander Holyfield(イベンダー・ホリフィールド) (1962-) の耳を噛みちぎったことから.

Mucomyst 〔薬・商品名〕ムコミスト

米国製の, 気管支や肺の疾患に使われる粘液溶解薬アセチルシステイン(acetylcysteine). アセトアミノフェン(acetaminophen)の過剰服用に対する解毒薬(antidote)としても使われる. 処方薬. 2011 年製造中止.

Mudd-Fuud 〔医療俗〕マッド・ファッド ⇨ mud-phud

mud-phud 〔医療俗〕マッド・ファッド

M.D. と Ph.D.(Doctor of Philosophy: 博士号, 哲学博士)の両方の学位を有する人. M.D.-Ph.D. をユーモラスに発音したもののつづりで, Mudd-Fudd ともつづる. ⇨ M. D.

Multi-Max 1 〔薬・商品名〕マルチマックス・ワン

総合ビタミン薬(multivitamin). 米国 KAL 製.

multi-T 〔医療俗〕マルティ・ティー

多発性外傷(multiple trauma). ⇨ T

Münchausen syndrome ミュンヒハウゼン症候群

重症慢性型の, 精神疾患の一つの虚偽性障害. 医師や病院間を転々とするため, hospital addiction syndrome(病院依存症候群), thick chart syndrome(厚いカルテ症候群), hospital hopper syndrome(病院飛び歩き症候群)などと呼ばれたりする. 原因不明. 1951年にイギリスの内分泌学者(endocrinologist)・血液学者(hematologist)の Richard Asher(リチャード・アッシャー)(1912-69)によって発見され,「ほら吹き男爵」として知られた実在の人物 Baron Münchausen(ミュンヒハウゼン男爵)(1720-1797)[*The Surprising Adventures of Baron Münchausen.*(『ほら吹き男爵の冒険』)という物語の主人公として有名になった]に因んで命名されたもの. ⇨ probies

MUO 〔医療俗〕エム・ユー・オー

嫌な患者. marginal undesirable organism(底辺の不快生物)の頭文字.

MU pain 〔医療俗〕エム・ユー・ペイン

病欠届(sick note)や保険金請求に書き込むでっち上げの痛みなどの症状. MU は 'made up'(でっち上げた)の頭文字.

muscle pill マッスル・ピル:「筋肉増強ピル」

正式名はアナボリック・ステロイド(蛋白同化ステロイド)(anabolic steroid)で, スポーツ選手が用いて問題となる. ドーピング(doping)検査では, これらのステロイド系の検査と興奮剤系(エフェドリン(ephedrine)など)の検査が中心に行われている.

❏ *The New York Times* 紙の 1976 年の記事に最初に現れた言い方. メチルテストステロン(methyltestosterone), ナンドロロン(nandrolone), メタンドロステノロン(methandrostenolone), スタノゾロール(stanozolol), テストステロン(testosterone)などがある.

muscle relaxant 筋弛緩薬

筋肉の緊張を緩和する. 末梢性筋弛緩薬(神経筋接合部を阻害するもの)と中枢性筋弛緩薬(脳や脊髄に作用して筋の緊張を低下させるもの)がある. 手術時には酸素吸入器と併用しなければ呼吸自体が筋の弛緩のためにできなくなる. muscle-paralyzing drug(筋肉麻痺薬)とも言う.

Muse 〔薬・商品名〕ミューズ

米国 Meda Pharmaceuticals, Inc. 製の勃起不全(ED)治療薬．処方薬．⇨ Viagra

mushroom grower's lung キノコ栽培者肺

キノコ加工業者に見られる過敏性肺臓炎 (hypersensitivity pneumonitis). ⇨ air-conditioner lung; corkhandler's disease; farmer's lung

mushroom syndrome 〔英医療俗〕マッシュルーム症候群

日の目を見ることはなく，肝心のことには蚊帳の外で，敬意を払われることなくくだらない仕事(crap)ばかり山のように押し付けられる研修医の惨めな状態．湿った冷暗所で肥料(crap)を与えられ栽培されるマッシュルームのイメージから．

mutant 〔医療俗〕ミュータント

医学生 (medical student).

□〔俗〕で「ばか野郎」の意味がある．⇨ ghost; gofer; nidget; pissant; schmo; scumworm; slave; stud; wedge

mutual aid 相互救援

管轄区域外で出動要請に対応する十分な救急車や消防車がない場合，別の管轄区域から応援すること．

MVA エム・ヴィー・エー

自動車事故(の患者)．motor vehicle accident の頭文字．⇨ MCA; MVA with entrapment; MVC; MVF

MVA special 〔医療俗〕エム・ヴィー・エー・スペシャル

自動車事故特別検査コース．MVA は motor vehicle accident の頭文字．自動車事故の患者が受ける頭部，頸部，胸部，腹部，および骨盤の CT スキャン．⇨ MVA special with gravy

MVA special with gravy 〔医療俗〕エム・ヴィー・エー・スペシャル・ウィズ・グレービー

自動車事故特別検査コース．MVA は motor vehicle accident の頭文字．自動車事故の患者が受ける頭部，頸部，胸部，腹部，骨盤，さらには顔も加えた CT スキャン．グレービーソースをかけたお薦め料理 (special) という言い方を真似た言い方．また，MVA full meal dead(MVA 完全食コース)とも呼ぶ．⇨ MVA; MVA special

MVA with entrapment エム・ヴィー・エー・ウィズ・エントラップメント

患者が車内に閉じこめられたままの自動車事故. MVA は motor vehicle accident の頭文字. ⇨ MVA

MVC エム・ヴィー・シー

自動車衝突事故. motor vehicle crash の頭文字. ⇨ MCA; MVA; MVF

MVF エム・ヴィー・エフ

交通事故死. motor-vehicle fatality の頭文字. 検死の際に使われる略語.

❑ Patricia Cornwell(パトリシア・コーンウェル)(1956-)が 2010 年に発表した作品 *Port Mortuary*(『変死体』)の中に, "MVF is our abbreviation for motor-vehicle fatality."(MVF は, 検死の世界で使われる交通事故死を意味する略語だ)とある. ⇨ MCA; MVA; MVC

Mylanta 〔薬・商品名〕マイランタ

米国 McNeil Consumer Pharmaceuticals Co. 製の制酸薬(antacid). 抗膨満薬(antiflatulent). 市販薬.

Mylicon 〔薬・商品名〕ミリコン

抗膨満薬(antiflatulent)として使用される市販薬. Infants' Mylicon が有名で, "Mylicon and gas is gone."(「ミリコンでおなかのガスはおさらばです」)と謳(うた)う. 米国 McNeil Consumer Pharmaceuticals Co. 製.

myopia マイオウピア

近視; 近眼. ⇨ near sight; short sight

Myoplex 〔商品名〕マイオプレックス

米国 EAS, Inc. 製の栄養補給サプリメント(nutrition supplement).

N

Naegleria fowleri　フォーラーネグレリア
ヘテロロボサ(Heterolobosea)に属する自由生活性のアメーバの学名. 25〜35℃ほどの温水環境(池, 湖, 川, あるいは塩素殺菌が不十分な水泳プールなど)で見つかることが多く, そこでの遊泳によって感染し, 鼻から体内に侵入して脳に到達する. 感染した場合は99％の確率で死に至る. 汚染された水を飲んでも感染することはないという. 1965年にオーストラリアの医師 M. Fowler(M・ファウラー)と R. F. Carter(R・F・カーター)により報告され, Fowlerにちなんで命名された. 学名は Naegleria fowleri だが, 日本寄生虫学会の「寄生虫和名表」では「フォーラーネグレリア」となっている. 米国でもたびたび報告され, brain-eating amoeba(脳を喰うアメーバ)と呼ばれる.

Naprosyn　〔薬・商品名〕ナプロシン
米国 Roche Laboratories 製の鎮痛薬(analgesic). 非ステロイド系抗炎症薬(NSAID). 処方薬. 生理痛の他, 変形性関節症(osteoarthritis)や慢性関節リウマチ(rheumatoid arthritis)などに使われる. 錠剤と微細な薬剤粒子が液体の中に混ざっている経口懸濁(けんだく)液(oral suspension)がある.

Narcan　〔薬・商品名〕ナルカン
アヘン依存症(opiate dependence)などに使用する麻薬拮抗薬(narcotic antagonist). 処方薬. 米国 Endo Pharmaceuticals, Inc. の登録商標. ⇨ anti-pumpkin juice; Vitamin N

NARS　〔医療俗〕ナース
低い知能指数(IQ). not a rocket scientist(ロケット科学者ではない)の頭文字.

nasal cannula　鼻腔カニューレ

酸素吸入のため鼻腔に挿入して用いる管状の医療器具. 略語はNC. ⇨ naso-cannula

nasal spray 鼻腔スプレー ⇨ Flonase

nasal tube 鼻チューブ

経鼻気管チューブ (nasotracheal tube). ⇨ nasotracheal tube

NASA syndrome 〔医療俗〕ナサ症候群

NASA は, not a surgical abdomen (外科手術不要の腹部) の頭文字. 急性の (acute) 腹痛のため外科医 (surgeon) へ回されてきたが, 診察してみると手術の必要はないことが分かり, 送り返して再診察を受けさせることになるもの.

naso-cannula 鼻腔カニューレ

naso- (ネイゾウ) は「鼻」を意味する連結語. ⇨ nasal cannula

Nasonex 〔薬・商品名〕ナゾネックス

呼吸吸入薬 (respiratory inhalant product), 鼻腔内ステロイド (intranasal steroid). 処方薬. 商品広告では, "NASONEX?. Fewer sneezes. Fewer worries."(「ナゾネックスってなに？ くしゃみも少なくなり, 心配も少なくなる」) と謳(うた)う. 米国 Merck Sharp & Dohme Corp. 製. ⇨ Flonase

nasotracheal tube 経鼻気管チューブ

患者の呼吸を助けるために鼻を通して気管に挿入されるポリビニル製のチューブ. nasal tube とも呼ぶ.

National Resident Matching Program 全米レジデント・マッチング・プログラム

米国の卒後臨床医学教育 (graduate medical education: 略語 GME). 研修医トレーニングを行うプログラムを公表し, 医学部卒業者の希望を集めて, 各研修病院の採用定員や要件との適合をコンピューターで調整するプログラム. 1952 年開始. ⇨ Match Day

natural quaalude 〔俗〕ナチュラル・クエイルード

❏ 鎮痛薬, 催眠剤の〔商品名〕Quaalude を指す. nature's quaalude とも呼ばれる. 一般名はメタクアロン (methaqualone). 快楽追求麻薬 (recreational drug) として知られていた. ⇨ GHB; organic quaalude

NatuRelief 〔商品名〕ナチュレリーフ

米国 Concepts in Health, Inc. 製の疼痛(とうつう)緩和用サプリメント．

Navane 〔薬・商品名〕ナーベン

米国 Pfizer, Inc. 製の抗精神病薬(antipsychotic)．カプセル錠．統合失調症(schizophrenia)患者などに使われる処方薬．一般名はチオチキセン(thiothixene)．注射薬もある．

NC エヌ・シー

鼻腔カニューレ．nasal cannula の頭文字．⇨ nasal cannula

near sight ニア・サイト

近視(myopia)．⇨ short sight

Nebraska sign 〔医療俗〕ネブラスカ徴候

平坦になった心電図(ECG)，脳波図(EEG)の線のことで，死を意味する．米国の中部の州の名前である Nebraska の語源は，'flat water' を意味するアメリカインディアン語から．この語源の 'flat' にかけた言い方．ヨーロッパ地域では Holland sign と言う．⇨ catch a flatline; flatliner

nebs 〔医療俗〕ネブズ

患部に薬液を噴霧する噴霧療法．nebulizations の略．

necrophilies 〔医療俗〕ネクロフィリーズ：「死体愛好者たち」

病理学者(pathologist)．「死体」の意味の連結語 necro- と，「〜好きな人」の意味の連結語 -philie から．軽蔑的な言い方．⇨ scope jockey

need another neuron 〔医療俗〕「相手のニューロンが必要」

非常に愚かであることを指す言い方．人間が考えたり行動したりするためには，シナプス(synapse)によって神経細胞，つまりニューロンとニューロンがつながっていなければならない．この相手側のニューロンが欠けているということ．

negative lap 〔医療俗〕ネガティブ・ラップ

腹壁切開で開腹したものの何も見つからなかった場合を指す．lap は，laparotomy(開腹)の短縮形．

negative patient outcome 〔医療俗〕「陰性患者結果」

患者が死亡すること．

negative wallet biopsy 〔米医療俗〕「陰性札入れ生検」

治療費を払うことができずに（治療費が安いところに）転院させられること．

❏ biopsy（生検）は，正式には「組織の一部を採取して顕微鏡などで検査する生体組織検査」のこと．⇨ acute MI; DOW; wallet biopsy

negatory 〔医療俗〕ネガトリー
検査結果が陰性（negative）であることを指す言い方．negative の代わりに使う気取った言い方．

nephron 〔医療俗〕ネフロン
腎臓病専門医（nephrologist）．nephron は「腎単位」のこと．

neti pot ネティポット
洗浄用の液体を入れて鼻の洗浄に使う鼻腔に入るように細長い口が付いた小さなポット．アレルギー性鼻炎，アトピー性皮膚炎，花粉症アレルギーなどの患者に人気があり，また鼻づまりや頭痛を防ぎ，また風邪の予防ができるという．しかし，安易に水道水を使ったり，器具の洗浄不十分で感染症を引き起こす．米国 Louisiana 州で 2011 年に死亡事故が発生し，米食品医薬局（FDA）が警告を出した．"neti" はサンスクリット語で「鼻の洗浄」(nasal cleansing) の意味で，鼻腔を洗浄する古い記録は古代のヒンドゥー教の書アーユルヴェーダ（Ayurveda）にあるという．イスラム教でも鼻の洗浄をする儀式があり，その際に使われた水の中にいた，脳を溶かすアメーバ「フォーラーネグレリア」(Naegleria fowleri) が原因とみられるアメーバ製脳髄膜炎（primary amebic meningoencephalitis）の感染がパキスタンで 2012 年発生し死亡者が続発した．フォーラーネグレリアは水温の高い淡水湖のほか，塩素消毒が不十分なプールや温めた水道水にも存在することがある．⇨ Naegleria fowleri

NETMA 〔医療俗〕ネトゥマ
誰も私に何も教えてくれない．nobody ever tells me anything の頭文字．患者の治療等について誰も教えてくれないという医師の不満を指す表現で，カルテに記載されているもの．

neuro-blade 〔医療俗〕ニューロ・ブレード
神経外科医（neurosurgeon）．⇨ blade; neuron; pipe smoker

neuron 〔医療俗〕ニューロン

神経科医 (neurologist). 原義は「神経単位」. ⇨ blade; neuroblade; pipe smoker

Neurontin 〔薬・商品名〕ニューロンティン

米国 Pfizer, Inc. 製の抗痙攣(けいれん)薬 (anticonvulsant). カプセル錠, 経口液剤 (oral solution) がある. 処方薬.

neuroslavery 〔医療俗〕ニューロスレーバリィ:「神経の奴隷」

神経外科手術 (neurosurgery).「神経」の意味の連結語 neuro- と「奴隷の状態」の意味の slavery からの造語. 整形外科 (orthopedics) 手術に比べてかなり時間がかかることから, 軽蔑的な言い方.

Neurosurgical ICU 〔病院内掲示〕神経外科集中治療室

New Dad's Syndrome 〔医療俗〕新米パパ症候群 ⇨ New Mom's Syndrome

New Mom's Syndrome 〔医療俗〕新米ママ症候群

親指の腱 (tendon) やその周辺部が炎症を起こし, はれて痛みを伴う症状. 赤ちゃんを抱き上げる時に親指や手首に無理な負担をかけていることが原因. 患者が父親の場合は New Dad's Syndrome. 正式には de Quervain's tenosynovitis (ド・ケルヴァン腱鞘炎) と呼ばれるもので, ゴルフやテニスのようなラケットを使ったスポーツでも起こる. de Quervain はスイスの外科医 Fritz de Quervain (フリッツ・ド・ケルバン) (1868-1940). ⇨ de Quervain's tenosynovitis; New Dad's Syndrome

Nexium 〔薬・商品名〕ネキシウム

胃酸生成を阻害するプロトンポンプ阻害剤 (proton pump inhibitor) と呼ばれる処方薬. 胃潰瘍(かいよう) (gastric ulcer), 十二指腸潰瘍 (duodenal ulcer), 胃食道逆流性疾患 (GERD) などの治療に使用する. Nexium の名称と薬剤が入っているカプセルの紫色 (purple) が米国 AstraZeneca group of companies の登録商標.

❏ Lawrence Block (ローレンス・ブロック) (1938-) の殺し屋ケラー (Keller) シリーズの作品 *Hit and Run*『殺し屋　最後の仕事』(2008) に登場するが, 単に「胃薬」との注釈が付けられて訳出されている. ⇨ GERD

NFR　エヌ・エフ・アール

蘇生処置の必要なし．not-for-resuscitation の頭文字．世界共通で統一された言い方はなく，"do not resuscitate"(DNR), "do not attempt resuscitation"(DNAR), "not for CPR" などが使われている．オーストラリアでは NFR が使用されている． ⇨ DNR

N.G. cowboy　〔医療俗〕エヌ・ジー・カウボーイ

経鼻胃管チューブ(nasogastric tube: 略語 NG tube)を通すために患者の身体の上にまたがる格好のインターン(intern)，または医学生(medical student)．様子をカウボーイにたとえたもの． ⇨ rodeo dentistry

NGMI　〔医療俗〕エヌ・ジー・エム・アイ

回復の見込みなし．not going to make it の略語．make it は「回復する」の意味．

NICU　ニック・ユー

① 新生児集中治療室．neonatal [newborn] intensive care unit の頭文字．

② neurosurgical intensive care unit(神経外科集中治療室)の頭文字． ⇨ CICU; MICU; PICU; SICU

nidget　〔医療俗〕ニジェット

医学生(medical student)．

❏ 古い表現で「ばか；愚か者」の意味がある． ⇨ ghost; gofer; mutant; pissant; schmo; scumworm; slave; stud; wedge

night float　〔医療俗〕ナイト・フロート

当直中の(on call)の研修医(resident)が仕事上の遅れを取り返したり仮眠を取ったりできるように，代わりに夜間の病棟を担当したり入院を受け付けたりする研修医． ⇨ floating

Nightingales　〔テレビ番組名〕『ナイチンゲールズ』

米国 NBC テレビ系の医療ドラマ．南カリフォルニアの Wilshire Memorial Hospital を舞台にした5人の看護学生たちのストーリー．1989年1月21日から4月26日まで放映．

nightmare superbug　ナイトメア・スーパーバグ

悪魔の耐性菌．最も強力な抗生物質も効かず，治療が不可能なため死亡する可能性が高い．CRE(カルバペネム耐性腸内細菌)を指

して使われる言い方. ⇨ CRE

night terrors 夜驚(やきょう)症

睡眠中に突然起き上がり, 恐怖の叫び声をあげる恐怖様症状. 本人には目覚めたときにその記憶がほとんどない. 3〜8歳の子供に多く見られる. sleep terrors, sleep-terror disorder, nocturnal terror, pavor nocturnus とも呼ばれる.

Nimbex 〔薬・商品名〕ニンベックス

米国 Abbott Laboratories 製の非脱分極性神経筋遮断薬(nondepolarizing neuromuscular blocker). 麻酔(anesthesia)の際に筋弛緩薬(muscle relaxant)として使用する.

nine and nine 〔医療俗・産科俗〕ナイン・アンド・ナイン

何の問題もなく完全な状態の胎児. 胎内での胎児の格好を数字の 9 にたとえ, 重ねて言ったもの.

Nintendo thumb 〔医療俗〕「ニンテンドー親指」

反復過多損傷(repetitive strain injury: 略語 RSI). ビデオゲーム関連健康障害の一つで, 繰り返し指の筋肉を使い酷使することから手の腱(tendon)・神経・じん帯(ligament)に生ずる障害. これが進行すると lateral epicondylitis(外側上顆炎)[=テニス肘(ひじ)(tennis elbow)], tendinitis(腱炎), bursitis (滑液嚢(のう)炎)[滑液嚢は, 腱や筋肉が骨の上をなめらかに滑る助けをする液の入った嚢], carpal tunnel syndrome(CTS)(手根管症候群)になるという. 親指が水膨れ(blistering)になったり, 麻痺したり, はれ上がったりする. 他の指にも起こる. Nintendo は, 任天堂の家庭用ゲーム機のこと. gamer's grip, Nintenditis, PlayStation thumb などとも呼ばれる.

nip and ship 〔俗〕ニップ・アンド・シップ

形成外科(plastic surgery)で外来患者にすばやく簡単に外科処置をすること. 文字通りは「摘み取って(nip)追い払う(ship)」. 特に Los Angeles で使われた表現.

nipplizer 〔医療俗〕ニプライザー

医療器具の nebulizer(噴霧吸入器)のこと. 薬を霧状にして鼻や口から吸い込ませるもの. 〔俗〕で nipplize(寒気にあたって乳首が立つ)という言い方があり, nebulizer の類似音語としてふざけて

使った言い方.

nips and tucks 〔俗〕ニップス・アンド・タックス
美容整形外科(cosmetic surgery). 文字通りは「摘み取り(nip)と縫い上げ(tuck)」.

nitro paste 〔医療俗〕ニトロ・ペースト
冠状動脈拡張薬(coronary vasodilator)として使われるニトログリセリン軟膏(nitroglycerin ointment).

Nix 〔薬・商品名〕ニックス
シラミ駆除薬(pediculicide)が含まれるシャンプー,トリートメント,クリームリンス. 米国Prestige Brands Holdings, Inc.製の市販薬. 一般名はペルメトリン(permethrin).

no code 〔医療俗〕ノー・コード
患者が心不全(cardiac failure)や呼吸不全(respiratory failure)などの状態になった場合でも,蘇生処置(resuscitation)をしないようにという指示. DNRとも言う. ⇨ code; DNR; full code

No Code 〔医療俗〕ノー・コード
No Code Blue(蘇生させるな)のこと. ⇨ Code Blue

noctor 〔医療俗〕ノクター
医師気取り看護師. わずか6週間の養成期間を終えただけで,医師気取りをする看護師のこと. nurseとdoctorの混交語.

nocturnal terror 夜驚(やきょう)症 ⇨ night terrors

NoDoz 〔薬・商品名〕ノードーズ
米国Novartis Consumer Health, Inc.製の中枢神経系刺激薬(CNS stimulant), 興奮薬(analeptic). "alertness aid"と呼ばれるカフェイン剤のカプレット(caplet).

❑ dozeは「居眠り」の意味. ⇨ Caplet

no heroics 〔医療俗〕ノー・ヒロウイックス
末期患者が危篤状態になった場合でも延命処置(life-prolonging treatment)の必要なし. heroicは,一般には「英雄的行為」の意味であるが,医療では「(最後の手段としての)思い切った処置,手術」のこと. ⇨ DNR; no code

no-hitter 〔医療俗〕ノー・ヒッター
新たに入院する患者のなかった当直勤務.

❏【野球俗】では「無安打試合」のこと．⇨ hit

no LSKMT　〔医療俗〕ノー・エル・エス・ケー・エム・ティー

肝臓，脾臓，腎臓に塊(かい)も圧痛(あっつう)もなし．no liver, spleen, kidney masses or tenderness の略語．

no Mayday　〔医療俗〕ノー・メーデー

これ以上は患者への蘇生処置(resuscitation)不要であることを指示する表現．Mayday(メーデー)は船舶や航空機が無線電話で発する救難信号．⇨ DNR; no code; no heroics

Nomex flight suits　〔商品名〕ノーメックス・フライト・スーツ

Nomex(DuPont が所有する商標)は耐火性がある繊維で消防士の出動服(turnout gear)や飛行服に使用される．フライト・ナース(flight nurse)も着用する．

noncitizen　〔医療俗〕ノンシティズン：「非市民」

麻薬中毒やホームレスの患者．医療保険に加入していない．⇨ citizen

no-no phrase　〔医療俗〕ノー・ノー・フレーズ

医学生(medical student)が病院内での臨床実習で，患者に向かって言ってはならないと教えられる言葉．例えば，① Uh-oh!([失敗して] なんてこった！)，② Oops!(しまった！)，③ I don't know.(分かりません)，④ I think it's too late.(もう手遅れだと思います) など．

nonpayoma　〔医療俗〕ノンペイヨーマ：「無給腫(しゅ)」

所持金のない患者．否定を表す連結語 non- と，「給料」の意味の pay と，「腫；瘤(りゅう)」の意味の連結語 -oma からの造語．

non-surgical abortion　ノン・サージカル・アボーション：非外科的人工流産 ⇨ oral abortion pill

Norflex　〔薬・商品名〕ノーフレックス

筋弛緩薬(muscle relaxant)．米国 Medicis Pharmaceutical Corp. の登録商標．

　❏ Patricia Cornwell(パトリシア・コーンウェル)(1956-)が2012年に発表した作品 *The Bone Bed*(『死層』)では，同じく筋弛緩薬の〔商品名〕Flexeril と並んで登場する．⇨ Flexeril

Norovirus　ノロウイルス

急性ウイルス性胃腸炎集団発生における最も重要な病原因子.
❏ 1968 年, 米国 Ohio 州 Norwalk にある小学校で集団発生した急性胃腸炎の患者の糞便からウイルスが検出され, 発見された町の地名を冠して Norwalk virus と呼ばれた. その後, 非細菌性急性胃腸炎の患者からこのウイルスに似た小型球形ウイルス (small round structured virus, SRSV) が次々と発見されたため, 一時的に Norwalk-like virus (NLV) などと呼ばれていた. 2002 年の国際ウイルス学会において Norovirus として正式に承認された.

nose hose 〔医療俗〕ノーズ・ホース

経鼻胃管チューブ (nasogastric tube).

nose job 〔俗〕ノーズ・ジョブ

鼻の美容整形手術；鼻形成術 (rhinoplasty). ⇨ tummy tuck

nose picker 〔医療俗〕ノーズ・ピッカー：「鼻をほじる人」

耳鼻咽喉科医 (otolaryngologist). ⇨ booger picker

no-show 〔医療俗〕ノー・ショー

約束の時間に姿を見せない患者.

not all there 〔俗〕ノット・オール・ゼア

精神状態が正気ではない. 1864 年から使われはじめた表現. not quite there とも言う.

Novocain 〔薬・商品名〕ノボケイン

局所麻酔薬 (local anesthetic) の塩酸プロカイン (procaine hydrochloride). 米国 Hospira, Inc. 製. ⇨ sleeping juice

NPO エヌ・ピー・オー

経口摂取不可.「絶食」を指示する場合の表現で, 該当する患者の病室の入口やベッドのところに掲示してあるのを見かける. ラテン語 non per os ('nothing by mouth') の頭文字.

NPS 〔医療俗〕エヌ・ピー・エス

新米親症候群. new parent syndrome の頭文字. 初めての子供をさずかって, どんなに些細なことでもすぐに病院へ連れてきたがる新米親の性向. カルテに書き込まれる略語.

NPTG エヌ・ピー・ティー・ジー

行くところがない. no place to go の頭文字. 急を要する疾病ではないのに病院の緊急救命室 (ER) にやって来るホームレス患者

のこと. ⇨ CLL; cockroach; curly toe; frequent flyer; groupie; regular; repeats; superutilizer

NQR 〔医療俗〕エヌ・キュー・アール

(症状は)まともではない. not quite right の頭文字.

NQRITH 〔医療俗〕エヌ・キュー・アール・アイ・ティー・エイチ

(患者の)頭の中がまともではない. not quite right in the head の頭文字.

NRMP エヌ・アール・エム・ピー ⇨ National Resident Matching Program

NSA 〔医療俗〕エヌ・エス・エー

非標準的面相. non-standard appearance の頭文字. FLK(おかしな顔の子供)が大人に成長した時の面相のことを指す. ⇨ FLK

NSAIDs エンセイズ; エンセッズ

非ステロイド系抗炎症薬. nonsteroidal anti-inflammatory drugs の略語.

Nu Gauze 〔商品名〕ニュー・ガーゼ

傷口をきれいにしたり保護したりするために使うガーゼ(general use sponge). ドラッグ・ストアなどで売られている. 救急車にも積み込まれている. 米国 Johnson & Johnson Consumer Companies, Inc. 製.

nurse coordinator 看護コーディネーター

特定の科(例えば, 産科あるいは外科)の看護にかかわっている看護職員の活動を, 2つ以上の複数の病棟に割り当てるために調整したり管理したりする登録看護師(registered nurse). ⇨ RN[1]

nurse endoscopist 内視鏡検査専門看護師

内視鏡(endoscope)を使って胃腸管(gastrointestinal tract)などの検査をする訓練を受けた専門看護師. 例えば, 経験豊富な胃腸病専門医(gastroenterologist)と同じくらい巧みにS字結腸鏡(sigmoidoscope)を操ることができる.

nurse manager ナース・マネージャー

従来の看護師長(head nurse)の新しい呼び名. ⇨ ogress

Nurse Ratched 〔架空人名〕ナース・ラチェッド

米映画 *One Flew Over the Cuckoo's Nest*(『カッコーの巣の上で』)

(1975)に登場する精神科病院 Oregon State Hospital の, 冷酷で絶対権力を誇る看護師長(head nurse). Big Nurse とも呼ばれた. 自分の意に沿わない患者には, 食事も洗面用具も投薬までも勝手に制限してしまった. 現在でも, これとは逆に患者に寄り添う看護師を Not Nurse Ratched と呼んだりする.

nursery ナーサリー

病院の新生児室.

nursery diarrhea 新生児の下痢

新生児室(nursery)では, 大腸菌(Escherichia coli), サルモネラ菌(salmonella), エコーウイルス(echovirus)などの感染による下痢の大発生に注意しなければならない.

nurse's registry 看護師登録・紹介所

看護師が不足している医療施設へ一時的にフロート・ナース(float nurse)を派遣する. ⇨ contingent nurse; floating; float nurse; float pool

nursing home ナーシング・ホーム

老人ホーム. extended care facility(拡張ケア施設), convalescent home(病後診療所), long-term care facility(長期ケア施設)とも呼ばれ, 提供されるケアのレベルによって, intermediate care facility (ICF) (中間ケア施設)と skilled nursing facility (SNF) (高度ケア施設)の2つのタイプに分類される.

❏ 病院に入院していた患者(patient)が nursing home に入所すると, resident(居住者)と呼ばれるようになる.

nursing supervisor ナーシング・スーパーバイザー

看護部長. nursing director とも呼ぶ.

N/V エヌ・アンド・ヴィー

吐き気と嘔吐. nausea and vomiting の略語.

O

OAP 〔医療俗〕オー・エー・ピー
　心配しすぎる患者. over-anxious patient の頭文字.

OBE 〔医療俗〕オー・ビー・イー
　下痢(diarrhea)と嘔吐(vomiting). open both ends(両端が開口している)の頭文字. 肛門と口の両方から排泄されることから.〔英医療俗〕では DNV(diarrhea and vomiting)と呼ぶ.

OBGYN 〔医療俗〕オビィジン
　産科・婦人科. obstetrics(産科)と gynecology(婦人科)のそれぞれの頭部分をつなぎ合わせた略語による造語.
　❏ OB/GYN(オブ・アンド・ジン)とも書いたり, 呼んだりする. 冗談に "Oh boy-Got you naked"(これはこれは！ すっぽんぽんでしたね)の頭文字だとも言われる. ⇨ obs and gobs

OBS 〔医療俗〕オー・ビー・エス
　まぎれもないくそったれ野郎. obvious bullshit の略語. 患者を軽蔑した呼び方.

obs and gobs 〔医療俗〕オブズ・アンド・ゴブズ
　産婦人科(obstetrics and gynecology). gobs は obs に韻を踏ませての造語. ⇨ House of Scream; L & D; OBGYN

occluder オクルダー：遮眼子(しゃがんし)
　視力検査の際に片方の眼を隠すために使われる道具.

offending 〔医療俗〕オフェンディング
　attending physician(教育病院の指導医)の俗称. 厳しく指導するために offending(人を侮辱する)と皮肉を込めて呼んだもの. ⇨ attending physician; shark

off-label オフ・ラベル：「ラベルを離れて」
　ラベルに書かれている薬の使用法外の使用をすること. ⇨ against

label

OFIG 〔医療俗〕オー・エフ・アイ・ジー

片足を墓に突っ込んでいる．one foot in the grave の略語．死が近づいていること．⇨ OFIGATOOS

OFIGATOOS 〔医療俗〕オー・エフ・アイ・ジー・エー・ティー・オー・オー・エス

片足を墓に突っ込んでいて，もう一方の足が滑っている．one foot in the grave and the other one slipping の略語．死がかなり近づいていること．⇨ OFIG

OFW 〔医療俗〕オー・エフ・ダブリュー

高齢者の精密検査．old folks work-up の頭文字．

ogress 〔医療俗〕オウグレス：「人食い鬼」

看護師長 (head nurse)．

❑ ogress は ogre (オウグル) [人食い鬼] の女性形．⇨ nurse manager

ohno-second 〔英医療俗〕オーノーセカンド

(医者の) 大失策とパニック．例えば，貴重な血液サンプルを誤って床に落として台無しにしてしまい，思わず "Oh, no." と言うところから．second は，専門用語の nanosecond (ナノ秒) に似せてその一部を使ったもので，「あっと言う間の大失策」ほどの意味．

oil slick 〔俗・マッサージ〕オイル・スリック：「油膜」

マッサージ療法で，マッサージ・オイルやローションを塗りすぎてべとべとになること．特に Los Angeles で使われた表現．

old man's friend ⟨the⟩ 〔医療俗〕ジ・オールド・マンズ・フレンド

脳卒中 (stroke)，またはそのほかの衰弱させるような病気を抱えた高齢患者がかかる肺炎 (pneumonia)．しばしば睡眠中に静かに息を引き取ることがある．

olfactory emergency 〔医療俗〕オルファクトリー・エマージェンシー：「嗅覚緊急事態」

患者の放つ悪臭が耐えられないほどひどい状況．

oligoneural 〔医療俗〕オリゴニューラル：「神経が不足した」

ばかな，愚かな．「不足」を意味する連結語の oligo- と「神経の」の意

味の neural から.

Olsen-Hegar needle holder 〔医療器具〕オルセン・ヘガール持針器

手術で縫合(suture)の際に針をつかむために使用する，はさみの形と機能を兼ね備えた器具．Hegar はドイツの婦人科医(gynecologist)Alfled Hegar(アルフレッド・ヘガール)(1830-1914)の名．Hegar の名が付く持針器には Hegar needle holder と Mayo-Hager needle holder もある．Olsen の名は不明．

on call オン・コール

医師の当直勤務. ⇨ call; call night; call room; on-call room

on-call room オンコール・ルーム

当直室医師が待機している(on call)部屋. ⇨ call; call room; doctors' mess; on call

"One, one-thousand, two, one-thousand..." 「ワン，ワン・サウザンド，トゥー，ワン・サウザンド….」

特に，口・口式人工呼吸法(mouth-to-mouth breathing)の際に，5秒に1度患者の肺に息を吹き込む場合の表現．"One, one-thousand; two, one-thousand; three, one-thousand; four, one-thousand" と数えてから息を吹き込み，再び "One, one-thousand; two, one-thousand; three, one-thousand; four, one-thousand" と数えて息を吹き込むことを繰り返す．

one-point restraint 〔医療俗〕「1支点拘束」

膀胱(ぼうこう)(bladder)留置カテーテル．尿を採取する．

on the barge 〔医療俗〕オン・ザ・バージ：「艀(はしけ)に乗っている」

容態が悪化して生死の境を行き来している．教育病院(teaching hospital)の研修医(resident)たちが使う表現．

on the job オン・ザ・ジョブ

警察官，または消防士，または緊急医療テクニシャン(EMT)の職についている．

OPD 〔医療俗〕オー・ピー・ディー

不快な人格障害．obnoxious personality disorder の頭文字．医者や看護師が，ひどく嫌な患者を指して使う言い方．

open and close 〔医療俗〕オープン・アンド・クローズ：「開けた

と思ったら閉じる」
外科手術において，患者の患部を切開したものの手術不能であることが明らかになったため，すぐにその切開部分を閉じること．⇨ cut and paste; peek and shriek

ophthalmolock 〔医療俗〕オフサルモロック：「眼球固定病」
異性の身体の魅力的な部分に眼がくぎ付けになること．
❏「眼」の意味の連結語 ophthalmo- と，「固定する」という意味の lock からの造語．

ophthalmoscope オフサルモスコープ
検眼鏡．

OPOs オー・ピー・オーズ
臓器調達機関．organ procurement organizations の頭文字の複数形．臓器提供者 (donor) の登録数を増やしたり，臓器提供のプロセスを調整したりする役割を持つ NPO 組織を指す．

O-Q shift 〔医療俗〕オー・キュー・シフト
オー・サイン (O sign) からキュー・サイン (Q sign) へ状態が移行すること．⇨ dotted-Q sign; Fly sign; Os; O sign; Qs; Q sign

oral abortion pill オーラル・アボーション・ピル
経口妊娠中絶薬．米国では Mifeprex (ミフェプレックス)，EU では Mifegyne (ミフェジン)，中国では息隠 (米非司酉同片) の販売名で知られ，一般名はミフェプリストン (mifepristone)．単に abortion pill とも呼ぶ．
❏ RU486 の名でフランスで開発され，1988 年 9 月に使用が承認され，1991 年に英国で，1992 年にスウェーデンで承認された．米国では，非営利研究所 Population Council (本部は New York) が Mifeprex の米国内での製造販売の権利を Danco Laboratories に与え，FDA から 2000 年 9 月に承認を得た．The Early Option Pill (妊娠初期での生むか生まないかの選択をするピル)，oral contraceptive (経口避妊薬) などと呼ばれる．また，このような経口薬による中絶のことを，non-surgical abortion (非外科的人工流産)，medical abortion (薬剤誘発性人工流産) などとも呼ぶ．⇨ abortion pill; Mifegyne; Mifeprex; oral contraceptive; RU486

oral contraceptive オーラル・コントラセプティブ

経口避妊薬. ⇨ oral abortion pill

oral pathologist 口腔病理学者

口腔内の疾患を専門とする歯科医.

Oramorph SR 〔薬・商品名〕オラモーフ SR

オピオイド系鎮痛薬(opioid analgesic). SR は sustained-release (徐放性の)の略語で,薬剤の溶解に時間差があり薬効がより長く持続することを示す. 米国 AAIPharma 製. 一般名は硫酸モルフィン(morphine sulfate).

❏ 徐放性であることを示す他の略語には CD(controlled dose), CR(controlled release), CRT(controlled release tablet), ER (extended-release), LA(long acting), SA(sustained action), TR (time release), TD(time delay), XR(extended-release)などがある.

orange foods オレンジ・フーズ

オレンジ, マンゴー, カンタロープ(果肉がオレンジ色で,小振りのメロン)など. 代替医療(alternative medicine)のカラーセラピー(color therapy)では,エネルギーを体内に放出し幸福感を高めると考えられている. ⇨ red foods

orange juice sign 〔医療俗〕オレンジジュース徴候

飲まずに蓋の閉まったままのオレンジジュースの容器がベッドサイドにたまっている様子. 患者の気分がよくないことを表す.

Orap 〔薬・商品名〕オーラップ

米国 Teva Pharmaceuticals USA, Inc. 製の抗精神病薬(antipsychotic). 一般名ピモジド(pimozide). 処方薬. 錠剤.

orbit 〔医療俗〕オービット:「(人工衛星などの)軌道」

手術の順番待ちをしている状態を指す言い方. よく行われる手術ほど長く順番を待たなければならない.

organic quaalude 〔俗〕オーガニック・クエイルード ⇨ GHB; natural quaalude

organ recital 〔医療俗〕「オルガン・リサイタル」

心気症患者(hypochondriac)の病歴. 心気症の患者は,あちらの器官がおかしいかと言えば,こちらの器官もおかしい,と身体の不調を訴えて,医師から病気だと診断してもらわないとおさまらない

ことから，器官（organ）を楽器のオルガン（organ）と読み替えて，そのリサイタルとしゃれたもの．

oriented X2　オリエンティッド・タイムズ・トゥー
（患者が）自分の名前と場所は分かっている．

❑ （患者が）自分の名前，場所，時間，状況の4項目についてすべて正確に答えることができる，つまり意識清明かつ見当識正常であることを指す表現は A/O (alert and oriented) times four と言う．このうち「名前」と「場所」の2項目だけが分かっていること．この場合の "X" は掛け算記号で，英語では「〜倍」を times（前置詞用法．複数形で表す）と言う．⇨ A/O times four; alert and oriented X3

OR notes　オー・アール・ノーツ：手術室ノート
OR は operating room の頭文字．外科医が手術の手順について詳しく書き記した文書．手術を行う理由，手術前の患者の状態，手術方法のタイプ，手術部位（field of operation）へのアクセスの方法，手術に要する時間，手術終了時の患者の状態などが書かれている．

O. R. Tech　オー・アール・テック
手術室テクニシャン．operating room technician の略．正式には surgical technologist．⇨ surgical technologist

orthopedic shoes　オーソピーディック・シューズ：「整形外科シューズ」
もともとは足の痛みに苦しむ人たちのために考案されたもので，機能面を重視した靴．しかし，現在では足や足首などをサポートすることに重点を置きながらも，ファッション性も兼ね備え，幅広い層に人気のあるシューズ．整形外科分野ではなく，靴製造業者による造語．

❑「(整外)靴型装具」や「整形靴」などの日本語訳が用いられることがある．

orthopod　〔医療俗〕オーソポッド
整形外科医（orthopedic surgeon）．orthopedic の短縮形に，「足を持つ人」の意味の連結語 -pod を付けた造語．⇨ bone banger; bone crusher; carpenter; caveman; jock-doc; knuckledragger; knuckle scraper; sawbones

Os 〔医療俗〕オーズ

口をOの文字のようにぽかんと絶えず開けている入院患者. 特にナーシング・ホーム (nursing home) に入っている老人に多い. ⇨ dotted-Q sign; Fly sign; Ms; O-Q shift; O sign; Qs; Q sign

Oscar Romeo 〔医療俗〕オスカー・ロメオ

手術室 (operating room: 略語 OR) のこと. 通信用語で, アルファベット文字 O を表すのは Oscar, R を表すのは Romeo, E を表すのは Echo である. この用語を病院内で利用したもの. 緊急救命室 (ER) を Echo Romeo と呼ぶこともある.

O sign 〔医療俗〕オー・サイン

意識不明の状態で患者の口がOの文字のようにぽかんと開いていること. ⇨ dotted-Q sign; Fly sign; O-Q shift; Os; positive "Q" sign; Qs; Q sign

osteocephaly 〔医療俗〕オステオセファリー

まぬけの (boneheaded). 〔俗〕で「まぬけ」の意味で使う boneheaded の bone の部分を, 「骨」の意味の連結語 osteo- と, headed の部分を「～の頭を有する」の意味の連結語 -cephaly を使って言い換えた造語.

ostrich treatment 〔医療俗〕「ダチョウ治療」

問題の部位には疾患はなくて, このままどこかに消えてしまったと思わせること. ダチョウは追い詰められると砂に頭を突っ込んで隠れたつもりでいるという俗信から, ostrich belief [policy] (事なかれ主義, 逃避主義) という表現がある.

OTD 〔医療俗〕オー・ティー・ディー

不愉快で始末に負えない患者が病院から退院する時の表現. out the door ((患者が病院の) ドアから出たぞ) の頭文字. ⇨ OTD-AMF

OTD-AMF 〔医療俗〕オー・ティー・ディー・エー・エム・エフ

不愉快で始末に負えない患者が病院から退院する時の表現. out the door, adios motherfucker ((患者が病院の) ドアから出たぞ, あばよ, 嫌なやつ) の頭文字. ⇨ OTD

Othello syndrome 〔医療俗〕オセロー症候群

性欲をかき立てる嫉妬 (erotic jealousy), あるいはアルコールによ

る妄想症(alcoholic paranoia)のことで, 配偶者の不貞を疑うもの. より一般的には, 器質性精神病質(organic psychopathies)の症状を指し, 老人性痴呆(senile dementia)患者やボクサーやアルコール依存症患者に見られる大脳皮質の萎縮(cortical atrophy)などの場合にも起こる.

❏ William Shakespeare(ウィリアム・シェイクスピア)(1564-1616)の四大悲劇の一つ *Othello*(『オセロー』)の中で, Iago(イアーゴー)[将軍 Othello の旗手]にだまされた将軍 Othello が妻の Desdemona(デズデモーナ)の不貞を疑い, 嫉妬に狂ったあげく殺してしまうという悲劇から.

OTLP 〔医療俗〕オー・ティー・エル・ピー

退院予定であること. on the launch pad((ミサイルやロケットが)発射台にのせられている)の頭文字.

Otolaryngology 〔病院内掲示〕オウトラリンゴロジー

耳鼻咽喉科. また, Ear, Nose & Throat(頭文字を取って E(.)N(.)T(.)と書かれていることも多い. ⇨ ENT

otoscope オトスコープ

耳鏡. 耳聴診管.

ouch words 〔医療俗〕アウチ語:「痛い痛い語」

医師が恐れる言葉. 例えば, litigation(訴訟), lawsuit(告訴), malpractice(医療過誤), audit(会計検査), IRS(米国の内国歳入庁)[国税庁], "missing a sponge"(「ガーゼが見当たらない」)[手術ミスで器具類の体内置き忘れ], "operated on the wrong leg"(「間違った脚を手術した」), "she has no insurance"(「保険に加入していない」)[医療費が取れない], taxes(税金), alimony(扶養料)[医療費がまともに回収できない]など.

outfield 〔医療俗〕アウトフィールド:「外野手」

治療を担当する病棟以外の病棟の患者. 医療スタッフの移動時間や巡回が長くなるので, 極めて迷惑だと思われている.

outlier 〔医療俗〕アウトライアー

極端に長い間入院している患者, あるいは極端に高い費用のかかる患者.

❏ 統計学用語では「通常の分布から大きくはずれた値, 異常値」の

こと．

outpatient 〔医療俗〕アウトペーシャント：「追い出したい患者」

入院費などの医療費を支払うことができない患者に対して会計を担当する病院の管理部門のスタッフ (hospital administrator) が言いたい言葉．

❑ outpatient は，本来は「外来患者」を指す．

overpriced carpenter 〔医療俗〕「値段の高すぎる大工」

整形外科医 (orthopedist)．carpenter だけでも使う．⇨ carpenter

oxy オキシー

① 〔薬・商品名〕OxyContin の略語．

② 〔薬〕麻薬性鎮痛薬 oxycodone (オキシコンドン) の略語．

❑ oxys とも呼ぶ．⇨ OxyContin; Perks and Oxys

OxyContin 〔薬・商品名〕オキシコンチン

米国 Purdue Pharma L. P. 製の麻薬性鎮痛薬 (narcotic analgesic)．一般名は塩酸オキシコドン (oxycodone hydrochloride)．

❑ 歌手 Michael Jackson (マイケル・ジャクソン) (1958-2009) が死亡した際に名前があがった薬品名の一つ．⇨ oxy

oxy hood and oxy tent オキシー・フード・アンド・オキシー・テント

oxygen hood and oxygen tent (酸素フードと酸素テント) の略．

Oxy-Viva 〔商品名〕オキシ・ヴィーヴァ

オーストラリア Medical Equipment & Gases Australia Pty Ltd 製の，呼吸を回復させるために使用する携帯用蘇生器 Oxy-Viva 3 Resuscitation Kit のこと．救急ヘリコプターなどに積んでおいて医療現場で使用するもの．

Oy-tach 〔医療俗〕オイタック

ユダヤ系患者が心室性頻拍 (ventricular tachycardia) の状態にある様子．心室性頻拍を表す略語 V-tach のもじり．Oy はイディッシュ語で痛みなどを表す感嘆詞．⇨ Eye-tach

ozonometer 〔医療俗〕オゾノメーター

精神科医 (psychiatrist) が患者の精神状態がどれくらい悪いかを判定する目安のこと．

❑ ozone には〔俗〕で「幻覚状態」の意味がある．また，in the ozone

は〘俗〙で「(酒・麻薬に)酔って，もうろうとして」の意味がある．本来の「オゾン測定計」は大気中のオゾン量を測定するもので，それに掛けた言い方．

P

PAAF 〔医療俗〕パーフ

ベロンベロンに酔っ払った．〘俗〙pissed as a fart の頭文字．PIAFとも言う．

pachycephalic 〔医療俗〕パキセファリック：「頭部肥厚の」

愚鈍な(thick-skulled)．医師や看護師が，病院の嫌な管理部門のスタッフ(hospital administrator)や患者を指して使う言葉．「頭でっかちの役立たず」ということ．「厚い」を意味する連結語 pachy- と，「…の頭を有する」の意味の連結語 -cephalic からの造語．

❏ 医学用語の pachycephalia(パキセファリア)は，「短厚頭(たんこうとう)」[頭蓋骨が異常に肥厚すること]の意味．

package 〔医療俗・救急医療〕パッケージ：「荷造りをする」

患者をバックボード(backboard)に固定する．⇨ backboard

package (**the**) 〔医療俗〕ザ・パッケージ

ヒト免疫不全ウイルス(HIV)，またはエイズ(AIDS)のこと．⇨ slim disease; virus

pack-years パック年数

タバコをどれぐらいの年月吸ってきたかの表し方で，1日に吸うタバコのパック数に喫煙年数を掛けたもの．例えば，1日2パックで15年間喫煙していれば 30 pack-years．

pac-man 〔医療俗〕「パックマンする」

新しい血餅や血塊を取り除く．テレビゲーム Pac-Man が，餌をパクパク食べるところの連想からの表現．

pain med-er ペイン・メダー

鎮痛薬物(pain medication)を乱用する患者. med は medicine の略. -er は「～する人」を表す連結語.

paint 〔医療俗〕「ペンキ」

米国 Purdue Pharma L. P. 製の殺菌薬(antiseptic)などとして使用される〔商品名〕Betadine(ベタジン). 傷口に「塗る」(paint)ことから.

Pamelor 〔薬・商品名〕パメラー

抗鬱(うつ)薬(antidepressant). カプセル錠. 処方薬. 米国 Mallinckrodt 製.

pancs 〔医療俗〕パンクス

膵臓(すいぞう). pancreas の短縮語. 移植手術で使われる表現.

panhandle 〔英俗〕パンハンドル

勃起したペニス(erect penis). 一般には「フライパンの柄」のことで, この柄のように固く伸びた形からの連想.

panhandler 〔医療俗〕パンハンドラー

看護助手(nurse's aide). 一般には「(路上の)乞食(こじき)」の意味の語. ⇨ certified nursing assistant

paninvestigram 〔医療俗〕パンインベスティグラム

あらゆる検査の要請. 病状の原因がつかめない時の要請.「全～」を意味する連結語 pan- と,「詳細に調べる」の意味の investigate の一部と,「記録」を意味する連結語 -gram からの造語.

pannus パンヌス

極度の肥満体の人の腹から垂れ下がる余分な脂肪組織のこと. abdominal apron(腹のエプロン)とも呼ばれる. 肥満の人の場合だけでなく, 極端に体重が落ちて皮膚だけが余った状態の場合もある.

pants waver 〔医療俗・精神科俗〕パンツ・ウェーバー:「パンティを振る人」

女子色情症患者(nymphomaniac).

papoose 〔医療俗・救急医療〕パプース

子供用のバックボード(backboard).

❑ papoose board は cradleboard とも呼び, アメリカ先住民の言葉で「子供(child)」の意味. papoose carrier は子供を背負うために使う木枠(cradleboard)のこと. ⇨ backboard

para パラ：出産回数

産婦人科での症例説明の場合に使う表現. -para は「〜産婦」を表す連結語で,〔ラテン語〕pario('to bear'(子を産む))から. primipara は「初産婦」, multipara は「経産婦」. ⇨ G3P3 42-weeker

paragods 〔医療俗〕パラゴッズ ⇨ paramagics

paramagicians 〔医療俗〕パラマジシャンズ ⇨ paramagics

paramagics 〔医療俗〕パラマジックス

治療に関してうぬぼれている救急救命士(paramedic)たちを消防士たちが侮辱する言い方. paramagicians や paragods とも言う. paramedics + magic からの造語.

paramedic[1] パラメディック

救急救命士.

❏ 米国では, 1970 年代の初め頃まで, 急病人や負傷者が出た場合, 救急車による病院までの搬送を葬儀屋が行うことが多かったと言われている. その搬送を行う人たちは, 現場で患者をのせて, 病院まで全速力で搬送するだけだった. その後, 1973 年になって EMS (Emergency Medical Service) と呼ばれる救急医療のシステムが確立され, ライセンスを持った EMT (Emergency Medical Technician) と呼ばれる隊員が救急ケアを行いながら, 患者を搬送するようになった.

❏ 地域によって異なるようだが, EMT にはいくつかのレベルや種類がある. EMT-A の A は救急車(ambulance), EMT-B の B は基本レベル(basic), EMT-D の D は除細動(defibrillation), EMT-I の I は中級レベル (intermediate), EMT-IV の IV は静脈注射 (intravenous), EMT-ALS の ALS は二次救命処置(advanced life support) を表す. paramedic は, EMT-P (Emergency Medical Technician-Paramedic) とも呼ばれる最高レベルの EMT である. ⇨ ALS[3]; robomedic

paramedic[2] 〔医療俗〕パラメディック

年配の搬送係. paramedic とは, 緊急医療テクニシャン(EMT)の中でも最も高度な知識や技術を有するEMT-Pのことである. この EMT の部分を本来の emergency medical technician ではなく elderly mobile transportation(古参機動運搬係) と読んだもの.

parentectomy 〔医療俗〕ペアレンテクトミー

　子供の健康状態を改善するために，子供のいる場所からその親を引き離すこと．「親」の意味の parent と，「切除術」の意味の連結語 -ectomy から．

parent polka 〔俗〕ペアレント・ポルカ

　泣き叫ぶ赤ん坊をあやすために赤ん坊を抱いたままで身体をポルカ（二人組舞踏）のように激しく揺さぶる動き．特に Los Angeles で使われた表現．

parkinsonian facies パーキンソニアン・フェイシーズ ⇨ masked facies

pass plastic 〔医療俗〕「プラスチックを通過させる」

　（プラスチック製の）ペースメーカー（pacemaker）やカテーテル（catheter）を使う．⇨ ate plastic; plastic passer

pathodixia パソディキシア：患部露出症

　外傷部分あるいは患部を他人に見せたがる病的な欲求．「病気の」意味の連結語 patho- と，ギリシャ語で「見せる」意味の Deiknumi の変形語からの造語．

Patient's Bill of Rights (A)　患者の権利章典

　米国病院協会（American Hospital Association）による患者の権利のリスト．病院とそのスタッフが入院中の患者とその家族に対して持つ責任について述べたものだが，法的拘束力はない．一般に，患者は病状，それに対する予想される診断や治療方法，受けた治療の記録を十分に知らされる権利があること；患者は要求に応えて思いやりと敬意あるケアを受ける権利があること；支払いに関しては，その支払いの出所がどこであろうと，医療請求書を点検して説明を受ける権利があること；など．地域住民の民族的背景を考慮して，英語，中国語，スペイン語，ロシア語，ベトナム語，タイ語，クメール語などで患者に知らせるように配慮をする病院もある．

pavor nocturnus パボール・ノクターナス：夜驚（やきょう）症 ⇨ night terrors

Pavulon 〔薬・商品名〕パブロン

　米国 Organon Teknika 製の筋弛緩薬（muscle relaxant）．一般名は臭化パンクロニウム（pancuronium bromide）．〔医療俗〕で Vitamin

P と呼ばれることもある．

❏ 注射による死刑執行に使われる注射薬としての是非が裁判で争われたこともあるし，"Angel of Death"(「死の天使」)と呼ばれたカリフォルニア州の呼吸療法士が1997年から1998年にかけて末期患者を安楽死させた事件で使われた注射薬としても知られている．2004年に製造中止．⇨ muscle relaxant; respiratory therapist; Vitamin P

Paxil 〔薬・商品名〕パキシル

抗鬱(うつ)薬 (antidepressant)，選択的セロトニン再取り込み阻害薬 (selective serotonin reuptake inhibitor)．錠剤と微細な薬剤粒子が液中に混ざっている経口懸濁(けんだく)液 (oral suspension)がある処方薬．Paxil CR もある．米国 Apotex Corp. 製．

PBAB 〔医療俗〕ピー・ビー・エー・ビー

ベッドサイドに棺桶を準備のこと．pine box at bedside(ベッド脇へ松材製の箱[つまり棺]を)の頭文字．患者の回復の見込みがないときに使われる表現．PB@B とも書く．⇨ PBTB; PBTB-LLO; pineboxatosis

PBTB 〔医療俗〕ピー・ビー・ティー・ビー

ベッドサイドへ棺桶を準備のこと．pine box to bedside(ベッド脇へ松材製の箱[つまり棺]を)の頭文字．患者の回復の見込みがないときに使われる表現．⇨ PBAB; PBTB-LLO; pineboxatosis; TTAB

PBTB-LLO 〔医療俗〕ピー・ビー・ティー・ビー・エル・エル・オー

ベッドサイドへ棺桶を準備のこと－ふたは開けておくこと．pine box at bedside–leave lid open(ベッド脇へ松材製の箱[つまり棺]を－ふたは開けておけ)の頭文字．患者の回復の見込みがないときに使われる表現．⇨ PBAB; PBTB; pineboxatosis

PD 〔医療俗〕ピー・ディー

仕事を他の同僚医師に回して責任逃れをする怠け者医師．軽蔑した言い方．pencil dick(鉛筆みたいに細いチンポ持ち野郎)の頭文字．

❏ 一般の PD は，ラジオ・テレビ業界用語で「番組編成責任者」の意味．責任ある人物を指す．

PDT ピー・ディー・ティー

光力学的治療. photodynamic therapy の略語. レーザー手術 (laser surgery) を指す口語的表現.

peanut 〔医療俗・外科俗〕ピーナッツ

患部を切開する場合に使う小さいガーゼ (dissecting sponge). cherry (チェリー) とも呼ぶ.

peanut butter balls 〔医療俗〕ピーナッツ・バター・ボールズ

抗痙攣(けいれん)薬 (anticonvulsant), 催眠薬 (hypnotic), 鎮静薬 (sedative) などとして使われるフェノバービタル (phenobarbital) のこと.

pebbles 〔俗・マッサージ〕ペブルズ：「小石」

マッサージ療法で使う語で, マッサージする際に治療する肩甲骨 (scapula) の下にできた乳酸の蓄積したもの (lactic acid buildup). 特に Los Angeles で使われた表現.

pecker checker 〔医療俗〕ペッカー・チェッカー：「ペッカーを検査する人」

泌尿器科医 (urologist). pecker は〔俗〕で男性性器 (penis) を指す. ❏〔俗〕で「性病検査・治療担当 (軍) 医」の意味もある. ⇨ cock doc; dick doc; peetotaler; piss pot doc; piss prophet; plumber

pedestrian struck ペデストリアン・ストラック

救急車の出動要請で, 交通事故で歩行者がはねられた現場への出動であることを指す. ニュース報道の見出しでも使われる表現.「歩行者はねられる」の意味.

pediatric AIDS 小児エイズ

ヒト免疫不全ウイルス (HIV) に分娩前後に感染し子供が発症するエイズ (AIDS), あるいは母から子供へ感染したエイズ. その子供は生後1年以内にエイズの徴候が出るという.

Pediatrix ペディアトリックス

米国 Florida 州に本部をおく Pediatrix Medical Group, Inc. のこと. 1979 年に新生児専門医のグループとして設立. 妊産婦, 胎児, 新生児などのケアを行う企業グループ.

pediatron 〔医療俗〕ペディアトロン

小児科医 (pediatrician).

peds ペッズ

小児科 (pediatrics). くだけた言い方.

pee flea 〔医療俗〕ピー・フリー：「おしっこ医」

腎臓病専門医 (nephrologist). pee は「おしっこ」の意味. flea は一般には「ノミ」の意味だが, 〔医療俗〕では「内科医」(internist)の意味がある. ⇨ bug flea; flea

peek and shriek 〔医療俗〕ピーク・アンド・シュリーク：「のぞいて悲鳴をあげる」

患者の患部を切開したものの, 手術不可能だったためすぐにその切開部分を閉じること. 医学生たちがよく使う表現. この言い方が使われる典型的な症例は卵巣癌 (ovarian cancer)の場合だという. peek-and-seek とも書く. ⇨ open and close; open and close

pee pee docs 〔医療俗〕ピー・ピー・ドックス

泌尿器科 (urology). 〔俗〕pee pee (通常は pee-pee と書いて使う)は「おしっこ」の意味.

Peeping Tom Apprenticeship 〔医療俗〕ピーピング・トム見習い期間

婦人科 (gynecology)の専門医学実習 (residency). 婦人科医 (gynecologist)は合法的に女性の身体を触り (grope), のぞく (voyeur)ことができることから. ⇨ Peeping Tom syndrome

Peeping Tom syndrome 〔精神医〕ピーピング・トム症候群

窃視(せっ)症 (scopophilia). 他人の裸や性的行為をのぞき見をすることで快感を得る. voyeurism (ヴワーヤーリズム)とも言う.

❑ 11 世紀イングランドで, 領民に対する重課税を領主の妻ゴダイヴァ (Godiva)がいさめたところ, 領主は妻に Coventry の通りを裸で馬に乗って通れば重税をやめると約束したので, それを実行した. ゴダイヴァの行いに敬意を表した領民たちは, 窓を閉め彼女が通るのを見なかった. しかし, 仕立屋の Tom はこれをのぞき見したため目がつぶれたという伝説がある. それにちなみのぞき見をする男のことを Peeping Tom と呼ぶ. ベルギーのチョコレートメーカー「ゴディバ (GODIVA)」の社名およびシンボルマークはゴダイヴァ夫人に由来する.

peetotaler 〔医療俗〕ピートータラー:「おしっこ集めの人」
泌尿器科医(urologist).
❏ pee(おしっこ)＋ total(〜を総計する)＋ -er(人)から. ⇨ cock doc; dick doc; pecker checker; piss pot doc; piss prophet; plumber

pen ペン
ペニシリン. penicillin の略.

pencil pusher 〔医療俗〕ペンシル・プッシャー:「字書き野郎」
病院組織の中で下級の階層の人. もっぱら鉛筆片手に字を書くつまらない仕事をする人を指す軽蔑的な言い方.

PEP 〔医療俗〕ペップ
薬物によって高められた人格. pharmaceutically enhanced personality の頭文字. つまり, 麻薬を使用して精神的に高揚した人.

Pepcid 〔薬・商品名〕ペプシド
胸焼け(heartburn)や胃酸過多(acid indigestion)の症状に使われるヒスタミン H_2 拮抗薬(histamine H_2 antagonist). 米国 McNeil Consumer Pharmaceuticals Co. 製の処方薬. 市販薬に Pepcid AC などがある. AC は "acid-controller"(制酸薬)の頭文字.

Pepto-Bismol pink ペプト・ビズモル・ピンク
米国 Procter & Gamble 製の市販薬で下痢止め(antidiarrheal), 制吐薬(antiemetic)の〔商品名〕Pepto-Bismol のようなピンク色. ショッキングピンク(shocking pink)と呼んでもよいほど独特の色.

Percocet 〔薬・商品名〕パーコセット
麻薬性鎮痛薬(narcotic analgesic). 成分は塩酸オキシコドン(oxycodone hydrochloride)とアセトアミノフェン(acetaminophen). 米国 Endo Pharmaceuticals, Inc. 製. 処方薬.

percocetopenia 〔医療俗〕パーコセットペニア:「パーコセット欠乏」
〔商品名〕Percocet が切れた病. Percocet(パーコセット)と,「…の欠乏」の意味の連結語 -penia からの造語. この薬の依存者(addict)や快楽用麻薬常用者(recreational drug user)に好まれる薬. この薬を処方してもらいたい者(drug seeker)が痛みを訴えて緊急救命

室(ER)へ担ぎ込まれた際の病名. ⇨ ADD; drug-seeking behavior; drug seeker; Percocet; serum Dilaudid level

Percodan 〔薬・商品名〕パーコダン

米国 Endo Pharmaceuticals, Inc. 製の麻薬性鎮痛薬(narcotic analgesic). ストリート・ドラッグ(street drug)として乱用されている. ⇨ Perks and Oxys

percussive maintenance 〔医療俗〕パーカッシヴ・メンテナンス:「打診による衝撃的保守法」

欠陥のある医療器具に鋭い一撃を加えて(強く叩いて)故障を直すこと.

perfed appy 〔医療俗〕パーフト・アピー:「破裂した虫垂」

化膿症の炎症を起こして破裂し, 細菌を含んだ内容物が腹腔内へ流れ出るもの. perf は「穴をあける」の意味の perforate の短縮語, appy は「虫垂切除」の意味の appendectomy の短縮語. 米国の医療ドラマ *ER*(『ER 緊急救命室』)の中でも使われた表現. ⇨ appy

performance-enhancing drug パフォーマンス=インハンシング・ドラッグ

運動能力強化薬物. 略語は PED. アスリートが運動能力を強化したり, 軍人が戦闘能力を高めたりするために使用する薬物. 一般には, 筋肉増強剤として使われるアナボリック・ステロイド(anabolic steroid)を指して使われる. どの薬物がこれに相当するかは必ずしも明確ではないが, ビタミンやプロテイン, サプリメントは入らない. 興奮薬(stimulant), 鎮痛薬(painkiller), 鎮静薬(sedative), 利尿薬(diuretic), 血液ブースター(blood booster), 遮蔽(しゃへい)薬(masking drug), 脂肪筋肉量減少薬(lean mass builder)などと呼ばれるものが該当する.

❏ 米国 Mayo Clinic のサイトでは, performance-enhancing drug として, アナボリック・ステロイド以外に, アンドロステンジオン(androstenedione), 成長ホルモン(human growth hormone), エリスロポエチン(erythropoietin)の3つのホルモンがあげられ, それらを使用する場合のリスクが指摘されている.

❏ 2013年3月には, MLB(米大リーグ機構)が, この薬物を元 Boston Red Sox の外野手 Manny Ramírez(マニー・ラミレス)

(本名 Manuel Arístides Ramírez Onelcida)(1972-)などに提供したとして,南フロリダの BioGenesis of America というクリニックを告訴するニュースが大きく報じられた.

peri-care 〔医療俗〕ペリ・ケア

会陰(えい)部ケア. perineal care 短縮語. 性器や肛門部分を洗浄し清潔にすること.

❑ 乾燥皮膚治療用の局所用皮膚軟化薬(topical emollient)の商品名に Peri-Care がある.

peridial 〔医療俗〕ペリダイアル

腹膜透析. peritoneal dialysis の短縮. 透析液を入れて血液を浄化する半透膜として患者の体内にある腹膜を使うもの.

peristalsing ペリスタルシング

腸が蠕動(ぜんどう)している. Bowel sounds are peristalsing normally.(腸は正常な蠕動をしている)のように使う.

Perks and Oxys 〔医療俗〕パークス・アンド・オキシーズ

〔商品名〕Percodan(麻薬性鎮痛薬(narcotic analgesic))と oxycodon(麻薬性鎮痛薬の一般名). いずれもストリート・ドラッグ(street drug)として乱用されることがある. ⇨ Percodan

PERL 〔医療俗〕パール ⇨ PERRL

PERLA 〔医療俗〕パーラ ⇨ PERRL

Perlane 〔薬・商品名〕パーレーン

米国 Galderma Laboratories, L.P. 製の, しわ取りのために注入するジェル(injectable gel). 処方薬.

❑ Patricia Cornwell(パトリシア・コーンウェル)(1956-)が 2012 年に発表した作品 *The Bone Bed*(『死層』)では, Botox, Juvéderm, Restylane と並んで登場する. ⇨ Botox; Juvéderm; Restylane

PERRL 〔医療俗〕パール

瞳孔の反応が正常であることを表す. pupils are equally round and react to the light(瞳孔が均一に丸くて光に対して反応を示す状態である)の略語.

❑ 類似の表現には, PERLA (pupils equal, reactive to light and accommodation), PERRLA (pupils equal, round, reactive to light and accommodation), PERL (pupils are equal and responsive to light) がある. ⇨ blown pupil; fixed and dilated

PERRLA 〔医療俗〕パーラ ⇨ PERRL

person with AIDS パーソン・ウィズ・エイズ

エイズに感染した人. エイズ自立自覚グループ (AIDS self-help and awareness group) の間で, AIDS victim (エイズ犠牲者) より好んで使われる言い方. 略語は PWA.

pes rictus malady 〔医療俗〕ピーズ・リクタス病

失言癖(病) (foot-in-mouth disease). pes は「足」, rictus は「口腔」, malady は「疾患」の意味があることから, foot-in-mouth disease をそれぞれの語で置き換えてもっともらしい病名を作ったもの.

pest control 〔医療俗〕ペスト・コントロール:「害虫駆除」

精神科医 (psychiatrist). pest には「厄介者, 困り者」の意味がある. ⇨ head shrinker; pitchfork; psychlotron; shrink; spook; trick cyclist; wig picker

pet arm 〔医療俗〕ペット・アーム:「ペットの腕」

麻痺 (paralysis) が原因で機能を果たさなくなった腕. もはや自分の腕の役目を果たさないことから.

pet-associated disease ペット関連疾病

① ペット動物が微生物の病原媒介動物 (vector) となる. 犬は狂犬病 (rabies), 猫はトキソプラズマ症 (toxoplasmosis), オウムはオウム病 (psittacosis) など.

② 動物が飼い主を襲う (このことは一般には 'turning' と呼ばれている). 本来飼育目的の動物ではないコヨーテ (coyote), ニシキヘビ (python), ライオン, イタチ (weasel) などのようなものに起こる事件である.

❏ 人類が長年にわたって動物をペットとして飼育してきたところからそのペットに起因する病気が少なくない.

Peter Pan and Wendy complex 〔精神医〕ピーター・パン・アンド・ウェンディ・コンプレックス

夫婦関係とはかかわりのない研究やスポーツなどに打ち込んでいる不実でナルシスティックな夫と, 落ち込んだ気持ちで長い間我慢している妻との間の結婚生活を表す言い方. 童話の主人公で, い

つまでも子供の Peter Pan と，その母親的役割の Wendy との関係から．

Pet Loss Syndrome ペット・ロス症候群

家族同様に可愛がっていたペットを亡くしたときに，その悲しみから立ち直ることができない飼い主がいる．その場合に見られる心身の症状．略語は PLS．

Pezzed (be) 〔医療俗〕ペズドゥ：「ペッツされている」

「喉を刺されている」．緊急医療サービス(EMS)で働いている人たちの仲間うちの暗号．

❑ 〔商品名〕PEZ(ペズ，ペッツ)(商標名はすべて大文字)はペパーミント風味のキャンディーでオーストリアで1927年に生まれた商品．ドイツ語 Pfefferminz(ペパーミント)からの命名．独特の Pez dispenser と呼ばれるケースに詰めてある．このケースの頭の部分はいろいろなキャラクターの頭部になっていて，これを反らせると喉の部分からキャンディーが出る仕組み．この連想からこじつけた表現．⇨ bovied; Dermabond; Motorolaize; Posey; Stokes

PFH 〔医療俗〕ピー・エフ・エイチ

地獄から来たガキ(brat from hell)，つまり最悪の子供患者に付き添う親．parent from hell(地獄から来た親)の頭文字．⇨ BFH

PFO 〔医療俗〕ピー・エフ・オー

(患者が)ひどく酔っ払って転んだ．pissed and fell over の頭文字．

P4P 〔医療俗〕ピー・フォー・ピー

ペニスから分泌物がある場合の治療に使うペニシリン．penicillin for prick(プリック用ペニシリン)の頭文字．prick は〔俗〕でペニスのこと．for の代わりに同じ発音の数字の '4' を使ったもの．

PGT 〔医療俗〕ピー・ジー・ティー

(患者が)ひどく酔っ払って殴られた．pissed and got thumped の略語．

pharmaceutically enhanced personality 〔医療俗〕「薬剤的に高められた人格」

麻薬使用によって精神的に高揚した人．⇨ PEP

pharm party 〔医療俗〕ファーム・パーティー：「薬パーティー」

子供が親の薬瓶(pill bottle)から盗んだ薬を分けあって恍惚感や

しびれを楽しむパーティ．鎮痛薬の〔商品名〕Percocet（パーコセット），〔商品名〕Vicodin（ヴァイコディン），〔商品名〕OxyContin（オキシコンチン），その他の類似の薬が好まれ，効果を高めるためにアルコール飲料も使う．いろいろな薬を混ぜたものは trail mix と呼んでいる．pharma party, pharming party, pill party などとも呼ぶ．pharm は pharmaceutical（薬剤）を短縮したものだが，正式の短縮語の場合は pharma．

❑ trail mix は，本来はドライフルーツ，ナッツ，穀物，チョコレートなどの高栄養食品をミックスしたり固めたりした食品．⇨ Percocet; Vicodin; OxyContin

pHisoHex 〔薬・商品名〕フィソヘックス

米国 Sanofi-Aventis U.S. LLC がかつて製造していた抗菌薬（antimicrobial）．殺菌薬（antiseptic）．処方薬．

phlebitis 〔医療俗〕フリーバイティス：「ノミ噛み症」

ノミに食われて皮膚にできた跡．phlebitis は〔病理〕「静脈炎」の意味であるが，phleb-（「静脈の」の意味の連結語で「フリーブ」と読む）の一部を flea（ノミ）と読み替え，phleb- の b を「炎症」を表す連結語 -itis の一部を取って「噛む」を表すように bite と読み，いかにも病名のようにした造語．⇨ 'fleabite' dermatitis

phlebotomist フレボトミスト

① 瀉血(しゃけつ)専門医．皮下針による静脈穿刺(せんし)（veinpuncture）によって採血する．

② 静脈採血士．輸血のための血液を採取し，分類し，準備する．blood bank technologist（血液銀行技術者）とも呼ばれる．

PHTLS ピー・エイチ・ティー・エル・エス

病院搬送前外傷処置．prehospital trauma life support の頭文字．

Physicians for Social Responsibility 社会責任を果たす医師団

略称は PSR．核軍縮，健全な環境，銃による暴力の蔓延(まんえん)の阻止などのために活動する医学や公衆衛生の専門家と市民からなる組織．1961 年設立．本部は Washington, D. C..

physician shopping 〔医療俗〕フィジシャン・ショッピング

患者が自分が受けたケアに満足できないため，別の医師の元をあ

ちらこちらと訪れること. ⇨ doctor shopping

PIAA ピー・アイ・エー・エー

自動車人身事故. personal injury auto accident の頭文字.

PIAF 〔医療俗〕ピー・アイ・エー・エフ

ベロンベロンに酔っ払った.〔俗〕pissed as a fart の略語. PAAF とも言う.

pick-up 〔医療俗〕ピックアップ:「見つける」

徴候は何もなかったのに, 通常の手段での診察の段階で病気を発見すること.

pick-ups 〔医療俗〕ピック・アップス

ピンセット(tweezers)形の鉗子(かんし)(forceps). 身体の組織や医療器具をつかんだりするために使用される外科用器具の鉗子は, はさみの形をしたものとピンセットの形をしたものに大別されるが, その後者の呼び方.

Pickwickian syndrome 〔医療俗〕ピックウィック症候群

極度の肥満による身体の諸症状. 眠気, 低換気, 続発生赤血球増加症など. 睡眠時無呼吸症候群(sleep apnea syndrome)の代表ともいうべきもので, 強いいびきをかく. Charles Dickens(チャールズ・ディケンズ)(1812-1870)の小説 *The Posthumous Papers of the Pickwick Club*(1836-37)(『ピックウィック・クラブ』)に登場する太った少年で, いつもうとうとして赤みを帯びた顔をしている Joe と, 患者がすぐに居眠りするところが似ているところから.

PICU 〔医療俗〕ピック・ユー

① pediatric intensive care unit(小児科集中治療室)の頭文字.
② pulmonary intensive care unit(肺疾患集中治療室)の頭文字.
⇨ CICU; MICU; NICU; SICU

PID shuffle 〔医療俗〕ピー・アイ・ディー・シャッフル

骨盤内炎症性疾患(pelvic inflammatory disease)擦り足. 下腹部の痛みやおりものでまともに歩けない. 患者は若い女性で, 腹部を抱え, 背を曲げ, 広げた足を引きずって歩く. ⇨ Thorazine shuffle

piercing pain ピアシング・ペイン

突き通すような痛み.

pig in a blanket 〔医療俗〕ピッグ・イン・ア・ブランケット:「毛

布にくるまった豚」
寝たきりの肥満患者.

PillCam 〔商品名〕ピルカム

カプセル型内視鏡. イスラエルの Given Imaging Ltd. が開発. カプセルの中には小型センサーが内蔵されていて, 患者の消化管内を移動していき腸内の画像を収集する. PillCam は, 当初 M2A ("mouth to anus" の頭文字から. 2 = 'to') という商品名で販売された.

pill palace 〔医療俗〕「ピルの館」

薬局 (pharamacy).

pimp 〔医療俗〕ピンプ

病棟回診中などに, 上級の者が下級の者を (例えば, 研修医が医学生を) 情け容赦なく質問攻めにする. ハラスメントの一つ. put in my place (「身の程を知らされた」) の頭文字.

pineboxatosis 〔医療俗〕パインボックサトシス:「棺桶的病状」

死が迫っている状態.(松材製の箱, つまり) 棺桶」の意味の pine box と, 前置詞の at と,「病的状態」の意味の連結語 -osis からの造語. ⇨ PBAB; PBTB; PBTB-LLO

ping-ponging 〔医療俗〕「ピンポンする」

(患者をあちこちの医師に) くるくる回すこと. 治療の必要もないのに, さまざまな専門家やクリニックへ送ることで, 非倫理的な行為を指す. 治療にかかわった医師たちは, 低所得者などのための医療扶助制度メディケイド (Medicaid) や, まれには民間保険会社などへ, 結果として不当な診療費を請求することになる. ⇨ family ganging; Medicaid mill

pink puffer 〔医療俗〕ピンク・パッファー

肺気腫 (pulmonary emphysema) や慢性閉塞性肺疾患 (chronic obstructive pulmonary disease: 略語 COPD) を患っている痩せた患者. 呼吸困難を伴い肌の色がピンク色であることから. puffer は「ハーハーと息を切らす人」の意味. 日本語では「赤やせ型」と呼ばれる. ⇨ blue bloater; blue blower; smurfing; smurf sign

pink shrink 〔英医療俗〕ピンク・シュリンク

ゲイの精神科医. 形容詞の pink は〔俗〕で「ホモの」(homosexual)

の意味で使う. ⇨ shrink

pinky cheater 〔医療俗〕ピンキー・チーター:「ちっちゃなコンドーム」

婦人科(gynecology)や肛門科(proctology)で触診のときに指にはめて使うラテックス(latex)製の指袋. pinkyは「ちっちゃな」, cheaterは〔俗〕で「コンドーム」の意味.

pipe 〔医療俗〕パイプ

採血するのが容易な静脈(vein). ⇨ blue pipe; red pipe

pipe smoker 〔医療俗〕パイプ・スモーカー:「パイプをくゆらす人」

神経科医(neurologist). パイプをくゆらしながら思索にふけり, 理性的で, 感情に左右されないタイプの医者だという見方の表現. ⇨ neuro-blade; neuron

pissant 〔医療俗〕ピサント:くだらない奴

医学生. もともとant(アリ)を指す言い方で,「アリのようにちっぽけでくだらない奴」ということ. 〔俗〕でも使う. ⇨ ghost; gofer; mutant; nidget; schmo; scumworm; slave; stud; wedge

piss pot doc 〔医療俗〕ピス・ポット・ドック

泌尿器科医(urologist). piss potは〔俗〕で「しびん, おまる」の意味. ⇨ cock doc; dick doc; pecker checker; peetotaler; piss prophet; plumber

piss prophet 〔医療俗〕ピス・プロフェット:「小便予言者」

泌尿器科医(urologist). pissには「小便」の意味, prophetには「予言者」の意味がある. 尿検査で疾患を診断するところから. ⇨ cock doc; dick doc; pecker checker; peetotaler; piss pot doc; plumber

pit 〔医療俗〕ピット

分娩促進薬(oxytocic)の〔商品名〕Pitocin(ピトシン). ⇨ Pitocin; Vitamin P

PITA 〔医療俗〕ピタ

嫌な奴. pain in the ass(文字通りは「ケツの痛み」)の頭文字. 看護師が入院患者に面会に来る嫌な見舞客を指してよく使うが, 〔俗〕でも使う.

pitchfork 〔医療俗〕ピッチフォーク:「音叉(おんさ)」

精神科医(psychiatrist). 超音波つぼ療法(sonopuncture)では, 鍼(はり)の代わりに音叉による超音波を使って身体のつぼを刺激する. 精神科医の仕事は人の頭の中を刺激することであるという連想から. いま一つの説は, ピッチフォークは「干し草を投げ上げるのに使う3叉の熊手」の意味で, この形がギリシア語アルファベット文字の第23字の「プシー」(Ψ, ψ)(英語の psi)に似ており, 英語の psi は psychiatry(精神科)の psy- を連想したことから. ⇨ head shrinker; pest control; psychlotron; shrink; spook; trick cyclist; wig picker

pithing (the patient) (患者の)脊髄を破壊する

外傷患者を搬送する際に, 首を骨折しているものの神経損傷はない患者を無理に動かして, その脊髄を損傷させてしまうこと.

❑ pith(ピス)は「脊髄を破壊する」の意味の動詞.

Pitocin 〔薬・商品名〕ピトシン

米国 Par Sterile Products, LLC 製の分娩促進薬(oxytocic). 処方薬. ⇨ pit; Vitamin P

pit ((the)) 〔医療俗〕ザ・ピット

緊急救命室(ER). 一般に the pit は「地獄」の意味. 地獄のように騒々しく, 混乱していて, しばしば悪臭を放つ場所であることから. ⇨ Twit in the Pit

pizza lung ピザ肺

病理学検査の結果, ピザのように見えるほど肺がダメージを受けている様子.

placenta helper 〔医療俗〕「胎盤ヘルパー」

産科医(obstetrician). placenta(プラセンタ)は「胎盤」の意味. ⇨ baby catcher; crotch doc; weed puller

Plan B One-Step 〔薬・商品名〕プラン・B・ワン・ステップ

Teva Women's Health, Inc. 製の緊急性交後避妊薬(emergency post-coital contraceptive). 17歳以上は市販薬, 16歳以下は処方薬として扱われる錠剤. 箱には, "A Second Chance to Prevent a Pregnancy"(妊娠を防ぐためのセカンドチャンス)とある. 一般には "morning-after-pill" と呼ばれるもの.

❏ 米国 New York 市教育局 (New York City Department of Education) が同市の公立学校 13 校に配備することを発表して話題になった．親の同意がなくても 14 歳の女子生徒でも使用できるようになる．当局者の話では，同市では 17 歳に至るまでに 7,000 人の女子生徒が妊娠を経験するという．Connecting Adolescents To Comprehensive Health (CATCH)（青少年をあらゆる健康へつなげる）パイロット・プログラムの一環．⇨ oral abortion pill

Plasmanate 〔薬・商品名〕プラズマネート

外傷 (trauma) や手術 (surgery) などによるショック症状を治療するために点滴で与えられるデキストラン (dextran) やタンパク質 (protein) などの血漿(けっしょう)増量薬 (plasma volume expander)．米国 Grifols USA, LLC 製．

plastic passer 〔医療俗〕プラスチック・パサー

重症ケア (critical care) 専門医．プラスチック製のペースメーカー (pacemaker) やカテーテル (catheter) を使うことから．⇨ pass plastic

Plavix 〔薬・商品名〕プラビックス

抗血小板物質 (antiplatelet)．血小板の作用を抑制したり破壊したりする物質．米国 Bristol-Myers Squibb Co. 製の処方薬．

❏ 家庭雑誌に掲載された商品広告では，脳卒中 (stroke) や心臓発作 (heart attack) を防ぐ効果があると謳(うた)われている．

player 〔医療俗〕プレーヤー

患者 (patient)．

Please consult us if new issues arise. 「もしも新たな問題が発生したら，どうぞ受診においでください」

「二度と呼びださないでくれ」("Please never page me again.") ということ．本音と建て前の違い．

pledgets プレジェッツ

(外科用)綿球 (cotton balls)．手術などで血液などを吸収させるために使用する．pollywogs(オタマジャクシ)と呼ぶこともある．

Plendil 〔薬・商品名〕プレンディル

米国 AstraZeneca 製の，狭心症 (angina pectoris) や不整脈 (arrhythmia) の治療に使われるカルシウムチャンネル遮断薬 (calcium

channel blocker) の錠剤. 処方薬. 2008年製造中止.
❏ 医師の処方箋の書き方がまずかったため, この Plendil と〔商品名〕Isordil (抗狭心症薬) を取り違えてしまうという医療ミスが米国で実際に起こったという報告がある. ⇨ Isordil

pleural decompression　胸膜減圧
つぶれた肺を再び膨らますために胸壁 (chest wall) に針を挿入すること.

pleural effusion　胸膜滲出(しんしゅつ)液
胸膜腔 (pleural cavity) に滲出した血液やリンパ液.

PLS　ピー・エル・エス ⇨ Pet Loss Syndrome

pluggin' pewter　〔医療俗・歯科俗〕「ピューター(スズの合金)を詰めている」
銀の充填材を交換していること. 色が類似しているところから, 「銀」とは呼ばずにふざけて「ピューター」を使った言い方.

plumber　〔医療俗〕プラマー:「配管工」
泌尿器科医 (urologist). ⇨ cock doc; dick doc; pecker checker; peetotaler; piss pot doc; piss prophet

plumbum oscillans　〔英医療俗〕プランバム・オシランス:「鉛振動症候」
仮病を使って仕事をさぼること (malingering). ラテン語で plumbum は「鉛」, oscillans は「振動」のことで, これは「仮病を使って仕事をさぼる」という意味でイギリス英語で古くから使われてきた慣用句 swinging the lead[lead「レッド」と読む] (文字通りは「鉛を振ること」) をラテン語で置き換えて病名らしく言ったもの. これは, 昔, 水深を測る測鉛手 (leadsman) が鉛を付けた綱を使って仕事をしているところをまるでそれを振り回して怠けていると思われたことから生まれた慣用句. ラテン語を使わない〔英医療俗〕plumboscillation (プラムボシレーション) もある.

Plutosis　〔医療俗〕プルートシス
犬のプルートのような息の臭さ. ひどい口臭 (bad breath) のこと. 犬の息には独特の臭さがある. Pluto はディズニー短編漫画映画のキャラクターで, ミッキーマウスのペット. 「(病的)状態」を表す連結語 -osis を付けた造語.

PMDD ピー・エム・ディー・ディー

月経前不快気分性障害. premenstrual dysphoric disorder の略語. 月経前症候群(premenstrual syndrome: 略語 PMS)と区別されて、抑鬱(うつ)気分, 気分の不安定さ, 著しい不安などの症状が重症度において大鬱病(major depression)に相当するもの.

 □ 抗鬱薬〔商品名〕Zoloft(ゾロフト)の商品広告には, "Are you giving up days to what you think is PMS? If you are, it could be PMDD." (「PMS だと思っている病で毎日をあきらめていませんか？そうなら, PMDD ということもあります」) とある. また同じく抗鬱薬の Sarafem(サラフェム)の商品広告にも, "Think it's PMS? Think Again. It could be PMDD." (「PMS だと思っていますか？考え直してみてください. ひょっとすると PMDD ということもありますから」) とある. ⇨ Sarafem

PMS ピー・エム・エス

月経前症候群. premenstrual syndrome の略語. 月経が始まる10日くらい前から起こる, 気分の不安定, 腹痛, 頭痛, 眠気などの不快な症状. ⇨ PMDD

PMSB 〔医療俗〕ピー・エム・エス・ビー

精神科医(psychiatrist)が患者を指すときの侮辱した言い方. poor miserable son of a bitch(哀れなくそったれ野郎)の略語.

pneumo 〔医療俗〕ニューモ

気胸. pneumothorax(ニューモソラックス)の略語. 肺に穴があき, 空気が漏れて胸膜腔(pleural cavity)に空気がたまっている状態. ⇨ tension pneumo

pneumo-cephalic 〔医療俗〕ニューモセファリック:「からっぽ頭」

医師や看護師が病院の嫌な管理部門のスタッフ(hospital administrator)や患者を指して使う軽蔑した言い方.「気体」の意味の連結語 pneumo- と,「〜の頭を有する」という意味の連結語 -cephalic から. ⇨ pneumocrania

pneumocrania 〔医療俗〕ニューモクレイニア:「からっぽ頭」

医師や看護師が病院の嫌な管理部門のスタッフ(hospital administrator)や患者を指して使う軽蔑した言い方.

□「気体」の意味の連結語 pneumo- と,「頭蓋, 頭」の意味の crania から, 専門用語の pneumocranium(ニューモクレイニアム)は「気脳症, 頭蓋内気腫」[頭蓋骨と硬膜の間に空気が存在すること]の意味がある. ⇨ pneumo-cephalic

PNR 〔医療俗〕ピー・エヌ・アール

軽度の病気にすぎないのでタクシーを呼んで病院に来ればよいのに救急車を頼んだ患者. person needed ride(救急車の乗車を要求した人)の頭文字.

pod 〔医療俗〕ポッド

整形外科医(orthopedist). 整形外科医を指す〔俗〕orthopod(オーソポッド)の短縮語. ⇨ orthopod

POD ピー・オー・ディー

術後経過日数. postoperative day の略語. 例えば, 術後4日目であれば POD4(ピー・オー・ディー・フォー)と言う.

points 〔医療俗〕ポインツ

患者に抑制具(restraint)を使用する際, 患者の手足をベッドに固定する4個所の点(four points). 特に精神疾患の疑いのある患者のための隔離室(seclusion room)で使われる言い方.

poison (control) center ポイズン・(コントロール・) センター

電話による薬物などの中毒やその治療に関する情報提供を24時間体制で行なっている. American Association of Poison Control Centers(全米ポイズン・コントロール・センター協会)[本部は Virginia 州 Alexandria. 1958年設立]には全米各地のセンターが加盟している.

poke 〔医療俗〕ポーク:「突っ込む」

吸引によって組織を採取する吸引針生検(needle aspiration biopsy)をすること.

Pokemon 〔米医療俗〕ポーキーマン

膿(う)(abscess)を出す処置をする医師. 任天堂が1995年に発売したソフト「ポケットモンスター」の略称. そこに登場する架空の生物の総称.「ポケモン」が正しい呼び方であるが, ここではわざと「ポーキーマン」(Pokey-man)のように発音して使う.「切開メスを

'突っ込む'(poke)男」という意味をねらった読み方. 〔英医療俗〕では, Lancelot と呼ぶ. ⇨ Lancelot

policeman lesion 〔英医療俗〕ポリスマン・リージャン:「警官病変」

X線写真に写った明らかな病変で, 医学には素人の警官でもそれと分かるもの.

pollywogs ポリィウォッグズ

外科用の綿球(cotton balls). 文字通りは「おたまじゃくし」. ⇨ pledgets

poop 〔医療俗〕プープ:「うんちをする」

急に出産する. 〔俗〕や〔幼児語〕で「うんちする」ことから, お尻の方から赤ん坊が出てくることへの連想.

Poop Patrol 《the》 〔医療俗〕ザ・プープ・パトロール:「便(べん)見回り人たち」

看護師. 患者の便(poop)の後始末もしなければならないことから. 他に, the Bowel Brigade(腸部隊)や the Shit Shovellers(くそすくい人たち)などと呼ぶこともある.

poor historian 〔医療俗〕プアー・ヒストリアン:「お粗末な歴史家」

記憶を喪失した患者.

popcorn lung ポップコーン肺

電子レンジで作るポップコーンにバター風味を加えるために使われる人工香料ジアセチル(diacetyl)が原因とされ, この製品を製造する労働者に発症したことから popcorn worker's lung(ポップコーン従業員肺)とも呼ばれるが, 2012年9月にはこの製品を好んで食べ続けた男性がこの病気になったとして損害賠償を勝ち取って話題になった. 正式には閉塞性細気管支炎(bronchiolitis obliterans)のこと. ⇨ air-conditioner lung; bronchiolitis obliterans; corkhandler's disease; farmer's lung

pop drop 〔医療俗〕ポップ・ドロップ

親父ポイ捨て. 高齢になった父親(pop)を病院の緊急救命室(ER)に置き去りにすること. ⇨ Granny Drop; granny dumping

POPTA 〔医療俗〕ピー・オー・ピー・ティー・エー

病院到着前に意識を失った．passed out prior to arrival の頭文字．

pop the hood 〔医療俗〕「((患者)の)ボンネットを開ける」

(患者の)腹部を開く．「pop the hood on ＋人(患者)」の形で使う．
⇨ crack

Port-A-Cath 〔商品名〕ポータ・カス

完全非経口栄養法(total parenteral nutrition)で薬などを静脈から投与するための器具．米国 Smiths Medical 製．他社製の類似器具を指すのに普通名詞 portacath が使われることも多い．cath は catheter から．

❏ 新しい語を作る形式素(formative)で，1960年代頃から盛んに商品名に使われてきたのが，portable(持ち運びに便利な)から作られた porta- である．例えば，〔商品名〕Port-a-John(英国では〔商品名〕Portaloo)は工事現場で見かける移動式仮設トイレ．

Posey 〔商品名〕ポージィ

患者が転倒したり落下したりしないように抑制するのに使われる抑制衣(jacket restraint)など．"First in Patient Safety"(「患者さんの安全が第一」)と謳(うた)う，米国 Posey Company 製．次の例のように動詞として使うこともある．"She was Poseyed into the wheelchair, tied in with the jacket restraints."(「彼女は車椅子にポージィされていた，つまり抑制衣を着せられて縛りつけられていた」)

positive blue legs sign 〔医療俗〕「陽性ブルーレッグ徴候」

カーテンで仕切られた向こう側で蘇生処置(resuscitation)が行われていること．米国の緊急救命室(ER)の医師は青色のスクラブスーツを着用していることが多く，その脚の部分しか見えないことから．

positive chandelier 〔医療俗〕「陽性シャンデリア」⇨ chandelier sign

positive Cheetos sign 〔医療俗〕「陽性チートス徴候」

腹痛を起こして緊急救命室(ER)に連れてこられた子供の両手を見ると，オレンジ色になっていることがある．これはその子供がチーズ風味のスナック菓子〔商品名〕Cheetos(チートス：米国 Frito-Lay 製)を大量に食べたために腹痛を起こしたことを示してい

る．Cheetos にはオレンジ色のチーズパウダーがまぶしてあって，それが両手に付着しているというものである．つまり，生命にかかわるような重大な状況ではないということ．⇨ Doritos syndrome

positive gown's sign 〔医療俗〕「陽性ガウン徴候」
許可なしで，病院衣 (hospital gown) を着たまま退院すること．

positive Hilton sign 〔医療俗〕「陽性ヒルトン徴候」
患者がヒルトンホテル並の贅沢を期待している様子．すでに退院できる状態であることを意味する．

positive "O" sign 〔医療俗〕「陽性「O」(オー) 徴候」
意識不明の状態で患者の口がアルファベットの O の文字のようにぽかんと開いていること．⇨ Os; positive "Q" sign

positive "Q" sign 〔医療俗〕「陽性「Q」徴候」
意識不明の状態で患者の口がぽかんと開き，舌がだらりと出ていて，まるでアルファベットの Q の文字のような状態のこと．⇨ Qs; positive "O" sign

positive Revlon sign 〔医療俗〕「陽性レブロン徴候」
女性患者の気分がよい様子．lipstick sign (リップスティック徴候) とも呼ぶ．lipstick の代わりに化粧品メーカーの Revlon を使い，「陽性の」という意味の positive を付けて医学用語ふうにした言い方．⇨ lipstick sign; make-up sign

positive Samsonite sign 〔医療俗〕「陽性サムソナイト徴候」
高齢者が身の回り品を入れたスーツケースをもたされて病院の緊急救命室 (ER) に置き去りにされた状況．positive suitcase sign (陽性スーツケース徴候) の suitcase の代わりにスーツケースのメーカー Samsonite Corp. の Samsonite を使った表現．Samsonite positive (サムソナイト陽性) とも言う．⇨ BSS; Turf Granny Day; Samsonite positive; suitcase sign

positive suitcase sign 〔医療俗〕「陽性スーツケース徴候」
高齢者が身の回り品を入れたスーツケースをもたされて病院の緊急救命室 (ER) に置き去りにされた状況．⇨ pop drop; positive Samsonite sign; positive taillight sign; suitcase sign; Turf Granny Day

positive taillight sign 〔医療俗〕「陽性テールランプ徴候」

緊急救命室(ER)に家族の手で搬送された患者が車から降ろされると, すぐにその車は闇の中へ走り去ってしまい, そのテールランプだけが見える状況. つまり,「この患者の泊まる場所を与えてやってください(この患者の面倒をよろしくお願みします)」という勝手な意志表示. ⇨ Granny Drop; positive Samsonite sign; positive suitcase sign; Turf Granny Day

positive tattoo sign 〔医療俗〕「陽性タトゥー徴候」
患者に入れ墨がある様子. 少々の怪我では患者は死にそうにないということ.

post-baby belly ポスト・ベビー・ベリー ⇨ post-pregnancy bump

post-baby bump ポスト・ベビー・バンプ ⇨ post-pregnancy bump

post-pregnancy bump ポスト・プレグナンシー・バンプ
出産後の母親のお腹の膨らみ. post-baby bump や post-baby belly などとも言う.
❑ 英国の Catherine, Duchess of Cambridge(ケンブリッジ公爵夫人キャサリン)が 2013 年 7 月 23 日 Royal Baby の George Alexander Louis(ジョージ・アレクサンダー・ルイ)王子を出産し, St. Mary Hospital 退院時に公の場に姿を現した際に, そのお腹の膨らみがあまりにも明らかで, マスコミがこの状態を報道するときに使った表現. 一般にもよく使う.

Postweekend fatigue syndrome 〔英医療俗〕「週末後疲労症候群」
主に一般診療医院(general practice surgeries)で月曜日の朝に見られる症状. 週末に特別なことで活動して活動をして, 新たな1週間が始まった月曜日になってどっと出て来る疲労感のため病院に受診に行くもの.

potato chip operation 〔医療俗〕「ポテトチップ手術」
高齢の真性糖尿病(diabetes mellitus: 略 DM)患者に見られる乾性壊疽(えそ)(dry gangrene)のため, 下肢部を切断する手術(amputation)で, 足の指を切断したと思うと, 次は足を, 次は膝の下まで(below-the-knee), ついには膝の上まで(above-the-knee)と, 少

しずつ切断していく手術を指した言い方.

❏ この呼び名は, ポテトチップのコマーシャルの "One potato chip is never enough."(「ポテトチップ1枚では決して止められない」)から.

potato patch 〔医療俗〕ポテト・パッチ:「ジャガイモ畑」

脳卒中(stroke)の患者たち. 身体機能が正常に機能しなくなった状態の患者たちがいる状況を, ジャガイモがたくさんある畑(patch)にたとえたもの. ⇨ fruit salad; rose garden; vegetable garden

pothole sign 〔医療俗〕ポットホール・サイン:「道路のくぼみ徴候」

急性虫垂炎(acute appendicitis). 病院へ向かう救急車が道のくぼみにはまり込んで跳ねる度にひどい痛みを感ずるところから. He was positive for the pothole sign.(彼はポットホール・サインは陽性だった[間違いなく急性虫垂炎だった])のように使う.

pot plant 〔医療俗〕ポット・プラント:「鉢植え植物」

持続的植物状態(persistent vegetative state: 略PVS)の患者(生命維持装置などによって生命だけは維持されている長期の植物状態にある患者).

Power Weekend 〔医療俗〕パワー・ウイークエンド

外科の研修医(resident)にとって過酷な週末の連続勤務. 金曜日の午前6時に病院に到着し, 翌週月曜日の夜まで, 84時間眠ることなくぶっ通しで仕事をする. ⇨ Golden Weekend

pox doc 〔医療俗〕ポックス・ドック

性感染症クリニック(sexually transmitted disease clinic)の医師. 患者のpox(瘡(かさ))が出る性病を治療するから.

pox doctor 〔英医療俗〕ポックス・ドクター

尿生殖器(genito-urinary)専門医院に勤務する性病専門医. poxは元は梅毒(syphilis)を指して使われたが, 現在は一般に性病を指す語. 瘡(かさ)(pocks)が出来る病気であるところからの異つづり.

PP 〔医療俗〕ピー・ピー

病気を装うプロ級の患者. professional patientの頭文字. ⇨ probies

PPP 〔医療俗〕ピー・ピー・ピー

格別に手がつけられない虚弱原形質患者. piss-poor protoplasm (ひでえ貧弱原形質野郎)の頭文字. 手術や治療の前に輸血を含む広範囲な準備を必要とする衰弱した患者. 医師たちにとっては, やっかいな患者. triple P とも呼ぶ.

❏ さらにやっかいな PPPP (particularly piss-poor protoplasm) もある. ⇨ crock; garbage; gomer; groom; hit; junk; scumbag; SHPOS; train wreck; turkey

Pradaxa 〔薬・商品名〕プラダキサ

米国 Boehringer Ingelheim Pharmaceuticals, Inc. 製の抗凝固薬 (anticoagulant). 脳卒中(stroke)のリスクを下げるためなどに使用される処方薬のカプセル錠. 日本ではプラザキサ(Prazaxa)の名で販売される.

PRATFO 〔英医療俗〕ピー・アール・エー・ティー・エフ・オー

問題はないから安心せよと念押しされ, さっさと帰れと病院から追い出される患者. patient reassured and told to fuck off の頭文字.

Pravachol 〔薬・商品名〕プラバコール

米国 Bristol-Myers Squibb Co. 製の抗高脂血症薬(antihyperlipidemic). 一般名はプラバスタチンナトリウム(pravastatin sodium). 家庭雑誌の広告でも見られる処方薬.

preemie プリーミー

早産児. premature infant の略. premie や premy などともつづる.

Prelone 〔薬・商品名〕プリローン

副腎皮質ステロイド(adrenocortical steroid)として使用される, 米国 Aero Pharmaceuticals, Inc. 製のチェリー風味のシロップ薬. 処方薬. 一般名はプレドニゾロン(prednisolone).

Premarin 〔薬・商品名〕プレマリン

米国 Pfizer, Inc. 製の天然の卵胞ホルモン薬(エストロゲン). 錠剤. 更年期(menopause)の諸症状を和らげるために使用される. クリームの Premarin Vaginal もある. 家庭雑誌の広告には, "PREMARIN Vaginal Cream treats vaginal dryness by restoring your body's ability to produce its own natural lubrication."(「プレマリン膣クリームがあれば,あなたの身体から本来の潤滑を産み出す力を取り戻して膣の乾燥を直してくれます」)とある. ⇨ vaginal dryness

prenatal diagnosis 出生前診断

胎児(fetus)が遺伝性疾患(genetic disorder)などにかかっているかどうかを判断する診断. antenatal diagnosis とも言う.

preordained 〔医療俗〕プリオーデインド:「運命を定められた」

病(やまい)が不治であること.

Preparation H 〔薬・商品名〕プレパレーション H

米国 Pfizer, Inc. 製の痔(hemorrhoid)の治療薬. 市販薬. クリーム, 軟膏(ointment), 坐薬(suppository), ジェルなどがある.

PreserVision 〔薬・商品名〕プリザーヴィジョン

米国 Bausch & Lomb, Inc. 製の視覚機能改善のためのビタミンやミネラル補給剤. 錠剤とソフトジェルがある. 日本では「プリザービジョン」表記で販売されている.

pressure cooker 〔医療俗〕プレッシャー・クッカー:「圧力鍋(釜)」

集中治療室(intensive care unit: 略語 ICU). 隔離, 密閉されるイメージから.

pressure pills 〔医療俗〕プレッシャー・ピルズ

低血圧(hypotension)または高血圧(hypertension)用の薬. pressure は「血圧」(blood pressure)のこと.

pretend-icitis 〔医療俗〕プリテンド・イキティス:「にわかなりきり病」

人の関心を引き寄せるためにでっちあげた仮病.「~の振りをする」という意味の pretend と,「~の性質の」の意味の連結語 -ic +「炎症」の意味の連結語 -itis から.

Prevacid 〔薬・商品名〕プレバシッド

胃酸を抑えるために使われるプロトンポンプ抑制薬(proton pump inhibitor). 米国 Takeda Pharmaceuticals North America, Inc. の登録商標. 日本ではタケプロンと呼ばれる. 処方薬. 胃酸逆流症疾患(acid reflux disease)に伴う胸焼け(heartburn)に効果がある.

priapism プライアピズム

持続勃起症.性欲によらない病的なもの.痛みがある.脊髄に損傷があることを示す場合がある.ギリシャ神話の生殖と豊穣を司り,巨大なペニスを持つ男性の生殖力の神プリアーポス(Priapos)の名から.

Prilosec 〔薬・商品名〕プリロセック

米国 AstraZeneca LP 製の抗潰瘍(かいよう)薬(antiulcerative),プロトンポンプ抑制薬(proton pump inhibitor).処方薬.一般名はオメプラゾール(omeprazole).市販薬の Prilosec OTC(Procter & Gamble 製)もある.雑誌広告でも日常的に見かける薬で,"24-hour complete heartburn relief is possible."(「24時間完全な胸焼け解消が可能です」)と謳(うた)っている.

primary care 〔医療俗〕プライマリー・ケア:「(医師たちの)主たる関心」

具体的には,テニス,スキー,ヨット,ゴルフなどの遊びを指す.
❏ 本来は「初期医療,初期診療」(primary health care)の意味.

Pringle maneuver プリングル操作

肝実質(liver parenchyma)への血流を減少させるために手を使って行う肝門(porta hepatis)の閉塞(occlusion).外傷による損傷や肝切除(liver resection)の場合に行う.オーストラリア生まれの外科医 James Hogarth Pringle(ジェームズ・ホガース・プリングル)(1863-1941)の名から.

probationer nurse プロベイショナー・ナース

見習い看護師.(特に病院附属看護学校の)看護学生. ⇨ probies

probie プロビー

見習いの緊急医療テクニシャン(EMT).probationary(見習いの)と,「小さいもの」を意味する連結語(指小辞)-ie から.「新入り消防士」の意味でも使う.

probies プロビーズ

病気を装うプロ級の患者(professional patients: 略語 PP).精神的ニーズを満たそうとする詐病者(malingerer),転売するための処方薬やドラッグを手に入れようとするドラッグ請負人,入院治療を受けたくてもっともらしい劇的症状を作り上げるミュンヒハウ

ゼン症候群(Münchausen syndrome)の患者など. ⇨ Münchausen syndrome

procedure monkey 〔医療俗〕「治療のめりこみ野郎」

インターベンショナリスト(interventionalist). 介入治療(intervention)〔画像診断装置による画像を見ながら内視鏡などを用いて大きな切開なしに行うなど患者の負担を最小限に抑える治療〕の得意な医師. 特定の治療法に対する高度なトレーニングを受けているが, ほとんど人間性が感じられないと揶揄(やゆ)したもの.

prog 〔医療俗〕プログ

(食べ物を)あさる. 仕事に追われて食事ができなかったインターン(intern)や研修医(resident)が食べ物を求めて病院内をうろつく(prowl about for food)こと. ナースステーションにある冷蔵庫, 患者の食事トレー, 自販機などがその的になる.

Prolia 〔薬・商品名〕プロリア

米国 Amgen, Inc. 製の閉経後の女性の骨粗鬆(そしょう)症(osteoporosis)治療薬. 年に2回注射する. 処方薬. 米国食品医薬局(FDA)が2010年に承認.

Propecia 〔薬・商品名〕プロペシア

米国 Merck Sharp & Dohme Corp. 製の育毛剤(hair growth stimulant). 処方薬. ⇨ quality of life therapy

prosopagnosia プロソパグノウジア：相貌(そうぼう)失認

親しい人の顔を認識することができない症状. 自分自身の顔でさえも分からないことがある.〔ギリシャ語〕で「顔」を意味する prosopon と, 否定を意味する連結語 a- と,「認識」の意味の連結語 -gnosia から. face blindness とも呼ぶ.

❏ 米国の俳優 Brad Pitt(ブラッド・ピット)(1963-)が, 2013年に自分にこの症状があることを告白した. ⇨ face blindness

Protonix 〔薬・商品名〕プロトニクス

米国 Pfizer, Inc. 製のプロトンポンプ阻害薬(proton pump inhibitor). 胃食道逆流症疾患(GERD)などに関係のあるびらん性胃炎(erosive gastritis)〔胃の粘膜が傷ついて起こるもの〕に使われる処方薬. 錠剤. 静脈注射用の Protonix I.V. もある.

Prozac Weekly 〔薬・商品名〕プロザック・ウイークリー

米国 Eli Lilly and Company/Dista Products Company 製の抗鬱(うつ)薬(antidepressant)Prozac の姉妹品で，1週間に一度服用するもの．処方薬． ⇨ Vitamin P; Wellbutrin

Prudential syndrome 〔医療俗〕プルデンシャル症候群

交通事故で大した怪我でもないのに保険金を目当てに嘘の症状を訴えること．生命保険を主業とする世界最大級の金融サービス会社 Prudential Financial, Inc.(1875年設立．本社は米国 New Jersey 州 Newark)の名前を使った言い方． ⇨ Allstate-itis

prune juice discharge 〔医療俗〕プルーン・ジュース・ディスチャージ

膣からの茶褐色(プルーン・ジュースのような)のおりもの．胞状奇胎(hydatidiform mole)[胎盤を形成する絨毛(じゅう)細胞が異常に増殖し，小さな袋状の粒がたくさんできてぶどうの房のように見える病気]に多く見られる． ⇨ discharge

psoriasis 乾癬(かんせん)

慢性の皮膚角化疾患．「ソライアシス」と読む．

❑ 1960年代から Tegrin(テグリン) (Glaxo Smith Kline 製，現在は Retrobrands USA LLC 製)というブランドの薬用シャンプーやクリームのコマーシャルで使われた "The Heartbreak of Psoriasis"(「乾癬の悲嘆」)というフレーズが有名．

PSW ピー・エス・ダブリュー ⇨ psychiatric social worker

psychiatric social worker 精神医学ソーシャルワーカー

患者やその家族が，精神疾患に関する社会的，感情的，環境的な問題に対処する場合のカウンセリングを専門とする．略称は PSW． ⇨ medical social worker

psychlotron 〔医療俗〕サイクロトロン

精神科医(psychiatrist)．物理学で使うサイクロトロン(cyclotron)(加速器)の cyc- の部分を同音の psych-(精神)で言い換えた言葉遊びからの造語． ⇨ head shrinker; pest control; pitchfork; shrink; spook; trick cyclist; wig picker

psychoceramic 〔医療俗〕サイコセラミック

心気症の患者(hypochondriac)のこと．心理(精神)療法のことを psychotherapy と呼ぶが，この -therapy の部分をふざけて，類似

音もつ ceramic（陶磁器, セラミック）で置き換えたもの.〔英医療俗〕で psychoceramics を「老年精神医学」(psychogeriatrics) の意味で使う.

psycode　〔医療俗〕サイコード

精神科病院 (psychiatric hospital) 内で心肺蘇生術 (CPR) の必要が生じた患者. 精神疾患治療のために投与した薬の副作用によって患者が意識を失い, 心肺蘇生が必要な状況.「精神」の意味の連結語 psycho- と「心拍停止（になる）」の意味の code からの造語. ⇨ Code Blue

PTBHT　〔医療俗〕ピー・ティー・ビー・エイチ・ティー

男性患者の回復の見込みがないことを表す表現. pass the butter, he's toast（バターを回してくれ, 彼はもうおしまいだ）の頭文字から. 女性患者の場合は PTBST (pass the butter, she's toast) となる. 文字通りは「バターを回してくれ, 彼［彼女］はトースト状態だ（すっかり焼き上がってバターを塗る状態のトーストだ）」. toast は〔俗〕で「死んでいる」(dead) の意味の形容詞.

PTF therapy　〔医療俗〕ピー・ティー・エフ・セラピー

PTF は pillow to face（顔に枕を押し当てる）の頭文字. 言うことを聞かない患者などを静かにさせる方法. ⇨ APTFRAN

PTSD　ピー・ティー・エス・ディー

心的外傷後ストレス障害. 強い外傷や武力衝突などで生じる強烈な精神的ストレスで, 受けた外傷が再び身に起こると思う症状が出たり, 以前の外傷とかかわりがある刺激を避けようとしたり, 外的刺激に無感覚になる症状, あるいは長期にわたって自律神経機能障害, 集中できない, 悪夢を見る, 外傷原因をたびたび思い起こす, などの症状が出る. post-traumatic stress disorder の頭文字.

PU　〔獣医俗〕ピー・ユー

ペットが死んだことの診断. paws up（手足を上にして）の頭文字.

"Publish or perish."　〔格言〕「論文を発表せよ, さもなくば死ね」

大学という世界で成功をおさめることを望む医師は, 臨床だけでなく, 研究の面においても結果を出さなければならないことを指す表現.

医学の分野に限らず，大学のような学究的世界では，絶えず研究成果を公表し続けなければならないプレッシャーがあることを表している．この言葉が最初に使われたのは，米国の弁護士 Harold Jefferson Coolidge, Sr.(ハロルド・ジェファーソン・クーリッジ・シニア)(1870-1934)が1932年に著した *Archibald Cary Coolidge: Life and Letters* という本の中だと言われている．

Puget Sound Blood Center　ピュージェット・サウンド血液センター

米国 Washington 州 Seattle にある血液センター．米国血液センター組織(America's Blood Centers, ABC)のメンバー．2015年に Bloodworks Northwest と名称変更．献血車は，職場，学校，教会などで行われる blood drive と呼ばれる献血活動に出かける．

❏ 米国で献血ができるのは，健康な17歳以上(16歳で可能な州もある)で体重が少なくとも110ポンド(約49.9キログラム)ある人．また，前回から56日経たないと次の献血はできない．Puget Sound は，Seattle から臨んで西側にある湾の名称で，周辺の多くの会社などが会社名などに付けて使っている．⇨ ABC[2]; blood drive

PUHA　〔医療俗〕ピー・ユー・エイチ・エー；プーハー

(車で)くそったれを拾って運べ．pick up and haul ass の略語．患者を救急車に収容して病院へ急げということ．⇨ bag and drag; load and go; scoop and run; scoop and scoot; stay and play

pull the plug　プラグを抜く

植物状態(vegetative state)が継続している患者への栄養補給や酸素補給を中止する．

pulmon　〔医療俗〕パルモン

肺の病気を専門にするインターン(intern)．pulmon- は「肺」の意味の連結語．

pulmonary toilet　肺洗浄

気管(trachea)や気管支(bronchial tree)から粘液(mucus)や分泌物(secretions)を取り除くことを指す．心肺分野を専門とする理学療法士(physiotherapist)が深呼吸や体位ドレナージ(postural drainage)などを行う，胸部物理療法(chest physical therapy)であ

る．医学生がこの名前を面白がるというが，フランス語の toilette と関連がある語で，toiletter（トゥワレテ）は「清掃する」の意味の語．現在は pulmonary hygiene（パルモナリー・ハイジーン）という言い方が好まれる．hygiene は「衛生，清潔」の意味．

pulp popper 〔医療俗・歯科俗〕パルプ・ポッパー

歯内療法専門医（endodontist）．歯髄（dental pulp）や歯根（tooth root）とその周辺部の組織の病気を治療する歯科専門医．'pop' は「ポンとはじけさせる，破裂させる」の意味で，毛細血管の集合体でできている組織の「歯髄」［歯の神経（dental pulp）］を取り除く処置をする人の意味の造語．

pulse ox　パルス・オックス

血中酸素飽和度計．動脈を流れる血液中の酸素量（動脈酸素飽和度）を計測する．pulse oximeter の略．携帯用もある．

Pulvule 〔商品名〕プルビュール

ゼラチンをベースにした薬剤用カプセルの商標名．口の中で唾液でつるつるとすべりやすくなり，飲み込みが容易になる．dust（ちり，ほこり）を表すラテン語 pulvis からの命名．米国 Eli Lilly and Company 製．

pump　ポンプ

① 〔医療俗〕体外心臓マッサージ（external cardiac massage）をする．
② 〔俗〕心臓（heart）．

pumper　ポンパー

① 〔医療俗〕動脈血（arterial blood）の噴出．
② 〔俗〕心臓（heart）．
❏ 一般には「ポンプ付きの消防自動車」の意味．

pumping out your stomach 〔医療俗〕「胃の中から吸い上げて出す」

胃洗浄（gastric lavage）．⇨ down your nose with a garden hose; Ewald tube

pumpkin 〔医療俗〕「かぼちゃ」

① 肝硬変（cirrhosis）で黄疸(おうだん)（jaundice）にかかったアルコール依存症患者．かぼちゃの色からの連想．
② ヘロインの過剰服用者．⇨ yellow balloon; anti-pumpkin

juice

pumpkin positive 〔英医療俗〕「かぼちゃ陽性」
(患者が)馬鹿であること．口の中をライトで照らすとハロウィーンのかぼちゃさながらからっぽの頭の中が見えてしまう，ということ．医師が冗談で使う言い方．

pumptech 〔医療俗〕ポンプテック
心臓血管灌流技師(cardiovascular perfusionist)のこと．開胸手術(open-heart surgery)などの心臓手術の際に，患者の循環機能や呼吸機能を人工的にサポートしたり一時的に交替したりするための体外循環装置(extracorporeal circulation equipment)を操作する．

punt 〔医療俗〕パント
何をどう治療してしていいか分からない時に，言葉を濁すこと．

purple 〔医療俗〕パープル
死体収容にパラメディックが出動要請をされたこと．Code Purpleとも言う．すでに腐敗が始まっている場合の出動要請はpurple plusと言う．

push プッシュ
(妊婦が分娩時に)いきむ．⇨ pushy

pushy 〔医療俗〕プッシィ
いきんでいる分娩中の女性．子宮頸(cervix)が完全に拡張(dilation)した後の段階で，積極的に意識的に「いきむ」(push)ことが求められる．⇨ push

puss 'n' boobs 〔俗〕プス・ン・ブーブズ：「面(?)とおっぱい」
顔と乳房を形成手術(plastic surgery)で整えた女性．特にLos Angelesで使われた表現．〔俗〕でpussは「面(?)」, boobsは「おっぱい」の意味．

PWA ピー・ダブリュー・エー ⇨ person with AIDS

Q

QA キュー・エー

医療水準保証. quality assurance の頭文字. このためのプロセスは, 医療水準評価(quality assessment)と医療水準管理・改善(quality control and improvement)の2つから成る. すでに確立された医療水準に対して継続的に検査を行い, その水準を維持するための手段を提供するものである. (1)医療プロセスの誠実さを実証, (2)医療行為の結果が水準に合っているかの検査, (3)説明義務, (4)失敗に対する責任, の4つがその要素(element)である. 医療に従事する者にとっては, 継続的な専門教育, 同僚による評価(peer review), 専門家, 州資格委員会(state license board)などから有効性についての評価(utilization review)を受けることが必要である.

QID 〔医療俗〕キュー・アイ・ディー

癇癪(かんしゃく)の爆発. queen in distress(悩める女王)の頭文字. 英語には古くから damsel in distress(悩めるおとめ)という言い方があり, 映画や小説で使われてきた, 囚われていた魅力的な若い女性が主人公の男性の手で救出されるというモチーフ. この表現を言い換えたもの.

Qs 〔医療俗〕キューズ

絶えず口をぽかんと開け, 舌をだらりと出している入院患者. 特にナーシングホーム(nursing home)に入っている老人に多い. まるでアルファベット Q の文字のようだということ. Q の複数形. ⇨ dotted-Q sign; Fly sign; Ms; O-Q shift; Os; O sign; Q sign

Q sign 〔医療俗〕「キュー徴候」

意識不明の状態で患者の口がぽかんと開き, 舌をだらりと出ている状態のこと. 〔英医療俗〕では, 末期患者の場合の徴候を指す. ⇨

dotted-Q sign; Fly sign; O-Q shift; Os; O sign; positive "Q" sign; Qs

Q-tips¹ 〔医療俗〕「キュー・ティップス」

高齢者．綿棒の〔商品名〕Q-tips（米国 Unilever United States, Inc. 製）のように頭部が白いことから．⇨ Q-tips²

Q-tips² 〔商品名〕キュー・ティップス

綿棒（cotton swab）．商品パッケージには "There is no softer or safer swab than Q-TIPS Cotton Swabs"（「Q-TIPS ほどソフトで安全な綿棒はない」）とある．抗菌（antibacterial）タイプも販売されている．米国 Unilever United States, Inc. 製．⇨ Q-tips¹

QT sign 〔英医療俗〕キュー・ティー徴候

末期患者の口がぽかんと開き，だらりと出ている舌の先に呑み込めなかった錠剤がくっついている状態のこと．Q sign（キュー徴候）の Q に tablet（錠剤）の頭文字を取って QT としたもの．⇨ Q sign

quackpractor 〔医療俗〕クワックプラクター

カイロプラクター（脊柱指圧療法士）（chiropractor）．chiropractor の chiro-（「手」の意味の連結語）の部分を，医者ではないことから「いかさまの」（quack）で置き換えた言葉遊びによる造語．

quality of life therapy 生活［生命］の質セラピー

生命を脅かすようなことはない状態に対するセラピー．例えば，頭が禿げる（balding）ことに対して〔商品名〕Minoxidil for Men（ミノキシジル・フォー・メン）や〔商品名〕Propecia（プロペシア）を使用することや，勃起不全（インポテンス）に対して〔商品名〕Caverject（カバージェクト），〔商品名〕Muse（ミューズ），あるいは〔商品名〕Viagra（バイアグラ）を使用することや，生殖能力（fertility）を高めるために〔商品名〕Clomid（クロミド）を使用することなど．⇨ Caverject; Clomid; Minoxidil for Men; Muse; Propecia; Viagra

quarantine 〔医療俗〕クォランティーン：「隔離」

医療費の支払いが終わるまで患者の配偶者，子供，ペットなどを人質にとること．

❑ quarantine は「（伝染病地からの旅行者や貨物に対する）隔離」の意味．

questionable doctor 〔医療俗〕クエスチョナブル・ドクター：「疑わしき医師」

重大な事態を引き起こしたり，米国連邦法違反行為があったりなどで，市民健康調査グループ(the Public Citizen Health Research Group: 略称HRG)[健康と安全に関する調査と消費者擁護にかかわる非営利団体]によってリストアップされた医師．impaired physician(医療行為を行う正常な能力が欠如した医師)とも呼ぶ．

quickening 〔医療俗〕クィックニング：「脈拍促進」

退院前に医療費の請求書を受け取ったとたんに脈が速くなって気分が悪くなること．quickeningには「胎動初感[妊娠中に初めて胎児の動きを感じること]」の意味がある．

qwertyitis 〔医療俗〕クワーティアイティス

医師が実際に患者を相手に診療を行うのではなく，コンピューターの前に座って仕事をすることに時間をかけている状態．「(コンピューターのキーボードが)通常の文字配列の」の意味のqwertyと，「炎症」の意味の連結語 -itis からの造語．

R

rabbit ラビット

〔医療俗〕おしゃべり(over-talkative)．'talk'(おしゃべり)のことを，〔英押韻俗〕ではtalkと韻を踏んでいるporkを使ってrabbit and pork[この語句には特別の意味はない]と表現するが，その最初の語だけが残ったもの．

rabbit fever ラビット・フィーバー：「野兎(やと)病」⇨ tularemia

rabbit nose ウサギ鼻

アレルギー性鼻炎(allergic rhinitis)のため，外鼻孔がかゆくて，さながらウサギが鼻をくり返し動かしてしわを寄せる様子．子供に見られるもの．

rabbit stools ウサギ便

過敏性大腸症候群 (irritable bowel syndrome) で出る, 粘液におおわれた小さな丸い便. ⇨ functional bowel syndrome

radon 〔医療俗〕ラドン

放射線科医 (radiologist). ラドンはラジウムの崩壊で生まれる元素 (Rn). radium + -on (「不活性ガス」の意味) から. ⇨ in the magnet; ray; raydoc; shadow gazer

rafting on the Rio Caca 〔医療俗〕「リオカカ川にいかだが浮かんでいる」

大量の下痢 (diarrhea) をしている. caca (または kaka) は〔幼児語〕で「うんち」のこと. これに, 米国とメキシコ国境の川 the Rio Grande (リオグランデ川) に似せて「リオカカ川」としたもの.

Raggedy Anne syndrome 〔医療俗〕ラゲディ・アン症候群

慢性疲労症候群 (chronic fatigue syndrome) のこと. Raggedy Anne は, 米国でポピュラーな, 古風で素朴な赤毛の女の子の縫いぐるみ人形. 文字通りは「おんぼろアン」. くたくたになったこの人形の様子から. ⇨ yuppie flu

railroad tracks 〔医療俗・歯科俗〕「鉄道線路」

歯列矯正器 ((dental) braces). ⇨ tin grin

raisin farm 〔医療俗〕レーズン・ファーム

高齢者ホーム. 老人病専門病棟 (geriatric ward). 収容者の顔が干しブドウのようにしわしわであるから. 高齢者ホーム経営者は, raisin farmer (レーズン・ファーマー) と呼ぶ.

RANDO 〔医療俗〕ランドゥー

研修医が一度も処置を経験したことがない症例. resident ain't never done one の頭文字. ⇨ ASANSO; RANSO

R & R 〔俗〕アール・アンド・アール

豊胸のための美容整形外科手術で, 乳房を大きくするために埋め込んだものを取り除いて交換すること. remove and replace (除去と交換) の略語. 特に Los Angeles で使われた表現.

RANSO 〔医療俗〕ランソー

研修医が一度も見たことがない症例. resident ain't never seen one の頭文字. ⇨ ASANSO; RANDO

rapid lead infusion 〔医療俗〕ラピッド・レッド・インフュージョン:「急速鉛注入」

早く鉛(の銃弾)を撃ち込んでやりたいくらい嫌な患者. ⇨ acute lead poisoning; HVLP; lead poisoning; transcranial lead therapy

rapid takedown ラピッド・テイクダウン

事故車両などに閉じこめられてバイタル・サイン(vital signs)のよくない患者を,脊椎などを痛めないようにバックボード(backboard)などを使って急いで救出する方法. ⇨ backboard; vital signs

rat hunter 〔医療俗〕ラット・ハンター

振戦(しんせん)せん妄(delirium tremens)の患者. ネズミの大群が押し寄せてくる幻覚があることからの言い方. 重度のアルコール依存症患者に見られる離脱症状の一つで,震えや幻覚を伴う症状. ⇨ screaming meemies

ray 〔医療俗〕レイ

放射線科医(radiologist). X-ray(X線)にかかわることから. ⇨ in the magnet; radon; raydoc; shadow gazer

raydoc 〔医療俗〕レイドック

放射線科医(radiologist). X-ray(X線)にかかわることから. ⇨ in the magnet; radon; ray; shadow gazer

RBG 〔医療俗〕アール・ビー・ジー

天国へ旅立った(患者)ということ. received by God(神に召された)の頭文字. ⇨ celestial discharge; celestial transfer

R. D. 〔医療俗〕アール・ディー

放射線科医(radiologist),病理学者(pathologist),精神科医(psychiatrist),皮膚科専門医(dermatologist),産科医(obstetrician)たちが治療に困って自分の手に負えなくなり,別の医師の手助けが必要だという時に使う語. real doctor(本物の医師)の頭文字.

RDS アール・ディー・エス

新生児呼吸障害症候群. respiratory distress syndrome of the newbornの最初から3語の頭文字. hyaline membrane disease (硝子膜症)とも呼ばれる.

rear admiral 〔医療俗〕リア・アドミラル:「ケツ様々(さまざま)」

肛門科医(proctologist). rear には「尻」の意味があるところからの「尻を賞賛する(admire)」のしゃれ.
❏ rear admiral は正式には「海軍少将」のこと. ⇨ comprehensive physician; rear admiralty

rear admiralty 〔医療俗〕リア・アドミラルティ

肛門科(proctology department). rear admiral(肛門科医)から. ⇨ rear admiral

Receiving 〔病院内掲示〕レシービング

納品部. 病院で使用されるさまざまな機材が納入される場合に病院スタッフが受け取る部署.

rectal stim(ulation) 〔医療俗〕直腸刺激

直腸(rectum)を刺激して詰まっている便を取り除くこと. 潤滑ゼリー(lubricant jelly)に浸した体温計を使って, 詰まっているかもしれないものを取り除くようつつき回すこと. また「肛門性交(anal sex)」を指すこともある.

Red Cross disaster vehicle 赤十字災害時派遣車両

emergency response vehicle(緊急時対応車両:略語 ERV)とも呼ぶ.

red dot 〔医療俗〕レッド・ドット:「赤い点」

インド出身の医師. インド人は, 額に tikka(ティカ), bindy(ビンディ)などと呼ばれる赤い印をつけていることが多いから. 麻酔学専門医(anesthesiologist)の場合が多い.

red-eye 〔医療俗・歯科俗〕レッド・アイ

歯の神経(nerve)にドリルを当てる. 白い歯を削っている時に, 誤って神経に当ててしまうこと. ドリルの先から赤い目が飛び出したように見えるところから.

red flag 〔医療俗〕レッド・フラッグ:「赤旗信号」

切迫した段階(panic level)状態であることを示す検査数値(laboratory value).

red foods レッド・フーズ

グレープ, レバー, ラディッシュ, 赤キャベツ, トマト, スイカ, 赤ワインなど. 代替医療(alternative medicine)では, こういった「赤

い食べ物」は，循環やエネルギーを増大し不安を減少させると考えられている．⇨ orange foods

red herring 〔医療俗〕レッド・ヘリング：「燻製ニシン」

一見すると異常だが，患者の診断を下す場合にはこれに惑わされないで，無視してもよい点．燻製ニシンは，犬の嗅覚訓練で地面に残ったにおいを嗅いで跡をたどるときに使われていた．ただし，きついにおいがいつまでも残存して犬を惑わせることがある．このことを病気の診断のたとえに使ったもの．

Red Mask Foundation (the) ザ・レッド・マスク・ファンデーション

レッド・マスク財団．一般に severe facial blushing（重度顔面紅潮）と呼ばれる重度の赤面［専門用語では idiopathic craniofacial erythema（突発性頭蓋顔面紅斑）］に苦しむ人たちのために 1999 年に設立された組織．本部は米国 Indiana 州 Indianapolis．

red neck syndrome レッド・ネック症候群

抗生物質のバンコマイシン（vancomycin）の急速投与による，顔や上半身のほてり，かゆみ，紅斑などのアレルギー反応．

red pipe 〔医療俗〕レッド・パイプ

動脈（artery）．⇨ blue pipe; pipe

red-tagged （トリアージ（triage）で）赤のタグを付けられた

最優先で治療が必要な．危篤状態の．⇨ black-tagged; green-tagged; red trauma patient; triage tag; yellow-tagged

red trauma patient 〔医療俗〕赤色外傷患者

赤のタグを付けられた外傷患者のことを指す．最優先で治療しなければならない，危篤状態の外傷患者．⇨ black trauma patient; green trauma patient; red-tagged; yellow trauma patient

reeker 〔医療俗〕リーカー：「悪臭を放つもの」

非常に不快な体臭のある患者．

Reeves 〔商品名〕リーブズ

折り曲げて小さくして運びやすくできるフレキシブル・ストレッチャー（flexible stretcher）．1902 年に特許を申請した考案者，米国 Pennsylvania 州 Philadelphia の消防士 James E. Reeves（ジェームズ・E・リーブズ）の名から．2005 年からは，米国 DHS

Systems LLC が製造販売し，ブランド名も Reeves EMS と変更 (EMS = Emergency Management Systems)．患者の脊椎(spine) が曲がらないように固定する spine board(スパイン・ボード)や，患者を座らせた状態で階段を上下させることができる stretchair (ストレッチェア)と呼ばれる椅子型のストレッチャーなどもある． ⇨ stretchair

referologist 〔医療俗〕レファロロジスト:「紹介専門医」

救命救急医(ER physician)．専門医が軽蔑的に使う呼称．取りあえずの診断と治療をするが，自分では最終的な診断は出来ないので専門医へ回す医者，という「何でも屋」であることを軽蔑して専門医が使う呼称． ⇨ cowboy; flea

referral リファーラル

プライマリーケア医(primary(-care) physician)[いわゆる「かかりつけの医師」]から，セカンド・オピニオンや治療を受けるのがよいとして専門医に紹介された患者．そのような「(専門医への)紹介」の意味でも使う．

referred to the outpatient pathology clinic 〔医療俗〕

「外来患者用病理学クリニックへ回された」

(患者が)息を引き取った．「死んだ」ことを指す婉曲語法．pathology clinic(病理学クリニック)とは死体解剖をするところということ． ⇨ admitted to the seventeenth floor; discharged downstairs; discharged to heaven; discharged up

reflex hammer リフレックス・ハンマー

打腱器．腱反射(tendon reflex)を検査するために使う医療器具．

Reglan 〔薬・商品名〕レグラン

米国 ANI Pharmaceuticals, Inc. 製の，化学療法(chemotherapy)や手術後の吐き気を抑えるための制吐薬(antiemetic)，胃食道逆流(gastroesophageal reflux)に使う胃腸管刺激薬(gastrointestinal stimulant)．注射薬と錠剤がある．処方薬．

regular 〔医療俗〕レギュラー

急を要しない症状にもかかわらず繰り返し緊急救命室(ER)にやってくる常連患者． ⇨ frequent flyer; groupie; repeats

Relenza 〔薬・商品名〕リレンザ

A型インフルエンザ感染症(influenza A)やB型インフルエンザ感染症(influenza B)治療に使われる抗ウイルス薬(antiviral). 一般名ザナミビル(zanamivir). 米国 GlaxoSmithKline 製の処方薬.〔商品名〕Diskhaler(ディスクヘイラー)と呼ばれる吸入器(inhaler)を使って吸入する. ⇨ Diskhaler; Flumadine; Tamiflu

Remeron 〔薬・商品名〕レメロン

米国 Merck Sharp & Dohme Corp. 製の抗鬱(う゚)薬(antidepressant).

remote surgeon リモート・サージャン ⇨ console surgeon

rent-a-doc 〔医療俗〕レンタ・ドック

代診(locum tenens)をする医師. rent-a- は「貸し〜, 雇われの〜」を表す連結語.

repeats 〔医療俗〕リピーツ

緊急救命室(ER)へ何度も繰り返し戻って来る人たち. ⇨ frequent flyer; groupie; regular

rescue ledge 〔医療俗〕レスキュー・レッジ:「救出棚」

自動車事故現場で事故車両に閉じ込められた人などを救出するスペシャリスト(extrication specialist)の腹. 重量がある油圧式のこじあけ機〔商品名〕Jaws of Life(ジョーズ・オブ・ライフ)などを, 突き出すようにした腹に固定して使う様子から, そのような腹を ledge(棚)と呼んだもの. ⇨ Jaws of Life

Rescue 911 〔テレビ番組名〕『レスキュー911』

米国 CBS テレビ系のリアリティ番組(docudrama). 実際に起こった救出劇を元に作られた再現フィルムが中心の番組. 1989年9月5日から1996年9月3日まで放映. 911(nine-one-nine, または nine-eleven と読む)は米国の緊急(救急, 消防, 警察)電話番号. ⇨ CPR

Rescue Remedy 〔商品名〕レスキュー・レメディ

気持ちをリラックスさせたいときに飲む, または体につける, 空間にスプレーするなどの方法で使用する液体. 代替医療(alternative medicine)の分野には, 38種類の花から抽出したエッセンスを単独または組み合わせて行なう Bach flower remedy(英国のホメオパシー医(homeopath)Edward Bach(エドワード・バッチ)(1886-

1930)が開発)があり，精神的情緒的な不快感などを軽減するために使われる．この治療法に基づき 38 種類のうち 5 種類の花から抽出したエッセンスを使った液体．子供用の Rescue Remedy Kids, ペット用の Rescue Remedy Pets などもある．

resident レジデント
教育病院(teaching hospital)で専門医学実習を行う研修医．
❑ residency と呼ばれる専門医学実習は専門分野によって異なる．1 年目のレジデントは intern とも呼ばれる．⇨ house staff; intern; Junior Doctor; teaching hospital

resitern 〔医療俗〕レジターン
病気のインターンの仕事を肩代わりしなければならない研修医．resident と intern からの造語．⇨ intern; resident

respiratory therapist 呼吸療法士
❑ 米国の連続殺人犯(serial killer) Efren Saldivar(エフレン・サルディバル)(1969-)は呼吸療法士として勤務している時に，筋弛緩薬(muscle relaxant)を使用して患者を殺害したが，使用した薬に Pavulon(パブロン)があった．⇨ Pavulon

respiratory toilet 〔医療俗〕「呼吸洗浄」
手術の前後に，間欠的陽圧呼吸(intermittent positive pressure breathing: 略語 IPPB)［気道に陽圧をかける人工換気］治療をして肺の中をきれいにするプロセス．より一般的には，患者にむりやり咳をさせること．
❑ toilet は，医学用語として，①外傷部位とその周辺の，②分娩後の産婦の，③歯科治療で修復(restoration)の前に窩洞(かどう)(cavity)の洗浄，を意味して使われる語．

responaut 〔医療俗〕レスポノート
人工呼吸器(respirator)に頼っている患者．respirator ＋ naut(航行者)から「人工呼吸器を使っている人」の意味．

Restasis 〔薬・商品名〕レスタシス
米国 Allergan, Inc. 製の点眼薬．ドライアイ(dry eye)治療用の処方薬．

Restylane 〔薬・商品名〕レスチレーン
米国 Galderma Laboratories, L. P. 製の，しわ取りのために注入す

るジェル(injectable gel). 処方薬.

❑ Patricia Cornwell(パトリシア・コーンウェル)(1956-)が2012年に発表した作品 *The Bone Bed*(『死層』)では, Botox(ボトックス), Juvéderm(ジュビダーム), Perlane(パーレーン)と並んで登場する. ⇨ Botox; Juvéderm; Perlane

Resusci Anne 〔商品名〕レサシ・アン

心肺蘇生術(CPR)トレーニング用のマネキン. 全身(full body)のものと胴体部分(torso)だけのものがある. 米国 Laerdal Medical Corporation の登録商標. 患者が赤ちゃんの場合を想定した Baby Anne もある.

❑ 今世紀の初頭に, Paris のセーヌ川(the River Seine)から少女の遺体が引き上げられた. 暴行された形跡もなく, 自ら生命を断ったものと推測された. 身元が判明しなかったため, このような場合の慣例としてデスマスクが作られた. 彼女の上品な美しさと微笑が彼女の死の謎を深めた. このミステリーを元にいくつかのロマンチックな物語が出版された. その一つによると, 彼女の死は片思いの結末だとされた. この話はヨーロッパ中に広まり, デスマスクの複製が作られた. 1950年代にノルウェーの Åsmund S. Laerdal(アスムンド・S・レーダル)(1914-1981)が, 口移しの蘇生(mouth-to-mouth resuscitation)を教えるためのリアルで効果的な訓練用具の開発を始める時にこの少女のことが思い起こされた. 彼は蘇生訓練用のマネキンが等身大で外観が極めてリアルであれば, 訓練の受講生が救命処置の学習に意欲を持つと考えた. そして, 女流彫刻家の Emma Mathiassen(エマ・マーティアーセン)に, 新しい蘇生訓練用マネキン Resusci Anne の顔の型の作成を依頼した. Resusci Anne は1960年に発売され, 現在では世界中の蘇生法を学ぶ人たちやその蘇生術で救われた人たちにとっての生命のシンボルになっている. Rescue Anne, Resusci Annie, CPR Annie などとも呼ばれる. ⇨ Baby Anne; Fat Old Fred; Sani-Man

retained farts 「保留された屁(^)」 ⇨ unborn farts

retained sponge 〔医療俗〕「保留されたスポンジ」

手術後の患者の体内に置き忘れた手術器具を指す表現. ここでの

sponge はガーゼのことだが，指すのはそれだけではない．⇨ bury the hatchet; gauzoma; inpatient; sponge; steel sign

Retavase 〔薬・商品名〕レタベース

急性心筋梗塞(acute myocardial infarction)の治療に使用される処方薬．血栓溶解性のある(thrombolytic)ヒト組織プラスミノゲン活性化因子(tissue plasminogen activator)．米国 Chiesi USA, Inc. 製．

Retin-A 〔薬・商品名〕レティン・エー

ニキビ(acne)治療薬．米国 Valeant Pharmaceuticals International, Inc. のブランド．一般名トレチノイン(tretinoin)．

retrospectoscope 〔医療俗〕レトロスペクトスコープ：「回顧鏡」

治療法検討会議で，他の医師の採った方法を批判する(Monday morning quarterbacking)時に引き合いに出す架空の道具．retro-(後方の)＋spect-(見る)＋scope(スコープ，見る器械)から，「済んでしまった後ろを振り返って見る器械」ほどの意味．"Stop using your retrospectoscope."(回顧鏡を使って済んだことをとやかく言うのはよしなさい)のように使う．

ReVia 〔薬・商品名〕レヴィア

米国 Barr 製の麻薬拮抗薬(narcotic antagonist)．アルコール依存症患者などに使われる．一般名は塩酸ナルトレキソン(naltrexone hydrochloride)．錠剤．処方薬．米国 Teva Women's Health, Inc. 製．

rheumaholiday 〔医療俗〕リューマホリデイ：「リューマチ性休日科」

リューマチ病学(rheumatology)．外科など多忙な科の医師からすると暇そうに見えることから．holiday と組み合わせた造語．

rhino 〔俗〕ライノー

鼻形成(術)．rhinoplasty(ライノプラスティ)の略語．特に Los Angeles で使われた表現．

RICE ライス

患部を休ませ，冷やし，圧迫し，位置を高く保つこと．rest, ice, compression, elevation の頭文字．特に四肢の捻挫(sprain)などの負傷に対する基本的な治療を表す．整形外科手術や関節鏡検査

(arthroscopy)を受けた患者に対する指示としても使われる．

Rice Krispies 〔医療俗〕ライス・クリスピーズ

皮下気腫(subcutaneous emphysema)のこと．外傷などの原因で肺や気管が損傷を受けることにより，皮下組織内に空気が貯留する状態．この結果，顔，首，胸にむくみが出る．皮下組織に痛みが生じ，空気が移動するとパチパチという音(crackling)が出る．患者は，空気の漏れがひどい場合には呼吸困難(dyspnea)になり，皮膚に青みが出る．切開治療が必要．aerodermectasia とも言う．

❏ 米国製のシリアル〔商品名〕Rice Krispies(米国 Kellogg Co. 製)は，焼いて膨らました米で，表面には無数の穴ができているため，これにミルクをかけるとよく吸収して膨れ上がるところとそうでないところがあるため，小さなプチンプチンという音がする．この商品の連想から名付けたもの．⇨ aerodermectasia

RICH billing method 〔医療俗〕リッチ医療費請求法

病院が患者に対して，冗長で，理解困難で，人を惑わすような，重箱の隅をつつくがごときやり方で医療費請求を行うこと．RICHは redundant, incomprehensible, confusing, hairsplitting の頭文字．

RID 〔薬・商品名〕リッド

米国 Bayer HealthCare LLC 製のシラミ駆除剤(pediculicide)．シャンプー，ジェル，スプレーなどがある．市販薬．

riding the squirrel train 〔医療俗〕「リス列車に乗っている」

患者が混乱した状態で目が覚めて，ベッドから出ようとしたり，点滴チューブを引き抜こうとしていること．squirrel(リス)が使われたのは 'squirrelly'(= 'nutty'「頭がおかしい，異常な」)の言い方があることから．train(列車)は，患者が常に動き回ってじっとしていないことに言及したもの．

rig 〔医療俗〕リグ

救急車(ambulance)．

❏ rig には〔米〕で「トレーラートラック」(tractor-trailor)，〔米口語〕で「自動車」の意味がある．⇨ ambulance; bus; trauma truck; truck; unit

ringo 〔医療俗〕リンゴ

医療チームの中で使い捨てにされるメンバー. The Beatles (ザ・ビートルズ) のメンバーだった Ringo Starr (リンゴ・スター) (1940-) の名から.

Risperdal 〔薬・商品名〕リスパーダル

米国 Janssen Pharmaceuticals, Inc. 製の抗精神病薬 (antipsychotic). 一般名はリスペリドン (risperidone). 統合失調症 (schizophrenia) や双極性障害 (bipolar disorder) の治療に使われる処方薬.

Ritalin 〔薬・商品名〕リタリン

米国 Novartis Pharmaceuticals Corp. 製の中枢神経系刺激薬 (CNS stimulant). 一般名は塩酸メチルフェニデート (methylphenidate hydrochloride). 注意欠陥多動性障害 (ADHD) や睡眠発作 (narcolepsy) の治療に使われる. ストリート・ドラッグ (street drug) として乱用されることもある.

Rituxan 〔薬・商品名〕リツキサン

抗腫瘍(しゅよう)薬 (antineoplastic). 米国 Bioger, Inc. の登録商標. 英語読みは「ライタクサン」.

RLS アール・エル・エス

下肢静止不能症候群. むずむず脚症候群とも呼ぶ. restless legs syndrome の頭文字. 主に下肢 (時には体のさまざまな部位) にむずがゆさや痛みなど, 異様で不快な感覚が起こり, その部位を掻いたりさすったりしなければならないため, 多くの場合睡眠障害や過度のストレスを引き起こす. ⇨ Horizant

RMA アール・エム・エー

手当てを拒否した. refused medical attention の頭文字. 事故現場などで, 患者が手当てを拒否すること. ⇨ RMA AMA; RMA by action

RMA AMA アール・エム・エー・エー・エム・エー

医学的指示に反して手当てを拒否した. refused medical attention against medical advice の頭文字. 事故現場などで, 患者が手当てを拒否すること. したがって, 病院への搬送はできない. ⇨ AMA[2]; RMA

RMA by action アール・エム・エー・バイ・アクション

行動によって手当てを拒否した．refused medical attention by action の略語．事故現場などで，患者が暴力を振るったりして手当てを拒否すること．病院への搬送はできなくなる．⇨ RMA; RMA AMA

RN¹ アール・エヌ

(米国やカナダの)登録看護師．registered nurse の頭文字．米国の場合は，州認可の看護学校修了後に National Council Licensure Examination for Registered Nurses (NCLEX-RN)に合格した看護師．カナダの場合は，Comprehensive Examination for Nurse Registration Licensure と呼ばれる試験に合格することが必要．

❏ この RN を別の意味に当てはめる言葉遊びがある．LPN (licensed practical nurse) と対比して，RN は Real Nurse(本物の看護師)，LPN は Let's Play Nurse(看護師ごっこをしよう)と読む言葉遊びである．

❏ 医師側から見て，RN を Real Nasty(本当に嫌なやつ)，Rarely Nice(めったにすばらしくない)，Raw Ninny(未熟な間抜け)，Really Neurotic(まったくの神経症患者)の略語，LPN を Low-Paid Nurse(低賃金看護師)や Lower Peon Nurse(下級の日雇い看護師)の頭文字と考える侮辱的な言葉遊びもある．⇨ M. D.

❏ 看護師と医師の対立場面では，MD は makes decisions(決断を下す)，RN は rejects nonsense(ナンセンスなことは拒否する)と解釈することもある．⇨ MD

RN² 〔医療俗〕アール・エヌ

refuses nonsense(無意味な処置拒否)あるいは resists nonsense (無意味な処置抵抗)の頭文字．看護師が自分の名前の後にこの略語を添えて書いて，当該の処置に疑問を持っていることを示す．

❏ 一般には registered nurse(登録看護師)の頭文字．⇨ MD

RNFA アール・エヌ・エフ・エー

外科手術第一助手登録看護師．registered nurse first assistant の頭文字．外科手術の際に外科医に直接指示を受けながら技術的援助を行なう看護師．正常な，あるいは異常な解剖学的構造(normal/abnormal anatomy)についての知識，手術方法についての明確な知識，患者や手術チームのニーズを評価し，立案し，実行し，評価

する能力,幅広いコミュニケーションスキル,チームを作り上げるスキル(team building skills),手術援助や組み立てのスキル(surgical assisting and instrumentation skills),患者に対する指導や退院計画立案スキルなどが求められる.

roach 〔医療俗〕ローチ:「ゴキブリ」
重病の上に合併症を起こしたにもかかわらず生き延びている嫌われ者の患者.

roaches 〔俗〕ローチズ
鎮痛薬や催眠薬として使われるフルニトラゼパム(flunitrazepam)の〔商品名〕Rphypnol(ロヒプノール)の俗称.これを飲んでろれつが回らないとか歩行がおぼつかないなどの影響が出ていることをroached out(ローチでいかれた)と言う. ⇨ roofies

roaches of the liver 〔医療俗〕「肝臓のゴキブリ」
肝硬変(cirrhosis).

R. O. A. D. 〔医療俗〕アール・オー・エー・ディー:「ロード」
医学生(medical student)が医学部卒業後に研修医(resident)として勤務先を決める際に人気が高い専門分野の放射線科(radiology),眼科(ophthalmology),麻酔科(anesthesiology),皮膚科(dermatology)の頭文字.

❏ さらにもう一つの分野,救急医療(emergency medicine)を加えた場合に使われる頭文字がE. R. O. A. D.,あるいはR. O. A. D. E. ⇨ Match Day

ROAD 〔医療俗〕ロード
① 皮膚科医(dermatologist). retired on active duty(現役診療のまま退職状態で)の頭文字.他の診療科の医師からすれば暇な様子に見えるところから. ⇨ dermaholiday; zit doctor
② 可逆性閉塞性気道疾患.喘息(ぜんそく)(asthma)のこと. reversible obstructive airway disease の頭文字.

R. O. A. D. E. 〔医療俗〕アール・オー・エー・ディー・イー
⇨ R. O. A. D.

road map abdomen 〔医療俗〕「道路地図腹」
何度も手術を受けた傷痕がある腹部.道路地図のようにたくさんの線が見られることから. ⇨ gridiron belly; zorro belly

road pizza 〔医療俗〕「路上のピザ」

事故発生時に路上に投げ出された車やオートバイの運転手や乗客.
❏ road [street] pizza は〔米黒人俗〕で「路上にある死骸」の意味がある.

road rash 〔俗〕ロード・ラッシュ：「路面擦り」

オートバイ・自転車・スケートボードなどに乗っているときに路上で転んだ人や，自動車事故の犠牲者および巻き込まれた通行人なども負う擦過傷(abrasion)のこと．皮革製の衣類を着用していれば避けられるケースもあるという．
❏ 2013年7月に，韓国アシアナ航空機(Asiana Airlines plane)が San Francisco 国際空港で起こした事故の負傷者にも "severe road rash" が見られたと報道された．

roadside consult 〔医療俗〕「道ばた相談」

友人関係の医師同士の間で行う患者についての非公式な相談．一切を記録には残さない．⇨ sidewalk consultation

Robaxin 〔薬・商品名〕ロバクシン

米国 West-Ward Pharmaceuticals Corp. 製の筋弛緩薬(muscle relaxant). 処方薬.

Robitussin 〔薬・商品名〕ロビタシン

咳止め薬(antitussive)や去痰(きたん)薬(expectorant)などとして使われる市販薬．米国 Pfizer, Inc. 製．⇨ robo; robo-ing

robo 〔米俗〕ロボ

非麻薬性咳止め薬のデキストロメトルファン (dextromethorphan)．また，動詞として「ロビタシン(Robitussin)を飲む」の意味でも使う．⇨ Robitussin; robo-ing

ROBO 〔獣医俗〕アール・オー・ビー・オー

飼い主の車にひかれた．run over by owner の頭文字語．病院に運び込まれたペットの負傷原因．

robodose 〔米俗〕ロボドース

気晴らしのために咳止めシロップを乱用する．⇨ robo-ing

robo-ing 〔米俗〕ロボ・イング

咳止め薬の Robitussin(ロビタシン)を大量に服用すること．その商品名の一部 rob と名詞の語尾を作る -ing から作って，「ロボす

ること」の意味を表す語．デキストロメトルファンを含むロビタシンを大量に服用して陶酔感(euphoria)や幻覚(hallucination)作用を得ることが目的．

❑ [米俗]で robo には，名詞「デキストロメトルファン」，動詞「ロビタシンを飲む」という用法がある．また，robodose は「気晴らしのために咳止めシロップを乱用する」，robotard は「デキストロメトルファンを含む市販薬を医療目的以外で乱用する人」，robotrip は「デキストロメトルファンを含む市販薬を医療目的以外で乱用する」という意味がある．⇨ Robitussin; robo

robomedic [俗] ロボメディック
規則通りにしか仕事のできない，まるでロボットのような新人の救急救命士(paramedic)．特に Los Angeles で使われた表現．⇨ paramedic[1]

robomouth [医療俗・歯科俗] ロボマウス
インプラント治療で合わない人工歯を植え付けられてしまった人．歯の噛み合わせが悪く，しゃべり方がぎこちなくてロボットがしゃべっているように聞こえるところから．

robotard [米俗] ロボタード
非麻薬性咳止め薬のデキストロメトルファン (dextromethorphan)を含む市販薬を医療目的以外で乱用する人．⇨ robo-ing

robotrip [米俗] ロボトリップ
非麻薬性咳止め薬のデキストロメトルファン (dextromethorphan)を含む市販薬を医療目的以外で乱用する．⇨ robo-ing

Rocephin [薬・商品名] ロセフィン
抗感染薬(anti-infective)．抗生物質製剤．米国 Genentech, Inc. 製の処方薬．一般名はセフトリアキソンナトリウム (ceftriaxone sodium)．

rock [医療俗] ロック
入院するほどの重病や重症ではないが，緊急救命室(ER)から出ていくこともできない患者．衰弱，老衰，あるいは身内が引き取ることを拒んでいたり，あるいは保険に加入していなかったり，またはお金に困っていて入院できなかったりといった理由のある患者．岩(rock)のように動かないところから．⇨ ALC; bedblocker; rock

garden

rock & roll 〔医療俗〕ロックンロール

(病院を)退院する,(集中治療室を)出る.文字通りは「揺すって転がして進む」ことで,ダンスのロックンロールに掛けた言い方.〔米学生俗〕でも「(場所を)去る,出発する(leave)」の意味で使う. ⇨ roll

rocket room 〔医療俗〕「ロケット部屋」

多くの患者が亡くなる部屋.ロケットに乗って天国へ旅立っていくというもの.

rock garden 〔医療俗〕ロック・ガーデン

出ていくことができない患者(rock)でいっぱいになった緊急救命室(ER). ⇨ rock

rocking horse stool 〔英医療俗〕ロッキング・ホース・スツール:「揺り木馬の便」

非常に珍しいもの.オーストラリア英語で「非常にまれな(珍しい)」ことを表す比喩表現に as rare as rocking horse manure(揺り木馬の厩肥(きゅうひ)のようにまれな)がある.または as rare as a pregnant nun(妊娠した尼僧のようにまれな)や as rare as fairies(妖精のようにまれな)という表現もある.木馬が糞(ふん)をするわけがないことから.

❏ このほか非常に珍しいものを指すオーストラリア英語の表現に hen's teeth(文字通りは「ニワトリの歯」)がある. ⇨ goldfish stool

rodeo dentistry 〔歯科俗〕「ロデオ歯科学」

非協力的な子供の歯の治療をすること.カウボーイが馬を乗りこなし,投げ縄などを巧みにこなすロデオに掛けたもので,子供をうまく手なずけて治療すること. ⇨ N.G. cowboy

Rohypnol 〔薬・商品名〕ロヒプノール

鎮静薬(sedative),催眠薬(hypnotic)のフルニトラゼパム(flunitrazepam)の商品名.抗痙攣(けいれん)薬(anticonvulsant),抗不安薬(anxiolytic),としても使われる.睡眠障害の治療によく使われる.しばしばデート・レイプ・ドラッグ(date rape drug)として悪用される.製薬会社 Hoffmann-La Roche は 1975 年から発売し,当初は病院での睡眠障害治療のために使われた.〔俗〕で roofies と呼

ばれる. ⇨ roofies; ruffies

Rolaids 〔薬・商品名〕ロレイズ

米国 Chattem, Inc. 製の制酸薬(antacid). 市販薬. "When Heartburn Attacks, It's Rolaids to the Rescue."(「胸焼けに襲われた時, 救出に来るのはロレイズです」)と謳(うた)う.

❏ "How do you spell relief?"(「'安堵'のスペルは？」)"R-O-L-A-I-D-S, Rolaids."(「R-O-L-A-I-D-S とつづって, ロレイズと書きます」)というやり取りを使ったコマーシャルが有名.

roll 〔医療俗〕ロール

(病院を)退院する, (病棟を)出る. 〔米学生俗〕で「(場所を)去る, 家を出る」の意味で使う. ⇨ rock & roll

roller gauze ローラー・ガーゼ

ロール状に巻いてあるガーゼ. gauze roller や gauze rolls などとも呼ばれる.

rollerskate shift 〔医療俗〕ローラースケート勤務

看護師が少しも手を休めることができないほど忙しい勤務時間のこと.

Romazicon 〔薬・商品名〕ロマジコン

解毒薬(antidote)として使われる Hoffman-La Roche 製の処方薬. 薬物過剰服用(overdose)などの治療薬.

ROMI 〔医療俗〕ローミー

心筋梗塞の可能性を否定する. rule out myocardial infarction の頭文字. 次のように小文字で書いて受動文で使う. The patient was romied. (その患者の心筋梗塞の可能性は否定された) ⇨ farc; MI

roofies 〔俗〕ルーフィーズ

鎮静薬(sedative)や催眠薬(hypnotic)として使用されるフルニトラゼパム(flunitrazepam). その〔商品名〕Rohypnol(ロヒプノール)を短縮変形したもの.

❏ このフルニトラゼパムを指す通称には他にも次のものがある: circles, downers, goofball, goofers, heavenly blues, La Rocha, Mexican Valium, qual, R2, rib, roaches, roachies, Roche, Roofenol, rope, rophies, ruffies, stupefy, valley girl, valo, vals, valums. ⇨ date rape drug; Rohypnol; ruffies

rooter 〔医療俗〕ルーター

熱狂的応援者．大都市にある病院の緊急救命室（ER）の近くにたむろして，救急車（ambulance）で次々に到着する患者たちを見て楽しむ野次馬（しばしば貧困者，酔っ払い）．救急車を「声援する」（root）ことから．特に札付きの者は rooter royale（ルーター・ロワイヤル）（「どえらいルーター」），僻地からやって来た者を piney rooter（パイニー・ルーター）（文字通りは「松の茂った荒地のルーター」）と言う．

Rose cottage 〔英医療俗〕ローズ・コテージ：「バラの小別荘」

遺体保管所（mortuary）．英国の病院では患者のいるところでは婉曲語（euphemism）としてこの語を使う．子供のいるところでは「虹の端（Rainbow's End）」と呼んだりする．

rose garden 〔医療俗〕ローズ・ガーデン：「バラ園」

脳卒中（stroke）の患者たち．身体機能が正常に機能しなくなった状態の患者たちがいる状況を，バラの花でいっぱいの庭にたとえたもの．⇨ fruit salad; rose garden; vegetable garden

rosemary baby 〔俗〕ローズマリー・ベビー

アロマテラピー（aromatherapy）にやって来る頭髪の少ない患者．ローズマリーの葉を思わせる髪と，また1968年の米映画 *Rosemary's Baby*（『ローズマリーの赤ちゃん』）で女優 Mia Farrow（ミア・ファロー）(1945-) が演じた主役 Rosemary Woodhouse（ローズマリー・ウッドハウス）の短く切った髪を連想させるところから．特に Los Angeles で使われた表現．

rotater 〔医療俗〕ローテイター：「ぐるぐる回し患者」

やっかいな症状の患者で，1人の担当看護師ではその看護師が燃え尽き症候群（burnout syndrome）になりかねないので，毎日担当看護師を替える必要がある患者のこと．

Rothmans sign 〔英医療俗〕ロスマンズ徴候

指の先がタバコのやにで黄ばんでいること．Rothmans は，かつての英国のタバコ製造メーカーとして著名だった Rothmans International plc のタバコブランド．同社は1999年にブリティッシュ・アメリカン・タバコ（British American Tobacco: 略称 BAT）に統

合された．カナダには Rothmans, Benson & Hedges Inc.(RBH)
がある．日本での発売は BAT 日本法人．北朝鮮の金正日元総書記
が愛用していると伝えられて知られたブランド．

Roto-Rooter　〔医療俗〕ロト・ルーター

①管状器官(tube)の中にある障害物を除去するために使われる医療器具．心臓病の治療に使われる．

②洗腸(rectal irrigation)．

❏ 排水管の詰まりを通すために使われるスチール製ケーブル装置の〔商品名〕Roto-Rooter (米国 Roto-Rooter Group, Inc. 製) から．roto-rooter ともつづる．

rounding up the usual suspects　〔医療俗〕「いつもの容疑者の一斉検挙」

お決まりのすべての検査を指示すること．⇨ gomergram; labs; troll the labs; work up

Roxicodone　〔薬・商品名〕ロキシコドン

米国 Mallinckrodt Pharmaceuticals 製の麻薬性鎮痛薬(narcotic analgesic)．処方薬．

❏ Patricia Cornwell (パトリシア・コーンウェル) (1956-) が 2007 年に発表した作品 *Book of the Dead* (『異邦人』) にも登場した商品名．

Rozerem　〔薬・商品名〕ロゼレム

米国 Takeda Pharmaceuticals North America, Inc. 製の催眠薬(hypnotic)として使われる処方薬．Takeda Pharmaceutical Company Limited の登録商標．

RPOC　アール・ピー・オー・シー

自然流産(spontaneous pregnancy loss [miscarriage])や人口妊娠中絶(planned pregnancy termination)や早産(preterm delivery)，あるいは予定出産(term delivery)の後に子宮内に残留しているもの．retained products of conception(残留受胎生成物)の頭文字．(大量)出血や感染の原因となることがあるという．

RSI　アール・エス・アイ

急速連鎖誘導．rapid sequence induction の頭文字．意識がある患者の気管に挿管する場合に，咳き込んだり喉が詰まったりする気

管反射(airway reflex)を抑えたり，肺に異物を吸い込む誤嚥を防ぐためのテクニック．

RTL 〔医療俗〕アール・ティー・エル

病状が悪化して死が近づいている状態．rushing toward the light (天光に向かって突進している)の略語．⇨ circling the drain; CTD

rub 〔俗・マッサージ〕「こすり」

マッサージのこと．特に Los Angeles で使われた表現．

Rudy Baga 〔医療俗〕ルディ・バガ

絶望的なほどの脳損傷で，植物人間状態の患者．野菜の蕪(かぶ)の一種で rutabaga(ルタバガ)があるが，この音に似せてつづり変えたもの．

ruffies 〔俗〕ラフィーズ

鎮痛薬や催眠薬として使われるフルニトラゼパム(flunitrazepam)の〔商品名〕Rohypnol(ロヒプノール)の通称．⇨ Rohypnol; roofies

RU486 〔薬・商品名〕アール・ユー・フォー・エイティシックス

経口妊娠中絶薬(oral abortion pill)として使われる Mifeprex(ミフェプレックス)などの商品名で知られるミフェプリストン(mifepristone)の開発時の名前．この化合物を合成したフランスの薬品製造会社 Roussel Uclaf S.A. の頭文字 RU と，38,486 番目に開発された番号を省略して最後の 3 桁の数字 486 を使ったもの．

❑ 〔俗〕では，この読み方に語呂合わせをして Are(R) you(U) for (4) 86?(あなたは赤ん坊を堕胎することに同意しますか[イエスなら，その場合に使う薬です])と読ませる使い方がある(86[eighty-six]は〔俗〕で「除去する」意味)．⇨ oral abortion pill

rule of five 〔医療俗〕ルール・オブ・ファイブ：「5 のルール」

患者の身体の開口部(orifice)5 か所以上にチューブが挿入されていれば，その患者には生存の見込みがないということ．

rule of thumb about serious burns (a)「ひどい熱傷についての親指のルール」

ひどい熱傷を負った患者がどうなるかについての目安．rule of thumb は「経験と常識に基づくだいたいの目安」の意味．患者が全層性熱傷[第 3 度熱傷(third-degree burn)]で死亡する可能性は，

その患者の年齢と熱傷を負った体表面積の割合の合計に等しい．例えば，70歳の人が体表面積の30パーセントに全層性熱傷を負うと，ほぼ間違いなくその熱傷が原因で死亡する．

❏ 熱傷の程度には，第1度熱傷(first-degree burn)から第4度熱傷(fourth-degree burn)まである．

run ラン

救急救命士(paramedic)が緊急出動要請に応じること．call とも言う．⇨ call

running-off 〔医療俗〕ランニング・オフ

下痢(diarrhea)に苦しんでいる患者の様子を指す表現．run off には〔俗〕で「下痢をする」の意味がある．

running towards the light 〔医療俗〕「光に向かって走っている」

(患者は)死にかけている(dying)．キリスト教で the light は「世の光キリスト」のこと．

rush roller 〔医療俗〕ラッシュ・ローラー：「突進してころがり込む人」

シェービング，消毒，浣腸などの通常の準備なしですぐに手術室へ運び込まれた救急患者．特に，「準備なしで分娩室へ運び込まれた患者」の意味もある．

S

Saint Elsewhere 〔医療俗〕セント・エルスホエア：「聖どこかほかの病院」

大学病院のような学究的センターから離れたとろろにあるコミュニティー病院(community hospital)．Saint(聖)が付くと立派な病院のように聞こえる．実際に病院名に Saint が付くものもある．

❏ 米国 NBC 系の連続医療ドラマに，Boston の病院が舞台の *St.*

Elsewhere(『セント・エルスホエア』)(1982年10月26日から1988年8月10日まで放映)があった. ⇨ community hospital; elsewhere general; Mount Saint Elsewhere

salami slicing サラミ・スライシング:「サラミの薄切り」

分ける必要がないのにもかかわらず,研究結果を複数の論文に小分けにして発表すること.

salty water 〔俗〕「しょっぱい水」⇨ GHB

Samsonite 〔俗〕サムソナイト

おむつ入れのバッグ. おむつバッグを, 一般的な米国 Samsonite Corp. 製のスーツケースの名で呼んだもの. 特に Los Angeles で使われた表現.

Samsonite positive 〔医療俗〕サムソナイト陽性

身の回り品をスーツケースに入れて持たされた高齢者が病院の緊急救命室(ER)に置き去りにされた状況のこと. ⇨ BSS; positive Samsonite sign

SANE セイン

性暴力被害者支援看護師. sexual assault nurse examiner の頭文字. 性的暴力(sexual assault)の被害者に対するケアや治療に関する上級トレーニングを受けた登録看護師(registered nurse). 客観的証拠を収集する役割も果たす. 略語は SANE だが, nurse を付けて SANE nurse と呼ぶこともある. 性的暴力, 子供への虐待, DV, 犯罪被害という健康被害者に対して, 法看護(forensic nursing)の立場から積極的な介入, フォローアップ, そして予防といった対応をする看護師 forensic nurse(法看護師)の一つ.

Sani-Man 〔商品名〕サニ・マン

心肺蘇生術(CPR)トレーニング用の成人サイズのマネキン. マネキンの口, 鼻, 気道などを覆う使い捨てのシールドを使用するため, 練習するたびにその部分を消毒する必要がない. より小さなサイズの Sani-Child(サニ・チャイルド)や Sani-Baby(サニ・ベビー)もある. 米国 Simulaids, Inc. 製. ⇨ Fat Old Fred; Resusci Anne

Sarafem 〔薬・商品名〕サラフェム

米国 Allergan, Inc. 製の抗鬱(う)薬(antidepressant). 処方薬. ⇨

PMDD
sardonic smile 痙笑(けいしょう)

sardonic laugh とも言う. 破傷風が原因での顔面の痙攣(けいれん)が笑いのように見えるもの. 正式には risus sardonicus(リーサス・サードニカス)と呼ぶ. 一般には「冷笑, せせら笑い」の意味で使う語.

SARS サーズ

重症急性呼吸器症候群. severe acute respiratory syndrome の頭文字.

❏ WHO(世界保健機関)は, 2003年9月に次のような研究結果を発表した. ① 新型肺炎が空気感染した証拠はない. すべては接触感染か飛沫感染. ② 医療従事者の感染リスクが大きい. ③ 感染から2週間目が二次感染の可能性大. ④ 発症後, 5日以内の隔離が有効. ⑤ 子供の感染例はまれ. ⇨ Carlo Urbani

SAS 〔医療俗〕エス・エー・エス

ひどく重病で. sick as shit の頭文字.

Satinsky clamp 〔医療器具〕サチンスキー鉗子(かんし)

大静脈(vena cava)などをしっかりつかむためなどに使われる. 米国の血管外科医 Victor Paul Satinsky(ビクター・ポール・サチンスキー)(1912-1997)の名から. 日本では, サテンスキー鉗子とも呼ぶ.

Sativex 〔薬・商品名〕サティベックス

英国 GW Pharmaceuticals plc 製の, 多発性硬化症(multiple sclerosis)による痙縮(けいしゅく)(spasticity)[筋肉に力が入り過ぎるため動きにくくなったり, あるいは勝手に動いてしまったりするもの]治療薬. 癌の疼痛(とうつう)治療などにも用いられる. 口腔内スプレーで薬剤を投与する.

sats 〔医療俗〕サッツ

酸素飽和度. oxygen saturation の略. 血液中の酸素量のこと.

sauce 〔医療俗〕「ソース」

身体から出る, 胸の悪くなるような分泌物(液), 嘔吐物.

sawbones 〔医療俗〕ソーボーンズ:「のこぎりを使った骨切り」

整形外科医(orthopedist), 外科医(surgeon). ⇨ ax; bone

banger; bone crusher; butcher; carpenter; cutting doctor; caveman; hack; jock-doc; knife-happy; knuckledragger; knuckle scraper; Mack the Knife; meat cutter; slasher; sturgeon; vulture

SBI 〔医療俗〕エス・ビー・アイ

身体内部の何か悪いもの．something bad inside の頭文字．手術時に初めて見つかった癌や予期していなかった深刻な病状のこと．

SBLEO 〔医療俗〕エス・ビー・レオ

法執行官の自殺．suicide by law enforcement officer の頭文字．つまり，警察官の自殺のこと．

scalpel safari 〔医療俗・外科俗〕スカルペル・サファリ

米国内ではなく，費用の安い第三世界の国で美容整形手術を受けること．scalpel は「外科用メス」の意味．国外に出ることを東アフリカでのサファリに出かけるといったもの．surgery safari とも言う．⇨ surgery safari

scalpel slave 〔俗〕スカルペル・スレイブ：「外科用メスの奴隷」

美容整形外科手術がうまくいかず何度も追加の手術にやってくる患者．外科用メスから離れられない患者のこと．特に Los Angeles で使われた表現．

scarabiasis スカラビアシス；スカラベ腸炎

scarab という糞玉をつくる甲虫のオオタマオシコガネが腸内に入って起こる腸炎．scarab と，「〜に起因する病気」の意味の連結語 -iasis から．

❑ 珍しく治りにくい病気であるという響きがあり，長い病気欠勤を取るための仮病に使われたりする珍しい病名．

Scarlett O'Hara syndrome 〔医療俗〕スカーレット・オハラ症候群

(人前で見せる)見栄を張った食習慣．ときに仲間集団が一緒にかかる食事障害．若い女性の社交家が短期間にいくつものディナーやパーティーに参加することから起こる．体重をコントロールするために自分の意志で嘔吐することもある．

❑ 米国のベストセラー小説 *Gone with the Wind*(『風と共に去りぬ』)(1936)の主役 Scarlett O'Hara が淑女にあるまじき振る舞い

をすると思われると困るため，人前で食べるより先に，隠れてガツガツ食べていたところから．

schistoglossia　〔医療俗〕シストグロシア：「二枚舌の」

医師や看護師が病院の嫌な管理部門のスタッフ(hospital administrator)や患者を指して使う軽蔑語．schisto-は「裂けた」の意味の連結語，-glossiaは「〜の舌を持つ」の意味の連結語．forked tongue(文字通りは「先が割れた舌」)が「二枚舌」の意味があることから．スキストグロシアとも発音．

❑ 専門用語では「舌裂（ぜつれつ）」［舌に先天性分裂のある奇形］の意味．

schistosomiasis　シストソウマイアシス

schistosoma(シストソウマ)という住血吸虫属の吸虫による住血吸虫症で，アジア，アフリカ，南米の風土病．schistosomaと，「〜に起因する病気」の意味の連結語-iasisから．

❑ 珍しくて治りにくい病気の響きがあり，仮病を使うときの口実に使うことができる．

schizophrenia　スキゾフレニア

統合失調症．スイスの精神病理学者Eugene Bleuler (オイゲン・ブロイラー)(1857-1939)の1910年の造語で，ドイツ語ではSchizophrenie．「分裂」の意味の連結語schizo-と，「精神障害状態」の意味の連結語-phreniaから．

schizotrichia　スキゾトリキア

毛尖（もうせん）分裂．毛髪端の分裂．「分裂」の意味の連結語schizo-と，「〜な毛を有する状態」の意味の連結語-trichiaから．

❑ "My schizotrichia is flaring up again."(毛尖分裂が再発してきているんです)のように難解な医学専門用語を用いて仮病を使い，仕事を休む場合のもっともらしい理由に使われることもある．

schmo　〔医療俗〕シュモー

医学生(medical student)を軽蔑した呼び方．

❑ 〔俗〕で「うすのろ野郎，とんま」の意味がある．⇨ ghost; gofer; mutant; nidget; pissant; scumworm; slave; stud; wedge

SCI　エス・シー・アイ

脊髄損傷．spinal cord injuryの頭文字．

❑ 米国退役軍人局病院(Veterans Administration hospital)のVA

Puget Sound Health Care System, Seattle Division（米国 Washington 州 Seattle）には，Spinal Cord Injury Unit（脊髄損傷病棟）がある．

scoop 〔医療俗〕スクープ
① （他の医者を出し抜いて）最初に症例を見抜く．
② 乳房切除術（mastectomy）．⇨ mastectomy

scoop and run 〔医療俗・救急医療〕スクープ・アンド・ラン：「すくい上げて走れ」
患者を救急車や救急ヘリコプターに乗せて病院の緊急救命室（ER）まで急いで搬送すること．load and go（荷物を積んで出発せよ）や scoop and scoot（すくい上げて駆け出せ）という言い方もある．⇨ bag and drag; load and go; PUHA

scoop and scoot 〔医療俗・救急医療〕スクープ・アンド・スクート：「すくい上げて駆け出せ」⇨ bag and drag; PUHA; scoop and run; stay and play

scoop stretcher スクープ・ストレッチャー
縦に2つに割れるようになっていて，患者の両サイドから身体の下へ滑り込ませて，患者をすくい上げる（scoop）ようにして乗せるストレッチャー．

scope 〔医療俗〕「スコープされる」
内視鏡検査（endoscopy）を受ける．

scope jockey 〔医療俗〕スコープ・ジョッキー：「スコープ操作係」
病理学者（pathologist）．scoper とも呼ぶ．scope（= microscope：顕微鏡）を使うところから．⇨ necrophilies; scoper

scoper 〔医療俗〕スコーパー：「スコープ操作係」⇨ scope jockey

scopolamine 〔俗〕スコポラミン ⇨ GHB

scopophobia スコーポーフォービア
視線恐怖症．窃視恐怖症．他人に見られることに対する病的な恐怖のこと．

scramble (**the**) 〔医療俗〕ザ・スクランブル：「緊急発進」
卒業後に研修医（resident）として勤務する病院が決まるマッチ・デー（Match Day）を過ぎてもその行き先が決まらない医学部4年生が，必死になること．〔軍〕では敵機が侵入したときの防空戦闘機

の「緊急発進：スクランブル」のこと．⇨ Match Day

scrape and staple 〔医療俗〕スクレイプ・アンド・ステイプル：「かき取って，ホチキスで留める」

熱傷治療専門病棟(burn unit)．感染，壊死組織を除去したり，植皮したりすることを「かき取って，ホチキスで留める」と表現したもの．⇨ burn center; Burn ICU; burn unit

scratch and sniff 〔医療俗〕スクラッチ・アンド・スニフ：「(膣の中を)引っ掻いて，においをかぐ」

婦人科(gynecology)の検査のこと．

screaming meemies スクリーミング・ミーミーズ

① 〔米俗〕ヒステリー(hysteria)．パラノイア(paranoia)〔偏執症〕．単に meemies とも言う．meemies の語源ははっきりしない．

② 〔米俗〕(アルコール依存による)振戦(しん)せん妄(delirium tremens)．

③ 〔医療俗〕精神科病棟(psych ward)の患者たち．

④ 〔医療俗〕小児科医オフィス(pediatrician's office)の患者たち．

⑤ 〔医療俗〕学期末試験週間(finals week)の医学生たち．⇨ rat hunter

scrim 〔医療俗・耳鼻咽喉科俗〕スクリム

言語または音の区別ができること．discrimination の短縮．

script 〔医療俗〕スクリプト：「台本」

処方箋．prescription の短縮．

scrub nurse スクラブ・ナース

手術前に手や腕を洗って消毒殺菌して(scrub)，手術室内の滅菌された区域で外科医を直接介助する看護師．⇨ circulating nurse

scrubs スクラブズ

(医師や看護師などの)手術着一式．英国では，theatre blues(手術室の青服)と呼ぶこともある．⇨ johnny gown; surgical greens; surgical scrubs

scumbag 〔医療俗〕スカムバッグ

嫌な患者．

❏ scumbag には，別に〔俗〕で「コンドーム」の意味もある．この場合 scum は〔俗〕で「精液」(semen)の意味があることから，それ

が溜まる袋のこと. ⇨ crock; garbage; gomer; groom; hit; junk; PPP; SHPOS; train wreck; turkey

scumworm 〔医療俗〕スカムワーム:「くず虫」
医学生(medical student)を軽蔑した呼び方. scum は「人間のくず」, worm は「虫」の意味. ⇨ ghost; gofer; mutant; nidget; pissant; schmo; slave; stud; wedge

scut doggie 〔医療俗〕スカット・ドギー
患者のケアとは直接関係のない仕事(scut work)をさせられる医学生(medical student)やインターン(intern). scut dog, scut monkey, scut puppy とも言う. ⇨ junior; scut monkey; scut puppy; scut work

scut monkey 〔医療俗〕スカット・モンキー ⇨ scut doggie; scut puppy

scut puppy 〔医療俗〕スカット・パピー
単に pup(パップ)とも呼ばれる. ⇨ scut doggie; scut monkey

scut work 〔医療俗〕スカット・ワーク ⇨ scut doggie

Sea-Band 〔商品名〕シー・バンド
乗り物酔い(motion sickness)やつわり(morning sickness)に効果があるとされる指圧バンド(acupressure band). つぼを刺激する小さなプラスティック製のボールがついているリストバンド. 手術後や化学療法(chemotherapy)の際の吐き気やむかつきにも効果があるという. 英国 Sea-Band Ltd 製.

seal sign 〔医療俗〕「アザラシ徴候」
ひどく肥満の患者. X線写真やCTスキャンをすると体腔(body cavity)の外側に多量の柔組織(soft tissue)が写っていて, まるで多量の脂身(blubber)で全身を覆われたアザラシそっくりであることから. 軽蔑語. ⇨ beached whale; BWS; cow; fluffy; harpooning the whale; seal sign; whale

secret squirrel 〔医療俗〕シークレット・スクイレル
偏執的で(paranoid), 精神的に混乱した人(emotionally disturbed person: 略語 EDP). 米国 New York 市 Manhattan の地下鉄の駅構内で暮らしている人を指す言い方. squirrel はアメリカ英語では「スクワーレル」のように発音する.

❏ 米国NBC系で1965年10月2日から1967年9月2日まで放映されたテレビアニメに *Secret Squirrel*(『秘密探偵クルクル』)がある．ドジで失敗ばかりする主人公で諜報部員のリスの名前がSecret Squirrel．日本でも1966年7月〜12月にNETテレビ(現テレビ朝日)で放映された．また，〔米俗〕では「精神的に不安定な人」をsquirrelと言う．⇨ EDP; squirrel; squirrel guy

"See one, screw one, do one." 〔医療俗〕「目で見て，ねじ込んで，やってみろ」

性交のこと．医学教育における学習のルール "See one, do one, teach one."(「目で見て，やってみて，教えてみろ」)からのもじり表現．⇨ "See one, do one, teach one."

"See one, do one, teach one." 「目で見て，やってみて，教えてみろ」

医学教育で重視されてきた学習のルール．医師としてのスキルを習得するためには，まず自分の目で見て覚え，次に実際に自分でやってみて，そして他人に教えてみるのが効果的だということ．

❏ このルールでは不十分だということで，"See one, simulate many, do one competently, and teach everyone."(「目で見て，たくさん真似てみて，完璧にやってみて，そして全員に教えてみろ」)というルールが提唱されている．

Seldane 〔薬・商品名〕セルダイン

抗ヒスタミン薬(antihistamine)．錠剤．処方薬．一般名はテルフェナジン(terfenadine)．製造元はMarion Merrill Dowであったが，現在は製造されていない．

sell Hondas 〔俗〕「ホンダ車を売る」

医師が，美容整形外科手術を受ける患者と手術費用の交渉を行う．車の販売の際の価格交渉にたとえたもの．特にLos Angelesで使われた表現．

sellout 〔医療俗〕セルアウト：「大入り満員興行」

(個人経営の)整形外科医(plastic surgeon)．軽蔑語．特に，美容整形(cosmetic surgery)の分野で患者を集めるところから．

senior resident シニア・レジデント

専門医学実習(residency)が，内科なら3年目，外科なら4年目か

5年目の研修医(resident). 3年目なら R3(Resident [Year]3), あるいは医学部卒業後3年目なので PGY3(Post Graduate Year 3) とも呼ぶ. 4年目なら R4(Resident [Year]4), あるいは医学部卒業後4年目なので PGY4(Post Graduate Year 4) とも呼ぶ. 5年目なら R5(Resident [Year]5), あるいは医学部卒業後5年目なので PGY5(Post Graduate Year 5) とも呼ぶ. ⇨ intern; junior resident; resident

Senokot 〔薬・商品名〕セノコット

米国 Purdue Pharma L. P. 製の緩下薬(laxative). 便秘(constipation)に使う市販薬. "Works Gently. Works Overnight."(「やさしく効いて, ひと晩で効く」)がキャッチフレーズ.

❑ 米国 King Pharma 製の急性シアン化物中毒(acute cyanide poisoning)に対する解毒薬(antidote) Cyanokit(シアノキット)と聞き間違えないように注意が必要.

September club 〔英医療俗〕セプテンバー・クラブ

夏休みが終わってからの再試験を受けなければならない医学生.

septicemia 〔英医療俗〕セプティシーミア:「血液腐敗症」

医師の仕事が長くなるとおのずから身にしみついてくる横着さ, 悪知恵, 世渡りの習性のこと. septicemia は専門用語では「敗血症」のこと. その別称 blood poisoning の文字通りの意味「血を毒すもの」を使ったもの. ⇨ septic shock

septic shock セプティック・ショック

敗血症性ショック. 敗血症(septicemia)の場合に起こるショック(shock). 血圧(blood pressure)が劇的に下がり, 高熱, 頻脈(tachycardia), 呼吸数(respiration rate)の増加などが特徴で, 昏睡(coma)状態に陥ることもある. ⇨ septicemia

Septra 〔薬・商品名〕セプトラ

米国 Pfizer, Inc. 製の抗感染薬(anti-infective). 処方薬. 一般名はスルファメトキサゾール(sulfamethoxazole).

Seroquel 〔薬・商品名〕セロクエル

抗精神病薬(antipsychotic). 統合失調症(schizophrenia)や双極性障害(bipolar disorder)に処方される. 米国 AstraZeneca group of companies の登録商標.

❏ 雑誌広告では, "I thought it was depression. Turns out depression was only half the problem. I had bipolar disorder. SEROQUEL has helped me feel better."(「鬱(うつ)病だと思っていました. ところが, 鬱病というのは疾病の半分だけのことだと分かりました. 実は双極性障害だったのです. セロクエルのおかげで気分はよくなってきました」)と謳(うた)う.

serum Dilaudid level 〔医療俗〕シーラム・ジラウジッド・レベル:「血中ジラウジッド濃度」

麻薬性鎮痛薬(narcotic analgesic)の〔商品名〕Dilaudid(ジラウジッド)が欲しいために患者が訴える痛みのレベル. 病院の緊急救命室(ER)へ強力な麻薬性鎮痛薬のDilaudidが欲しいために, つまり「血中ジラウジッド濃度が低くなったので」担ぎ込まれてきた患者が一方的に訴える痛みのレベルのこと. ⇨ ADD; drug seeker; drug-seeking behavior; percocetopenia

set nurse セット・ナース

米国Hollywoodの映画撮影のセットの現場で, 俳優やスタッフのケアを行う看護師. ⇨ studio nurse

❏ Hollywoodにある大きな映画会社(major studios)の診療室(infirmary)で仕事をする看護師はstudio nurseと呼ぶ.

SFS 〔医療俗〕エス・エフ・エス

悪臭を放つ足症候群. stinky foot syndromeの頭文字. ホームレスの患者などを指して言ったもの.

SFTS エス・エフ・ティー・エス

重症熱性血小板減少症候群. severe fever with thrombocytopenia syndromeの略語. ブニヤウイルス科フレボウイルス属に分類される新規ウイルスのSFTSウイルス(SFTSV)によるダニ媒介性感染症. 感染経路はマダニを介するものが中心. 有効な薬剤やワクチンはない.

❏ 2009年頃より中国で発生が報告され, 2011年に初めて原因ウイルスが特定された疾患. 2012年に日本国内初の死者が出たとされたが, その後2005年にはすでに日本国内でこのウイルスによる死亡者がいたことが判明した.

SFU 50 〔医療俗〕「SFUフィフティ」

「50% 沈黙有効量」．手術室(OR)で患者が騒ぎ，麻酔科医(anesthesiologist)が手術の邪魔になるほどの状況になったため，静かにさせるために鎮静薬(sedative)や不安を軽減する薬(anxiety-reducing medication)を投与する必要があると考えたときのコード．SFU は shut the fuck up(くそったれ，静かにしろ)の頭文字．ED 50 (= Effective Dose 50) (50% 有効量) [50% の患者に効果がある投薬量]にならった造語．

SGA 〔医療俗〕エス・ジー・エー

在胎期間のわりには小さい．small for gestational age の略語．例えば，新生児集中治療室(NICU)で，新生児の身体の大きさが妊娠期間のわりには小さい場合にカルテに記入する表現．

shadow chaser 〔医療俗〕シャドー・チェーサー：「影追い人」

放射線科医(radiologist)．⇨ in the magnet; ray; raydoc; shadow gazer

shadow gazer 〔医療俗〕シャドー・ゲイザー：「影をしっかり見る人」

放射線科医(radiologist)．⇨ in the magnet; ray; raydoc; shadow chaser

shaken baby syndrome 揺さぶられっ子症候群

激しく揺さぶられた乳幼児などに見られるむち打ち症(whiplash)のような損傷．腕や胴体の挫傷(bruise)，網膜の出血(retinal hemorrhage)，肋骨骨折(rib fracture)，昏睡(coma)，痙攣(けいれん)(convulsion)など．児童虐待(child abuse)の一つ．略語は SBS．shaken impact syndrome(揺さぶり衝撃症候群)とも言う．⇨ shaken impact syndrome

shaken impact syndrome 揺さぶり衝撃症候群

揺さぶられっ子症候群(shaken baby syndrome)を指す新しい言い方．略語は SIS．⇨ shaken baby syndrome

shark 〔医療俗〕シャーク：「サメ」

指導医(attending physician)．研修医(resident)を襲ってずたずたに痛めつけることから．⇨ attending physician; offending

sharp-force trauma 鋭器損傷

刃や先端が尖ったものによる外傷．⇨ blunt-force trauma;

smashola

sharps 〔医療俗・外科俗〕シャープス

手術室などで使われる縫合用針(suture needle), 外科用メスの刃(scalpel blade), 針の付いた注射器(syringe), 使い捨てのはさみ(scissors)など, 鋭利な器具.

❏ 医療器具のカタログを見ると, 使用済みのこれらの器具の処分(sharps disposal)に使う容器などの製品も紹介されている. ⇨ sharps count

sharps count 〔医療俗〕シャープス・カウント

手術終了時の報告で, 使用した縫合用針(suture needle), 外科用メスの刃(scalpel blade)などの鋭利な器具(sharps)の数を確認すること. ⇨ sharps

shaving cream appearance 〔医療俗〕「シェービング・クリーム様相」

薬物の過剰服用が原因で肺水腫(pulmonary edema)を起こした麻薬中毒患者の死亡時に, 鼻孔や口から泡状の物質が流れ出た様子.

Sherlock Holmes test 〔医療俗〕「シャーロック・ホームズ検査」

潜血検査(occult blood test). 潜血は便に混じる微量の血液で, 可視できないが化学テストで検出可能. Arthur Conan Doyle(アーサー・コナン・ドイル)(1859-1930)の作品で, Sherlock Holmes(シャーロック・ホームズ)が, 事件捜査の中で赤い染みを血液だと断定するために試薬を使って識別する方法を考案していることから.

shift syndrome シフト症候群

自宅からナーシング・ホーム(nursing home), あるいは長期ケア施設(long-term care facility)に移された高齢者に見られる精神的衰弱.

shift work maladaptation syndrome 交替勤務不適応症候群

交替勤務に長期間にわたって適応できないこと. 睡眠不足, 家庭, 社会との不調和, 職務能力減退などが見られる.

shim 〔医療俗〕シム

ホモ. she-him から.

shits 〔俗〕シッツ:「糞の山」
下痢(diarrhea). shit は「糞」.

shits and spits 〔医療俗〕シッツ・アンド・スピッツ
患者の便(stool)と痰(たん)(sputum)の標本. 検査技師たちが使う表現.

Shit Shovellers《the》 〔医療俗〕ザ・シット・ショベラーズ:「糞すくい人たち」
看護師. ⇨ Poop Patrol

shock trousers ショック・ズボン
内出血・外出血や循環血液量の減少に関係のある低血圧治療に使用されるズボン型の器具. MAST(マスト)とも呼ぶ. また, anti-shock garment, military antishock garment (MAST), pneumotic antishock garment とも呼ぶ. ⇨ MAST

Shoebox Doc Shop 〔医療俗〕シューボックス・ドック・ショップ
救急ケアセンター(urgent care center)のこと. 医師の仕事場を doc shop と呼び, 救急ケアセンターは靴箱(shoebox)さながらのあまり広くない所だという見方から.

short bus 〔米俗〕ショート・バス
精神遅滞児(the mentally retarded). 特殊教育(special education)が必要な子供たちを乗せるスクールバスのサイズが, 通常のスクールバスよりも小さいことから.

short sight ショート・サイト
近視(myopia). near sight とも言う. ⇨ near sight

shotgun 〔医療俗〕ショットガン
患者の容態が悪化することを避けるために, 治療しながら可能性のある治療をすべて指示する.
❏ shotgunning は, どこが悪いのか分からない場合にかなり多くの検査を指示すること. それらの検査のうちの少なくとも一つによって何らかの手がかりが得られると期待して行う.

shoulder dystocia 肩甲難産
分娩時, 赤ん坊の頭が出ても肩が産道の狭い所に引っかかってしまうこと. 巨大児の際に起こりやすい. ⇨ McRoberts maneuver;

Woods screw maneuver; Zavanelli maneuver

shovel jaw 〔歯科医俗〕シャベル顎(あご)

下顎(かがく)の突き出た顔の患者.

Show Code 〔医療俗〕ショー・コード

蘇生措置をやっている振りをすること. 医者の行動を show(見せかけ)と言ったもの. ⇨ Blue Light; Hollywood Code; Light Blue; Slow Code¹

SHPOS 〔医療俗〕シュポス

(知能・行動が)人間以下のくそったれ野郎. sub-human piece of shit の頭文字. 患者を最も軽蔑的に表現する言い方. ⇨ crock; garbage; gomer; groom; hit; junk; PPP; scumbag; toad; train wreck; turkey

shrink 〔医療俗〕シュリンク

精神科医 (psychiatrist). 精神分析医 (psychoanalyst). head shrinker の短縮. ⇨ head shrinker; pest control; pitchfork; psychlotron; spook; trick cyclist; wig picker

SHS 〔医療俗〕エス・エイチ・エス

不機嫌で, 敵意を持ち, 頭が鈍い. sullen, hostile, stupid の頭文字. スラム街に住む麻薬中毒者やアルコール依存症者を指す言い方.

shy turd 〔医療俗〕シャイ・タード:「恥ずかしがり屋の糞」

ひどい便秘(constipation)のこと. なかなか体外へ出てこないことから. ⇨ turtle's head

SICU 〔医療俗〕シック・ユー

外科集中治療室. surgical intensive care unit の頭文字.

❏ 医療ドラマ *ER*(『ER 緊急救命室』)の第 48 話 "Dr. Carter, I Presume"(「ドクター・カーターではありませんか?」)の中で, 外科研修医(resident)の Peter Benton(ピーター・ベントン)が新人インターン(intern)の Dennis Gant(デニス・ガント)に向かって「ガント, お前はシック・ユーだ」と研修場所を指示したのに対して, Gant が「外科 ICU へですか?」と聞き返す場面がある. ⇨ *ER*; MICU; NICU; PICU; SICU

sidewalk consultation 〔医療俗〕「歩道相談」

① 素人(lay-person)が, どんな医師でもいいからつかまえて, 医療的に見た状態, 診断の様相, 治療上の選択肢などについて尋ねて意見を得ること. この場合は, 相手の医師が専門外であることもあり, 本人ではなくて第三者が相談していたりすることもあり, 極めて危険な行為.

② 医師が, ある特定の臨床上の問題を処理する最もよい方法を, 別の専門の同僚医師に尋ねて意見を得ること.

❏ いずれも非公式相談で, curb consultation(歩道の縁石(えんせき)相談)とも言う. ⇨ roadside consult

sidewalk dump 〔俗〕歩道廃棄

面倒は見きれないと, 親が子を, 子が親を, ときには警官が邪魔になった病人を病院近くの歩道に投げ捨てること. ⇨ dump; dumping; FUBIL; granny dumping

sidewalk soufflé 〔米医療俗〕「歩道のスフレ」

ビルから転落した人, 飛び降りた人. soufflé は「泡立てた卵白を加えてオーブンで焼いてふんわりと仕上げた菓子や料理」で, 高所から地面に落下した人間の損傷状態をこれにたとえたもの. 単に soufflé とも言う. ⇨ concrete poisoning; gravity-assisted concrete poisoning; jumper

sieve 〔医療俗〕シーブ:「ざる」

負傷や病気の程度や種類に関係なく, どんな状態の患者であっても受け入れてすぐに入院させる研修医(resident). ⇨ soft admission; turf; wall

SIG 〔医療俗〕シグ

怒りっぽくてカマトトな女性患者. stroppy ignorant girl の頭文字.

significant history 〔医療俗〕「重大な病歴」

HIV 陽性であること.

sign out 〔医療俗〕サイン・アウト:「署名して出る」

死ぬ. ⇨ box (out); check out; go south

Silvadene 〔薬・商品名〕シルバディーン

局所用抗菌薬(antimicrobial)として熱傷の治療に使用されるクリーム. 一般名はスルファジアジン銀(silver sulfadiazine). 米国

Pfizer, Inc. 製の処方薬.

silver bracelet award 〔医療俗〕「銀のブレスレット賞」
手錠をかけられた囚人の患者.

silver goose 〔医療俗〕「銀のガチョウ」
直腸鏡(proctoscope).「肛門を狙って指で突くこと」(日本でも子供たちが「カンチョー」などと言ってするジェスチャー)を goose と呼ぶことから. ⇨ silver stallion

silver stallion 〔医療俗〕「銀の種馬」
直腸鏡 (proctoscope). stallion(種馬)がペニスを突っ込む連想から肛門に銀色の直腸鏡を突っ込むことからの呼び方. ⇨ silver goose

Simply Saline 〔商品名〕シンプリー・セイライン
米国 Church & Dwight Co., Inc. 製の, 鼻づまりを和らげるために注入したり傷口を洗い流したりするのに使う食塩水溶液. Arm & Hammer(アーム・アンド・ハマー)の冠ブランド商品. Simply Saline Nasal Wash, Simply Saline Contact Lens Care などの種類がある.

Sinequan 〔薬・商品名〕シネクアン
米国 Roerig 製の三環系抗鬱(うつ)薬(tricyclic antidepressant), 抗不安薬(anxiolytic). 処方薬. 現在は製造されていない.
❏ 抗脂漏(しろう)薬(antiseborrheic), 抗菌薬(antibacterial), 抗真菌薬(antifungal)として使われる市販薬の薬用ふけ・かゆみ用シャンプー〔商品名〕Zincon(ジンコン)(米国 Medtech 製)と聞き間違えられることがある.

Sinus-Brady サイナス・ブラディ
洞性徐脈. sinus bradycardia の略. 徐脈性不整脈とも言う. 毎分60回未満の洞律動(sinus rhythm). 洞律動とは, 心臓全体の収縮が一定のリズムに保たれていて, 心電図で P, QRS, T 波が規則正しく一定のリズムで繰り返し現れている状態のこと. このリズムに異常があるのが不整脈. brady- は「遅い」の意味の連結語, -cardia は「心臓活動」を意味する連結語で, bradycardia は「徐脈」.

sinus headache 副鼻腔頭痛
鼻づまりや副鼻腔(sinus)の炎症などによる頭痛.

❏ 市販薬〔商品名〕Benadryl(ベナドリル)(米国 McNeil-PPC, Inc. 製)や〔商品名〕Vicks DayQuil(ヴィックス・デイキル)(米国 Procter & Gamble 製)などのパッケージで日常的によく見かける語. ⇨ Benadryl

Sinus-Tach　サイナス・タック

洞性頻脈. sinus tachycardia の略. 1 分間に 100 回以上の心拍数がある洞律動(sinus rhythm)で, 最も一般的な不整脈. tachy- は「急速な」の意味の連結語.

Sirius　〔商品名〕シリウス

人命探査装置(Person Location System). 電磁波の反射を利用して心臓の鼓動や肺の動きを探知, その波形を解析する装置. ドイツの Lionwings GmbH 製.

❏ 2004 年 10 月 23 日に発生した新潟県中越地震で, 土砂崩れに巻き込まれた男の子(当時 2 歳)の救出に機能を発揮した.

sitomania　サイトマニア：病的飢餓, 暴食症

sito- は「食物」の意味の連結語. -mania は「強迫衝動」の意味の連結語.

❏ "I suffered from sitomania yesterday, and I was miserable afterward."(昨日は病的飢餓を患い, その後がひどかったんです)のように言って仕事を休む場合の仮病に使われることがある.

skate　〔医療俗〕スケート

超過の仕事が入ってこないようにと, やたらに時間をかけて仕事をする緊急医療テクニシャン(EMT). 〔俗〕で「責任(特に借金の支払い)を避ける」(元は〔米黒人俗〕の用法)意味で使うが, スケートでスイスイと勢いよく滑るように余計な仕事をスイスイ避けることからの連想.

skeeter　〔医療俗〕スキーター：「蚊」

モスキート鉗子(かんし). mosquito clamp. 手術で使う長さが 120 ミリほどの短い止血鉗子. 微細血管の止血などに使い, 先端に鉤(かぎ)(teeth)があるもの, 無いもの, さらに先端が直のものと反ったものがある. skeeter は, アメリカ英語の口語と, オーストラリア英語の口語で「蚊」(mosquito)のことを指す語.

skell　〔医療俗〕スケル

（通例）嫌な同僚の緊急医療テクニシャン (EMT)．skeleton（骸骨）の短縮からと思われる．
❏【俗】では「(地下鉄や軒下をねぐらにしているような）宿なし」．

skepticaemia　〔医療俗〕スケプティキーミア：「懐疑的血液」
どちらの治療法を選択するかについての議論で，それぞれの選択を主張して意見が一致しない2人の医師が慢性的に陥る状態．「懐疑的な態度」の意味の skepticism と，「血液の状態」の意味の連結語 -aemia からの造語．

skilled care facility　高度ケア施設 ⇨ nursing home

skin flicks　〔医療俗〕スキン・フリックス：「皮膚の映画」
皮膚科 (dermatology) の講義で様々な種類の皮膚病を示すのに使われるスライド．flicks は「映画」，skin flicks は【俗】で「ポルノ映画」の意味がある．

skin game　〔医療俗〕スキン・ゲーム
皮膚科 (dermatology)．⇨ dermaholiday; ROAD

skin job　〔医療俗〕スキン・ジョブ：「肌をいじくる仕事」
形成外科 (plastic surgery)．特に Los Angeles で使われた表現．

skin prep　スキン・プレップ
手術や静脈穿刺(せん)し (venipuncture) の前に消毒薬 (antiseptic) を使って皮膚を洗浄すること．prep は preparation（準備）の短縮語．
⇨ surgical prep

skin to skin　〔医療俗・外科俗〕スキン・トゥー・スキン
手術する部分の皮膚を切開して手術を開始してから，その部分を縫合して手術を終えるまでの時間．

slappin' plastic　〔医療俗・歯科俗〕「プラスチックを塗りつける」
歯の色をした合成の詰め物をする．slap は一般には「ペンキやバターなどを塗りつける」こと．

slasher　〔医療俗〕スラッシャー：「さっと切る人」
外科医 (surgeon)．⇨ ax; butcher; cutting doctor; hack; knife-happy; Mack the Knife; meat cutter; sawbones; sturgeon; vulture

slave　〔医療俗〕スレーブ：「奴隷」
医学生 (medical student)．⇨ ghost; gofer; mutant; nidget; pis-

sant; schmo; scumworm; stud; wedge

sleeping juice 〔医療俗〕スリーピング・ジュース

局所麻酔薬 (local anesthetic) の〔商品名〕Novocain(ノボケイン)のこと. ⇨ Novocain

sleep-terror disorder 夜驚(やきょう)症

night terror disorder, sleep terrors とも言う. ⇨ night terrors

sleep terrors 夜驚(やきょう)症 ⇨ night terrors

slim disease 〔医療俗〕「スリム病」

エイズ(AIDS). ⇨ AIDS; package; virus; wasting syndrome

slime dog 〔医療俗〕スライム・ドッグ:「臭い犬」

汚くて臭い患者. slime には「嫌なもの, 悪臭のあるもの」の意味がある.

slough 〔医療俗〕スラフ

正当な理由もなくある病院から別の病院へ転院させられた患者. トランプで「捨て札」の意味がある.

Slow Code¹ 〔医療俗〕スロー・コード

蘇生措置をやっている振りをすること. 医者が患者の元へゆっくりと到着し, 患者の反応検査もゆっくりと行い, 脈を取るのもゆっくり, CPR(心肺蘇生術)も除細動(defibrillation)もすべてをゆっくり行うこと. Code Blue の真反対の行動. Show Code, Hollywood Code, Light Blue, Blue Light などとも呼ぶ. ⇨ Blue Light; Code Blue; Hollywood Code; Light Blue

Slow Code² 〔医療俗〕スロー・コード:「ゆっくり処置患者」

死なないようにあらゆる処置を講じてほしいと願っている重篤な高齢患者. この場合, 医師は誰ひとりとして迅速に処置をしようとしないというもの. Slow Code to China とも言う. "Mr. Brown is a Slow Code."(ブラウンさんはスロー・コード(だからのんびり処置しよう))のように使う.

slug 〔医療俗〕スラグ:「ナメクジ」

のろのろした患者. 手術後, 合併症(complications)を防いだり, 自立したりするためにベッドから出てもいい患者.

SMA エス・エム・エー

連続他項目分析. sequential multiple analysis の頭文字. 血液中

のアルブミン(albumin), アルカリホスファターゼ(alkaline phosphatase), ビリルビン(bilirubin), カルシウム(calcium), コレステロール(cholesterol)といった物質を生化学的に分析すること. 分析する物質の数に応じて, SMA-6, SMA-12, SMA-18のように呼ぶ.

smashola 〔医療俗〕スマッショーラ:「激突さん」

多発鈍器外傷(multiple blunt trauma)の患者. 通例は交通事故によるもの.「衝突」の意味のsmashと, 俗語化して使われる名詞や形容詞を形成する連結語-olaから. ⇨ blunt-force trauma

smellybridge 〔英医療俗〕スメリーブリッジ:「悪臭を放つ橋」

会陰(えいん)(perineum). 肛門(anus)と陰嚢(いんのう)(scrotum)か膣(vagina)の間の皮膚の部分.

smoke 〔俗〕スモーク

(麻薬の)クラック常用者.

smoking alcohol スモーキング・アルコール

アルコール吸引摂取. 飲酒ではなく, アルコール飲料を気化させ(vaporize)鼻から吸引すること.

❑ 噴霧状にして吸引する器具はAWOL(Alcohol Without Liquid: 液体ではないアルコール)の名前で米国では2004年に売り出されたが, 危険性の多い摂取であるため多くの州で販売が禁止された. 手近にあるペットボトルを使って吸引する方法がYouTube(ユーチューブ)で若者の間に広がり, 吸引したアルコールの影響が肺から脳に急速に達するため医師がその危険性を強く警告している.

smoking a White Owl 〔医療俗〕「ホワイト・アウルを吸っている」

気管内チューブ(endotracheal tube: 略語ET)を使っている様子を指した言い方.〔商品名〕White Owlは, 米国White Owl Cigar Co., Ltd.製の葉巻.

smurfing 〔医療俗〕スマーフィング

呼吸困難に陥っている患者の顔色が青くなってくること. ⇨ blue bloater; blue blower; smurf sign

smurf sign 〔医療俗〕スマーフ徴候

患者が呼吸困難で青くなっている様子. smurfingとも言う.

❏ 1981年9月12日から1990年8月25日にかけて米国NBC系で放映され大ヒットしたアニメ *Smurfs*（『森のスマーフ』）などで知られる青色の肌をした小さな生き物 Smurf から. ⇨ blue bloater; blue blower; smurfing

snake 〔医療俗〕スネーク：「ヘビ」

光ファイバースコープ(fiber-optic scope)を患者の口や鼻などあるいは身体に小さな孔(orifice)（径3〜15mmの切開）を開けて通して動かす.

snorkel 〔医療俗〕スノーケル

気管内チューブ(endotracheal tube: 略語 ET). 気道確保の役割を果たすもの. ダイバーが呼吸するために口にくわえて水中に潜る時に使用するスノーケルにたとえたもの.

snot 〔俗〕スノット

鼻くそ(nasal mucus)；鼻水(snivel). ⇨ bogey; booger; boogie

snot rag 〔英俗〕スノット・ラグ

ハンカチ. snot(鼻水)を拭きとる rag(ぼろ切れ)ということ. ⇨ snot

snotsicle 〔俗〕スノットシクル

凍りついた鼻くそ. snot(鼻くそ) + (Pop)sicle(アイスキャンディーの商品名)から. 特に南極で使われている南極英語.

❏〔商品名〕Popsicle は, lollypop(棒付きキャンディー) + icicle(つらら)からと考えられる.

snow 〔医療俗〕スノーする

患者に誤って大量の薬, あるいは数種類の薬を組み合わせて与えること. この結果, 患者は幻覚や意識混濁などの意識変容状態(altered state of consciousness)に陥る. この状態になっていることを snowed と言う. ⇨ snowed

snowed 〔医療俗〕スノーされた ⇨ snow

soap 〔俗〕ソープ：「石鹸」⇨ GHB

soapbox derby syndrome 〔医療俗〕ソープボックス・ダービー症候群

急速に悪化する病気. soapbox derby は, エンジンを搭載しない, 手製の(または市販のキットを組み立てた)車. 昔は石鹸を詰めた

木箱(soapbox)を使った. これに乗って坂道を下る子供たちのカーレースを soapbox derby と呼び, 坂道を勢いよく競争して下る様子を病気が急速に悪化する様子にたとえたもの.

SOB エス・オー・ビー

息切れ; 呼吸困難. shortness of breath の頭文字.

❑ 医師が「息切れ」(shortness of breath)という意味で SOB と言ったのに対して, 患者は自分のことを侮辱されたと思い, 裁判を起こしたという有名な話がある. その患者は, SOB を son of a bitch(くそったれ野郎)の略語だと解釈したのである.

social injuries of the rectum 〔医療俗〕「直腸の社会的損傷」

男の同性愛者間の性行為の一つで, 握りこぶしを相手の直腸(rectum)と S 字結腸(sigmoid colon)まで突っ込む行為の際にそこに生じる損傷. 腸に穿孔(perforation)が生じたり, 肛門括約筋(anal sphincter)が裂けて失禁(incontinence)が起こったりする. 米国の直腸結腸外科医 Norman Sohn(ノーマン・ゾウン)(1939-)が 1977 年に *The American Journal of Surgery* 誌(第 134 巻, 第 5 号)に発表した論文の中で使用したのが最初.

social worker ソーシャル・ワーカー ⇨ medical social worker; psychiatric social worker

SODDI 〔医療俗〕エス・オー・ディー・ディー・アイ

医師の下手な仕事の言い訳. some other doctor did it(誰か他の医師がやった)の頭文字.

sofa surfer 〔英医療俗〕ソファー・サーファー

ねぐらを求めて友達や知人の家に転がり込んではソファーや床の上で寝起きし, 挙句の果ては病院の外傷・救急部(A & E)にやって来るホームレス. couch surfer(カウチ・サーファー)とも言う. ⇨ A & E

soft admission 〔医療俗〕ソフト・アドミッション:「寛大な入院」

負傷や病気の程度や種類に関係なく, どんな患者でも受け入れて入院させる研修医(resident)によってのみ許可される入院. ⇨ sieve

soldier 〔医療俗〕「兵士」

慢性的な胃腸管の(gastrointestinal: 略語 GI)病気を患う子供. GI

には「(米国軍の)兵士」の意味があるところから.

solomf yoyo 〔医療俗〕ソロムフ・ヨーヨー
集中治療(intensive care)処置中の頭部外傷で奇跡的な回復の見込みもない患者の容体のこと. So long, motherfucker, you're on your own.(あばよ, くそったれ野郎, あとはお前次第だ)の頭文字.
⇨ amyoyo syndrome

Solu-Cortef 〔薬・商品名〕ソル・コーテフ
米国 Pfizer, Inc. 製のコルチコステロイド(corticosteroid), 抗炎症薬(anti-inflammatory). 処方薬.

Solu-Medrol 〔薬・商品名〕ソル・メドロール
米国 Pfizer, Inc. 製のコルチコステロイド(corticosteroid), 抗炎症薬(anti-inflammatory), 免疫抑制薬(immunosuppressant). 処方薬.

Sominex 〔薬・商品名〕ソミネクス
米国 Prestige Brands Holdings, Inc. 製の睡眠補助薬(sleep aid). 市販薬. "Wake Rested and Refreshed."(「十分休養して, さわやかな気分になって目覚めよ」)と謳(うた)う. 英国では Actavis UK Ltd が製造販売.

Sonata 〔薬・商品名〕ソナタ
米国 Pfizer, Inc. 製の処方薬. 不眠症(insomnia)の治療に短期的に使用される催眠薬(hypnotic). 鎮静薬(sedative)としても使われる.

sonopuncture ソノパンクチャー
超音波つぼ療法. 鍼(はり)療法ではなく, 超音波を使ってつぼを刺激するもの. 皮下6～8センチまで刺激が届くという. ⇨ Acutonics; pitchfork

SOOB 〔医療俗〕エス・オー・オー・ビー
(患者が)ベッドを抜け出して座っている. sit out of bed の頭文字.

soufflé 〔医療俗〕「スフレ」
ビルから転落した人, 飛び降りた人. ⇨ sidewalk soufflé

Spanish disease 〔英医療俗〕「スペイン病」
癌(cancer)を指す言い方. 〔英押韻俗〕では直接的な cancer を使う代わりに, cancer と韻を踏んだ dancer を入れた Spanish dancer

という全く意味的には関係のない言い方をした．本来は病気のcancerを指すための言い方であったことから，dancerの部分をdiseaseで置き換えたもの．

Special K 〔俗〕スペシャルK
デート・レイプ・ドラッグ(date rape drug)として使われる全身麻酔薬(general anesthetic)のketamine(ケタミン)．Kとも呼ばれる．⇨ date rape drug; K; Vitamin K

speed bump 〔医療俗〕スピード・バンプ
痔疾(じしつ)(hemorrhoid)．speed bumpは，車の速度規制のために駐車場などへ入る道路で隆起した部分を作った「スピード防止帯」で，そのように盛り上がったように飛び出しているところからの連想による呼び方．

spider strap スパイダー・ストラップ
患者を搬送する時に，急いで患者をバックボード(backboard)に固定するために使われるストラップ．クモ(spider)の形に見えるところから．⇨ backboard

spike a temp 〔医療俗〕スパイク・ア・テンプ：「体温を犬くぎで突き刺す」
(患者の体温が)急激に上昇する．体温をグラフに表すと，上昇の線が犬くぎの尖端のような鋭くとがった形になるほど急激な上昇を示すことから．

spike up 〔俗〕スパイク・アップ
薬(ヤク)を打つ．ヘロインを静脈注射で入れる．

spine board スパイン・ボード
救急患者搬送の際に，脊椎(spine)が曲がらないように患者を固定するのに使用するボード．⇨ backboard

spin the patient 〔医療俗〕スピン・ザ・ペイシャント：「患者を回転させる」
患者にCTスキャン(検査)を行う．

spin the tooth down 〔医療俗・歯科俗〕「機械を回転させて歯を削る」
人工歯冠をかぶせるためにタービンと呼ばれる機械で歯を削る．

Spiriva 〔薬・商品名〕スピリーバ

米国 Boehringer Ingelheim Pharmaceuticals, Inc. 製の気管支拡張薬(bronchodilator). 慢性閉塞性肺疾患(COPD)の患者のための処方薬.〔商品名〕HandiHaler と呼ばれる器具にカプセルを入れて吸入する.

splash and crash 〔医療俗〕スプラッシュ・アンド・クラッシュ
⇨ flash and crash

splitter 〔医療俗〕スプリッター:「二つに裂けている患者」
境界性パーソナリティ障害(borderline personality disorder)の患者のこと. 軽蔑語. ⇨ borderline

sponge スポンジ
手術の際に使用する正方形に折りたたまれたガーゼ(gauze). ⇨ retained sponge

spooge 〔医療俗〕スプージ
患者からどっと出てくる嫌な体液.
❏ 〔米俗〕で「精液」(semen)の意味でも使う. 標準英語 spew(スピュー)(吐く)の変形が〔俗〕spoo で, それをさらに変形させた造語.

spook 〔医療俗〕スプーク:「おばけ」
精神科医(psychiatrist). ⇨ head shrinker; pest control; pitchfork; psychlotron; shrink; trick cyclist; wig picker

spotas 〔医療俗〕スポッタズ
思惑があって緊急救命室(ER)へ駆け込んで来る者たち.「やっていると思われていること(治療)」("spota" be doing)を受けないで診断書だけをもらおうと企んで緊急救命室へ駆け込んで来る者たちのこと. "spota be doing" は "supposed to be doing" の発音の転訛.

spots and dots 〔医療俗〕スポッツ・アンド・ドッツ:「吹き出物と点々」
子供がよくかかる, 発疹やはれや水疱の症状が出る3つの病気のことで, はしか(measles), おたふくかぜ(mumps), 水ぼうそう(chicken pox)のこと.

squash 〔医療俗〕スカッシュ:「かぼちゃ」
脳(brain). ⇨ cooked squash

squid 〔医療俗〕スクイッド：「イカ」

免疫不全で具合の悪い女役の男性同性愛者. sick queen with immune deficiency の頭文字. これがたまたま一般語の squid（イカ）と同じものになった.

squirrel 〔医療俗〕「リス」

① 他の隊員に出動要請があった時, 代わりに出動する消防士または緊急医療テクニシャン（EMT）.

② 健康状態も危うくなる可能性がある精神的に異常が見られる患者. 精神的に異常がある患者でも深刻な医学的問題を抱えているかもしれないことを医師に思い起こさせるために "squirrels get sick too"（「リス」もまた病気にかかる）という言い方をする. アメリカ英語では「スクワーレル」のように発音する. ⇨ secret squirrel; squirrel guy

squirrel guy 〔米俗〕スクイレル・ガイ：「リス野郎」

心理療法士（psychotherapist）.「リス」は「クルミ」（nuts）を食べるが, nuts には〔俗〕「気が変な（crazy）」の意味があり,「気が変な人を食い物にする者」ということ. アメリカ英語では squirrel は「スクワーレル」と発音する. ⇨ secret squirrel; squirrel

squirt 'em and jerk 'em 〔医療俗・歯科俗〕スクワーテム・アンド・ジャーケム：「噴射して引っこ抜く」

局所麻酔薬（local anesthetic）の〔商品名〕Novocain（ノボケイン）を注射して抜歯すること. squirt は「注射する」の意味がある. ⇨ Novocain; sleeping juice

SROM スロム

自然破水. spontaneous rupture of membranes の略語.

staff doctor スタッフ・ドクター

①〔米〕研修医（resident）としての専門医学実習期間を終えて, 教育病院（teaching hospital）に在籍する医師（attending physician）. ⇨ attending physician

②〔英〕上級医師職員（senior house officer）と相談医（consultant）の間に位置する医師.

staff nurse スタッフ・ナース

①〔米〕病院など医療施設のベッドサイドでケアを行う看護師.

②〔英〕看護師次長. ⇨ floor nurse
stair chair　ステア・チェア ⇨ stretchair
stamp　〔医療俗〕スタンプ：「切手」
皮膚移植用の皮膚片(skin graft). 移植された部分が判別できることから.

standard drink　基準飲酒量(ドリンク)
❏ 次の分量が米国の standard drink: 40％のアルコール分(または, ジン, ラム, ウオッカ, ウイスキーのような蒸留酒(hard liquor))の44ミリグラム[これが one shot(ひと口分)と呼ばれる]；または12％のアルコール分(ワインなど)を150ミリグラム, あるいは5％のアルコール分(ビールなど)を360ミリグラム.

standing　〔俗・マッサージ〕スタンディング：「継続中」
マッサージ療法で, 定期的に予約を入れる患者. 特に Los Angeles で使われた表現.

Stanford Life Flight　スタンフォード・ライフ・フライト
米国 California 州北部におけるヘリコプターなどによる緊急医療サービス(EMS)を行う組織. 1984年発足. ヘリコプターに乗り込むのはパイロット1名とフライト・ナース(flight nurse)2名.
❏ 同地域では CALSTAR(キャルスター)も同様に救急ヘリコプターによる緊急医療サービスを行なっている. ライバル関係の CALSTAR と Life Flight は, お互いのことを Deathstar(死の星), Lifefright(生命の恐怖)と呼んでいるという. ⇨ CALSTAR

Star of Life　スター・オブ・ライフ：「生命の星」
緊急医療サービス(EMS)のシンボル. 3本の棒を組み合わせて星のマークに見せるデザインで, 中央には医療の象徴であるアスクレピオスの杖(1匹の蛇が巻きついている). 星の6つの突起部分は緊急医療サービスにおける次の6項目側面を表す：Detection(発見), Reporting(報告), Response(応答), On scene care(現場でのケア), Care in transit(搬送中のケア), Transfer to definitive care(適切な医療施設への引き継ぎ). 救急車や, 緊急医療サービスを行う緊急医療テクニシャン(EMT)たちの制服などにも使われている. 元は米国運輸省幹線道路交通安全局(National Highway Traffic Safety Administration)の EMS 部の Leo R. Schwartz(レ

オ・R・シュウォーツ)(1921-2004)部長がデザインしたもので，1977年から1997年までは商標登録されていた．⇨ caduceus

start feeds 〔医療俗〕スタート・フィーズ：「食事開始」
新生児集中治療室(neonatal intensive care unit: 略語 NICU)で，未熟児(premature baby)に静脈から栄養を補給するのではなく，口や鼻から母乳などを与えはじめること．

stat 〔医療俗〕スタット
① 緊急を要する場面で，「直ちに，急いで」の意味で使われる副詞用法の語．〔ラテン語〕の statim('immediately' の意味)から．
② 検査標本(a specimen)．名詞として使う．しばしば，緊急救命室(ER)から回されてくるもので，患者の治療に直ちに影響がある分析値を出すために最優先で検査される．複数形の stats とすると，含まれる検査は，血糖値レベル(blood glucose levels)，ヘマトクリット(hematocrit)[血液中の赤血球の割合]，酵素レベル(enzyme levels)などである．
③ 即座に注意を要する状況(situation requiring immediate attention)．
④ 病棟職員が医師や看護師の指示に対して迅速な対応をとらないことを皮肉った表現．some time, any time(そのうち，いつでもどうぞ)の頭文字．
❑ STAT ともつづる．

stat seizures スタット発作
てんかん重積持続状態(status epilepticus)．てんかん発作が意識の回復のないまま連続的に起こる状態のこと．

status dramaticus 〔医療俗〕ステータス・ドラマティカス：「ドラマ的状態」
患者が病院の緊急救命室(ER)に運び込まれた途端に床に崩れるように倒れ込む状態．実際には，自分は死ぬのではないのかと大げさに思い込んでいる患者の症状で，重症であるのだとドラマ的状態を見せる．喘息(ぜんそく)重積状態(status asthmaticus)を真似た造語．大きな発作を繰り返し，放置するとチアノーゼや喘息死に至る可能性が高くなる．status はスタッタスとも発音．⇨ status gomaticus; status Hispanicus

status gomaticus 〔医療俗〕ステータス・ゴーマティカス:「やっかい状態」

やっかいな患者状態. この患者はよくなる見込みもないが, さりとてすぐに死ぬほどの状態でもないと言うやっかいな状態. gomaticus は, gomer から status dramaticus にならった造語. status はスタッタスとも発音. ⇨ gomer; status dramaticus

status Hispanicus 〔医療俗〕ステータス・ヒスパニカス:「ヒスパニック持続状態」

ヒステリックに泣き叫ぶヒスパニック系患者の様子. 医学用語の status asthmaticus(喘息(ぜんそく)持続状態)や status epilepticus(てんかん重積持続状態)のもじり. status はスタッタスとも発音. ⇨ status dramaticus

stay and play 〔医療俗・救急医療〕ステイ・アンド・プレイ:「とどまって行動をとれ」

医療施設へ搬送する前に, 現場において患者を治療して安定させること. stay and stabilize(とどまって安定させろ)とも言う. 逆に患者を救急車や医療ヘリコプターに収容して医療施設まで救急搬送することを load and go, scoop and run などと呼ぶ. ⇨ bag and drag; load and go; PUHA; scoop and run; scoop and scoot; stay and stabilize

stay and stabilize 〔医療俗・救急医療〕ステイ・アンド・スタビライズ:「とどまって安定させろ」

stay and play とも呼ぶ. ⇨ bag and drag; load and go; PUHA; scoop and run; scoop and scoot; stay and play

STBD 〔医療俗〕エス・ティー・ビー・ディー

(患者の)死期が迫っている. soon to be dead の頭文字.

steakhouse syndrome ステーキハウス症候群

ステーキなどをあまりよく噛まずに飲み込んだために, 食道胃括約筋(esophagogastric sphincter)の下部が詰まってしまう. ⇨ café coronary

stealth taxi 〔医療俗〕ステルス・タクシー:「見えないタクシー」

患者でない人間を救急車に乗せるために救急車まで歩いて来させる場合, ライトもサイレンも消して, 警笛だけ鳴らしている救急車

の呼び名.

steel sign 〔医療俗〕スチール徴候
以前の手術で使われて体内に残っていた金属製の医療器具などがX線写真で見つかること. ⇨ bury the hatchet; retained sponge

steering 〔医療俗〕ステアリング：「誘導操縦」
医師が患者を特定の薬局へ行かせること. 医師はその薬局からリベートをもらう.

Stelazine 〔薬・商品名〕ステラジン
統合失調症(schizophrenia)患者のために使われる抗精神病薬(antipsychotic), 非精神病性の不安に対する抗不安薬(anxiolytic). 米国GlaxoSmithKline製. 2003年製造中止.

stem to stern 〔医療俗〕ステム・トゥー・スターン
喉(throat)から恥骨(pubis)までの切開(incision). from stem to sternは「船首から船尾まで」という意味で使う慣用句.
❏ stemには〔米俗〕で「ペニス」(penis)の意味がある.

Step Down Unit ステップ・ダウン・ユニット
集中治療室(intensive care unit: 略語ICU)でケアを受けていた患者が, 容態が安定した後に移される病室.

Steri-Strip 〔商品名〕ステリ・ストリップ
米国3M Co.製の傷口を閉じるための皮膚接合用のテープ(skin closure strip). ⇨ Dermabond

sternutation スターニュテーション
くしゃみ(sneezing). ラテン語起源の医学用語.
❏ "I had sternutations all day yesterday."(「昨日は一日中スターニュテーションが出ました」)のようにわざと医学用語を使って相手を煙にまいて仕事を休む場合の仮病に使われることがある.

stethodynia 〔医療俗〕ステソディニア
胸部痛(chest pain). 「胸」を表わす連結語stetho-と,「痛み」を表わす連結語-dyniaからの造語. 専門用語のgastrodynia(胃痛)やcephalodynia(頭痛)にならった言い方.

stick スティック
needlestick(針刺し)の短縮. 医学用語ではneedle puncture(穿刺(せんし))と呼び, 注射針を血管, 体腔内, 内臓などに刺すこと. 検査や

治療目的で行うもの．口語的な表現．⇨ tough stick

sticks　〔医療俗〕スティックス

抗不安薬（anxiolytic）の Xanax（ザナックス）．⇨ hypo-Xanax-emia; Vitamin X; Xanax; Zandy bars

Stokes　〔商品名〕ストークス

ワイヤーバスケット・ストレッチャー(stretcher)．救急ヘリコプターなどに患者をつり上げて収容する場合に使用される．米国の外科医(surgeon)で元海軍大将（US Navy Admiral）の Charles Francis Stokes（チャールズ・フランシス・ストークス）(1861-1931)が考案したことから，「品詞転換」(conversion)によって動詞として「(患者を)ストークスに乗せる」の意味で使われることもある．⇨ bovied; Dermabond; Motorolaize; Pezzed; Posey

stomach bug　ストマック・バグ：「おなかの虫」

腹痛(stomachache)．細菌(germ)性の腸内炎で，しばしば吐き気を伴うもの．誤って「食中毒」(food poisoning)のことを指して使われることがある．bug は 'germ' のことを指す．⇨ gastroenteritis

stonewalling　〔医療俗〕ストーンウォーリング：「石垣防御」

患者を入院させずにおくこと．石垣を造って人が敷地の中へ入れないようにする連想から．一般に「強硬な拒否」の意味もある．

stool　スツール

便(feces)．通例，複数形 stools で使われる．「検便」のことを stool test と呼ぶ．

❏ 全米各地の病院の緊急救命室（ER）で起こった興味深いストーリーをまとめた Mark Brown の *Emergency!*（St. Martin's, 1997）には，stool を一般語の「腰掛け」という意味で使った医師助手（physician's assistant: 略語 PA）と，患者の「便」の意味で解釈した他のスタッフとのやり取りがユーモアたっぷりに描かれている．

stooling　スツーリング

(乳幼児の)排便．⇨ stool

stool magnet　〔医療俗〕スツール・マグネット

非常に病状が重くて複雑な患者ばかり引き受けているように見える研修医(resident)，あるいは最悪の面白くない仕事(scut work)や手に負えない患者を任された医学生．患者につきっきりになっ

て離れられないことの連想から，汚い糞便を磁石のように引きつける者，ということから，〔米俗〕では「不運な人」の意味で使う．

strawberry 〔カナダ俗〕ストロベリー:「イチゴ」
挫傷(bruise)，擦り傷(scrape)．血がにじんだ傷の様子をイチゴにたとえたもの．

strawberry jam 〔米俗〕ストロベリー・ジャム:「イチゴジャム」
重傷で死亡した人の遺体(corpse)．

stream team 〔医療俗〕ストリーム・チーム
泌尿器科(urology department)．「尿」が流れる器官の治療をするところから．

stress test ストレス・テスト
負荷心電図検査．心臓に肉体的，薬理的，あるいは精神的な負荷をかけて心電図を観測するテスト．通例は，運動負荷を与えるもので，ランニングマシンのトレッドミルを使った treadmill exercise test(トレッドミル運動テスト)がよく知られ，計算式に基づいて心臓血管が原因の死亡の危険性を算出する．薬学的ストレス画像検査(pharmacologic stress imaging)にはタリウム201(thallium-201)という放射性同位元素が使われ，thallium stress test(タリウム・ストレス・テスト)と呼ばれる．

stretchair 〔医療俗〕ストレッチェア
スタジアムや劇場などの階段を移動して搬送する際に，患者を座らせた状態で搬送できる椅子型のストレッチャー．stretcher + chair からの造語．stair chair(ステア・チェア)や stretcher chair とも呼ばれる．⇨ Reeves

stretcher chair ストレッチャー・チェア ⇨ stretchair

Stribild 〔薬・商品名〕ストリビルド
エイズ治療に使われる抗HIV薬(anti-HIV drug)．日本で開発された elvitegravir(エルビテグラビル)など4種類の薬が配合されたもの．1日1回1錠服用．FDA(米食品医薬品局)が2012年8月に承認(承認前は Quad と呼ばれていた)．インフルエンザ治療に使用される抗ウイルス薬(antiviral)として有名な〔商品名〕Tamiflu(タミフル)を開発した米国 Gilead Sciences, Inc. 製．

StriVectin-SD 〔商品名〕ストリベクチン-SD

妊娠線などの伸展線(stretch mark)を取るためのクリーム．米国 StriVectin Operating Company, Inc. 製．

❑ 家庭雑誌の広告では "Better than Botox?"(「ボトックスを超えた？」)と宣伝したこともある．⇨ Botox

stroke 〔医療俗〕ストローク

脳血管発作(CVA). brain attack とも呼ぶ．「脳卒中」のこと．⇨ CVA

stroker 〔医療俗〕ストローカー

脳卒中(stroke)の患者．⇨ stroke

Stryker 〔商品名〕ストライカー

米国の医療機器メーカー Stryker Corporation の略称．通称，同社製の手術用電動鋸(?)など．米国の整形外科医(orthopedic surgeon) Homer H. Stryker(ホーマー・H・ストライカー)(1894-1980)から．

stud 〔医療俗〕スタッド：「種馬」

医学生(medical student). 一人前になるための養成過程にある医学生を stud(種馬)にたとえたもの．⇨ ghost; gofer; mutant; nidget; pissant; schmo; scumworm; slave; wedge

studio nurse スタジオ・ナース

米国 Hollywood にある大きな映画会社の診療室(infirmary)で仕事をする看護師．⇨ set nurse

stumbling スタンブリング：「つまずき」

警察官が判断を誤って，必要がないのにもかかわらず，慢性的に精神疾患を抱えた患者を病院の緊急救命室(ER)に連れてくること．
⇨ dumping; unload

stupefy 〔俗〕ステュープファイ

鎮静薬(sedative)や催眠薬(hypnotic)として使用されるフルニトラゼパム(flunitrazepam).

❑ 一般には「ボーッとさせる，麻痺させる」の意味の語．⇨ roofies

sturgeon 〔医療俗〕「チョウザメ」

外科医．surgeon と sturgeon(チョウザメ)で韻を踏んだもの．⇨ ax; blade; butcher; cutting doctor; hack; knife-happy; Mack the Knife; meat cutter; sawbones; slasher; vulture

S2 〔医療俗〕エス・ツー

さっさと座って, 黙りやがれ. Sit the fuck down and shut the fuck up. の, sit と shut の2つの語の頭文字. 落ち着きがない, おしゃべりの患者を扱う時の言い方.

subcutaneous emphysema 皮下気腫 (aerodermectasia)
⇨ Rice Krispies

sub-Q サブ・キュー

皮下の. subcutaneous の略語.「皮下注射」は subcutaneous injection と言う. "Give her a milligram of epinephrine sub-Q."(皮下[注射]で彼女にエピネフリンを1ミリグラム投与)のように使う.

subscription 〔医療俗〕サブスクリプション

処方. 処方箋. 専門用語の prescription の言い違えから.

SUCC 〔薬〕エス・ユー・シー・シー

succinylcholine(スクシニルコリン)の略語. 筋弛緩薬(muscle relaxant).

sucking the peace pipe 〔医療俗〕「平和のキセルを吸っている」

挿管された (intubated).

❑ peace pipe (あるいは pipe of peace)は, アメリカンインディアンが和睦のしるしとして吸い合うもの.

Sucrets 〔薬・商品名〕スークレッツ

米国 Prestige Brands Holdings, Inc. 製の咳止め (antitussive) の薬用キャンディー. 市販薬. 缶入り. "It's All In the Tin"(「ブリキの缶にすべてが入っている」)と謳(うた)う.

Sudafed 〔薬・商品名〕スダフェッド

米国 McNeil-PPC, Inc. 製の鬱血(うっけつ)除去薬(decongestant), 抗ヒスタミン薬(antihistamine). 鎮痛薬(analgesic). 咳止め薬(antitussive)などとして使用される市販薬.

Sufenta 〔薬・商品名〕サフェンタ

全身麻酔(general anesthesia)などに使用される麻薬性鎮痛薬(narcotic analgesic). 米国 Akorn, Inc. 製の処方薬. 一般名はクエン酸塩サフェンタニル (sufentanil citrate).

sugar 〔医療俗〕シュガー

① 糖尿病 (diabetes).
② 50％ブドウ糖溶液. ⇨ D-50

suitcase sign 〔医療俗〕「スーツケース徴候」
病院にスーツケースを持って受診に来る患者. 数週間は入院させて欲しいという要求をする患者で, 精神障害を持つ場合が多い. この時に, テディベアを抱えていれば確実にそのような患者と考えられる. ⇨ borderline; positive Samsonite sign; positive suitcase sign

suits and suites syndrome 〔医療俗〕スーツ・アンド・スイーツ症候群
室内インテリアの整った, まるでホテルのスイートルーム (suites) のようなオフィスに安座している, パリッとした三つ揃いに身を包んだ病院管理者たちを指す言い方. ⇨ three-piece suits

sundowner 〔米俗〕サンダウナー:「日没症候群患者」⇨ sundown syndrome

sundown syndrome 日没症候群
日が暮れてから起こる混乱 (confusion). せん妄 (delirium), 興奮 (agitation) の症状. 老年認知症 (senile dementia) などによく見られる. sundowning とも呼ぶ. またそのような患者を sundowner と呼ぶが, 軽蔑的な呼び方.
❏ せん妄とは, 意識障害が起こり話が通じなくなったりする状態.

sunset eyes サンセット・アイズ
瞳孔 (pupils) が下眼瞼(がんけん) (lower lids) のところ, あるいはそれより下にくる異常な状態. 乳幼児の水頭症 (hydrocephalus) に見られる. 上眼瞼 (upper lids) の後退が原因. sunset は「日没」の意.

superutilizer 〔医療俗〕スーパーユーティライザー:「超利用者」
急を要する疾病ではないのに病院の緊急救命室 (ER) にやって来る患者のこと. New Jersey 州の都市 Camden (カムデン) のプライマリー・ケア医師 Jeffrey Brenner (ジェフリー・ブレンナー) [カムデン・ヘルスケア提供機関連合 (The Camden Coalition of Healthcare Providers) (カムデン・ヘルスケア提供機関連合) 事務局長] の造語. ⇨ CLL; cockroach; curly toe; frequent flyer; groupie; NPTG; regular; repeats

support group サポート・グループ
家に閉じこもっている(homebound), 精神疾患を抱えている, 高齢である, 自殺願望がある, などの人, あるいは多発性硬化症(multiple sclerosis)のような特定の疾患や障害を持つ患者と, そのケアを行う家族のためのネットワークを結びつける役割を果たす組織.

supratentorial 〔医療俗〕スプラテントリアル
「頭で考えているだけの」. 患者が訴える身体的症状(symptom)は心の病が言わせるもので, 患者が頭の中で考えているだけのことだということ. 患者の目の前でこの語を使って患者の症状を話題にしても患者には本当の意味が分からないので便利な俗語用法. "Her symptoms are supratentorial."(彼女の訴える症状は頭で考えているだけのものです)のように使う. 本来は「小脳テント(tentorium cerebelli)上の」の意味で, supratentorial tumor (テント上腫瘍(しゅよう))のように使う語.

Suprax 〔薬・商品名〕スプラックス
抗感染薬(anti-infective). 中耳炎(otitis media), 咽頭炎(pharyngitis), 扁桃炎(tonsillitis), 慢性気管支炎の急性憎悪(ぞうあく)(acute exacerbations of chronic bronchitis), 合併症のない尿路感染症(uncomplicated urinary tract infections)などの治療に使われる. 米国 Lupin Pharmaceuticals, Inc. 製の処方薬. 一般名はセフィキシム(cefixime).

surf test 〔医療俗〕サーフ・テスト
羊水の界面活性剤試験(surfactant test).

surgeonocide 〔医療俗〕サージャノサイド:「外科医殺し」
手術中に, 外科医(surgeon)をアシストする外科手術助手(surgical assistant)が, 縫合糸(suture)の切らなくてもよい部分, あるいは縫合処置をしている外科医の指を切ってしまうこと. surgeon と, 複合語を造る連結辞 -o- と,「〜殺し」の意味の連結語 -cide からの造語.

surgery safari 〔医療俗・外科俗〕サファリ手術
米国内ではなく, 費用の安い第三世界の国で美容整形手術を受けること. scalpel safari とも呼ぶ. ⇨ scalpel safari

surgical greens サージカル・グリーンズ

(医師や看護師などの)手術着一式. ⇨ scrubs; surgical scrubs

surgical prep サージカル・プレップ

手術部位感染 (surgical site infection) を予防するために，その部位から挫滅組織片 (debris)，不潔物 (dirt)，微生物 (microorganism)，皮脂 (oil)，かさぶた (scale) などを取り除くこと．surgical site preparation の口語的表現．手術準備のための皮膚処置 (surgical skin preparation) のこと．⇨ skin prep

surgical scrubs サージカル・スクラブズ

(医師や看護師などの)手術着一式．単に scrubs とも言う．淡くて明るい黄緑色 (Kelly green) であることから surgical greens とも呼ばれるが，その他にベージュ，ブルー，マゼンタなどもある．手術以外の場面でも着用される．

❏ 典型的な医師の着衣は whites (白衣) と呼ぶ．⇨ scrubs; surgical greens; whites

surgical site preparation サージカル・サイト・プレパレーション

術前手術部位処置．⇨ surgical prep

surgical technologist サージカル・テクノロジスト

外科医 (surgeon) や登録看護師 (registered nurse) などの下で手術に関係するさまざまな仕事を行う者．略称は ST．手術前には，手術室や手術器具の準備，剃毛など患者の準備，バイタル・サイン (vital signs) やカルテのチェック，外科医たちの滅菌ガウンや手袋着用の補助など．手術中には，外科医に手術器具を手渡すこと，開創器 (retractor) [手術部位の軟部組織を広げておく器具] を持つこと，縫合糸を切ることなど．手術後は，患者を回復室へ移したり，手術室を清掃したりする．scrub tech (スクラブ・テック) や，単に scrub と呼ばれることもある．O. R. Tech とも呼ぶ．

❏ かつては surgical technician や operating room technician などと呼ばれていたが，1978 年に surgical technologist となった．同時に，Association of Operating Room Technicians という団体名も Association of Surgical Technologists (略称 AST) と変更された．この団体が認定した者を certified surgical technologist (略

称CST)と呼ぶ.

❏ 第二次世界大戦中に，この種の仕事を行う人材に対するニーズが高まり，一つの職業として発達した．ASTのモットーは，ラテン語の"AEGER PRIMO"(the patient first)(患者第一)だと言う．⇨ O. R. Tech

surgical zipper サージカル・ジッパー

(手術の)傷口を閉じる手術用ジッパー．一般外科，整形外科，産婦人科，神経外科，心臓外科などで使用できる．〔商品名〕Medizip(バーミューダ Atrax Medical Group Ltd.製)や〔商品名〕SurgiZip(シンガポール MediTech Healthcare, Inc.製)がある．

SurgiZip 〔商品名〕サージ・ジップ ⇨ surgical zipper

sushi syncope スシ・シンコピー：「すし失神」

すしのワサビを飲み込んだことによって一時的に起こる失神(syncope)のような状態．

sux スックス

筋弛緩薬(muscle relaxant)や神経筋遮断薬(neuromuscular blocker)として使われるスクシニルコリン(succinylcholine).〔商品名〕Anectine(アネクチン)などがある．⇨ Anectine

SVRI 〔医療俗〕エス・ヴィー・アール・アイ

身体の内部に極めて悪い物がある．something very wrong inside の頭文字．患者が末期(terminal)の状態であることを指す．

Swan-Ganz catheter 〔医療器具〕スワン・ガンツ・カテーテル

心機能を測定するために使われる，先端にバルーンの付いたカテーテル．米国の2人の心臓病専門医(cardiologist) Harold James C. Swan(ハロルド・ジェームズ・C・スワン)(1922-)と William Ganz(ウィリアム・ガンツ)(1919-2009)の名から．米国 Edwards Lifesciences Corporation の登録商標．⇨ float a swan; harpoon

sweetheart 〔医療俗・外科俗〕スイートハート

寛骨臼(かんこつきゅう)骨折(acetabular fracture)の修復に使われる器具ハリントン・リトラクター(Harrington retractor)のこと．ハートの形をしているところから．Harrington は米国の整形外科医(orthopedic surgeon) Paul R. Harrington(ポール・R・ハリントン)

(1911-1980).

❏ 寛骨臼(acetabulum)は，骨盤部分にある寛骨(hip bone)の外側にある大きなくぼみで，大腿骨の上部の端がここに入るところ．

Sweet Slumber　〔商品名〕スイート・スランバー

米国 Schiff Nutrition Group, Inc. 製の睡眠導入サプリメント．

SWW　〔医療俗〕エス・ダブリュー・ダブリュー

病気で，おしっこで濡れて，泣き虫な．sick, wet and whiny の略語で，そのような状態の幼児を指す言い方．

SYB　〔医療俗〕エス・ワイ・ビー

無駄口をきくな．Save Your Breath の頭文字．医師の忠告を聞こうとしない患者に医師が投げつけてやりたい言葉．

Symbicort　〔薬・商品名〕シンビコート

喘息(ぜんそく)(asthma)や慢性閉塞性肺疾患(COPD)などの患者のための処方薬．AstraZeneca group of companies の登録商標．〔商品名〕Turbuhaler(ターブヘイラー)と呼ばれる吸入器(inhaler)で吸入する．

Synagis　〔薬・商品名〕シナジス

米国 MedImmune, LLC. 製の処方薬．筋肉注射用．抗体(antibody)として使用される．新生児などのRSウイルス(respiratory syncytial virus)感染による重篤な下気道(lower respiratory tract)疾患の発症抑制の効能がある．

Synthroid　〔薬・商品名〕シンスロイド

米国 AbbVie, Inc. 製の合成甲状腺ホルモン(synthetic thyroid hormone)．

syphilis　シフィリス

梅毒．スピロヘータ(Spirochaeta)のうち梅毒トレポネーマ(Treponema pallidum)により起こる．通常は性交によって伝播される急性および慢性の感染症．イタリア人医師で詩人の Giovanni Fracastoro(ジョヴァンニ・フラカストロ)(1478-1553) のラテン語の詩 *Syphilis, sive morbus Gallicus*(=Syphilis or the French Disease)(1530)に出る最初に梅毒にかかった羊飼いの名から．

T

T ティー
  外傷．trauma の略語．multi-T は多発性外傷（multiple trauma）．

TAB タブ
  治療的流産．therapeutic abortion の略語．

tachy タキィ
  頻脈．tachycardia の短縮． ⇨ brady

tachylawdia 〔医療俗〕タキィローディア ⇨ tachylordyosis

tachylordyosis 〔医療俗〕タキィローディオシス：「急速ローディ状態」
  「急速な」の意味の連結語 tachy- と，驚きや狼狽を表す感嘆詞の lordy と，「状態」の意味の連結語 -osis からの造語．中年から高齢の米国黒人女性が不満を述べるとき，lordy（おお！）を繰り返す状態を指す．例えば "Lordy, lordy, lordy, lordy, Jesus, help me, lordy, lordy." のように途中に "Jesus, help me"（「ああ，神様！」）が入る．この lordy は，元は「主，神」の意味の Lord を間投詞として「ああ，おお！」のような意味を表して使った語を，米黒人語として使った語．tachylawdia ともつづる．

tactile fremitus 触覚震盪（しんとう）音
  患者に発声させた場合に胸郭に触知できる振動．
  ❑ 実際の診察場面では，医師は患者の胸や背中に手を当てて "Say ninety-nine." と言い，患者が "Ninety-nine" と発声した時に掌に伝わる振動で診察する．"ninety-nine" の代わりに患者に発生させるものに "bananas" や "one, two, three" や "blue moon" などもある．

Tagamet HB 200 〔薬・商品名〕タガメット・エイチビー・トゥーハンドレッド

米国 Prestige Brands, Inc. 製の，胸焼け (heartburn) や胃酸過多 (acid indigestion) に対して使用されるヒスタミン H_2 受容体拮抗薬 (histamine H_2 antagonist). 市販薬.

take a hit 〔医療俗〕「銃弾に当たる」

医師が担当したくない患者を回されること. ⇨ bagged; hit hard

Tamiflu 〔薬・商品名〕タミフル

A 型インフルエンザ感染症 (influenza A) や B 型インフルエンザ感染症 (influenza B) などの治療に使われる抗ウイルス薬 (antiviral). 一般名リン酸オセルタミビル (oseltamivir phosphate). 米国 Genetech, Inc. 製の処方薬.

❏ 雑誌広告では "Helping You Get Through The Flu Faster." (「インフルエンザをより速く乗り切るお役に立ちます」) と謳(ã)った. ⇨ Flumadine; Relenza

tamoxifen 〔薬〕タモキシフェン

乳癌 (breast cancer) 治療に使われる抗エストロゲン (antiestrogen), 抗新生物薬 (antiplastic).

❏ 英国での約 7,000 人の服用患者の調査で，10 年間服用した場合には効果があったことが，2013 年米国臨床腫瘍(ã)学会 (American Society of Clinical Oncology) で発表され，注目された.

tampon タンポン

止血栓. 綿やガーゼなど軟らかいものを球状，または円筒状にしたもの. 止血や分泌物の吸収に使うほかに，臓器を移動させて位置を保ったり，管や腟内での栓や詰め物として使ったりする. 〔フランス語〕tampon (栓 (plug)) から英語に入った語.

❏ 一般には生理用タンポンの意味で使われる. 米国では〔商品名〕Procter & Gamble 製の Tampax (タンパックス) がよく知られているが，これは tampon + vaginal packs (腟の詰め綿) からの造語.

T and C 〔医療俗〕ティー・アンド・シー

鎮痛薬 (analgesic) や解熱薬 (antipyretic) などとして使用される〔商品名〕Tylenol (タイレノール) と麻薬性鎮痛薬 (narcotic analgesic) の codeine (コデイン). Tylenol and codeine の略語. ⇨ Tyco #3; Tylenol; Tylenol No. 3

tangential speech とりとめのない脱線しがちな話
脳障害．双極性障害(bipolar disorder)，統合失調症(schizophrenia)患者に特徴的に見られるもの．

Tango and Cash 〔医療俗〕タンゴ・アンド・キャッシュ
ストリート・ドラッグ(street drug)として乱用される麻薬性鎮痛薬(narcotic analgesic)ヘロイン(heroin)とフェンタニール(fentanyl)の混成物を指す俗称．単にフェンタニール(fentanyl)だけを指す場合もある．

tank up 〔医療俗〕タンク・アップ：「満タンにする」
脱水症(dehydration)の患者に水分を大量に与えること．〔米口語〕では「(ガソリンを車に)満タンにする」や「大酒を飲む」などの意味で使う表現．

TAPS 〔医療俗〕タップス
豚のおしっこみたいに頭が悪い．thick as pig shit の頭文字．患者が「ひどく頭が悪い」ことを指す言い方．thick は 'unintelligent' のことで，この意味を強めるための引き合いに出す表現が「'pig shit' のように」という典型的な汚い shit 語．

target lesion 標的病変
同心円状の紅斑(erythema)から成る皮膚病変．例えば，ライム病(Lyme disease)に見られる．

TATT 〔医療俗〕ティー・エー・ティー・ティー；タット
① 絶えず疲れている．tired all the time の頭文字．慢性的に疲労感のある現代人のことを指す言い方．セントラルヒーティング(central heating)の使いすぎや怠惰な家庭生活などが原因．治療法の一つに「テレビを消すこと」(TOTT)があげられる．
② おしゃべりが止まらない．talks all the time の頭文字．⇨ TOTT

tax-sucker 〔医療俗〕タックス・サッカー：「税金を吸い取るやつ」
無料だからと必要もないのに救急車(ambulance)を乱用する患者．

TBC 〔医療俗〕ティー・ビー・シー
全身が砕けている．total body crunch の頭文字．多発性の骨の損傷(multiple bone injuries)を指す言い方．

TBD 〔医療俗〕ティー・ビー・ディー
全身の痛みで嘆いている．total body dolor の頭文字．

TBF 〔医療俗〕ティー・ビー・エフ

全身機能不全. total body failure の頭文字.

TBP 〔医療俗〕ティー・ビー・ピー

全身に痛みがある. total body pain の頭文字.

teaching hospital ティーチング・ホスピタル

米国の Accreditation Council for Graduate Medical Education (卒後医学教育認定協議会：略語 ACGME) が認可した研修医 (resident) のトレーニングプログラムを持つ病院. 大学医学部附属病院とは限らない. ⇨ ACGME

teaching nursing home ティーチング・ナーシング・ホーム

大学の看護学部と提携しているナーシング・ホームで, 看護学生のための老年看護学 (gerontological nursing) の実習機会を提供したり, 老年看護学の研究機会を提供したりする. ⇨ nursing home

teaching patient ティーチング・ペイシャント

医学生 (medical student) の教育に協力する目的で, 特定の症状があるように演じるトレーニングを受けた人, あるいは本当に特定の症状を抱えた患者.

teaching surgeon ティーチング・サージャン

研修医 (resident) などトレーニング中の医師の監督や指導を行う外科医.

TEC 〔医療俗〕テック

永遠の治療に移行. transfer to eternal care の略語. 息を引き取った (dead) ことを指す言い方.

technicolor burp 〔医療俗〕「テクニカラーげっぷ」

嘔吐物 (vomit). 様々な色の内容物があることから. ⇨ technicolor yawn

technicolor yawn 〔元オーストラリア俗〕「テクニカラーあくび」

嘔吐すること. 様々な色の内容物があることから. technicolor cough (テクニカラー咳) や technicolor laugh (テクニカラー笑い) などとも言う. ⇨ technicolor burp

TEETH 〔英医療俗〕ティース

他のあらゆるものを試したので, 残るはホメオパシーだ. tried everything else, try homeopathy の頭文字. homeopathy は「同種療

法；同毒療法；同病療法」などの訳語が当てられているが，症状には同じような症状を出すものを薄めて使い，自己治癒力を引き出そうとする療法．ギリシャ語で「同じ」という意味の homeoeo（ホメオエ）と，「病気」を意味する連結語 -pathy からの造語．

tennis leg　テニス脚
テニス，サッカー，スキー滑降競技など激しい運動が原因で起こるふくらはぎの筋肉（calf muscle）の断裂．

tension pneumo　テンション・ニューモ
緊張性気胸．tension pneumothorax（テンション・ニューモソラックス）の略語．肺の機能が破壊されていて，息を吸い込むたびにまるで一方通行のバルブのように息が肺に漏れてしまう．このため心臓を圧迫する危険な状態になる．⇨ pneumo

terminal dumping　〔医療俗〕ターミナル・ダンピング
死が迫っている患者，骨の折れる患者，不満を訴える患者を専門医へ回すこと．⇨ dumping

terminal flatulence　〔医療俗〕「末端鼓腸」
豆や玉ねぎなどの摂取によって大量のガス（flatus）を放出すること．TF と略すこともある．flatulence は「腹の張り，鼓腸［胃腸内にガスがたまること］」の意味．

tern　〔医療俗〕ターン
インターン（intern）の略．1970 年代から使われている言い方．⇨ bohunk; footboy; grumphie; guessing doctor; intern; lackey; losel; low-life; resident; scut doggie; tern; villein

terrasphere　〔医療俗〕テラスフィア
嫌なやつ（dirtball）．同じ意味で使う dirtball の dirt（泥）の部分を earth（土地）の意味のラテン語 terra で置き換え，ball の部分を sphere（球）で置き換えて言葉遊びで作った語．患者の前で，本人に分からないようにその患者のことを指す場合に使われる．⇨ dirtball; geosphere

terrible torture　〔医療俗〕「ひどい拷問」
出産時の苦痛を表す言い方．

Tessalon　〔薬・商品名〕テサロン
米国 Pfizer, Inc. 製の咳止め薬（antitussive）．処方薬．

tet spell 〔医療俗〕テット・スペル

ファロー四徴(ちょう)症(tetralogy of Fallot: 略語 TOF)と呼ばれる先天性のチアノーゼ性心疾患. 乳幼児期に心雑音やチアノーゼ[唇や皮膚などが青紫色になること]で分かる. 一時的に意識を失う(spell[発作]). Fallot は, これを 1888 年に報告したフランス人医師 Étienne-Louis Arthur Fallot (エティエンヌ゠ルイ・アルチュール・ファロー)(1850-1911)の名. 四徴症とは, 4 つの特徴的な徴候のことで, この場合は, 肺動脈弁狭窄, 心室中隔欠損, 心室上部での大動脈の位置の異常, 右心室肥大.

Texas catheter 〔医療器具〕テキサス・カテーテル

Covidien(アイルランドの Dublin, 米国本部は Massachusetts 州 Mansfield)が商標を所有する男性用外付け式カテーテル(male external catheter). コンドームのようにペニスにかぶせる部分の形から看護師たちが Texas Hat と呼んでいたという. 男性患者の尿失禁(urinary incontinence)の管理のために使われる. ⇨ condom catheter

Texas Leg Spreader 〔俗〕テキサス・レッグ・スプレッダー

中枢神経系抑制薬(CNS depressant)の通称. ⇨ GHB

TF Bundy 〔医療俗〕ティー・エフ・バンディー

完全にやられているが運悪くまだ死んでいない患者. totally fucked but unfortunately not dead yet の頭文字.

TFO 〔医療俗〕ティー・エフ・オー

あまりにも高齢の患者. too fucking old の頭文字.

TFS ティー・エフ・エス

精巣性女性化症候群. testicular feminization syndrome の頭文字. 男性の仮性半陰陽の極端な形態. 外生殖器と二次性徴は典型的な女性のものだが, 精巣があり, 子宮と卵管は無い.

TFTB 〔医療俗〕ティー・エフ・ティー・ビー

あまりにも太っていて呼吸困難な患者. too fat to breathe の頭文字.

"Thank you for this interesting consult." 〔医療俗〕「興味深い診療をさせていただき感謝します」

本音は「くそったれ診察をさせやがって, くそ迷惑だ」ということ.

本音と建て前.

THC 〔医療俗〕ティー・エイチ・シー

三度の温かい食事とベッド. three hots and a cot の略語. ホームレスの患者が病院の緊急救命室 (ER) にやって来る目的.

"The physician can bury his mistakes, but the architect can only advise his client to plant vines."「医師は過ちを隠すことができるが, 建築家はと言えば, 依頼主につる性植物を植えるよう助言することだけだ」

The New York Times Magazine 誌 (October 4, 1953) に掲載された, 米国の建築家 Frank Lloyd Wright (フランク・ロイド・ライト) (1867-1959) の有名な言葉. この続きには "— so they should go as far as possible from home to build their first buildings." (「医師は, 自分のしでかした過ちによって患者が亡くなったとしても, 墓場に埋めて (bury) しまえばそれで隠し通せるが, 建築家の場合は, 自分に依頼をしてくれた顧客に, 建築物の不備が見つかったら, せいぜいつる植物を這わせて人の目から隠しなさい, という忠告をすることぐらいしかできない. そこで, 建築家がはじめて手がける建築物は, 自分の住んでいる所からはできるだけ離れた場所で建てるのがいい. 欠陥建築物でも作ろうものなら, 近所で評判になって自分の居所がなくなる羽目になるからである」) とある.

therapeutic abortion 治療的流産 ⇨ elective abortion

ThermaCare 〔商品名〕サーマケア

米国 Pfizer, Inc. 製の "HeatWraps" (ヒートラップス) と呼ばれる温湿布. "16 Hours of Pain Relief." (「痛みを 16 時間抑えます」) と謳(うた)う.

Thermadrape 〔商品名〕サーマドレープ

患者の体温低下防止のために使用する掛け布. 米国 Vital Signs, Inc. 製. 手術前後を含めた期間に使われる. 医療現場では, 単に drape (ドレープ) というと, 手術を行なっている部分を汚染源から被覆するために使用される無菌布のことを指す.

thick chart syndrome 〔医療俗〕「分厚いカルテ症候群」

何度も入院したり通院したりしたことがある患者. カルテ (chart)

が分厚くなっていることから. ⇨ chartomegaly

"Think horses, not zebras." 〔格言〕「馬だと思え,シマウマだと思うな」

医師が診断を下す場合には論理的なアプローチをすべきで,突飛な診断に飛躍してはならないことを戒める言葉. ⇨ zebra hunter; zebra syndrome

Third Watch 〔テレビ番組名〕『サード・ウォッチ』

米国 NBC テレビ系のドラマ. 1999年9月23日から2005年5月6日まで放映. 大都市 New York を舞台に,警官,消防士,救急救命士(paramedic)たちの活躍を描く. 医療ドラマ *ER*(『ER 緊急救命室』)を手がけた John Wells(ジョン・ウェルズ)(1956-)が企画・総指揮. Third Watch とは,警官,消防士,救急救命士の3交代制の勤務シフト(third watch shift)の中で,事件や事故が最も多発する午後3時から午後11時までの時間帯のこと. ⇨ *ER*

"This may hurt just a little bit." 〔医療俗〕「痛みはほんのちょっとですからね」

実際は「歯を食いしばっていなさいよ. 足の親指の上にピアノでも落とされたような痛みですよ」(Get a bullet to bite on; this will feel like somebody dropped a piano on your big toe.) ということだが,患者を安心させる言い方.

Thorazine 〔薬・商品名〕ソラジン

統合失調症(schizophrenia)などの治療に使われる抗精神病薬(antipsychotic). 米国 GlaxoSmithKline 製の処方薬. 2008年製造中止.

Thorazine shuffle 〔医療俗〕ソラジン・シャッフル

抗精神病薬の〔商品名〕Thorazine を投与された患者に見られるよろよろした足取り. shuffle は「足を引きずって歩くこと」. ⇨ PID shuffle

thready スレディー

(脈拍が)微弱な.

□ 触診で,かすかに動く糸(thread)のように感じられる脈を thready pulse(糸様脈)と呼ぶ. 感知しにくい急速な拍動である.

3Bs ⟨the⟩ 〔医療俗〕ザ・スリービーズ

brain-dead, but breathing（脳死の状態だが，呼吸している）患者のこと．この頭文字の「bが3つ」の患者ということ．

3H enema 〔医療俗〕スリー・エイチ・エネマ：「3H浣腸(かんちょう)」

医師や看護師を手こずらせる患者に挿入する浣腸剤（enema）．3Hは，"high, hot, and a hell of a lot"（「高圧で，熱いやつを，嫌というほどたっぷりと」）の頭文字の「3つのh」から．

three hots and a cot 〔医療俗〕スリー・ホッツ・アンド・ア・コット

三度の食事とベッド．ホームレスの患者が病院の緊急救命室（ER）にやって来る時に求めているもの．つまり，治療が目的ではない．hotは〔俗〕で「温かい食事」（hot meal）のこと．⇨ THC

3M 〔医療俗〕スリー・エム

医療記録（medical record）は非常に重要な記録文書であるが，しばしばその管理が杜撰(ずさん)であることを指す表現．3Mとは，mutilated（文書が毀損(きそん)された），misplaced（文書が間違った場所に置かれた），misfiled（文書が間違った場所にファイルされた）の頭文字．

❑ 3Mは，米国Minnesota州のテープや接着剤のメーカーMinnesota Mining & Manufacturing Co.の略称として有名．

three-piece suits 〔医療俗〕スリーピース・スーツ：「三つ揃い」

① 医師でありながら患者志向ではなく，ペーパーワーク，お役所仕事，委員会などの仕事に専念するmedicrat（医師貴族）と呼ばれる医師のこと．

② 製薬会社のセールスマン．

③ 病院の会計担当者．⇨ Mickey Mouse medicine; suits and suites syndrome

three-toed sloth 〔医療俗〕「ミユビナマケモノ」

長期のアルコール依存症（alcoholism）が原因でさまざまな能力が劣ってきた患者．ミユビナマケモノという中南米に生息する動物がいる．動きが極めて遅く，一生のほとんどは樹にぶらさがって過ごすという特異な生態で知られる．

Three-to-Six Month, 24-Hour-a-Day Upchuck Syndrome 〔医療俗〕「妊娠3か月から6か月，1日24時間嘔吐症

候群」

妊娠悪阻(おそ)(病的なつわり)(hyperemesis gravidarum)のこと.

throw-away journal 〔医療俗〕「読み捨てジャーナル」

広告が多数掲載されていて, 無料でもらえる医学雑誌のこと.

Thumper 〔商品名〕サンパー

米国 Michigan Instruments, Inc. 製の心肺蘇生術(CPR)を自動的に行う装置. 1972年の登場以来, 一般用語(generic term)として小文字で thumper と表記されるほどに普及している. ⇨ fireman-in-a-box; Life-Stat

tic 〔医療俗〕ティック

憩室(けいしつ). diverticulum(ダイバーティキュラム)の略. 消化管や膀胱(ぼうこう)などの管状あるいは嚢(のう)状の器官から突出した小袋あるいは嚢.

tick 〔医療俗〕「ダニ」

内科医(internist). ⇨ flea; witch-doctor

tiger country 〔医療俗〕タイガー・カントリー

傷つきやすく, 重要な構造の集まった身体の部分. 針やメス(scalpel)を入れるのが危険な部分を,「トラが飛び出す危険地帯」と表現したもの. 手術室(OR)で使われる表現.

❏ 一般には「(トラの出るような)辺鄙(へん)な密林地帯」や, 〔オーストラリア口語〕で「(飛行士が恐れる)森林地帯, 未開地域」などの意味がある.

tight as a drum 〔医療俗〕「太鼓(たい)(の皮)のようにぴんと張って」

(喘息(ぜんそく)(asthma)患者の呼吸している様子が)いかにもきつい. 呼吸(respiration)が困難な喘息の患者が精一杯の力で呼吸をしている様子を描写するのに使われる表現.

❏ 太鼓の皮をしっかりと引っ張ってなければよい音が出ないことから, 一般には「心地のよい. ぴったりと合う, きつすぎる」などの意味に使われている.

tincture of time 〔医療俗〕わずかばかりの時間

医師が直ちに処置をしないでわずかばかりの時間をおいて経過をみる, その後に本格的な治療を考えるような場合に使う時間の言

い方. あわてて処置をしても治るものも治らないことが多いということから, ひと呼吸おくときの時間.

tin grin 〔医療俗・歯科俗〕ティン・グリン:「錫(☆)の歯むき出し」
歯列矯正器(braces)を装着している人. 歯列矯正をしている人の口元を描写して表現したもの. tinsel teeth(ティンセル・ティース)[tinselは「ピカピカ光る金属」]とも言う. ⇨ railroad tracks

TKO 〔医療俗〕ティー・ケー・オー:(静脈を)確保せよ
点滴用の静脈ラインを確保しておくことを指示する表現. to keep open の頭文字. ⇨ KVO; TKVO; K/O

TKVO 〔医療俗〕ティー・ケー・ビー・オー:静脈を確保せよ
点滴用の静脈ラインを確保しておくことを指示する表現. to keep vein open の頭文字. ⇨ KVO; TKO; K/O

TLC 〔医療俗〕ティー・エル・シー
チューブ, 洗浄, 活性炭. tube, lavage, and charcoal の略語. 毒物を摂取した患者の治療に必要なもので, 胃チューブ, 水や生理的食塩水などの洗浄液, 活性炭などの吸着剤を指す.

TLGP 〔医療俗〕ティー・エル・ジー・ピー
実験的, あるいは過度の治療を受けている患者. two legged guinea pig(2本足のモルモット)の頭文字. ⇨ TLR

TLR 〔医療俗〕ティー・エル・アール
実験的, あるいは過度の治療を受けている患者. two legged rat(2本足のラット)の頭文字. ⇨ TLGP

TMB 〔医療俗〕ティー・エム・ビー
誕生日が何回も嫌と言うほど来る, つまり高齢で亡くなる患者. too many birthdays(多すぎる回数の誕生日)の頭文字.

TMI 〔医療俗〕ティー・エム・アイ
能力がないのに肩書きばかり並べている医師のこと. three meaningless initials(空疎な3語の頭文字)の頭文字. "John Smith, MD"(ジョン・スミス医学博士)にならって, "John Smith, TMI"のように使う.

TNT 〔俗〕ティー・エヌ・ティー
(銃弾などが)貫通している. through 'n' thorough(通り抜けて, しかも完全に)の略語. 特にLos Angelesで使われた表現.

TO ティー・オー

(医師からの)電話による指示. telephone order の頭文字. ⇨ VO

toad 〔医療俗〕トード:「ヒキガエル」

下品な患者. 特に売春婦(tramp)のこと. trashy old derelict(くずのような落伍者)の頭文字を, 似た音の語でつづり変えたもの. 軽蔑的な表現. ⇨ SHPOS

toast 〔医療俗〕「トースト」

① 重度の熱傷(burn)患者. ⇨ cactus; crispy critter
② 〔俗〕死んでいる(dead). ⇨ PTBHT

toasted toddler 〔医療俗〕「こんがり焼けた幼児」

重度の熱傷(burn)を負った子供の患者. ⇨ cactus; crispy critter

toaster 〔医療俗〕「トースター」

除細動器(defibrillator). トースターで焼き上がったパンが飛び出すように, 除細動器で電気ショックを与えた患者が飛び上がるところから.

tobacco blight 〔医療俗〕タバコ・ブライト:「タバコ枯れ病」

喫煙者をむしばむ病気. 喫煙者の脳は非喫煙者に比べて縮む恐れがあるという.

❏ blight には「胴枯れ病, 葉枯れ病」の意味がある.

TOBP 〔医療俗〕ティー・オー・ビー・ピー

帝王切開(C-section)の必要な患者を指す言い方. tired of being pregnant(妊娠していることにうんざりした)の頭文字.

Tobrex 〔薬・商品名〕トブレックス

眼病用抗生物質薬(ophthalmic antibiotic). 米国 Alcon Laboratories, Inc. 製の処方薬. 一般名はトブラマイシン(tobramycin).

tocos 〔医療俗〕トコス

陣痛計. tocodynamometer の略. 陣痛時に子宮内の圧力を監視し記録する器具.「分娩, 出産」の意味の連結語 -toco と,「検力計」の意味の dynamometer から. tokos とも書く. ⇨ tokos

tokos 〔医療俗〕トコス

陣痛計. tokodynamometer の略(toko- は「分娩, 出産」の意味の連結語). ⇨ tocos

tongue cleaner タング・クリーナー ⇨ tongue scraper

tongue scraper　タング・スクレーパー

虫眼鏡の外枠のような形をしたもので，舌に付着している舌苔(ぜったい)(fur)をこすり取る器具．tongue cleaner とも言う．「舌ブラシ」という名称で，日本でも売られている．

tool　〔医療俗〕ツール：「道具として使われる物」

研修医．軽蔑的に呼んだもの．〔俗〕では「馬鹿」の意味がある．連なって回診をしている研修医たちは tool belt と呼び，それを率いている指導医(attending)を belt buckle と呼ぶ．ベルトとバックルのようにつながった関係ということ．

toon　〔医療俗〕トゥーン

精神疾患の患者．loony-toon(ハイフンなしの loony tune, looney tune, looney toones などともつづる)(〔俗〕気が変になった人)の言い方の後半だけを残したもの．loony-toon は，Warner Brothers の短編アニメ映画シリーズの *Looney Tunes*(『ルーニー・テューンズ』)(1930-1969)のタイトルをもじったもの．

tooth carpenter　〔医療俗〕「歯の大工」

歯科医(dentist)．⇨ tooth fairy

tooth fairy　〔医療俗〕「歯の妖精」

歯科医(dentist)．一般には，子供が抜けた歯を枕の下に置いて寝ると，夜中に歯と引き換えにお金を置いて帰ると信じられている妖精のこと．⇨ tooth carpenter

tooth-to-tattoo ratio　〔医療俗〕歯対入れ墨比

歯の数と入れ墨の数で患者の知能指数を判断するもので，一般的には歯の数が多い方が知能は優れているというもの．例えば，患者が入れ墨をしていて，その入れ墨の数がその患者の完全に残っている歯の数より多ければ，知能指数が高いという可能性は低いということになる．

Toprol-XL　〔薬・商品名〕トプロール・エックスエル

抗高血圧症薬(antihypertensive)や抗狭心症薬(antianginal)として使用される処方薬．米国 AstraZeneca group of companies の登録商標．XL は extended-release(徐放性の)の略語．薬剤の溶解に時間差があり薬効がより長く持続することを示す．

❑ 徐放性であることを示す他の略語には CD(controlled dose)，

CR(controlled release), CRT(controlled release tablet), ER(extended-release), LA(long acting), SA(sustained action), SR(sustained release), TR(time release), TD(time delay), XR(extended-release)などがある.

torture room 〔医療俗〕トーチャー・ルーム:「拷問部屋」
集中治療室(intensive care unit: 略語 ICU).

toss one's cookies 〔医療俗〕「クッキーを投げ上げる」
吐く(vomit). toss one's groceries とも言う. 元は【米学生俗】の表現. toss の代わりに shoot や lose を使い, cookies の代わりに breakfast, dinner, lunch, supper, tacos も使われる.

"To study the phenomena of disease without books is to sail an uncharted sea; while to study books without patients is not to go to sea at all." 〔格言〕「書物なしで疾患という現象を学ぶのは, 図に載っていない海を航海するのと同じだ. その一方で患者なしで書物を学ぶのは, まったく海へ行かないようなものだ」
カナダ生まれの医師(physician)William Osler(ウィリアム・オスラー)(1849-1919)の言葉.

total face replacement 〔医療俗〕「完全顔面置換術」
顔面全体が手術部位となる大がかりな手術. 正式の手術名では total hip replacement(略語 THR)(人工股関節全置換術)(あるいは hip replacement arthroplasty(人工股関節置換術))がある. この言い方を真似た造語.

TOTT 〔医療俗〕ティー・オー・ティー・ティー; トット
テレビを消せ. turn off the television の頭文字. 慢性的な疲労感(TATT)から抜け出すためには, テレビを見続けないで消すことが必要. ⇨ TATT

touch and go 〔医療俗〕タッチ・アンド・ゴー
(患者の病状が)危険な. 文字通りは「一触即発の」という意味の一般語.

tough stick 〔医療俗〕タフ・スティック:「骨の折れる針刺し」
採血の際に静脈(vein)がうまく出ていなくて厄介な患者. ⇨ aveinic; stick

tour chief 〔医療俗〕ツアー・チーフ
救急車(ambulance)に乗務する者たちの指揮を執る直属上司. white shirts(白シャツ)とも呼ぶ.

Toviaz 〔薬・商品名〕トビエース
米国 Pfizer, Inc. 製の, 頻尿, 尿意切迫感, 切迫性尿失禁(urge urinary incontinence)といった過活動膀胱(ぼうこう)(overactive bladder: 略語 OAB)の症状を治療するための処方薬. 過活動膀胱の症状は, 一般には分かりやすく "leaks, strong sudden urge to go, going too often"(たび重なる小用で, 激しくにわかに(トイレへ)行きたい衝動に駆られ, しかもあまりにも頻度が多いもの)と説明されている.

towns 〔医療俗〕タウンズ:「町派医者」
研究活動ばかりしていないで, 積極的に地域社会の中の医療活動に携わる医学部の教授たちのこと. ⇨ gowns

tow truck 〔医療俗〕「レッカー車」
歩行できない患者をベッドから移動させる時に使われる特別なリフト.

toxic shock syndrome 毒性ショック症候群
黄色ブドウ球菌(Staphylococcus aureus)の一部から生産された毒素によってごく稀に起こる急性疾患(敗血症の一種). 略語は TSS. 高熱, 発疹, 嘔吐, 下痢, 筋痛症(myalgia)などの症状が見られ, 低血低下などのショック症状を起こして死に至ることもある. 発症患者には生理用タンポン(tampon)を使用していた(長時間交換しなかったり, 外し忘れたりなど正しくない使い方をした)女性の確率が高いが, 老若男女を問わず発症の可能性はある. toxic は「毒性の」の意味. ⇨ TSS

toxic spermosis 〔医療俗〕「精子中毒症」
頭の中にはセックスのことしかない, 特に青春期直後の男性(post-adolescent male)のことをからかって, もっともらしい医学名にしたもの. セックスの回数が減ったためにあり余った精子細胞(sperm cell)が脳まで溢れて脳細胞の結合部であるシナプスをブロックしてしまい, その結果, セックスのことしか頭にないといったところ. spermosis は, 「精子, 精液」の意味の連結語 spermo-

と,「〜によって起こる病気」の意味の連結語 -sis から.

trach 〔医療俗〕「トレイキする」

気管切開をする. tracheotomy(気管切開術)の短縮語を動詞に使ったもの. trache とも書く. "If I can't tube her, we' are going to have to trach her."(もし彼女に気管内チューブを挿入できないなら, 気管切開をしなくちゃならない)のように使う.

trache 〔医療俗〕「トレイキする」⇨ trach

train wreck 〔医療俗〕「列車衝突事故」

重病を同時に複数抱えた患者. ⇨ crock; garbage; gomer; groom; hit; junk; PPP; scumbag; SHPOS; turkey

transcranial lead therapy 〔医療俗〕「頭蓋横断鉛セラピー」

頭を貫通した銃創(gunshot wound: 略語 GSW). ⇨ acute lead poisoning; HVLP; lead poisoning; rapid lead infusion

transcultural nursing トランスカルチュラル・ナーシング

異文化看護学. 健康と病気とケアリング(caring)に対する行動様式が, 患者が育った文化が持つ価値観や考え方に影響を受けて異なる点に注目をした看護の分野. このような観点から得られた結果は, 医療現場で文化的にみて適切なケアの計画を立て, そのケアを施すために生かされる. 米国の看護学者 Madeleine M. Leininger(マドレイン・M・レイニンガー) (1925-2012)が提唱.

trapezius pinch 〔救急俗〕トラピージアス・ピンチ

意識のない患者の僧帽(そうぼう)筋(trapezius muscle)のあたりをつねって(pinch)目を覚まさせようとする方法. 僧帽筋とは, 肩や首から背中に渡る一番表層にある筋肉.

trashcan diagnosis 〔医療俗〕「ごみ箱診断」

患者には疾患は確かにあるがそれが何ものかが断定できないとき, それでもなんとか医者が病名を付けること. 明確な病名を知りたがる患者からのプレッシャーを受けたり, 徴候は明確に現れているが病名を特定できない場合であったり, ときには病院当局から治療の承認を取り付けたいと思ったりするときなど, いろいろな場合がある. 例えば, 慢性の痛み(chronic pain)を訴える患者には「線維(せん)筋痛症」(fibromyalgia)[原因不明の全身の痛みと言われている]と診断しておくなど. wastebasket diagnosis(くず入

れ診断), fake diagnosis(いかさまの診断), faux diagnosis(虚偽診断)などとも呼ばれる. ⇨ wastebasket diagnosis

Trasylol 〔薬・商品名〕トラジロール
冠状動脈バイパス移植術(coronary artery bypass graft: 略語CABG)で使用される止血剤(hemostatic). 処方薬. 一般名はアプロチニン(aprotinin). 米国 Bayer Consumer Care がかつて製造していた.

trauma activation トラウマ・アクティベーション
肘あるいは膝より上に貫通している傷(penetrating injury), 麻痺(paralysis), 2か所以上の骨折(fracture)などの症状が見られる患者. 単に activation とも言う. このような患者は, 大至急コード・スリー(Code 3)で最寄りの指定外傷センター(designated trauma center)へ搬送されなければならない. ⇨ Code 3

trauma alert トラウマ・アラート
緊急救命室(ER)に重傷の外傷(trauma)患者が到着するとの通報.

trauma bag トラウマ・バッグ
フライト・ナース(flight nurse)が現場に携行する, 患者に緊急処置をするための医療器具が入っているバックパック(backpack).

trauma bay トラウマ・ベイ
病院の救急部門(emergency department)内にある外傷処置室[区画]. bay は「仕切られている部分, ～室, 駐車区画」などの意味で使われる. ⇨ ambulance bay

trauma center トラウマ・センター
外傷センター. 重傷, 重症患者の治療を行う医療センター. 一番レベルの高い Level I trauma center から, Level II trauma center, Level III trauma center へと3つのレベルに分類されるのが一般的.

trauma jockey 〔医療俗〕トラウマ・ジョッキー:「外傷操縦者」
緊急救命室(ER)の看護師. 特に, ナース・プラクティショナー(nurse practitioner)が使う言い方. ⇨ advanced practice nurse

trauma naked 〔医療俗〕トラウマ・ネイキッド
外傷センター(trauma center)到着後すぐに処置ができるように, 外傷患者の衣服をはさみで切って脱がせた裸の状態. ⇨ trauma

strip

trauma room トラウマ・ルーム：外傷処置室 ⇨ crash room

trauma shears トラウマ・シアーズ

ただちに処置ができるように，外傷(trauma)患者の衣服を脱がせるために切るはさみ．

trauma strip 〔医療俗〕トラウマ・ストリップ

外傷センター(trauma center)到着後，ただちに処置ができるように，患者の衣服をはさみで切って脱がせることを指す言い方．⇨ trauma naked

trauma team トラウマチーム

外傷(trauma)治療を行う医師や看護師などから成るチーム．

trauma truck 〔医療俗〕トラウマ・トラック

救急車(ambulance)．⇨ ambulance; bus; meat wagon; rig; truck; unit

trauma X 〔医療俗〕トラウマ・エックス

児童虐待(child abuse)によって身体にできた傷跡．

traveler's diarrhea 〔俗〕「旅行者下痢」

新しい土地の食べ物や水などに旅行者の消化器系が慣れていないために起こる下痢．⇨ Aztec two-step; Delhi belly; Montezuma's revenge; Turkey trot

treat 'em and street 'em 〔医療俗〕トリーテム・アンド・ストリーテム：「治療して帰せ」

緊急救命室(ER)で，患者の処置や治療が終われば，入院などさせないですぐに家に帰すこと．⇨ meet 'em and street 'em

triage トリアージ

事故や災害などの発生時に，救急隊員や医師などトリアージ・オフィサー(triage officer)(トリアージ実施責任者，指揮者)が病人や負傷者の治療および後方搬送(事故地域や被災地外への病院へ搬送すること)の優先順位を決めること．元は〔フランス語〕「産品を選別する」意味の語．

❏ 米国 Washington 州 Seattle 郊外にある Madigan Army Medical Center の緊急救命室(ER)入口に，triage nurse's station と表示された小部屋が設置されている．⇨ financial triage

triage monkey 〔医療俗〕「トリアージ猿」
救命救急医(ER physician). 専門医が軽蔑的に使う呼称. 頭も猿並みとけなしたもの. ⇨ glorified triage nurse

triage room トリアージ・ルーム
外傷(trauma)患者などのトリアージを行う部屋.
❏ 産科では, 陣痛(labor)の初期段階にある女性を診察し, 陣痛の程度を判断して選別するための産科の部屋. 分娩(delivery)がまだ先であると判断されると自宅に戻ることになるし, 分娩が近いと判断されると分娩室に行くことになる.

triage tag トリアージ・タグ
緊急救命室(ER)などで, 事故や災害などの発生時に, 治療の優先順位を現場で決めてトリアージ(triage)に使われるタグ. 負傷の程度に応じて, 黒, 赤, 黄, 緑の4色のタグを付けるためのもの. 黒色のタグには deceased(死亡した), 赤色のタグには immediate(緊急処置を要する), 黄色のタグには delayed(遅延処置可), 緑色のタグには minor(深刻ではない)と書かれている. ⇨ black-tagged; green-tagged; red-tagged; yellow-tagged

TriCalm 〔薬・商品名〕トライカーム
米国 Cosmederm Bioscience, Inc. 製のかゆみ止め用のジェル(anti-itch gel). ステロイドは含まれていない(steroid-free).

trick cyclist 〔医療俗〕トリック・サイクリスト
精神科医(psychiatrist). 元は〔軍俗〕で1950年代から使われた. おどけた呼び方をする時, あるいは軽蔑的な言い方をする時に使う. psychiatrist(サイキアトリスト)の誤った発音から. ⇨ head shrinker; pest control; pitchfork; psychlotron; shrink; spook; wig picker

trigger happy 〔医療俗〕「(銃を)ぶっ放すのが好きな」
① すぐに注射をする医師.
② 過度にコールボタンを押す患者. ⇨ knife-happy

trim the hedge 〔医療俗〕「生垣を刈り込む」
長い縫合糸(suture)を縫い目ごとにちょんちょんと切って抜いていく. ⇨ mow the lawn

Tri-Pak 〔薬・商品名〕トリ・パック

米国 Pfizer, Inc. 製の処方薬で抗生物質 (antibiotic) の〔商品名〕Zithromax (ジスロマックス) の3錠入りパック. 6錠入りパックは Z-Pak. ⇨ Zithromax; Z-Pak

triple A　トリプル・エー

腹部大動脈瘤. abdominal aortic aneurysm の頭文字 a が3つあるところから. AAA ともつづる.

triple P　〔医療俗〕トリプル・ピー ⇨ PPP

triple threat physician　〔医療俗〕「三役医師」

研究者 (researcher), 教師 (teacher), 臨床家 (clinician) の三役をこなす医師. ワールドクラスの研究者, または自らの研究費を獲得できる力量がある研究者であり, ソクラテスのようなスキルを持った教師であり, 積極的に患者に接する臨床家であるような医師.

❏ triple threat は, 一般に「三分野にすぐれた人」を指す言い方で, アメリカンフットボールでは「キック・パス・ランニングの三拍子そろった選手」,〔映画〕では,「脚本, 制作, 監督三役を1人でやってしまう人」のことを指す. threat は, 文字通りは「脅威を与える人, 強敵」のこと.

troll　〔医療俗〕トロール

扱いにくい嫌な患者. 北欧神話で, 岩屋や丘陵に住む奇怪な巨人, いたずら好きのこびとなどを troll と呼ぶことから. ⇨ gomer; groom; PPP

troll the labs　〔医療俗〕トロール・ザ・ラブズ

検査結果をすべて釣り上げる. 病気の原因が分からない患者に対して諸検査 (labs) を指示すること. troll は一般には「流し釣りで (魚を) 釣る」こと. ⇨ gomergram; labs; rounding up the usual suspects; work up

truck　〔医療俗〕トラック

救急車 (ambulance). ⇨ ambulance; bus; meat wagon; rig; trauma truck; unit

trypanosomiasis　トリパノソーマ症

睡眠病 (sleeping sickness).

❏ 寝坊して遅刻したときの言い訳に "I can't help being late for work again. I have trypanosomiasis. (また遅刻してしまって, だけ

どどうにもならないんだ．トリパノソーマ症なんでね)"のように
もったいぶった言い方に使う便利な医学用語．

TSS 〔医療俗〕ティー・エス・エス
中毒性ソックス症候群．toxic sock syndrome の頭文字．患者の衛生的な基準がとても低いために，中毒を起こすくらいソックスが臭いということ．
❑ 正式には，toxic shock syndrome(毒性ショック症候群)[黄色ブドウ球菌の感染によって起こる急性疾患]を指す頭文字．⇨ toxic shock syndrome

TTAB 〔医療俗〕ティー・ティー・エー・ビー
患者が死亡して足指に氏名識別タグを付けられていること．toe tag at bedside(ベッドサイドで足指に氏名識別タグを付けて)の頭文字．このことから toe-tag には〔俗〕で「殺す」の意味がある．
❑ 遺体保管所(morgue)の遺体の足の指に付けられた氏名識別タグを〔米俗〕で toe ticket と呼ぶ．⇨ PBAB

TUBE 〔医療俗〕チューブ
全く不必要な乳房検査．totally unnecessary breast examination の頭文字．若い男性医師が好む言い方で，GLM(美人の母親)に対して行うもの．⇨ GLM

tube count 〔医療俗〕チューブ・カウント
瀕死の患者がどれくらい生き延びることができるかは，その患者に何本のチューブがつないであるかによって判断できるということ．tube factor (チューブ因子)とも呼ぶ．

tube factor 〔医療俗〕チューブ・ファクター ⇨ tube count

tub room タブ・ルーム
熱傷病棟(burn unit)の浴室(bathtub room)．熱傷による傷をきれいにして感染を防いだり，皮膚の移植手術(graft surgery)に備えて焼痂(しょうか)[熱傷の後にできるかさぶた](eschar)や死んだ皮膚(dead skin)を除去したりするために熱傷の患者は入浴しなければならない．

tularemia ツラレミア
野兎(やと)病．rabbit fever とも呼ぶ．Francisella tularensis(フランシセラ・ツラレンシス：野兎病菌)が原因．米国 California 州 Tu-

lare(トゥーレアリ)郡で流行したことからの命名.
❏ いかにも珍しくて治りにくい病気の響きがあり，仮病を使うための口実に使うことがある．

tummy tuck 〔俗〕タミー・タック
腰回りの余分な脂肪を取り除くための美容整形手術．tummy(お腹の)とtuck(たくしこむ)から．⇨ nose job

Tums 〔薬・商品名〕タムズ
制酸薬(antacid)．カルシウム補給剤(calcium supplement)．錠剤．一般名は，炭酸カルシウム(calcium carbonate)．米国GlaxoSmithKline製．市販薬．

tune-up 〔医療俗〕チューンナップ
慢性の病気で治らない患者を，病状が改善したように見せかけること．もともとは「(エンジンなどの)調整」の意味．

Turbuhaler 〔商品名〕タープヘイラー
喘息(ぜんそく)(asthma)や慢性閉塞性肺疾患(COPD)などの処方薬の吸入器(inhaler)．米国AstraZeneca group of companiesの登録商標．⇨ Symbicort

turf 〔医療俗〕ターフ：「たらい回しにする」
研修医(resident)が，責任や判断，いらだちなどを回避するため患者をほかの科へ回す．1970年代から使われはじめた言い方．

Turf Granny Day 〔医療俗〕「たらい回しおばあちゃんデー」
金曜日に偽の緊急事態をでっちあげておばあちゃんを入院させ，週末は家庭での介護の手を抜こうとすること．⇨ pop drop; positive Samsonite sign; positive taillight sign

turkey 〔医療俗〕ターキー
扱いにくい嫌な患者．⇨ crock; garbage; gomer; groom; hit; junk; PPP; scumbag; SHPOS; train wreck

turkey disease 〔医療俗〕「ターキー病」
感謝祭の翌日によく起こるごちそうの食べ過ぎによる腹痛．

Turkey trot 〔俗〕「トルコの小走り」
トルコ旅行者の下痢(diarrhea)．トルコで旅行者が下痢を起こしてトイレに駆けこむ様子から．⇨ Aztec two-step; Delhi belly; Montezuma's revenge; traveler's diarrhea

turtle's head 〔医療俗〕タートルズ・ヘッド:「カメの頭」
　ひどい便秘(constipation)の患者の肛門が広がって,便の塊が見えていること.便がうまく出るかと思うとカメの頭のようにすぐに引っ込んでしまうことからの命名. ⇨ shy turd

TWA 〔医療俗〕ティー・ダブリュー・エー
　第三世界の暗殺者.third world assassins の頭文字.外国の大学医学部出身の医師(によるレベルの低い医療)を指す言い方.

twinkie toxemia 〔医療俗〕トゥインキー毒血症
　スポンジケーキの〔商品名〕Twinkies などのジャンクフード(junk food)を食べ過ぎると,思考力,バランス,性欲の欠如につながるというもの.
　□ twinkie は,米国 Hostess Brands, Inc. 製の箱入りのクリーム詰め小型スポンジケーキの〔商品名〕Twinkies から.米国では究極のジャンクフードと見なされている.toxemia には「毒血症,妊娠中毒症」の意味がある.

twitch 〔医療俗〕トゥイッチ
　心気症の患者(hypochondriac).文字通りは「身体(の一部)がひきつること」の意.

Twit in the Pit 〔医療俗〕トゥイット・イン・ザ・ピット
　緊急救命室(ER)に割り当てられた研修医(resident).twit は〔俗〕で「ばか,まぬけ」,the pit は〔医療俗〕で「緊急救命室」の意味がある.緊急救命室でのつらい勤務につく研修医たちのことをふざけて呼んだもの.twit と pit は脚韻を踏んでいる. ⇨ pit

two beers 〔医療俗〕「ビールを2本飲んだだけ」
　飲酒運転事故を起こして病院に担ぎ込まれた患者の言い訳.事故を起こす前に飲んだ酒はビール2本だけで,大酒を飲んだわけではないという言い訳.

two carbon abuser 〔医療俗〕ツー・カーボン乱用者
　アルコール依存症患者.アルコールの化学式 C_2H_2O の C_2 から. ⇨ alky (bum)

"Two Dudes" syndrome 〔英医療俗〕「2人の野郎」症候群
　けんかで負傷して病院に担ぎ込まれてきた患者に,医者が誰にやられたのかと尋ねたときに決まって返ってくる言い訳がましい答

え.「見たこともない,2人の野郎(two dudes)にわけもなくやられたんです」("Two dudes jumped me for no reason."). 相手が1人だったらやり返していたという強がりで,結局はたいした負傷ではない.

two knuckles in 〔医療俗〕トゥー・ナックルズ・イン:「(指の)関節2つ目まで挿入」

患者の直腸検査(rectal examination)をする際に,患者の肛門から指の関節が2つ目まで入った状態.

2-Nonenal トゥー・ノネナール

不飽和アルデヒド(unsaturated aldehyde)の一種で,油臭くて青臭いにおいを有する.熟成したビールとソバの重要な芳香成分.ヒトの体臭中にも存在することが発見され,中高年の独特の体臭,いわゆる「加齢臭」との関連が研究されている.

□「加齢臭」は2001年に化粧品メーカー資生堂リサーチセンターの土師信一郎研究員らによって命名された造語.

Tyco #3 〔医療俗〕タイコ・ナンバー・スリー

鎮痛薬(analgesic)〔商品名〕Tylenol with Codeine #3の俗称. ⇨ Tylenol No. 3

Tylenol 〔薬・商品名〕タイレノール

米国McNeil-PPC, Inc.製の鎮痛薬(analgesic),解熱薬(antipyretic)などとして使用される市販薬. ⇨ Tylenol No. 3

Tylenol No. 3 〔薬・商品名〕タイレノール・ナンバースリー

米国Ortho-McNeil Pharmaceutical製のTylenol with Codeineのこと.アセトアミノフェン(acetaminophen)とコデインの複合鎮痛薬(analgesic combination)で,錠剤と液体のエリキシル(elixir)がある.錠剤には,含まれるコデインの量が少ない方から,No. 2, No. 3, No. 4がある.スラングでTyco #3と呼ぶ. ⇨ T and C; Tylenol

Tylox 〔薬・商品名〕タイロックス

米国Ortho-McNeil Pharmaceutical製の麻薬性鎮痛薬(narcotic analgesic). 強力な鎮痛作用を示し,癌患者の激痛をコントロールする薬物として使われる,解熱薬(antipyretic). カプセル錠.処方薬.現在は製造されていない.同様のものには,モルヒネやコデイ

ンがある．

type and crossmatch　タイプ・アンド・クロスマッチ

血液型を調べて交差適合試験（crossmatch(ing)）をすること．輸血時の副作用の前検査．

Tylenol rounds　〔医療俗〕タイレノール回診

過酷な研修のために睡眠不足になる研修医（resident）が仮眠を取って休んでいる時に，術後の患者が熱を出したり痛みを訴えたりして鎮痛薬（analgesic），解熱薬（antipyretic）の〔商品名〕Tylenolの投薬指示をもらいに看護師がやって来る場合を考えて，前もってナースステーション（nurses' station）を回り，処方指示を与えておくこと．医師の回診（rounds）の言い方にならって Tylenol rounds と呼んだもの．

U

UA　ユー・エー

① 検尿．urinalysis の略語．
② 臍（さい）動脈．umbilical artery の頭文字．臍帯動脈ともいい，胎児期に胎児（fetus）から胎盤（placenta）へ血液を送る臍帯の中を通る2本の動脈．⇨ urinalysis

UBI　〔英医療俗〕ユー・ビー・アイ

日曜日の朝目が覚めてみると，眼の周りに黒いあざができていて，膝がはれ上がっているが，その理由も分からない二日酔いで病院に駆け込んで来る患者．unexplained beer injury（説明困難ビール原因創傷）の頭文字．このような場合の創傷を UDI（= unidentified drinking injury：確認不能飲酒原因創傷）と呼ぶ．

UCC　ユー・シー・シー

救急ケアセンター．urgent care center の頭文字．全米どの緊急救命室（ER）も患者で溢れている現状で，重症の患者を搬送してきた

救急車が患者を降ろすことができなかったり，重症の患者が診察まで長時間待たされたりするなどの問題が起きているため，比較的軽症の患者ですぐに生命に危険が及ばないような病気や怪我の場合は，救急ケアセンター(UCC)を利用するように注意を促している．

UCLA Medical Center　ユー・シー・エル・エー・メディカル・センター

米国 California 州 Los Angeles にある病院．1955 年設立．レベル 1 外傷センター(Level 1 trauma center)でもある．1994 年に Los Angeles を襲ったノースリッジ地震(Northridge earthquake)で建物が甚大な被害を受けたため，2008 年には新病院が完成した．その建設の際，California 州知事と米国大統領を務めた Ronald Reagan(ロナルド・レーガン)(1911-2004)の名前で 1 億 5,000 万ドルが寄付されたことから Ronald Reagan UCLA Medical Center と改称した．

UFO　〔英医療俗〕ユーフォー：「未確認凍結物体」

unidentified frozen object の頭文字．冬の寒空の下で死亡して病院に担ぎ込まれた身元不明のホームレスのこと．

UGLI　〔医療俗〕「アグリ」

顔は不細工だが，取り立てて悪い所は見当たらない(特に子供の)患者．本来の ugli は，グレープフルーツ(grapefruit)とタンジェリン(tangerine)(ミカンの一種)などを交配させて作った果物の「アグリ」で，その皮には斑点とでこぼこがあるため ugly(醜い)であることから命名したもの．

UIE　〔医療俗〕ユー・アイ・イー

内科の検査の必要のない男性患者．unnecessary internal examination の頭文字．

ULPP　〔医療俗〕ユー・エル・ピー・ピー

無資格医薬品提供者．unlicensed pharmaceutical provider の略語．無資格の薬品販売者のこと．

Ultram　〔薬・商品名〕ウルトラム

米国 Janssen Pharmaceuticals, Inc. 製のオピオイド系鎮痛薬(opioid analgesic)．錠剤．処方薬．Ultram ER もある．この場合の

ERは, extended-release(徐放性の)の略語で, 薬剤の溶解に時間差があり薬効がより長く持続することを示す. 雑誌の広告では "If your pain is persistent, your pain medication should be too."(「痛みがいつまでも続けば, その鎮痛薬もまたいつまでも効き目が続かないといけません」)と謳(うた)う.

ultrasound technician 超音波検査技師

ultrasound technologist とも言う.

Unasyn 〔薬・商品名〕ユナシン

米国 Pfizer, Inc. 製のペニシリン系抗生物質(penicillin antibiotic).

❏ 鎮痛薬(analgesic)として使われる市販薬〔商品名〕Anacin(アナシン)(米国 Insight Pharmaceuticals, LLC. 製)と聞き間違えないように注意が必要.

unborn farts 〔医療俗〕「誕生しない屁(へ)」

ガスで膨張した腹(gaseous distended abdomen)のこと. retained farts(保留された屁)とも言う. ⇨ UPF

Unclear Medicine 〔医療俗〕アンクリア・メディシン：「不明瞭医学」

核医学(nuclear medicine)のこと. 一般の医師から見ると, 診断や治療にアイソトープ(isotope)を使うこの分野は訳が分からないところもあり, nuclear(ニュークリア)(原子核の)をもじって音の似た unclear(不明瞭な)としたもの. 日本には, 一般社団法人日本核医学会(Japan Society of Nuclear Medicine: 略称 JSNM)(創立1964年)がある.

uncut 〔医療俗〕アンカット：「切られていない」

まだ手術を受けていない.

under general アンダー・ジェネラル

全身麻酔(general anesthesia)で行われる手術. ⇨ under local

under local アンダー・ローカル

局所麻酔薬(local anesthesia)で行われる手術. ⇨ under general

underride crash アンダーライド・クラッシュ

衝突した相手の大型トラック(eighteen-wheeler)のコンテナ車両の下に車が入り込んでしまった自動車事故で病院へ搬送されてき

た患者. ⇨ MVA

unfascinectomy 〔医療俗〕アンファシネクトミー:「魅力なし切除術」

長時間かかるつらい処置.「~でない」の意味の連結語 un- と,「魅力的な」の意味の fascinating と,「切除術」という意味の連結語 -ectomy からの造語. ⇨ fascinectomy

unfascinoma 〔医療俗〕アンファシノーマ:「魅力なし腫」

診断専門医 (diagnostician) にとっては興味をそそられる病気や患者だが, 外科医 (surgeon) にとっては興味のないもの.「~でない」の意味の連結語 un- と,「魅力的な」の意味の fascinating と,「腫」の意味の連結語 -oma からの造語. ⇨ fascinoma

unhappy gut 〔医療俗〕アンハッピー・ガット:「不幸な腸」

機能性大腸炎 (functional colitis). 胃腸管の筋肉の動きがスムーズでない状態. ⇨ irritable gut

unineuronal 〔英医療俗〕ユニニューロナル:「単細胞の」

(患者が) 極端に頭が悪い. uni-(単一の)+neuron(ニューロン: 神経単位)+-al(形容詞を作る連結語)から, つまり頭の中には細胞が1個しかないということ. これよりも程度のよい患者は oligoneuronal(オリゴニューロナル)(少数細胞の)[olig- は「少数の」の意味の連結語] と呼ぶ.

Unisom 〔薬・商品名〕ユニソム

米国 Chattem, Inc. 製の睡眠補助薬 (sleep aid), 抗ヒスタミン薬 (antihistamine). 一般名は塩酸ジフェンヒドラミン (diphenhydramine hydrochloride). 市販薬.

unit ユニット

救急車 (ambulance). 救急救命士 (paramedic) の使う言葉. ⇨ ambulance; bus; meat wagon; rig; trauma truck; truck

unit clerk ユニット・クラーク

事務的業務を中心に行う病院職員. ⇨ ward clerk

UNIVAC 〔医療俗〕ユニバック

非常に危険な感染症で, ハゲワシが上空を旋回中. unusually nasty infection, vultures are circling の頭文字. 患者が助からないということを指す言い方. ハゲワシは死肉を主な餌とすることから.

⇨ VAC

unload〔医療俗〕アンロード:「荷を降ろす」

医師が終末期の患者は治療しないこと．ダンピング (dumping) の一つ．⇨ dumping; stumbling

unresponsive〔医療俗〕「反応がない」

死んでいる (dead) ことを指す言い方．
❏ Robert B. Parker (ロバート・B・パーカー) (1932-2010) の私立探偵スペンサー (Spenser) シリーズ最後の作品 *Sixkill*（『春嵐』）(2011) に, unresponsive は dead を意味する "medical-speak"（医者言葉）[medspeak, med-speak とも言う] だと説明する場面が出てくる.

un-zip〔医療俗〕「ファスナーを開ける」

手術部位を大きく切開する．または，再切開する．

UPF〔医療俗〕ユー・ピー・エフ

ガスで膨張した腹 (gaseous distended abdomen). 放出されない屁(^). Un-Passed Fart の頭文字．
❏「鼓張(こちょう)」は専門語では meteorism や flatulence などと呼ぶ.
⇨ unborn farts

uppers〔俗〕アッパーズ

興奮剤 (stimulants). コカイン, アンフェタミン (amphetamines), メタンフェタミンなど．⇨ downers

Urbane〔商品名〕アーベーン

看護師が着用する scrubs と呼ばれるユニフォーム．実験室などで着用する lab coats もある．米国 Landau Uniforms 製で 2006 年に商標登録．同社は, 1980 年代から保健医療産業分野のユニフォームを製造.

urban outdoorsman〔英医療俗〕「都会の野外活動オタク」

病院に担ぎ込まれるホームレスの患者．

urinalysis ユリナリシス

検尿. urine (尿) + analysis (分析) から. ⇨ UA

urines are cooking〔医療俗〕ユリンズ・アー・クッキング:「尿は料理中」

尿培養 (urine cultures) と反応検査 (sensitivity studies) はまだ結

果が出ていない．

Uristat 〔薬・商品名〕ユリスタット

米国 Insight Pharmaceuticals, LLC. 製の尿路感染症（urinary tract infection: UTI）の患者に使用される鎮痛薬（analgesic）．処方薬．"Your Trusted Partner in Urinary Health"（「尿の健康におけるあなたの信頼できるパートナー」）が謳(うた)い文句．⇨ UTI

UTI ユー・ティー・アイ

尿路感染症．urinary tract infection の頭文字．

UTL 〔医療俗・救急医療〕ユー・ティー・エル

現場特定不能．unable to locate の頭文字．救助に向かうべき場所が特定できない場合に使う言い方．

V

VAC 〔医療俗〕ヴァック

患者の状態がとても悪いこと．vultures are circling（ハゲワシが上空を旋回中）の頭文字．⇨ UNIVAC

VACTERL association ヴァクタール・アソシエーション

VACTERL は，vertebral（脊椎骨の），anal（肛門側の），cardiac（心臓性の），tracheal（気管の），esophageal（食道の），renal（腎臓の），limb（四肢）の頭文字．この部分に異常がある新生児の先天性欠損（birth defect）．

Vacutainer 〔商品名〕バキュテイナー

米国 BD 製の採血管などの検体採取（specimen collection）器具．ガラス製採血官をゴム栓で内部を真空にした状態で使うことから，vacuum（真空）＋ container（容器）からの造語．

❏ Patricia Cornwell（パトリシア・コーンウェル）（1956- ）が 2012 年に発表した作品 *The Bone Bed*（『死層』）に登場する．

vaginal dryness 膣乾燥症 ⇨ Premarin

vagitch　〔医療俗〕ヴァジッチ：「膣かゆみ」

膣炎（vaginitis）のこと．この炎症にはかゆみ（itching）があることから，vagina（膣）＋ itch（かゆみ）からの造語．

vah spa　〔医療俗〕ヴァー・スパ

米国退役軍人局病院．vah は Veterans Administration hospital の頭文字．単に V. A.（ヴィー・エー）あるいは，vah（ヴァー）とも言う．spa（スパ）は「高級保養地」の意味．⇨ gomer ranch; gomerville

vajayjay　〔俗〕ヴァジェイジェイ

膣（vagina）．va-jay-jay や va-JJ ともつづる．

❑ 米国の ABC 系列で 2005 年から放映の医療ドラマ *Grey's Anatomy*（邦題『グレイズ・アナトミー　恋の解剖学』）の中で，Dr. Miranda Bailey（ミランダ・ベイリー）が自らの分娩中に男性インターン（intern）に向かって "Stop looking at my vajayjay."（「私のヴァジェイジェイを見るのをやめて」）と言ったのが起源．婉曲的な言い方．ポルノ制作者，メディア，ジャーナリストなども便利に使っている．例えば，同ドラマの大ファンである Oprah Winfrey（オプラ・ウィンフリー）(1954-)〔テレビ司会者，番組プロデューサー，実業家〕が自分の番組 *The Oprah Winfrey Show*（『オプラ・ウィンフリー・ショー』）の中で "I think vajayjay is a nice word, don't you?"（「ヴァジェイジェイって素敵な言葉だと思わない？」）と問いかけて広く知られるようになった．⇨ *Grey's Anatomy*

Valium　〔薬・商品名〕バリウム

米国 Genentech, Inc. 製の抗不安薬（anxiolytic），抗痙攣（けいれん）薬（anticonvulsant）などとして使用される処方薬．ストリート・ドラッグ（street drug）として乱用されることもある．⇨ Vitamin V

valley girl　〔俗〕ヴァレー・ガール

鎮痛薬や催眠剤として使われるフルニトラゼパム（flunitrazepam）を指す俗称．

❑ 一般に使われる Valley girl は，米国 Los Angels 郊外の San Fernando Valley に住む十代の女の子を指す．その特有のしゃべり方や言葉が Valspeak（ヴァル言葉）と呼ばれた．⇨ roofies

valo　〔俗〕ヴァロウ

フルニトラゼパム(flunitrazepam). ⇨ roofies

vals 〔俗〕ヴァルズ

フルニトラゼパム(flunitrazepam). ⇨ roofies

Valtrex 〔薬・商品名〕バルトレックス

米国 GlaxoSmithKline 製の抗ウイルス薬(antiviral). ヘルペス(herpes)治療に使用される処方薬.

valums 〔俗〕ヴァラムズ

フルニトラゼパム(flunitrazepam). ⇨ roofies

vampire 〔医療俗〕ヴァンパイア:「吸血鬼」

① 病院検査室職員. 患者から血液を採ることから.
② 採血が上手な看護師. Dracula(ドラキュラ)とも言う. ⇨ Dracula; leech(es)

vanc 〔医療俗〕バンク

抗生物質(antibiotic)の vancomycin(バンコマイシン)の短縮語.

van Gogh syndrome 〔医療俗・精神医〕ヴァン・ゴッホ症候群

自傷(self-mutilation). 自分で自分の身体を傷つけること. 手足を切断したり, 眼球をえぐり出したり, 去勢したりすることがある. 奇形妄想(dysmorphic delusion)から起こる. オランダの画家 Vincent van Gogh(フィンセント・ヴァン・ゴッホ)(1853-1890)が自分の耳を切り落としたことから.

vanity surgery 〔医療俗〕「虚飾手術」

美容整形外科手術(cosmetic surgery)のこと.

vedgy 〔医療俗〕ベジー

植物状態(vegetative state)の患者. veggie とも書く. ⇨ vegetable

vegetable 〔医療俗〕ベジタブル:「植物」

治療に反応しない植物状態(vegetative state)の患者. ⇨ cucumber; veggie

vegetable garden 〔医療俗〕ベジタブル・ガーデン:「野菜園」

脳卒中(stroke)の患者たち. 身体機能が正常に機能しなくなった状態の患者たちがいる状況を, 野菜の栽培場にたとえたもの. vegetable patch とも呼ぶ. ⇨ feed and seed; fruit salad; garden; gardening; potato patch; rose garden; vegetable patch

vegetable patch 〔医療俗〕ベジタブル・パッチ:「野菜畑」⇨ vegetable garden

veggie 〔医療俗〕ベジー

植物状態 (vegetative state) の患者. vedgy とも書く. ⇨ vegetable

Velcro 〔医療俗〕ベルクロ

どこへ行っても患者にくっついて離れない家族や友人. いわゆる「マジックテープ」の〔商品名〕Velcro (現在は米国 Velcro USA, Inc. が商標権を所有) から.

Velcro-like crackles ベルクロ様断続性ラ音

肺で聞こえる乾いた細かい音. 間質性肺疾患 (interstitial lung disease) に関連するもの. いわゆる「マジックテープ」の〔商品名〕Velcro を開くときの音に似ていることから.

Venodyne boots 〔商品名〕ベノダイン・ブーツ

深部静脈血栓症 (deep vein thrombosis: DVT) のリスクを減らすために, 脚に巻き付け, いわゆるマジックテープの〔商品名〕Velcro (ベルクロ) で留め, 空気を吹き込む機械につないで各仕切り部分に断続的に送って膨らませることのできる器具. 脚に巻きつけて使用するところから一般にブーツ (boots) と呼んでいる.〔商品名〕Venodyne は米国 Microtek Medical, Inc. の登録商標.

ventilate ベンチレート:肺換気を行う

Ventilator Farm 《the》 〔医療俗〕ザ・ベンチレーター・ファーム

神経科集中治療室 (neurological intensive care unit). ventilator は「人工呼吸器」. ⇨ Cabbage Patch; Heads in Beds

vent jockey 〔医療俗〕ヴェント・ジョッキー:「通気口ジョッキー」

呼吸療法士 (respiratory therapist).

Ventolin 〔薬・商品名〕ベントリン

気管支拡張薬 (bronchodilator). 米国 GlaxoSmithKline 製. 一般名は硫酸アルブテロール (albuterol sulfate). 処方薬.

vents 〔医療俗〕ヴェンツ

脳室 (ventricles of the brain). ventricles (ヴェントリクルズ) を短縮して形成した語. 中枢神経の完成後に神経管の内腔が広くなっているところで, 左右の側脳室, 第3脳室, 第4脳室, および脊髄

末端の終室がある．脳脊髄液 (cerebrospinal fluid) が存在する．

verapamil 〔薬〕ベラパミル

血管拡張神経薬 (vasodilator) として使われる薬の一般名．

vermin 〔医療俗〕ヴァーミン：「害獣；害虫」

病院の管理部門のスタッフ (hospital administrator) を軽蔑して呼ぶ言い方．

Versed 〔薬・商品名〕ヴァーセッド

米国 Roche 製の麻酔薬 (anesthetic)．一般名は塩酸ミダゾラム (midazolam hydrochloride)．2005 年製造中止．⇨ Vitamin V

vert 〔医療俗〕ヴァート

椎骨(ついこつ)動脈．vertebral artery の短縮．

vertical veins 〔医療俗〕ヴァーティカル・ベインズ

拡張蛇行静脈 (varicose veins)．専門用語 varicose のうろ覚えからまったく関係のない vertical (垂直の) と言い違えたもの．⇨ very close veins

very close veins 〔医療俗〕ベリー・クロース・ベインズ

拡張蛇行静脈 (varicose veins)．類似の音を持つ身近な語で言い換えたもの．このような言語現象は「民間語源」(folk etymology) と呼ばれるもの．⇨ breeding vein; diabetes; emeralds; vertical veins

veterinarian 〔医療俗〕ヴェテリネリアン：「獣医」

患者を人間扱いしていない医師．自分の患者が物言えぬ動物程度の知能 (intelligence) しかないと考えている医師．⇨ botanist; geologist

Viagra 〔薬・商品名〕バイアグラ

米国 Pfizer, Inc. 製の勃起不全 (erectile dysfunction: 略語 ED) 治療のための処方薬．⇨ Addyi; quality of life therapy

Vicks Vapor Inhaler 〔薬・商品名〕ヴィックス・ヴェイパー・インヘイラー

米国 Procter & Gamble 製の鼻粘膜鬱血(うっけつ)除去薬 (nasal decongestant)．市販薬．

Vicks VapoRub 〔薬・商品名〕ヴィックス・ヴェポラッブ

米国 Procter & Gamble 製の，くしゃみ，鼻づまり，咳など風邪に

伴う諸症状を緩和するために体に塗る軟膏（ointment）．市販薬．

Vicodin　〔薬・商品名〕ヴァイコディン

米国 AbbVie, Inc. 製の麻薬性鎮痛薬（narcotic analgesic）．処方薬．⇨ Vikes

Vicoprofen　〔薬・商品名〕ヴァイコプロフェン

米国 Abbott Laboratories 製の麻薬性鎮痛薬（narcotic analgesic）．処方薬．現在は製造されていない．

Victoza　〔薬・商品名〕ヴィクトーザ

米国 Novo Nordisk, Inc. 製の抗糖尿病薬（antidiabetic）．処方薬．日本では「ビクトーザ」と表記している．

Vikes　〔医療俗〕ヴァイクス

米国 Abbott 製の麻薬性鎮痛薬（narcotic analgesic）の〔商品名〕Vicodin（ヴァイコディン）の日常的な呼び名．⇨ Vicodin

villein　〔医療俗〕ヴィラン：「農奴」

インターン（intern）．villein は中世 13 世紀の英国の農奴．⇨ bohunk; footboy; grumphie; guessing doctor; intern; lackey; losel; low-life; resident; scut doggie; tern

violated　〔医療俗〕ヴァイオレーテッド：「乱された」

緊急医療テクニシャン（EMT）が勤務時間数以上の出動要請を受けた場合の表現．⇨ hump

VIP　〔医療俗〕ヴィー・アイ・ピー

ひどい酔っ払い．very intoxicated person の頭文字．

V. I. P. syndrome　〔医療俗〕ヴィー・アイ・ピー症候群

お偉方（very important person）が入院し，名声や社会的地位，あるいは公共の利益のためなどの理由で他の患者とは違った扱いを希望することにより，通常の患者のケアが混乱してしまう状況．⇨ chief syndrome

virgin abdomen　〔医療俗〕「腹部ヴァージン」

腹部（abdomen）の手術を受けたことのない患者．

virgin case　〔医療俗〕「処女診断」

医学生（medical student）が初めてでくわした症例．もちろん，実際の治療経験もない症例．

virus 《the》　〔俗〕ザ・ウイルス

HIV, またはエイズ (AIDS) を指す. the package とも呼ぶ. 英語読みは「ザ・ヴァイアラス」. ⇨ slim disease

Visine 〔薬・商品名〕バイシン

眼水用の鬱血(うっけつ)除去薬 (ophthalmic decongestant). 米国 McNeil-PPC, Inc. 製の市販薬.

❏ 米国 GlaxoSmithKline 製の処方薬でおむつかぶれ (diaper rash) 治療などに使われる軟膏 (ointment) Vusion (ヴュージョン) と聞き間違えないように注意が必要.

visit 〔医療俗〕ヴィジット:「参観者」

病院を訪問する特権のある医師. 病院の常勤医ではないが, 研修医 (resident) に患者を入院させるよう圧力をかけ, 日常のケアに参加する権限を与えられている. しばしば研修医から軽蔑されている.

Vistaril 〔薬・商品名〕ビスタリル

米国 Pfizer, Inc. 製の抗不安薬 (anxiolytic), 抗ヒスタミン薬 (antihistamine) などとして使われる処方薬.

vital signs バイタル・サイン; 生命徴候

脈拍数 (pulse rate), 体温 (temperature), 呼吸数 (respiration rate), 血圧 (blood pressure) など, 生命の維持に必要な身体機能の指数を表すもの. vitals, あるいは life signs とも言う. 複数の項目を含んでいるので, 複数形になることに注意. 英語読みの「ヴァイタル」ではなく日本での表記は「バイタル」が定着している.

❏ 自らの癌の闘病体験をつづった Dr. Edward E. Rosenbaum (エドワード・E・ローゼンバウム) (1915-2009) のノンフィクションで, 後に米映画 *The Doctor* (1991) というタイトルで映画化された *A Taste of My Own Medicine* (Random House, 1988) に, この vitals という専門用語をめぐるエピソードが出てくる. 緊急救命室 (ER) に搬送されてきた老人患者の診察をしようとしていた医師のところへ, 看護師が慌てて駆け込んできて, まだその患者の vitals をとっていないことを医師に告げた. ところが, そのやりとりを聞いていたその患者が, 下腹部を押さえて跳び上がり, 怒ったというのである. 看護師は, 医学用語の vitals を使ったのだが, 患者の方は, 別の意味に解釈してしまった. vitals には「男性性器, 睾丸」の意味がある. 自分の大切なところを取られると思った男性患

者が怒ったわけである．⇨ fifth vital sign; VSA; VSS

Vitamin D 〔医療俗〕「ビタミン D」

① ディーゼル燃料(diesel)．救急車(ambulance)のスピードを上げる必要がある場合に，"Get it some Vitamin D"(「ビタミン D を加えろ」)のように使う．

② 市販薬の咳止め薬(antitussive)の成分 dextromethorphan (DXM)(デキストロメトルファン)．モルヒネの合成誘導体の一つであり，医療目的外に乱用されることが多い．

❑ 若者が dextromethorphan を指す俗称として使うものには，この他に Robo, Skitties, Triple C's, Rojo, Dex, Tussin がある．その乱用を Robostripping(ロボストリピング)あるいは Tussing (タッシング)，乱用者を syrup heads(シロップ・ヘッズ)や robotards(ロボターズ)などと呼ぶ．Robo(また robo)や Tussin は咳止め薬の〔商品名〕Robitussin の短縮から．⇨ Robitussin

Vitamin H 〔医療俗〕「ビタミン H」

抗精神病薬(antipsychotic)の〔商品名〕Haldol(ハルドール)．

❑ 米国の医療ドラマ *ER*(『ER 緊急救命室』)にもこの Vitamin H が登場する場面がある．大事故で多数の負傷者が搬送されて多忙を極める ER に，精神科の常連の女性患者がやって来る．エイリアンから鼻に探知機を埋め込まれたと訴えるその女性に対して，医師はいつも通り「ビタミン H」を投与するように怒鳴りながら指示を出す．それを聞きつけたその女性患者は，"That's Haldol! This detects abbreviations."(「ハルドールだ！ 略語なんか使っても探知機で分かるよ」)と言い返す．医師は患者に分からないよう抗精神病薬の Haldol を指すスラング Vitamin H を使ったのだが，何度もやって来るその患者には，それが Haldol を指すことが分かっていたのである．⇨ *ER*; Haldol

Vitamin K 〔医療俗〕「ビタミン K」

全身麻酔薬(general anesthetic)の ketamine(ケタミン)．ストリート・ドラッグ(street drug)として乱用されることもある．⇨ date rape drug; K; Special K

Vitamin L 〔医療俗〕「ビタミン L」

① 抗生物質(antibiotic)の〔商品名〕Levaquin(レバキン)．

②利尿薬(diuretic)の〔商品名〕Lasix(ラシックス).

③不安性障害(anxiety disorder)に使う抗不安薬(anxiolytic)の〔商品名〕Lorazepam(ロラゼパム).

❏ この他にもLではじまる馴染みの深い薬品名を指すことがある. ⇨ Lasix; Levaquin; Vitamin P

Vitamin M 〔医療俗〕「ビタミンM」

非ステロイド系抗炎症薬(NSAID)の〔商品名〕Motrin(モトリン). ⇨ Motrin

Vitamin N 〔医療俗〕「ビタミンN」

①麻薬拮抗薬(narcotic antagonist)の〔商品名〕Narcan(ナルカン).

②ニコチン(nicotine), あるいは巻きタバコ(cigarette). ⇨ Narcan

Vitamin P 〔医療俗〕「ビタミンP」

①抗鬱(うつ)薬(antidepressant)の〔商品名〕Prozac(プロザック).

② 子宮収縮薬(oxytocic)の〔商品名〕Pitocin(ピトシン). Vitamin Pee とつづることがある (pee は「おしっこする」の意味).

③筋弛緩薬(muscle relaxant)の〔商品名〕Pavulon(パブロン). ⇨ APD; pit; Pitocin; Pavulon; Prozac Weekly

Vitamin V 〔医療俗〕「ビタミンV」

①抗不安薬(anxiolytic), 抗痙攣(けいれん)薬(anticonvulsant)の〔商品名〕Valium(バリウム).

②麻酔薬(anesthetic)の〔商品名〕Versed(バーセッド). ⇨ Valium; Versed

Vitamin X 〔医療俗〕「ビタミンX」

抗不安薬 (anxiolytic) の〔商品名〕Xanax (ザナックス). ⇨ hypoXanaxemia; sticks; Xanax; Zandy bars

Vitamin Z 〔医療俗〕「ビタミンZ」

①抗鬱(うつ)薬(antidepressant)の〔商品名〕Zoloft(ゾロフト).

②抗感染薬(anti-infective)の〔商品名〕Zosyn(ゾーシン). ⇨ Zosyn

Vivactil 〔薬・商品名〕ビバクティル

三環系抗鬱(うつ)薬(tricyclic antidepressant). 米国 Duramed Pharmaceuticals, Inc. がかつて製造していた処方薬. 錠剤. 一般名は塩

酸プロトリプチリン (protriptyline hydrochloride).

Vivarin 〔薬・商品名〕ビバリン

米国 Meda Consumer Healthcare, Inc. 製の中枢神経系刺激薬 (CNS stimulant), 興奮薬 (analeptic). 成分はカフェイン (caffeine) とブドウ糖 (dextrose). 市販薬. "Revive With Vivarin"(「ビバリンで生き返ろう」) と謳(うた)う.

VO ヴィー・オー

(医師から) 直接出される指示. voice order の頭文字. ⇨ TO

vollie 〔医療俗〕ボリー

ボランティアで緊急医療サービス (EMS) をする人たち. volunteers の vol と, 連結語 -ie (「親愛」の意味を表す) からの造語.

voluntary hospital ボランタリー・ホスピタル ⇨ community hospital

voyeurism ヴワーヤーリズム

窃視(せつ)症. のぞき見行為. ⇨ Peeping Tom syndrome

VSA ヴィー・エス・エー

生命徴候なし. vital signs absent の頭文字. 脈拍数 (pulse rate), 体温 (temperature), 呼吸数 (respiration rate) などの生命徴候 (vital signs) がないこと. ⇨ vital signs; VSS

VSS ヴィー・エス・エス

生命徴候安定. vital signs stable の頭文字. ⇨ vital signs; VSA

V tach 〔医療俗〕ヴィー・タック

① 心室性頻拍. ventricular tachycardia の略語.
② 心室性不整頻拍. ventricular tachyarrhythmia の略語.

vulture 〔医療俗〕「ハゲワシ」

外科医 (surgeon). 臓器提供者 (organ donor) の臓器に群がることから. ⇨ ax; butcher; cutting doctor; hack; knife-happy; Mack the Knife; meat cutter; neuro-blade; neuron; sawbones; slasher; sturgeon

WADAO 〔医療俗〕ダブリュー・エー・ディー・エー・オー

身体中が弱っていてめまいがする.weak and dizzy all over の頭文字.そのような症状を訴える患者の主訴(chief complaint)を略語で表したもの.⇨ WADHAO; weak and dizzy (all over)

WADHAO 〔医療俗〕ダブリュー・エー・ディー・エイチ・エー・オー

身体中が弱っていてめまいがして痛みがある.weak and dizzy and hurt all over の頭文字.そのような症状を訴える患者の主訴(chief complaint)を略語で表したもの.⇨ WADAO; weak and dizzy (all over)

WAFTAM 〔医療俗〕ワフタム

くそったれめ,時間と経費の無駄遣いだ.waste of fucking time and money の略語.治療をしても無駄になる患者のことを指す.
⇨ WOMBAT

waiting for the bus 〔医療俗〕「バスを待っている」

最大限の医療努力にもかかわらず患者には死が迫っていること.

walkie-talkie 〔医療俗〕ウォーキー・トーキー:「携帯用無線電話機」

ベッドから出て,自分で歩くことができ,明瞭に話すことができる患者.

walking time bomb 〔医療俗〕「歩く時限爆弾」

いつ死ぬか分からない疾患を抱えた患者.

walking wounded (the) ザ・ウォーキング・ウーンディッド

① 自分で歩くことができる程度の怪我を負った患者.大事故や大災害が起こったときのトリアージ(triage)で,最も負傷の程度が軽いので緑色のタグを付けられる.

② 神経症患者(neurotic patients). 軽蔑的な言い方. ⇨ green-tagged; green trauma patient; triage

wall 〔医療俗〕ウォール:「壁」
患者の受け入れを拒否したり,ほかの科へ回したりする研修医(resident). ⇨ sieve

wallet biopsy 〔医療俗〕「ふところ生検」
患者を入院させる前,あるいは高額な治療を施す前に,その患者の医療保険への加入の有無や保険の適用範囲などを調べること. ⇨ negative wallet biopsy

wall of silence 沈黙の壁
医師は,一般的に,同僚の違法行為(misconduct),無能力,薬物乱用(substance abuse),その他の専門職としてしてはならない行為を報告したがらない傾向があるということを指す表現. 非倫理的な同僚のことを本当に公表した医師は,追放されたり職を失ったりする. 医師の世界以外でも使われる表現.
❑ 米国の実態を描いた Rosemary Gibson and Janardan Prasad Singh, *Wall of Silence: The Untold Story of the Medical Mistakes That Kill and Injure Millions of Americans.* (LifeLine Press, 2003)(瀬尾　隆訳『沈黙の壁　語られることのなかった医療ミスの実像』日本評論社, 2005)がある.

Walmart Greeters 〔医療俗〕ウォルマート・グリーターズ
病院の待合室の椅子に座ってキョロキョロと周辺を見回してどうしてよいか困惑している患者たち. 実際の Walmart Greeters は,米国の大手ディスカウントチェーン店 Walmart(ウォルマート)の入口で客を迎える店内案内人のことを指す.

walnut storage disease 〔医療俗〕「クルミ貯蔵病」
老衰の(senile)患者が強迫観念に囚われて,リスのように食べ物をためこむこと.

waltz-in clinic 〔医療俗〕ワルツイン・クリニック
予約なしで診てくれる walk-in clinic(ウォークイン・クリニック)のこと. 文字通りは「ワルツを踊りながら入ることができるクリニック」で,気軽に入って診療を受けられるということ.

ward clerk 病棟職員

診療記録，検査記録，X線写真，その他患者にかかわる記録が適切で確実になされていて，必要とされる場合には速やかに医師，看護師，ヘルスケア担当者たちに届けることができるようにする．電話や見舞客への応対，患者への郵便物や新聞や花などの配布，病棟職員の出勤記録の保存，車椅子での患者の移動なども行う．unit clerk や health unit clerk とも呼ぶ．

Ward X 〔医療俗〕「X病棟」

遺体保管所 (morgue)．

wastebasket diagnosis 〔医療俗〕「くず入れ診断」

原因がはっきりと特定できないが，病名を付けて患者を安心させるために曖昧なままで下す，いかさまの診断 (fake diagnosis)．trashcan diagnosis (ごみ箱診断) とも言う．

wasting syndrome 消耗症候群

HIV 感染患者に見られる進行性の自然な体重減少．⇨ slim disease

water bag 羊膜

bag of waters と同じ．専門用語では amnion．羊膜は，羊膜腔という空間を作り，その中に羊水 (amniotic fluid) を蓄えている．

watermelon stomach スイカ胃

胃幽門洞血管拡張 (gastric antral vascular ectasia: 略語 GAVE)．胃に隆起した紅斑性のストライプが見られるところから，スイカの模様に見立てた言い方．

water the garden 〔医療俗〕「庭に散水する」

昏睡 (coma) 状態の患者のブドウ糖点滴を交換する．water the vegetables (野菜に水をやる) とも言う．⇨ fertilize the vegetables; water the vegetables

water the vegetables 〔医療俗〕「野菜に水をやる」⇨ fertilize the vegetables; water the garden

W. C. Fields syndrome 〔医療俗〕ダブリュ・シー・フィールズ症候群

赤鼻；酒皶(しゅ)性座瘡(ざそう) (acne rosacea)（アクネ・ロ－ゼイシャ）．原因不明の慢性炎症性疾患で，主に顔の中心に生じる．米国のエンターテイナー W. C. Fields (W・C・フィールズ) (1880-

1946)がピンク色の団子鼻だったことから.

WDWN in NAD 〔医療俗〕ダブリュー・ディー・ダブリュー・エヌ・イン・エヌ・エー・ディー

(患者が)体格もよく,栄養状態もよく,急性窮迫状態でない.well-developed, well-nourished, in no acute distress の略語.

weak and dizzy (all over) ウイーク・アンド・ディジー(・オール・オーバー)

(体中が)弱っていてめまいがする.緊急救命室(ER)にやって来る患者の主訴(chief complaint)を指す言い方.緊急性がなく,重病でないことが多い. ⇨ WADAO; WADHAO

Webril 〔商品名〕ウェブリル

ギプス下に巻くパッド(undercast padding).綿100パーセント.米国 Covidien 製だが商標は英国 London の Fiberweb Holdings, Ltd の所有で,ライセンス契約で製造.同社製のこの種のパッドには,合成繊維(synthetic)製の〔商品名〕Tenderol(テンデロール)もある.

wedge 〔医療俗〕「くさび」

医学生(medical student).くさび(wedge)がもっとも単純な道具であるとの連想から〔俗〕で「ばか者」(a stupid person)の意味で使う.医学生を軽蔑した言い方. ⇨ ghost; gofer; mutant; nidget; pissant; schmo; scumworm; slave; stud

wee bag 〔医療俗〕ウィー・バッグ:「おしっこ袋」

採尿バッグ(urine collection bag).wee は〔小児語〕で「おしっこ」の意味.

weed puller 〔医療俗〕「雑草引き抜き係」

産科医(obstetrician).次々と赤ん坊を母親の胎内から引き出すイメージから. ⇨ baby catcher; crotch doc; placenta helper

Wellbutrin 〔薬・商品名〕ウェルビュートリン

米国 GlaxoSmithKline 製の抗鬱(うつ)薬(antidepressant).一般名はブプロピオン(bupropion).処方薬.

❑ Patricia Cornwell(パトリシア・コーンウェル)(1956-)の小説 *Point of Origin*(『業火』)(1998)の中で,同じ抗鬱薬の〔商品名〕Prozac(プロザック)とこの Wellbutrin を比較する場面が出てくる.

❑ 実際の商品名には, Wellbutrin SR と Wellbutrin XL もある. 家庭雑誌の商品広告では "I'm feeling good! I'm taking new once-a-day WELLBUTRIN XL, an antidepressant with a low risk of sexual side effects."(「気分は上々です. 一日一回新しいウェルビュートリン XL を飲んでいます. 性的副作用のリスクが低い抗鬱薬です」)と謳(うた)う. ⇨ Prozac Weekly

wet 〔医療俗〕ウェット

本来獣医用の麻酔薬フェンシクリジン (phencyclidine: 略語 PCP)とマリファナ (marijuana) を混合した麻薬.

wet-to-dry dressing 湿性乾性包帯法

湿らせたガーゼを潰瘍(かいよう)などに貼布し, 乾燥させて, そのガーゼとともに痂皮(かひ)(かさぶた)や挫滅組織(体のある部分が長時間圧迫された後に起こる. 壊死などがある)を除去する方法.

❑ 専門用語であるが, 一般読者に人気が高い Ed McBain(エド・マクベイン)(1926-2005)の 87 分署シリーズ *The Big Bad City*(『ビッグ・バッド・シティ』)(1999)や, Patricia Cornwell(パトリシア・コーンウェル)(1956-)の検屍官シリーズ *Cruel & Unusual*(『真犯人』)(1993)にも出てきた.

WFO 〔医療俗〕ダブリュー・エフ・オー

全開. wide fucking open の頭文字. 一般には, エンジンのスロットル・バルブを全開にすること. "Open the IVs WFO."(点滴を全開にしろ)のように使う.

whacker 〔医療俗〕ワッカー:「ばかでかい人」

その立場は重大なものと考える自信過剰な緊急医療テクニシャン (EMT).

whale 〔医療俗〕ホエール:「鯨」

ひどく太った患者 (bariatric patient). 軽蔑語. 手術を行う肥満患者に聞かれても問題がないように, 体重を言い表す独特の言い方を外科医は考えている場合があるという. 地名を使って one Chicago unit(1 シカゴ単位), や one Minnesota unit(1 ミネソタ単位)は 200 ポンド(約 90 キロ)を表し, two Chicago units(2 シカゴ単位)と言えば, 患者が 400 ポンド(約 180 キロ)の巨体であることを表す. Case Western Reserve University(ケース・ウェス

タン・リザーブ大学)医学部には one clinic unit(1 クリニック単位)という言い方があるという．肥満の女性妊婦に緊急の帝王切開(C-section)を施す場合には介助が必要で，感染症を起こす危険が高く，困難が伴うという． ⇨ beached whale; BWS; cow; fluffy; harpooning the whale; seal sign

wheezer 〔医療俗〕ホウィーザー；ウィーザー：「ゼーゼーいう人」
喘息(ぜんそく)(asthma)の患者，あるいは一般に呼吸することが困難な患者．呼吸器病学(pulmonary medicine)では，喘息に付きものとされるゼーゼー，ヒューヒュー音を wheezing(喘鳴(ぜんめい))と呼ぶ．

whiney primey 〔医療俗〕ワイニー・プライミー：「お産初めてのぶつくささん」
初産婦(primipara)でお産が心配で，陣痛が始まったと思っては病院の分娩棟(Labor and Delivery ward)へたびたびやって来る迷惑な女性．whiney は whine(泣き言を言う)の形容詞で「めそめそした，心配している」の意味．primey は primipara の primi- を変形させて whiney と韻を踏ませた造語．

whip 〔医療俗〕ホイップ
外科的に特に急いで取り除く．"When in doubt, whip it out."(疑わしきは切除せよ)とは，外科医(surgeon)がよく使う言い方の一つ．もともとは「ひったくる，さっと投げる」などの意味．

white cap 〔俗〕ホワイト・キャップ
看護師．特に Los Angeles で使われた表現．

white cloud 〔医療俗〕「白雲」
何事もなく夜の当直を終えた医師． ⇨ black cloud

white coat hypertension 〔医療俗〕「白衣高血圧」
「白衣現象」や「診療室高血圧」などとも呼ばれる．もともとは血圧が正常の人(降圧薬による治療をしていない人)が病院や診療所，検診の場で示すもの． ⇨ white coat syndrome

white coat syndrome 〔医療俗〕「白衣症候群」
医院や病院で受診する患者が白衣姿の医者を見ただけで抱く不安感．血圧が一時的に上昇する．white coat hypertension(白衣高血圧)とも言う．

white mice　〔医療俗〕「白いマウス」
　タンポン (tampon).

whites　〔医療俗〕ホワイツ：白衣
　医師が着ているユニフォームのこと．ランクに応じて丈が異なる．医学生 (medical student) では短くスモックに似た仕立てだが，研修医 (resident) や指導医 (attending) ではヒップと膝の間辺りまでの裾の長さのもの．⇨ surgical scrubs

white shirts　〔医療俗〕「白シャツ」
　救急車 (ambulance) に乗務する者たちの指揮を執る直属上司．⇨ tour chief

white worm　〔医療俗〕ホワイト・ワーム：「シロガネゴカイ」
　切除してみたら問題はなかった（手術の必要がなかった）虫垂 (appendix)．正常な虫垂を，その形状から釣餌に使われる虫のシロガネゴカイにたとえたもの．

whiz quiz　〔医療俗〕ウィズ・クイズ：「しょんべんテスト」
　救急車と事故を起こしたときに受ける尿検査．
　❏ whiz は piss の偽装表現で，婉曲語法で「しょんべん」のこと．whiz と韻を踏んだ quiz (テスト) を「検査」の意味で使ったもの．

whopper with cheese　〔英医療俗〕「チーズ付きデカ女」
　口腔カンジダ症 (thrush) のびっくりするほど太った女性．口腔粘膜の表面に付着した灰白色から乳白色の膜をチーズに見立てたもの．

wicked-looking appendix　〔医療俗〕ウィケッドルッキング・アペンディックス：「ひどい面(?)の虫垂」
　ひどい炎症を起こした虫垂 (appendix).

widowmaker　〔医療俗〕「未亡人製造機」
　心臓の冠状動脈 (coronary artery) の閉塞．下手をすると生命を失う可能性があり，夫がそうなれば妻を未亡人にさせる疾患であることから．

wig out　〔医療俗〕ウイッグ・アウト
　（患者や同僚の）頭がいかれている．文字通りは「逆上して付けていたかつらが飛んでしまう」．

wig picker　〔医療俗〕ウィッグ・ピッカー：「かつらをはぎ取る人」

精神科医 (psychiatrist). ⇨ head shrinker; pest control; pitchfork; psychlotron; shrink; spook; trick cyclist

Wilkinsons' syndrome 〔医療俗〕ウィルキンソン症候群

剃刀(かみそり)で手首を切った患者. 剃刀メーカー Wilkinson Sword (UK)の製品が Wilkinsons razor と呼ばれることから. Wilkinsons syndrome ともつづる.

William 〔英医療俗〕ウィリアム

足治療医 (chiropodist). 英国の William the Conqueror (ウィリアム征服王)(1027-1087)の Conqueror の発音の類似音の語 corn-curer を当てて「足指の魚の目(corn)を治療する人(curer)」と読ませた言葉遊びから, 名前の William だけを独立させたもの. 米国では podiatrist.

Will Rogers phenomenon ウィル・ロジャーズ現象

全体の生存率が改善されるわけではないのに, 病気のそれぞれの段階では生存率が高く出てくること.

❑ 米国の俳優でユーモア作家の Will Rogers (ウィル・ロジャーズ)(1879-1935) が言った言葉から: "When the Okies left Oklahoma and moved to California, they raised the average intelligence level in both states." (「オクラホマの田舎もんがオクラホマ州からカリフォルニア州に移住したら, なんと彼らは両方の州の平均知的レベルを上げてしまった」) [ある集合の中の1つの数を別の集合に移した結果, 両方の平均が高くなる現象のこと].

win the game 〔医療俗〕「ゲームに勝つ」

診療を担当している入院患者(inpatient)をすべて退院させること. そうすれば翌日には担当する入院患者がいなくなるため, 病棟回診(ward rounds)の手間が省ける.

wire bender 〔医療俗・歯科俗〕「ワイヤーを曲げる人」

歯科矯正医 (orthodontist). 矯正治療にはいくつかの方法があるが, 歯にブラケットという装置を付け, それにワイヤーを通して少しずつ歯を動かしていくのがスタンダード.

witch-doctor 〔医療俗〕「まじない師」

内科医 (internist).〔英軍隊俗〕では「精神科医」(psychiatrist)の意味がある. ⇨ flea; tick

with exsanguination and evisceration　大量出血で内臓が飛び出している

exsanguination(エクサングワネイション)は「失血」, evisceration(エヴィサレイション)は「内臓が飛び出すこと」.

WITPOMS　〔医療俗〕ウィットポムズ

なぜこの患者は自分の診療担当になったのか. why is this patient on my service の頭文字. 迷惑な患者のこと.

WNL　〔医療俗〕ダブリュー・エヌ・エル

耳を傾けようとしない. will not listen の頭文字. 医師の助言を受け入れない患者の親のことを指す.

❑ 正式には, within normal limits(正常範囲内)の頭文字.

WoGS　〔医療俗〕ウォッグズ

神の怒り症候群. Wrath of God Syndrome の頭文字. 年配の医師が若い医師のところへやって来てはガミガミと怒鳴って難癖をつけること.

WOMBAT　〔医療俗〕ウォンバット

費用と頭脳と時間の無駄遣い. waste of money, brains and time の頭文字. 治療をしても無駄になる患者のことを指す. ⇨ WAFTAM

Woods screw maneuver　ウッズ・スクリュー操作

肩甲難産(shoulder dystocia)の場合に, 胎児を分娩させるのに用いる方法. ねじ(screw)のように回転させる動きで胎児の肩を娩出(べんしゅつ)させる. C. E. Woods が *American Journal of Obstetrics & Gynecology* 誌(第45巻, 第5号, 1943年5月)で発表したもの.

❑ ドラマ *ER*(『ER 緊急救命室』)の第19話で, エミー賞受賞対象になったエピソード "Love's Labor Lost"(「生と死と」)では, Mark Greene(マーク・グリーン)医師が巨大児を分娩させようとする場面で, McRoberts maneuver(マックロバーツ操作)と共にこの Woods screw maneuver を試すがうまくいかない. 同場面では, Zavanelli maneuver(ザバネリ操作)も登場する. ⇨ Mark Greene; McRoberts maneuver; shoulder dystocia; Zavanelli maneuver

wooly jumper　〔英医療俗〕「毛織のジャンパー」

病院で救急医療(acute medicine)には関係のない医者(nonacute physician). 毛織のジャンパーを着込んで,気楽にぬくぬくと診療していることを指した言い方.

word salad ワード・サラダ

理解できる意味と論理的一貫性に欠ける表現とが入り混じった状態. 統合失調症(schizophrenia)によく見られる. 言葉がまるでサラダのようにいろいろと混ぜ合わせ状態であるということ.

work up 〔医療俗〕ワーク・アップ

お決まりの一連の検査をする. ⇨ gomergram; labs; rounding up the usual suspects; troll the labs

worm 〔医療俗〕ワーム:「虫」

いまいましく,威嚇的で,信用できない患者.

wouldn't do well in a sandstorm 〔医療俗〕「砂嵐の中ではうまく対処できないだろう」

(患者が)まばたき反射(blink reflex)をしないこと. 脳死の(brain-dead)状態, あるいは神経学的損傷(neurological damage)がひどい場合など. まばたきができないから, 砂嵐に遭遇したら目に砂が入るにまかせることになる, と表現したもの.

wrinkle ranch 〔医療俗〕「しわくちゃ顔農園」

ナーシングホーム(nursing home)のこと. ⇨ departure lounge; geriatric park; wrinkly

wrinkly 〔医療俗〕リンクリー:「しわくちゃ顔」

高齢者(geriatric). 顔がしわだらけであることから. ⇨ wrinkle ranch

WWI 〔医療俗〕ダブリュー・ダブリュー・アイ

飲酒歩行. walking while intoxicated の頭文字. 飲酒運転を表す頭文字 DWI (driving while intoxicated) のもじり.

X

Xanax 〔薬・商品名〕ザナックス
米国 Pfizer, Inc. 製の抗不安薬(anxiolytic). 一般名はアルプラゾラム (alprazolam). ⇨ hypo-Xanaxemia; sticks; Vitamin X; Zandy bars; Z-bars

Xarelto 〔薬・商品名〕ザレルト；イグザレルト
米国 Janssen Pharmaceuticals, Inc. 製の抗血栓症薬(antithrombotic). 一日に一回服用する処方薬.

Xeljanz 〔薬・商品名〕ゼルヤンツ
米国 Pfizer, Inc. 製の関節リウマチ (rheumatoid arthritis) 治療用の処方薬の錠剤. B型肝炎 (hepatitis B) やC型肝炎 (hepatitis C) の人や子供に対する安全性や効果は不明. 肝臓に重大な問題を抱える人は使用してはならない. 米国食品医薬品局 (FDA) が 2012 年に承認した. 日本での製造販売は 2013 年に承認. 英語では「ゼルジャンツ」と読む.
❏ この薬が出るまで, 関節リウマチ治療薬といえばいずれも注射薬であった.

XY chromosome 〔医療俗〕「ＸＹ染色体」
死期が迫っているかのような大騒ぎをする男性患者. 病院の緊急救命室 (ER) に担ぎ込まれて, うめき声を上げ, ベッドの柵をガタガタと揺すり, コールボタンを押し続ける, 担ぎ込まれるときは腎臓結石 (kidney stone) があると訴える. ヒトの性を決める性染色体が, 男性にはXとYが1本ずつあるところから. ⇨ dying swan

Xylocaine 〔薬・商品名〕キシロカイン
局所麻酔薬(local anesthetic). 主成分はリドカイン(lidocaine). 米国 Fresenius Kabi USA, LLC の登録商標. ⇨ MaBeX

Y

Yankauer 〔医療器具〕ヤンカウアー

Yankauer suction catheter [tip] のこと. 患者の気道(airway)に詰まった血液や嘔吐物などを吸引するために使われる 12 インチほどの長さの中空の硬いプラスチック製チューブ. 考案者の医師 Sidney Yankauer(シドニー・ヤンカウアー)(1872-1932)の名から. 日本では一般的に「ヤンカー」と読まれている.

yellow balloon 〔医療俗〕「黄色い風船」

肝硬変(liver cirrhosis)で黄疸(おうだん)(jaundice)にかかったアルコール依存症患者. ⇨ pumpkin

yellow bellied sap sucker 〔医療俗〕「黄色い腹のウイスキーをすする人」

肝臓疾患にかかって腹が黄色くなった患者. sap には〔俗〕で「ウイスキー」の意味がある.

Yellow Submarine 〔医療俗〕イエロー・サブマリン:「黄色い潜水艦」

肝硬変(liver cirrhosis)のため黄疸(おうだん)(jaundice)が出ている肥満患者. The Beatles(ザ・ビートルズ)の歌にこの名前のものがある(1969年のオリジナルアルバム).

yellow-tagged (トリアージ(triage)で)黄色のタグを付けられた

軽傷の, 危篤や重体の患者の次に治療を受けるべき程度の. ⇨ black-tagged; green-tagged; red-tagged; triage tag; yellow trauma patient

yellow trauma patient 〔医療俗〕「黄色のタグを付けられた外傷患者」

比較的軽傷の外傷患者. ⇨ black trauma patient; green trauma

patient; red trauma patient; yellow-tagged

YMRASU 〔医療俗〕ワイ・エム・アール・エー・エス・ユー

お前のカルテは中身がめちゃくちゃで，訳が分からん．your medical reports are screwed up の頭文字．医師の書き方がひどいことを指す言い方．

❑〔米軍隊俗〕では，"Yes, my retarded ass signed up!"(「その通り，俺の知能遅れのケツが登録されたぜ！」)の頭文字．つまり US Army の逆読みで，米陸軍を揶揄(ゃゅ)したもの．

yoyo 〔医療俗〕ヨーヨー

問題があったり，不可解な症状があったりする場合に，担当医師に任せるときの言い方．You're on your own.(あなたの裁量に任されている)の頭文字．

yo-yo dieting ヨーヨー・ダイエッティング

急激な体重の減少とその反動がある，望ましくない状態のダイエット．体重の増加と減少を繰り返す状態を，おもちゃのヨーヨーの動きにたとえたもの．

YSM 〔英医療俗〕ワイ・エス・エム

魅力的な女性患者のこと．yummy scrummy mummy(おいしそうで，ほっぺたがおちそうなほど魅力的なママ)の頭文字．元の3語は語尾が「－ミィ」で終わる脚韻を踏んだ言葉遊び．

yuppie flu 〔俗〕「ヤッピー風邪」

慢性疲労症候群(chronic fatigue syndrome)のこと．特に1980年代に12歳から19歳までくらいの若者の間に見られた症候群で，悪性のインフルエンザ患者の場合に類似していたことから 'flu' の名が付けられた．yuppie disease とも呼ぶ．'yuppie' は，1980年代から1990年代の都市に住み，専門職についているエリート世代のこと．⇨ Raggedy Anne syndrome

Z

Zandy bars 〔医療俗〕ザンディ・バーズ

抗不安薬(anxiolytic)の〔商品名〕Xanax(ザナックス)のこと．この Xanax の発音をつづり直して，変形したもの．Z-bars や Zannies などとも言う．⇨ hypo-Xanaxemia; sticks; Vitamin X; Xanax

Zannies 〔医療俗〕ザニーズ ⇨ Zandy bars

Zantac 〔薬・商品名〕ザンタック

ヒスタミン H_2 受容体拮抗薬(histamine H_2 receptor antagonist)．米国 Boehringer Ingelheim Pharmaceuticals, Inc. 製．胃潰瘍(かいよう)(gastric ulcer)などに効果がある．処方薬と市販薬がある．"No Pill Relieves Heartburn Faster"(「他のどの錠剤よりも速く胸焼けを楽にしてくれる」)と謳(うた)う．

zap 〔医療俗〕ザップ

① 患者に電気ショック治療をする．
② 特に危険な薬剤を与える，大量に薬剤を与える．
③ 放射線を照射する．⇨ bug zapper

Zavanelli maneuver ザバネリ操作

肩甲難産(shoulder dystocia)で経膣(けい)分娩が困難な場合に，子宮収縮抑制剤を投与し，子宮が弛緩したところで胎児の頭を屈曲させて膣内に押し戻し，緊急帝王切開(C-section)で娩出(べんしゅつ)させること．cephalic replacement(頭部帰納術)とも呼ぶ．米国の産科医(obstetrician) William Zavanelli(ウィリアム・ザバネリ)(1926-)の名から．⇨ McRoberts maneuver; shoulder dystocia; Woods screw maneuver

Z-bars 〔医療俗〕ジー・バーズ

抗不安薬(anxiolytic)の〔商品名〕Xanax(ザナックス)の俗称．⇨ Xanax; Zandy bars

zebra 〔医療俗〕ゼブラ：「シマウマ」
「シマウマ症候群」のこと．⇨ zebra syndrome

zebra hunter 〔医療俗〕ゼブラ・ハンター：「シマウマを狩る人」
どこが悪いのかが明らかな患者に，ありそうもない不可解な診断を下す医者．⇨ "If you hear hoofbeats, look for horses."; zebra syndrome

zebra syndrome 〔医療俗〕「シマウマ症候群」
医学生や若い医師たちが下す，ありそうもない，とっぴな診断のこと．単に zebra とも呼ぶ．⇨ zebra hunter

zero delta 〔医療俗〕ゼロ・デルタ
患者の状態に変化がないこと．delta は「変化量」の意味．

Zestril 〔薬・商品名〕ゼストリル
抗高血圧薬 (antihypertensive)．米国 AstraZeneca group of companies の登録商標．一般名はリシノプリル (lisinopril)．処方薬．

Zicam 〔薬・商品名〕ザイカム
米国 Matrixx Initiatives, Inc. 製の風邪治療薬 (cold remedy) など．"#1 Pharmacist Recommended Brand!"（「薬剤師推奨 No.1 ブランド！」）と謳(うた)う市販薬．

zippola 〔医療俗〕ジッポーラ
（患者のためにできることが）全くない (nothing) ことを強調して言う場合の言葉．〔俗〕で「ゼロ」の意味の zip と，〔俗〕で強調の連結語 -ola からの造語．

zit doctor 〔米医療俗〕ジット・ドクター：「にきび医者」
皮膚科医 (dermatologist)．アメリカ英語起源の zit（にきび）は 1980 年代後半から英国でもコマーシャルで流行った "blitz those zits"（これらのジッツ（にきび）をブリッツ（やっつける）しろ）[blitz と zits で韻を踏ませた言い方]を通して一般的になった．語源は不詳．zitman とも呼ぶ．

Zithromax 〔薬・商品名〕ジスロマックス
米国 Pfizer, Inc. 製の抗感染薬 (anti-infective)．マクロライド (macrolide) 系の抗生物質．処方薬．一般名はアジスロマイシン (azithromycin)．子供の場合，中耳炎 (middle ear infection)，肺炎 (pneumonia)，敗血性咽頭炎 (strep throat)，扁桃炎 (tonsillitis) な

どに効く. 大人の場合, 呼吸器系疾患や性感染症 (sexually transmitted disease) などにも効く. ⇨ Tri-Pak; Z-Pak

Zoll 〔商品名〕ゾール

米国の医療機器メーカー Zoll Medical Corporation. 循環器専門医 (cardiologist) の Paul M. Zoll (ポール・M・ゾール) (1911-1999) らが 1980 年に創業. 除細動器 (defibrillator), 心臓モニター (cardiac monitor), 人工呼吸器 (ventilator) などを取り扱う.

Zomig 〔薬・商品名〕ゾーミッグ

偏頭痛治療薬 (antimigraine agent). 米国 Impax Laboratories, Inc. 製. 錠剤と鼻腔スプレー (nasal spray) がある. 処方薬.

zoning out 〔医療俗〕病状が悪化している

zone out は「意識を失いそうになる:(薬で) もうろうとなる」こと.

zonked 〔俗〕ゾンクト

中枢神経系抑制薬 (CNS depressant) の GHB の俗称. ⇨ GHB

zorro belly 〔医療俗〕「怪傑ゾロのお腹」

何度も手術を受けた傷痕が腹部にたくさん残っている患者.

❑ zorro は Johnston McCulley (ジョンストン・マッカレー) (1883-1958) 作の漫画などの主人公で黒覆面の怪傑 Zorro から. 彼が現れた後には, 壁にサーベルでトレードマークの Z の文字が刻みつけられていたことからの連想. ⇨ gridiron belly; road map abdomen

Zosyn 〔薬・商品名〕ゾシン

米国 Pfizer, Inc. 製のペニシリン系抗生物質 (penicillin antibiotic).

Z-Pak 〔薬・商品名〕ジー・パック

米国 Pfizer, Inc. 製の処方薬で抗生物質 (antibiotic) の 〔商品名〕 Zithromax (ジスロマックス) の 6 錠入りパック. 3 錠入りパックは 〔商品名〕 Tri-Pak. ⇨ Tri-Pak; Zithromax

Zyban 〔薬・商品名〕ザイバン

米国 GlaxoSmithKline 製の経口タイプの喫煙治療薬 (smoking deterrent). 処方薬の錠剤.

Zyprexa 〔薬・商品名〕ジプレキサ

米国 Eli Lilly and Company 製の抗精神病薬 (antipsychotic). 統合失調症 (schizophrenia) や双極性障害 (bipolar disorder) などの

治療に使われる．処方薬．

❏ 米国 Pfizer, Inc. 製の抗ヒスタミン薬〖商品名〗Zyrtec（ジルテック）と間違える医療ミスが数多く発生したとの報告もある．⇨ Zyrtec

Zyrtec 〖薬・商品名〗ジルテック

米国 Johnson & Johnson Consumer, Inc. 製の抗ヒスタミン薬（antihistamine）．処方薬．雑誌広告では，"Lots of allergies. Just one Zyrtec"（「アレルギーは数え切れないほど．しかし，ジルテック1錠ですっきり」）と謳(うた)う．⇨ Flonase

ZzzQuil 〖薬・商品名〗ズーキル

米国 Procter & Gamble 製の夜間睡眠補助剤（nighttime sleep-aid）．zzz は漫画などでいびきを表す記号．"Because Sleep Is A Beautiful Thing."（「だって，眠りって素晴らしいものだから」）と謳(うた)う．

日本語索引

見出し語の訳語および解説中から，キーワードとなる日本語を適宜取り出して索引とした．

あ

アイシー・ホット 199
アイ・シャワー 136
アイスクリーム頭痛 49, 199
青色検査員 43
アキレス腱 187
悪臭除去 100
アクティベース 5
アザクタム 27
アザラシ徴候 347
足治療医 426
亜硝酸アミル 31
アズトレオナム 27
アタヴァン 25
アタバン 25
頭が悪い 382
悪化 60
悪化する 173
圧力鍋（釜） 309
アディ 7
アデラル 6
アデロール 6
アドヴィル 9
アドエア 9
アドリアマイシン 8, 38
アトロヴェント 25
アトロベント 25
アナフィラキシー 26
アナフィラキシーショック 131
アナフラニール 20
アネクチン 20
アプレゾリン 22
アホウドリ 12
アマンタジン 16
アメーバ 49
アモキシル 19
アモックス 19
アラウェー 12
アリセプト 23
歩く時限爆弾 419
アルコール依存者 134
アルコール依存者更生会 1
アルコール依存症 14, 39, 59, 121, 388, 402, 430

アルコール浣腸	13	医師貴族	388
アルツハイマー病	101	意識清明かつ見当識正常	2
アレグラ	14	意識不明	305, 317
アレルギー患者の敬礼	14	医師生涯教育	77
アレルギー性肺胞炎	160	異常な振る舞い	140
アレルギー性鼻炎	14	移植	15
暗号	79	胃食道逆流	4, 164, 265, 311, 324
アンダーパッド	73	胃洗浄	315
アンタビュース	20	イソニアジド	205
アンビエン	17	イソルディル	206
アンビュー・バッグ	17	遺体	372
アンビュランス・ダンス	17	遺体安置室	32
アンフェタミン	19, 37	痛い痛い語	280
アンフォテリシンB	19	遺体管理人	108
安楽死	134	遺体保管所	337, 421
イー・アール	131	遺体保存	154
言い逃れ	95	痛み	64, 110, 142
言い訳	362	一次救命処置	42
イカ	366	一次心臓救命処置	33
胃潰瘍	432	胃腸炎	162
医学生	47, 166, 259, 297, 358, 373, 422	一過性徐脈	99
		一過性突発性発疹	148
医学部教授陣	173	一過性尿失禁	107
息切れ	362	移動式集中治療室	252
いきむ	316	移動集中治療ナース	251
育毛剤	311	胃バンディング術	222
イケメンの医師	108	異物	172
胃酸過多	289, 381	異文化看護学	395
胃酸逆流症	4	イベルメクチン	207
胃酸逆流症疾患	309	イモディアム	200
医師	47, 61, 75, 125, 239, 248	嫌なやつ	384

胃幽門洞血管拡張	421	ヴィクトーザ	414
医療	240	ヴィックス・ヴェイパー・イン	
医療過誤	245	ヘイラー	413
医療器具滅菌装置	110	ヴィックス・ヴェポラッブ	413
医療記録	245	ウェルビュートリン	422
医療記録管理者	245	ウサギ鼻	319
医療記録テクニシャン	246	疑わしき医師	319
医療記録トランスクリプショニスト	246	鬱血除去剤	86
		鬱血除去薬	374, 415
医療言葉	247	鬱病	21
医療施設認定合同委員会	212	ウルトラム	405
医療水準保証	317	運動能力強化薬物	290
医療ソーシャルワーカー	246	エアウェー・バッグ	12
医療入院担当職員	243	エイズ	11, 37, 282, 292, 359, 415
医療秘書	246	栄養補給サプリメント	260
医療用カート	220	会陰切開	131
医療用サンダル	244	会陰部ケア	291
医療用耐ショックズボン	238	エー・エル・エス	15
入れ墨	392	エース包帯	4
入れ歯	76	腋窩大腿動脈バイパス手術	27
飲酒歩行	428	エキセドリン	135
インスタント麻酔薬	202	エクス・ラックス	135
インターン	44, 125, 147, 153, 177, 178, 203, 220, 231, 384, 414	エストリング	133
		エストロゲン	133, 308
		エッフェル塔症候群	126
インドシン	201	エビスタ	134
インフルエンザ	325, 381	エピネフリン	26, 130
ヴァイクス	414	エピペン	130
ヴァイコディン	414	エフェクサー XR	125
ヴァイコプロフェン	414	エボラ出血熱	123
ヴァン・ゴッホ症候群	411	エマージェンシー	128

エマージェンシー・ルーム …… 128
エリミテ …… 126
エル・ディー・アール …… 223
塩化シプロフロキサシン …… 74
嚥下性肺炎 …… 24
塩酸コレスチポール …… 82
エンデュロン …… 130
エンバーミング …… 127
追い出したい患者 …… 281
応急手当てセット …… 144
黄色ブドウ球菌 …… 394
黄疸 …… 430
嘔吐袋 …… 31
嘔吐物 …… 40, 383
オートバイ事故 …… 240
オートバイ事故の患者 …… 114
オーラップ …… 277
置き去り …… 53, 174, 305
オキシコンチン …… 281
怒りっぽい高齢の患者 …… 85
オセロー症候群 …… 279
おたふくかぜ …… 365
おなかの虫 …… 371
おむつかぶれ …… 103
おむつスケール …… 107
おむつなしの赤ちゃん …… 106
おむつバッグ …… 341
折りたたみナイフ反射 …… 75
おりもの …… 312
オルガスム …… 38
オルセン・ヘガール持針器 …… 275
オレンジジュース徴候 …… 277
温湿布 …… 386

か

蚊 …… 357
ガーゼ …… 21, 70, 155, 163, 222, 271, 287, 336, 365
カーディガン …… 62
カーディゼム …… 63
外因性アレルギー性肺胞炎 …… 103
会議室 …… 55
開胸術 …… 56
開胸する …… 88
会計担当者 …… 388
怪傑ゾロのお腹 …… 434
外傷 …… 43, 351, 380
外傷処置室 …… 80, 90, 396
外傷センター …… 396
咳性失神 …… 87
害虫駆除 …… 292
懐中電灯 …… 62
開腹器 …… 30
回復の見込みがない …… 286
解剖官 …… 108
外野手 …… 280
外来治療センター …… 18
快楽追求麻薬 …… 164
カイロプラクター …… 318
カエルの子 …… 156
科学捜査看護師 …… 153

過活動膀胱 …………………… 394	カルシウムチャンネル遮断薬 …… 29
核医学 ………………………… 406	カルバペネム耐性腸内細菌 ……… 90, 266
拡張蛇行静脈 ……………… 51, 413	
カクテル ………………………… 78	カルロ・ウルバニ ………………… 63
確認不能飲酒原因創傷 ………… 404	加齢臭 ……………………………… 403
駆け足の切断術 ………………… 161	枯れ葉剤 …………………………… 100
影追い人 ………………………… 351	カレンダー・ガールズ …………… 60
掛け布 …………………………… 386	カレン徴候 ………………………… 42
かげりのある赤ん坊 …………… 77	癌 ………………………… 37, 254, 363
下肢静止不能症候群 …………… 330	ガン・アンド・ライフル・クラブ ………………………………… 179
過食症 …………………………… 54	
ガス ……………………………… 39	眼科病院 …………………………… 135
化石医 …………………………… 154	換気 ………………………………… 29
風邪治療薬 ……………………… 433	緩下薬 …… 52, 63, 82, 135, 256, 349
活性炭 …………………………… 5	眼瞼形成(術) ……………………… 41
カット・アンド・ペースト …… 95	肝硬変 ………………… 315, 332, 430
合併症 ……………………… 83, 192	看護学学位 ……………………… 100
カテーテル ……… 64, 84, 227, 378	看護学生 ………………………… 310
カドゥケウス …………………… 59	看護師 …… 48, 61, 74, 76, 150, 303, 353, 396, 411, 424
化膿する ………………………… 141	
過敏性大腸症候群 ……………… 320	看護師長 …………………… 271, 274
過敏性男性症候群 ……………… 205	看護助手 ………………………… 283
過敏性腸 ………………………… 205	看護部長 ………………………… 272
過敏性腸症候群 … 89, 159, 205, 225	間擦疹 …………………………… 161
過敏性肺臓炎 ………… 86, 138, 259	鉗子 ……………………………… 295
カプセル型内視鏡 ……………… 296	間質性肺疾患 ……………… 149, 412
カプレット ……………………… 62	患者 ………………………… 179, 299
かぼちゃ陽性 …………………… 316	かんしゃく ……………………… 11
かゆみ止め ……………………… 398	患者の権利章典 ………………… 285
空嘔吐 …………………………… 121	冠状動脈疾患集中治療室 ……… 186
カリフラワー耳 ………………… 64	冠状動脈性心疾患 ……………… 250

冠状動脈の閉塞……………425	蟻走感………………………154
冠状動脈バイパス手術………48	基礎代謝検査…………………43
関節リウマチ………………429	喫煙者………………………391
乾癬…………………………312	喫煙治療薬…………………434
感染症管理官………………201	気道・呼吸・循環……………2
感染症専門医…………………54	気道・呼吸・循環・障害・露出…3
完全に死んで…………………98	危篤状態……………………323
完全非経口栄養……………227	機能性大腸炎………………407
肝臓学会議…………………188	機能的治癒…………………159
肝臓疾患……………………430	虐待……………………32, 235
浣腸……………………………76	ギャッチ・ベッド…………163
浣腸剤………………………388	キャプテン・カンガルー……62
カンチョー治療……………172	キャブランス…………………59
冠(状)動脈バイパス移植手術…58	キャプレット…………………62
管理部門………………………78	キャロル・ハサウェー………63
緩和用サプリメント………263	キャンプ・ナース……………61
缶を蹴って道路の先の方へ	吸入器…………………110, 401
ころがす…………………216	吸入性熱傷…………………202
黄色い風船…………………430	吸引針生検…………………302
黄色のタグ…………………430	救急看護師協会……………129
記憶喪失………………………18	救急患者搬送………………364
気管支拡張薬……9, 25, 82, 239,	救急救命士……………60, 284
365, 412	救急ケアセンター…240, 353, 404
気管支鏡検査…………………51	救急車…17, 49, 57, 169, 243, 329,
気管切開……………………395	397, 399, 407
気管内チューブ……134, 360, 361	救急車の備品…………………12
気管内二酸化炭素モニター…133	救急病棟……………………134
気胸……………………119, 301	救急部門………………125, 128
危険な………………………393	救急ヘリコプター……12, 39, 243
キシロカイン………………429	吸血鬼……………………41, 411
偽造医薬品……………………87	救出棚………………………325

給食宅配サービス……………242	269, 285, 333, 374, 378, 417
急性ジラウジッド欠乏症…………6	キンシャサ・ハイウェー………217
急性虫垂炎……………………307	金銭的トリアージ………………143
急速連鎖誘導…………………338	金銭的不足………………………6
救命救急医………167, 324, 398	緊張した…………………………8
境界性パーソナリティ障害………28, 365	緊張性気胸……………………384
	筋電図…………………………129
境界性パーソナリティ障害患者 …………………………47	筋肉増強ピル…………………258
	クーパー剪刀……………………85
狭窄性腱鞘炎…………………103	鯨………………………………423
頬粘膜……………………………40	クッシング症候群………………53
強迫性障害………………………84	愚鈍な…………………………282
強皮症……………………………65	クラウン・ケア・ユニット………77
胸部痛…………………………370	クラッシュ・カート………………90
胸膜減圧………………………300	クラフォード鉗子………………88
胸膜滲出液……………………300	グラボール……………………174
局所麻酔薬……182, 215, 229, 270, 359, 406, 429	クラリネックス……………………75
	クリアー！………………………76
局所用抗菌薬…………………355	クリプトコックス症………………93
去痰薬…………………………333	グルコトロール…………………168
気を失う………………………137	クルミ貯蔵病…………………420
緊急医療サービス………43, 59, 61, 129, 247, 367	グレイズ・アナトミー…………175
	グレイストーン・パーク精神科病院…………………………176
緊急(救急)医療通信指令………127	クレプス…………………………91
緊急医療テクニシャン……129, 144	クロザピン………………………77
緊急救命室………124, 128, 298	黒のタグ…………………………40
緊急出動要請…………………340	クロム誘発局所虚血……………72
緊急性交後避妊薬………255, 298	軍事用耐ショックズボン………238
緊急発進………………………345	燻製ニシン……………………323
近視………………………263, 353	系抗炎症薬……………………256
筋弛緩薬……20, 148, 254, 258, 267,	

経口妊娠中絶薬	3, 253, 276, 339
経口避妊薬	276
警察官	43
警察官の自殺	343
憩室	389
軽傷	175, 430
痙笑	342
頸静脈	213
経静脈栄養	123
形成外科	358
形成外科手術	250
携帯用血液分析器	206
頸椎予防措置	93
経鼻胃管チューブ	270
経鼻気管チューブ	262
頸部固定カラー	65, 250
刑務所炎	208
痙攣	68, 91
ゲーム	161
ゲームに勝つ	426
外科医	40, 57, 85, 87, 95, 164, 181, 218, 235, 239, 242, 342, 358, 373, 418
外科医ギャノン	244
外科医の警句	10
外科集中治療室	354
外科の研修医	166
外科用ドリル	118
外科用メスの奴隷	343
劇症型溶血性レンサ球菌感染症	148
ケタミン	215, 364, 416
血液型	404
血液凝固検査	77
血液検査	41
血液センター	314
血液腐敗症	349
結核	73
結核治療薬	206
血管外科医	167
血管腫	70
月経	8
月経困難症	89
月経前症候群	301
月経前不快気分性障害	301
血栓溶解薬	5
血中アルコール濃度	30
血中酸素飽和度計	315
結腸直腸外科医	82
血尿	47
解毒薬	336
解熱薬	135
仮病	25, 250, 300, 344
下品な患者	391
毛深い	33
ケフレックス	216
下痢	27, 31, 70, 95, 101, 180, 250, 255, 320, 353, 397, 401
下痢止め	200, 289
幻覚	15
検眼鏡	276
献血	314

献血運動	41
肩甲難産	353
健在で	2
検査する	135
研修医	97, 196, 203, 214, 254, 255, 326, 402
検体	111
検体採取	409
ゲンタマイシン	164
検尿	404, 408
現場特定不能	409
健忘症	88, 92
抗アドレナリン作用薬	230
抗アメーバ薬	146
抗ウイルス薬	151, 411
抗鬱薬	54, 66, 96, 103, 125, 225, 283, 286, 312, 325, 341, 417, 422
抗HIV薬	372
抗エストロゲン	381
抗炎症薬	73, 135, 363
抗疥癬薬	126
抗潰瘍薬	96, 310
抗感染薬	74, 216, 248, 334, 349, 376, 417, 433
抗凝血薬	231
抗凝固薬	308
抗狭心症薬	63, 206, 392
抗菌薬	190
航空医療サービス協会	1
口腔外科学博士	98
抗痙攣薬	102, 106, 107, 217, 221, 265, 287
高血圧	190
抗血小板物質	299
抗血栓症薬	429
抗原虫薬	146
口腔カンジダ症	425
口腔外科医	138
抗高血圧症薬	22, 63, 130, 198, 392
抗高血圧薬	433
抗高脂血症薬	227, 228, 308
抗コリン作動性中毒	235
高コレステロール血症	250
交差適合試験	404
口臭	300
抗腫瘍薬	232, 330
甲状腺機能亢進症	174
抗真菌薬	221, 231
合成甲状腺ホルモン	379
抗精神病薬	77, 164, 182, 263, 277, 330, 349, 370, 387, 416, 434
抗生物質	8, 54, 146, 164, 225, 391, 399, 406
酵素ホスファターゼ	14
交替勤務不適応症候群	352
交通事故	26, 360
交通事故死	260
喉頭鏡	167, 234, 253
抗糖尿病薬	105, 168, 196, 414

口内炎	61
高ナメクジ力価	191
紅斑	382
抗ヒスタミン点眼薬	12
抗ヒスタミン薬	21, 75, 348, 415, 435
抗不安薬	57, 371, 410, 415, 429, 432
抗不整脈薬	87
興奮剤	408
興奮した	8
抗膨満薬	34, 260
肛門	72
肛門科医	83, 322
光力学的治療	287
高齢	81
高齢者	318, 428
高齢者ホーム	320
高齢者用住宅	174
高齢の患者	91, 93
コード	51
コード・スリー	80
コード・ピンク	80
コード・ブラウン	79
コード・ブラック	79
コード・ブルー	79
コード・リンドバーグ	79
ゴールデン・アワー	169
コカイン・ベビー	78
ゴキブリ	78
呼吸吸入薬	262
呼吸困難	360, 362
呼吸疾患	87
呼吸療法士	80, 326, 412
国境なき医師団	113
骨髄移植	45
骨折	32, 45, 396
骨粗鬆症	46, 311
骨粗鬆症治療薬	134
骨内注入	204
骨内注入用ライン	204
骨盤内炎症性疾患	295
5のルール	339
コバルト療法	100
こぶ	55
5本の法則	223
子ヤギを殺す	217
コルク取扱者病	86
コルチスポリン	86
コロキシル	82
コンクリート中毒	84
昏睡状態	58, 94, 116, 173
コンビベント	82

さ

サージカル・テクノロジスト	377
サージカル・ドレープ	41
サーズ	342
サード・ウォッチ	387
ザイカム	433
サイコセラミック	312

在胎期間	351	残留受胎生成物	338
臍動脈	404	痔	24, 127
サイトテック	96	指圧バンド	347
採尿バッグ	422	シアリス	73
ザイバン	434	ジ・インスティチュート・オブ・	
催眠薬	143, 335, 338	リビング	202
財務恐怖症	142	ジェロー徴候	209
挫傷	372	ジオドン	164
ザ・チルドレンズ・ホスピタル・		歯科	240
オブ・フィラデルフィア	72	歯科医	119, 392
サチンスキー鉗子	342	自家移植片	26
擦過傷	3, 333	歯科技工士	102
擦過熱傷	52	歯科矯正医	426
殺菌薬	190, 221	痔核	174
ザ・ドクターズ	112	シカゴ・ホープ	71
ザナックス	371, 417, 429, 432	歯冠	71
ザバネリ操作	432	ジギバインド	108
サファリ手術	376	色名呼称不能障害	82
サポート・グループ	376	子宮筋腫	143
ザ・ホスピタル・フォー・シック・		子宮収縮薬	417
チルドレン	193	ジキルとハイド症候群	209
サラフェム	341	止血剤	163
ザレルト	429	試験開腹	135
産科	94, 273	痔疾	364
産科医	28, 92, 298, 422	歯周病専門医	179
産科病棟	196, 221	自傷	411
残酷治療	193	自傷行為	95
酸素飽和度	342	事情聴取	74
ザンタック	432	ジスルフィラム	21
産婦人科	57, 273	ジスロマックス	399, 433
三役医師	399	視線恐怖症	345

自然死を容認せよ……………20	シマウマ症候群………………433
持続勃起症……………………310	シマウマを狩る人……………433
死体……………………………98	シムジア…………………………73
舌ブラシ………………………392	事務職員…………………………42
失顔症…………………………136	ジャージー指…………………210
シックハウス症候群……………11	ジャガイモ畑…………………307
失言癖(病)……………………292	遮眼子…………………………273
失神……………………………40	瀉血専門医……………………294
湿性乾性包帯法………………423	ジャケット型器具……………216
失調性歩行……………………168	射入口…………………………130
指導医……………………25, 351	シャンデリア徴候………………68
児童虐待…………………351, 397	腫………………………………172
自動車事故……………………260	周期性四肢運動障害…………210
自動車人身事故………………295	重症隔離病棟……………………45
自動体外式除細動器……………9	重症急性呼吸器症候群………342
自動麻酔システム……………241	重症ケア専門医………………299
歯内療法専門医………………315	重症熱性血小板減少症候群……350
シナジス………………………379	囚人病室…………………………92
死ぬ……33, 49, 57, 64, 69, 173, 355	銃創…………178, 198, 224, 395
死のクルー……………………99	銃弾………………………………86
耳鼻咽喉科………………130, 280	集中治療………………………135
耳鼻咽喉科医………………46, 270	集中治療室……56, 73, 168, 309, 393
溲瓶……………………………121	重度顔面紅潮…………………323
ジプレキサ……………………434	終末期患者病棟…………………99
シプロ……………………………74	重要指示事項……………………3
ジベルバラ色粃糠疹……………72	祝日心臓………………………191
死亡………4, 23, 24, 60, 65, 66, 121, 124, 147, 178	手根管症候群…………………267
	手術………………………………51
脂肪吸引………………………227	手術着……………………346, 377
死亡した…………………………40	手術器具………………………242
脂肪組織…………………………45	手術室………………………59, 279

手術室テクニシャン	278	静脈採血士	294
手術室ノート	278	静脈注射	207
手術する	88	静脈点滴	207
手術用ジッパー	247, 378	静脈ライン	219, 390
出血	41, 148	静脈瘤	108
術後経過日数	302	常連乗客	155
出産	220	食塩水溶液	356
出産回数	284	食事	167
出産施設	39	食事開始	368
出生前診断	21, 309	植物状態	140, 307, 411, 412
ジュニア・レジデント	214	植物人間	58
主任看護師	68	諸検査	220
腫瘍	50, 179, 193	除細動	214, 217
潤滑剤	24, 219, 232	除細動器	54, 57, 79, 226, 391
循環血液過多症	151	初産婦	424
昇圧薬	224, 225	助産師	28
紹介専門医	324	処置決定者	241
消化性潰瘍	12	触覚震盪音	380
上機嫌腫	69	処方	374
正気でない	252	処方箋	346
上気道閉塞	59	処方薬	396
上級実践看護師	9	徐脈	23, 49
情緒不安定者	125	徐脈性不整脈	356
消毒薬	29	ジラウジッド	121
小児エイズ	287	シラミ	54
小児科	94, 288	シラミ駆除	329
小児科医	288	シラミ駆除薬	268
小児科集中治療室	295	シリウス	357
小児科の患者	217	ジルテック	435
消防士	38, 121	シルバディーン	355
静脈	43	歯列矯正	390

歯列矯正器	320
しわ取り	291, 326
深海魚	100
心気症	402
心筋梗塞	37, 138, 250, 252
神経科医	265, 297
神経科集中治療室	58, 185, 412
神経筋遮断薬	378
神経外科医	264
神経外科集中治療室	162, 266
神経外科手術	265
神経症患者	420
心血管発作	95
腎結石	217
人工肛門	82
人工呼吸器	29, 42, 434
人工歯冠	364
人工妊娠中絶	126, 232
人工肺	124
人工皮膚	21
診査手術	100, 145
心室細動	30
心室性頻拍	418
心室性不整頻拍	418
シンスロイド	379
新生児呼吸障害症候群	321
新生児室	272
新生児集中治療室	93, 266
新生児の下痢	272
心臓	315
心臓血管灌流技師	316
心臓血管作用薬	222
心臓担保	63
心臓病専門医	64
腎臓病専門医	264, 288
心臓発作	38
心臓モニター	434
死んだ	8, 110, 324
人体解剖図	20
心タンポナーデ	62
陣痛計	391
心停止法	63
死んでいる	391, 408
心的外傷後ストレス障害	313
心電図	192
心肺蘇生術	28, 34, 79, 80, 87, 88, 139, 144, 197, 226, 341, 389
心拍停止	23, 79, 90
シンバルタ	96
シンビコート	379
深部静脈血栓症	412
心不整脈	90
新米ママ症候群	265
人命探査装置	357
診療記録	245
心理療法士	185, 366
水死体	149
膵臓	283
水頭症	37, 88, 375
髄膜炎	254
睡眠時無呼吸症候群	295
睡眠病	399

睡眠補助薬	363, 407
ズーキル	435
スークレッツ	374
スカーレット・オハラ症候群	343
頭蓋骨	69, 188
頭蓋直腸病	89
スカラベ腸炎	343
スダフェッド	374
頭痛	39
スックス	378
ストリート・ドラッグ	382, 416
ストリベクチン-SD	372
ストレッチャー	228, 323, 345, 372
スピリーバ	364
スプラックス	376
スフレ	363
スペイン病	363
スマーフ徴候	360
擦り傷	3, 372
擦りむく	31
性器いぼ	52
整形外科	45
整形外科医	45, 63, 64, 210, 218, 278, 281, 302, 342, 348
整形外科シューズ	278
整形美足術	153
性交頭痛	81
聖三位一体	192
制酸薬	108, 233, 234, 260, 336, 401
青春期	394
精神医学ソーシャルワーカー	312
精神科	53, 156
精神科医	185, 254, 292, 296, 298, 312, 354, 365, 398, 426
精神科病院	46, 230
精神科病棟	90, 160, 184, 230
成人呼吸窮迫症候群	22
精神疾患	392
精神遅滞児	353
精神病質患者	219
精神分析医	185, 354
精巣性女性化症候群	385
聖どこかほかの病院	340
制吐薬	174, 289, 324
性暴力被害者支援看護師	341
生命徴候	415
生命徴候安定	418
生命徴候なし	418
生命の星	367
生理用ナプキン	55, 173
ゼーゼーいう人	424
世界の医療団	113
咳骨折	87
赤十字災害時派遣車両	322
脊髄損傷	344
脊柱後彎症	117
咳止め	333, 374, 384, 416
ゼストリル	433
切開	408

切開医	95	双極性障害	434
赤血球容積率	92, 188	総合ビタミン薬	257
窃視症	288	早産児	308
セノコット	349	相貌失認	311
セプトラ	349	副子	12
ゼルフォーム	163	ゾーシン	417
ゼルヤンツ	429	ゾーミッグ	434
セレクサ	66	足根管症候群	211
セレビックス	67	ゾシン	434
セレブレックス	66	蘇生器	281
セロクエル	349	蘇生訓練	327
善意の無視	36	蘇生処置の必要なし	266
全開	423	蘇生処置不要ブレスレット	114
前駆陣痛	50	蘇生処置をするな	112
尖圭コンジローム	84	蘇生措置	43
潜血検査	352	蘇生措置を試みるな	112
穿刺	370	卒後医学教育	168
全身機能不全	383	卒後医学教育認定協議会	4, 383
全身性エリテマトーデス	65	卒倒する	137
全身の痛み	382	ソナタ	363
全身麻酔	406	ソミネックス	363
喘息	332, 379, 389, 424	ソラジン	387
洗腸	338	ソル・コーテフ	363
先天性欠損	409	ソル・メドロール	363
先天性欠損症	28	ゾロフト	417
蠕動	291		
セントラル・ライン	67		
挿管	25, 374		
挿管するな	112		
臓器調達機関	276		
臓器摘出	184		

た

ダーマボンド	103
ダイアスタット・アキュダイアル	107

ダイアビニーズ	105
ダイアモックス	106
退院	13, 334, 335
体液	365
ダイエット	431
体外心臓マッサージ	315
大学病院	243
ダイ・ジェル	108
対処障害者	137
耐ショックズボン	12
体操選手手首	180
大動脈弁逆流症	39
胎便	243
体毛	63
ダイヤモンド型雑音	105
大量静注	222
タイレノール	403
タイレノール回診	404
宝くじ幻覚症候群	231
タケプロン	309
打腱器	324
助からない	10
ダチョウ治療	279
脱毛症	15
タバコ枯れ病	391
多発銃創	5
多発性外傷	257, 380
打撲傷	55
ダミー人形	257
タミフル	381
タムズ	401
タモキシフェン	381
たらい回し	401
痰	232
単クローン抗体	188
ダンス医療	96
炭疽	21
胆嚢	161
胆嚢炎	72
胆嚢疾患	145
胆嚢切除術	161
タンポン	381, 425
ダンロップ症候群	122
チアノーゼ	385
チーズ頭痛	195
チーフ症候群	71
チクングンヤ熱	71
腟	410
腟炎	410
腟カンジダ症	116
チャンプ方式	73
注意欠陥多動性障害	7
注意欠如多動症	63
宙返りをする	230
注射器	2, 352
虫垂	425
虫垂炎	21
中枢神経系刺激薬	7, 42, 268, 330, 418
中枢神経系抑制薬	165, 174, 176, 228
中枢性尿崩症	98

腸炎	343
超音波検査技師	406
超音波つぼ療法	6, 363
聴覚ショック	5
長期急性期ケア	232
徴候	305
聴診器	178, 179
超利用者	375
直腸	72, 189
直腸鏡	356
直腸検査	44, 403
直腸痛	114
チョコレート頭痛	195
治療的流産	380
鎮静薬	96, 118, 143, 335
鎮痛薬	9, 33, 56, 98, 101, 135, 143, 199, 255, 261, 262, 374, 403, 405, 409
椎骨動脈	413
冷たくなった七面鳥	81
つわり	255
手当てを拒否	330
ディーゼル燃料	416
帝王切開	58, 67, 128
ディキシー・マッコール	111
泥酔	134
低体温誘導処理	201
デイプロ	98
デート・レイプ・ドラッグ	98, 123, 172, 364
テープ	370
手斧を埋める	56
テキサス・カテーテル	385
デキセドリン・スパンスール	104
テサロン	384
デシティン	103
デシレル	103
デスカサイズ	103
哲学博士	257
テニス脚	384
デパコート	102
デマデックス	101
デメロール	101
デューク大学メディカル・センター	121
デリー吸引カテーテル	101
テレビを消せ	393
転移	171, 249
電解質	233
てんかん	67
てんかん発作	368
点眼薬	326
電気ショック療法	49
電気メス	48
デング熱	102
テンコード	51
伝染病	54
点滴	30, 119
点滴スタンド	208
点滴ポール	208
頭位性斜頭症	146
統合失調症	61, 344, 434

統合失調症患者	116	トビエース	394
投獄炎症	201	飛び降り	174
投獄恐怖症	201	飛び降り自殺	20, 84, 213
頭骨	69	飛び降りた人	355
凍傷	157	トブレックス	391
動静脈短路	27	トプロール・エックスエル	392
同性愛者免疫不全	176	ドライアイ	326
洞性徐脈	356	トライカーム	398
洞性頻脈	357	ドラッグ探求者	120
当直	60, 61	トリアージ	397, 398
当直勤務	275	トリアージ・タグ	398
当直室	113	取り返しがつかない	9
糖尿病	37, 104, 375	ドリトス症候群	115
頭部損傷	93		

な

動脈	323	ナーシング・ホーム	165, 168, 428
動脈血液ガス	162		
動脈内カテーテル	23	ナーベン	263
動脈ライン	23	内科	202
投薬看護師	246	内科医	147, 389, 426
登録看護師	76, 331	内科集中治療室	252
道路地図腹	332	内視鏡検査	345
トースター	391	内視鏡検査専門看護師	271
ドギー・ハウザー	114	ナイフ・アンド・ガン・クラブ	218
毒性ショック症候群	394		
ドクター・キルデア	119	長生き	81
ドクター・G：メディカル・エグザミナー	118	投げ捨て	122
		ナサ症候群	262
ドクター・ルース	119	ナゾネックス	262
独房炎	66	ナチュラル・クエイルード	262
ド・ケルヴァン腱鞘炎	103		
どこかの聖なる山	256		

ナチュレリーフ	263
ナプロシン	261
生ごみ	161
ナルカン	21, 261, 417
軟膏	1, 152
ニキビ治療薬	328
ニコチン	417
ニコチンの禁断症状	5
二次救命処置	16
二次心臓救命処置	5
二次熱傷救命処置	3
日没症候群	375
ニトログリセリン軟膏	268
二枚舌の	344
乳癌	381
乳房切除術	238, 345
乳幼児突然死症候群	91
ニューヨーク市消防局	140
ニューロンティン	265
尿検査	425
尿道炎	119
尿路感染症	409
妊娠	137
妊娠悪阻	189, 198, 389
妊娠した	64
妊娠線	373
認知症	84, 375
認知症治療薬	23
認定看護助手	67
ニンテンドー親指	267
ニンベックス	267
ネキシウム	265
猫引っ掻き病	64
熱傷	30, 37, 52, 91, 155, 339, 391
熱傷患者	59
熱傷治療	56
熱傷治療専門病棟	346
熱傷病棟	400
ネブラスカ徴候	263
ネリーおばさん	26
粘液	232
捻挫	55
年配の搬送係	284
脳	365
脳萎縮症	129
脳血管発作	49, 95, 373
脳室	412
脳神経	89
脳卒中	307, 337, 373, 411
脳損傷	339
能面顔	238
脳を喰うアメーバ	49
ノーフレックス	269
のぞき見行為	418
のどの贅肉	104
ノボケイン	270, 359
ノミ噛み症	294
ノロウイルス	269

は

パーキンソン病	238

パーキンソン病治療薬 … 12, 17, 81	はしか … 242, 365
パーコセット … 289	バシトラシン … 29
パーコダン … 290	播種性血管内凝固 (症候群) … 107
ハートビート … 186	破傷風 … 342
ハーバービュー・メディカル・センター … 183	バセドー病 … 174
	鉢植え植物 … 307
バーン・センター … 56	バックボード … 29
バイアグラ … 7, 413	抜歯 … 366
肺気腫 … 42	パッチ・アダムス … 77
肺機能補助 … 124	パッド … 422
肺結核 … 50	発熱 … 24
敗血症 … 394	鼻風邪 … 24
敗血症性ショック … 349	鼻くそ … 46, 47, 361
肺疾患 … 42, 232	鼻形成 (術) … 328
肺疾患集中治療室 … 295	鼻水 … 361
バイシン … 415	歯の妖精 … 392
排泄コミュニケーション … 126	パブロン … 285, 417
肺洗浄 … 314	パメラー … 283
バイタル・サイン … 226, 415	バラ園 … 337
梅毒 … 379	パラノイア … 346
ハイトリン … 198	バラの小別荘 … 337
パイプカット … 204	腹の張り … 384
ハイムリック法 … 187	ハリウッド・コード … 191
排卵誘発薬 … 76	バリウム … 31, 410
吐き気 … 57	ハリントン・リトラクター … 378
パキシル … 286	ハルドール … 416
白衣 … 425	バルトレックス … 411
白衣高血圧 … 424	バルビツール酸系催眠鎮静薬 … 171
白衣症候群 … 424	
バクチン … 29	バンコマイシン … 411
はさみ … 397	ハンタウイルス … 183

バンドエイド病院	31
ハンドバッグ陽性	182
ヒアルロン酸注入剤	214
ビール党指	35
皮下気腫	9, 329, 374
皮下脂肪	22
皮下注射	374
光ファイバースコープ	361
鼻腔カニューレ	261
鼻腔スプレー	34
鼻腔内ステロイド	150
ぴくぴく目症候群	151
飛行機	61
膝装具	154
悲惨腫	109
微弱な	387
ヒスタミンH_2受容体拮抗薬	381
ビスタリル	415
ヒステリー	141, 160, 190, 346
非ステロイド系抗炎症薬	201
微生物学検査	52
ひどい熱傷についての親指のルール	339
人食いバクテリア	148
ピトシン	417
ヒト免疫不全ウイルス	282
泌尿器科	288, 372
泌尿器科医	78, 107, 287, 289, 297, 300
ビバリン	418
ヒビクレンス	190
皮膚科	103, 358
皮膚科医	332, 433
皮膚接合	370
皮膚接合用テープ	76
皮膚用接着剤	103
ヒポコンデリー	92
肥満	33, 45, 65, 67, 87, 251, 347
肥満患者	423
肥満症専門医	139
日焼け	229
病衣	212
病院経営陣の仕事	7
病院検査室職員	118, 411
病院職員	407
病院船	82, 242
病院放浪者	194
美容整形	237, 376, 411
美容整形外科	268
美容整形外科手術	320
美容整形手術	14, 343, 401
病棟職員	420
ヒヨコのしぐさをする	115
病理学者	263, 345
ビリルビン	38
疲労感	382
ピロリ菌	187
貧血(症)	231
瀕死の白鳥	122
ぴんぴんして	145
ピンポンする	296
頻脈	380

ファースト・エイド・トゥー・ゴー ……………………… 144	物質代謝回診 ……………… 249
ファベレ試験 ……………… 136	フットカバー ……………… 153
ファミリー・ギャンギング …… 137	物理療法専門医 …………… 197
ファミリー・プラン ………… 138	ぶどう徴候 ………………… 174
ファロー四徴症 …………… 385	ブドウ糖溶液 ……………… 104
フィオリセット …………… 143	太りすぎ ……………… 33, 44, 58
フィノキエット・リブ・リトラクター …………………… 143	不妊検査キット …………… 141
	ブプレネックス ……………… 56
フォイル …………………… 152	不眠症 ……………………… 363
フォーラーネグレリア ……… 261	浮遊失敗 …………………… 137
負荷心電図検査 …………… 372	プラグを抜く ……………… 314
吹き出物と点々 …………… 365	フラジル …………………… 146
腹腔鏡下胆嚢摘出術 ……… 222	プラダキサ ………………… 308
腹腔鏡下虫垂切除術 ……… 222	プラバコール ……………… 308
腹腔鏡検査 ………………… 31	フラワーサイン …………… 151
腹腔穿刺 …………………… 35	プリロセック ……………… 310
副腎皮質ステロイド ……… 308	フルマジン ………………… 151
腹痛 ………………………… 371	フレクサリル ……………… 148
副鼻腔頭痛 ………………… 356	プレマリン ………………… 308
腹部 ………………………… 26	フロイト班 ………………… 156
腹部大動脈瘤 …………… 1, 399	フローラン ………………… 150
腹部パッド ………………… 3	プロカルディア …………… 29
腹膜透析 …………………… 291	プロザック ………………… 417
不潔な患者 ………………… 176	プロザック・ウイークリー …… 311
不幸な腸 …………………… 407	ブロズロー・テープ ………… 51
不思議の国のアリス症候群 …13	プロトニクス ……………… 311
婦人科 ………………… 273, 346	フロネーズ ………………… 150
婦人科医 …………………… 180	ブロビアック・ライン ……… 52
婦人科学 …………………… 177	プロペシア ………………… 311
「2人の野郎」症候群 ……… 402	プロポフォール …………… 253
	プロリア …………………… 311

分泌液	109
分泌物	109
分娩促進薬	297, 298
噴霧吸入器	267
米国医師会	16
米国癌学会	18
米国救急看護師協会	128
米国外科専門委員会イントレーニング試験	4
米国血液センター協会	2
米国疾病管理予防センター	65
米国退役軍人局病院	171, 410
閉塞性細気管支炎	51, 303
併発症	147
ペット関連疾病	292
ヘッド・ブロック	185
ペット・ロス症候群	293
ベナドリル	36
ペニシリン	19, 289, 293
ペニシリン系抗生物質	256, 434
ベネミド	36
ベビー・アン	28
ヘビー・チェーン病	18
ペプシド	289
ヘマトクリット	92
ヘリコプター	61
ベルビュー・ホスピタル・センター	35
便	52, 54, 371
ベンゲイ	36
ベン・ケーシー	36
偏頭痛治療薬	434
扁桃解剖器具	180
ベントリン	412
便秘	44, 72, 81, 154, 354
法医学看護師	153
豊胸手術	50
防御創	100
縫合	32
膀胱子宮窩腹膜	40
縫合不全	101
縫合用針	352
膀胱留置カテーテル	275
放射線科医	320, 321, 351
放射線療法	31
暴食症	357
包帯	216
膨張した腹	408
法病理学者	242
暴力鎮静薬	52
ボード	364
ホームレス	154
補完授乳	83
ボクサー骨折	49
ボクサー鼻	49
ボクサー耳	49
保健医療施設	31
補償金神経症	83
ボストン・チルドレンズ・ホスピタル	47
勃起したペニス	283
勃起不全	65, 73, 259, 413

ホットドッグ頭痛	195
ポップコーン肺	303
ボディビルディング用サプリメント	249
ポテトチップ手術	306
歩道相談	354
ボトックス	47
ボビー焼灼器	48
ホメオパシー	383
ボランティア	418
ホリザント	192
ホンダ車を売る	348
ボンボン	45

ま

マイオプレックス	260
マイクログラム	252
マイランタ	260
マウス・ガード	251
マギル鉗子	236
マグネットの中で	204
摩擦熱傷	156
麻疹	242
麻酔	29
麻酔学	162
麻酔剤	253
麻酔士	162
麻酔薬	51, 253
町医者	229
末期	378
末期患者	318
マック医療	240
マックスエアー・オートヘイラー	239
マックロバーツ操作	241
マッサージ	48, 93, 339
マッシュルーム症候群	259
まぬけ	6
マネキン	327, 341
麻痺	292, 396
摩耗	3
麻薬	423
麻薬拮抗薬	261, 328, 417
麻薬性鎮痛薬	231, 281, 289, 290, 338, 374, 414
麻薬の妖精	115
マルチマックス・ワン	257
慢性硝酸第二水銀中毒	235
慢性肺疾患	73
慢性疲労症候群	73, 320, 431
慢性閉塞性肺疾患	73, 86, 379
慢性老人病	86
満タンにする	382
未確認凍結物体	405
水ぼうそう	365
ミッキー・マウス顔	251
緑色のタグ	175
緑のトカゲ	175
南へ向かう	173
見習い看護師	310
ミニーおばさん	26

ミネラル・ビタミン補給物	165
ミノキシジル・フォー・メン	254
ミフェプリストン	339
ミフェプレックス	253
未亡人製造機	425
ミユビナマケモノ	388
ミュンヒハウゼン症候群	257
ミリグラム当量	248
ミリコン	260
魅惑的切除術	138
無呼吸	23
無刺激食	50
むずむず脚症候群	330
胸焼け	289, 309, 381, 432
メーキャップ徴候	236
酩酊	134
メイヨー・クリニック	239
メイラード切開	238
メイロックス	233
メヴァコー	250
眼鏡	81
メクチザン	207
メス	27, 31, 352
メタドン	70
メッツェンボームはさみ	249
メディカル・クロッグス	244
メディケイド工場	243
メディック・アラート・ブレスレット	244
メト・レックス	249
メフォキシン	248
めまい	419
目やに	135
メルセデス・ベンツ徴候	248
免疫抑制薬	363
綿球	299, 303
綿棒	318
毛細血管血液ガス	62
燃え尽きた	91
モスキート鉗子	357
モトリン	256
モルヒネ	255
モンテスマの復讐	255

や

夜間睡眠補助剤	435
焼き網腹	176
夜驚症	267, 359
夜勤	97
薬剤用カプセル	315
薬パーティー	293
野菜園	411
やっかいな患者	170
薬局	296
野兎病	400
やぶ医者	158
有資格実務看護師	231
優先順位	397
揺さぶられっ子症候群	351
揺さぶり衝撃症候群	351
ユナシン	406

ユニソム	407	リップクリーム	68
ユニフォーム	408, 425	リドカイン	429
指刺し	143	利尿薬	101, 106, 130, 222
ユリスタット	409	リバロ	228
羊水指数	19	リピター	227
陽性ガウン徴候	305	リブラックス	225
陽性サムソナイト徴候	305	リューマチ性休日科	328
陽性スーツケース徴候	305	リューマチ病学	328
陽性タトゥー徴候	306	リュック鉗子	232
腰椎穿刺	68	リュブリン	232
羊膜	421	リレンザ	324
養毛剤	254	臨時派遣看護師	85, 149
翼状針	57	臨床検査一式	69
抑制衣	304	輪状甲状軟骨切開（術）	91
酔っ払い	204, 414	淋病	75, 119
		ルヴォックス	232
		ルプロン・デポ	232

ら

		レヴィア	328
ライム病	233, 382	レクサプロ	225
ラシックス	222	レグラン	324
ラナケイン	221	レサシ・アン	327
ラノキシン	222	レジデント	326
ラブノックス	231	レスタシス	326
ラミクタル	221	列車衝突事故	395
ラミシール	221	裂傷	220
卵子採取	125	レティン・エー	328
リーバクイン	225	レボフェド	225
リス	366	レメロン	325
リスパーダル	330	老人専用病棟	103
リタリン	330	老人ホーム	272
リツキサン	330	老人用椅子	165

狼瘡 …… 65	ADHD …… 7
ロウトリソン …… 231	ALS …… 15
老年看護学 …… 383	CTスキャン …… 364
ローセット …… 231	ER緊急救命室 …… 131, 211
ロータブ …… 231	HIV …… 415
ローラースケート勤務 …… 336	HIV陽性 …… 190, 355
ロキシコドン …… 338	iPS細胞 …… 205
路上のピザ …… 333	Kマート・モデル …… 217
ロスマンズ徴候 …… 337	naloxone …… 21
ロセフィン …… 334	RSウイルス …… 379
ロゼレム …… 338	S字結腸鏡 …… 230
ロッカールーム症候群 …… 229	X線 …… 29
ロバクシン …… 333	γ-ヒドロキシ酪酸 …… 174
ロビタシン …… 333	
ロヒプノール …… 332, 335, 336, 339	
ロプレッサー …… 230	
ロボメディック …… 334	
ロマジコン …… 336	
ロラゼパム …… 25	
ロラタジン …… 75	
ロレイズ …… 336	
ロングボード …… 230	

わ

ワイン頭痛 …… 195
湾岸戦争症候群 …… 179

アルファベットほか

AED …… 9

主要参考文献

辞書

The American Heritage Steadman's Medical Dictionary. Boston and New York: Houghton Mifflin. 1995.

Mosby's Dictionary of Medicine, Nursing & Health Professions. 9th editon. St. Louis, Missouri: Elsevier. 2013.

Taber's Cyclopedic Medical Dictionary. 22nd edition. Philadelphia, Pennsylvania: F. A. Davis Company. 2013.

Vera Pyle's Current Medical Terminology. 10th edition. Modesto, California: Health Professions Institute. 2005.

『研究社医学英和辞典』第2版. 研究社. 2008.

『最新医学大辞典』第3版. 医歯薬出版. 2005.

『ステッドマン医学大辞典』改訂第6版. メジカルビュー社. 2008.

『ステッドマン医学略語辞典』メジカルビュー社. 2001.

『日本医学会 医学用語辞典－英和－』第3版. 南山堂. 2007.

『リーダーズ英和辞典』第3版. 研究社. 2012.

その他の辞書と文献

Bartolucci, Sue and Pat Forbis (2005), *Stedman's Medical Eponyms*. 2nd edition. Baltimore, Maryland: Lippincott Williams & Wilkins.

Billups, Norman F. and Shirley M. Billups (2015), *American Drug Index 2016*. 60th edition. St. Louis, Missouri: Clinical Drug Information, LLC.

Coombs, R. H., Sangeeta Chopra, Debra R. Schenk and Elaine Yutan, "Medical slang and its function," *Social Science and Medicine*, 36, pp. 987-998.

Dalzell, Tom and Terry Victor (2006), *The New Partridge Dictionary of Slang and Unconventional English*. 2 Vols.

London and New York: Routledge.

Dickson, Paul (2006), *Slang : The Topical Dictionary of Americanisms*. New York: Walker & Company.

Dictionary of American Regional English. 6 vols. Cambridge, Massachusetts and London: The Belknap Press of Harvard University Press. 1986-2013.

Dirckx, John H. (2004), "Urines are cooking: Perspectives on medical slang and jargon," *e-PERSPECTIVES*, September 2004, pp. 16-21.

Drake, Ellen and Randy Drake (2012), *Saunders Pharmaceutical Word Book 2012*. St. Louis, Missouri: Elsevier.

Field, Shelly (2002), *Career Opportunities in Health Care*. 2nd edition. New York: Checkmark Books.

Fox, Adam T., Michael Fertleman, Pauline Cahill, and Rogeret Palmer (2003), "Medical slang in British hospitals," *Ethics & Behavior*, 13 (2), pp. 173-189.

Gaither, Carl C. and Cavazos-Gaither Alma E. (1999), *Medically Speaking : A Dictionary of Quotations on Dentistry, Medicine and Nursing*. Bristol: Institute of Physics Publishing.

Goldman, Brian (2014), *The Secret Language of Doctors: Cracking the Code of Hospital Culture*. Toronto: HarperCollins.

Gordon, D. (1983), "Hospital slang for patients: Crocks, gomers, gorks and others," *Language in Society*, 12, pp. 173-185.

Green, Jonathon (1987), *Dictionary of Jargon*. New York: Routledge & Kegan Paul.

——— (2005), *Cassell's Dictionary of Slang*. London: Weidenfield & Nicholson.

——— (2008), *Chambers Slang Dictionary*. Edinburgh: Chambers.

―― (2010), *Green's Dictionary of Slang*. 3 vols. London: Chambers.

Hecht, Frederick and William C. Shiel (eds.) (2003), *Webster's New World Medical Dictionary*. 2nd edition. New York: Wiley Publishing, Inc.

Huth, Edward J. and T. Jock Murray (2000), *Medicine in Quotations : Views of Health and Disease through the Ages*. Philadelphia, Pennsylvania: American College of Physicians.

Kipfer, Barbara Ann and Robert L. Chapman (2007), *Dictionary of American Slang*. 4th edition. New York: HarperCollins.

Marcucci, Lisa (2002), *Handbook of Medical Eponyms*. Baltimore, Maryland: Lippincott Williams & Wilkins.

McDonald, Peter (2004), *The Oxford Dictionary of Medical Quotations*. New York: Oxford University Press.

Mizrahi, Terry (1986), *Getting Rid of Patients: Contradictions in the Socialization of Physicians*. New Brunswick, New Jersey: Rutgers University Press.

Myer, Peter (1994), *Medicalese: A Humorous Medical Dictionary*. Wilmington, North Carolina: Avian-Cetacean Press.

O'Toole, Marie T. (ed.) (2003), *Miller-Keane Encyclopedia & Dictionary of Medicine, Nursing, & Allied Health*. 7th edition. Philadelphia, Pennsylvania: Saunders.

Parsons, Genevieve, Sara B. Kinsman, Charles L. Bosk, Pamela Sankar and Peter A. Ubel (2001), "Medical student perceptions of humor and slang in the hospital setting," *JGIM*, Vol. 16, August 2001, pp. 544-549.

Peter E. Dans (2002), "The use of pejorative terms to describe patients: 'Dirtball' revisited," *Proc* (Bayl Univ Med Cent), 15 (1), pp. 26–30.

Segen, Joseph C. (1995), *Current Med Talk : A Dictionary*

of Medical Terms, Slang & Jargon. Stamford, Connecticut: Appleton & Lange.

———(1998), *Dictionary of Alternative Medicine*. Stamford, Connecticut: Appleton & Lange.

———(2006), *Concise Dictionary of Modern Medicine*. New York: McGraw-Hill.

Sekeres, Mikkael A., and Theodore A. Stern (2014), "Glossary of terms," *On the Edge of Life: Diary of a Medical Intensive Care Unit*. Boston: Mgh Psychiatry Academy.

山田政美 (1990),『英和商品名辞典』研究社.
山田政美・田中芳文 (2000),『英和メディカル用語辞典』講談社インターナショナル.
———(2001),『英和メディカル用語辞典・補遺版』英語の言語と文化研究論叢第1巻. 英語の言語と文化研究会.
———(2002),『英和メディカル用語辞典・補遺版第2巻』英語の言語と文化研究論叢第2巻. 英語の言語と文化研究会.
———(2004),『現代医療語・文化英和情報辞典』英語の言語と文化研究論叢第5巻. 英語の言語と文化研究会.
———(2006),『医療英語がおもしろい―最新 Medspeak の世界―』医歯薬出版.
———(2008),『Medspeak―言語と文化を探る』英語の言語と文化研究論叢第13巻. 英語の言語と文化研究会.
———(2009),『Medspeak―言語表現の謎を解く』英語の言語と文化研究論叢第14巻. 英語の言語と文化研究会.
———(2011*a*),『Medspeak の言語と文化辞典』英語の言語と文化研究論叢第18巻. 英語の言語と文化研究会.
———(2011*b*),『英和ブランド名辞典』研究社.

参照したウエブサイト
「アメリカ心臓協会心肺蘇生と救急心血管治療のためのガイ

ドライン 2010」
http://eccjapan.heart.org/pdf/ECC_Guidelines_Highlights_2010JP.pdf
「e-ヘルスネット」（厚生労働省）
http://www.e-healthnet.mhlw.go.jp/information/alcohol/a-02-001.html
「ITB療法ウエブサイト」（DAIICHI SANKYO COMPANY,LIMITED）
http://www.itb-dsc.info/keisyuku/
「家庭の医学」
http://www14.plala.or.jp/kateinoigaku/index.html
「金沢大学血液内科・呼吸器内科 血液・呼吸器内科のお役立ち情報」
http://www.3nai.jp/weblog/entry/28676.html
「カルテ用語辞典」（アルク）
http://home.alc.co.jp/db/owa/eng_medicaldic
「看護roo!看護用語辞典ナースpedia」（株式会社クイック）
http://kango.919.co.jp/word/
「看護用語辞典」（ココロメッセージソリューションズ株式会社）
http://www.nbook.ne.jp/terminology
「コラム」（東京女子医科大学付属成人医学センター）
http://www.twmu.ac.jp/IOG/column/file1.html
「小児外科で治療する病気」（日本小児外科学会）
http://www.jsps.gr.jp/general/disease/cv/6jhe0b
「心臓病用語集」（日本心臓財団）
http://www.jhf.or.jp/senmoni/term/word_h/tof/
「セクシュアル/リプロダクティブ・ヘルス用語検索サイト」(IPPF Glossary of terms related to sexual and reproductive health)【日本語版制作】(財)家族計画国際協力財団（ジョイセフ）
http://www.joicfp.or.jp/ippf/index.php
「ナースハッピーライフ」（株式会社レアネットドライブ）

http://www.nurse-happylife.com/8242/

「日本ストライカー」(*Stryker Japan K.K.*)「骨と関節の保健室」

http://www.stryker.co.jp/health/face/

「日本中毒情報センター保健師・薬剤師・看護師向け中毒情報」

http://www.j-poison-ic.or.jp/ippan/M70198_0100_2.pdf

「病院の検査の基礎知識」

http://medical-checkup.info/article/45398155.html

「メルクマニュアル」The Merck Manuals Online Medical Library (Merck Research Laboratories DIVISION OF Merck & Co., Inc. Whitehouse Station, N.J.)

http://merckmanual.jp/mmpej/index.html

「メルクマニュアル医学百科家庭版」(日本語オンライン版発行元 MSD 株式会社)

http://merckmanuals.jp/home/index.html

「薬学用語解説」(日本薬学会)

http://www.pharm.or.jp/dictionary/

「横浜市衛生研究所」

http://www.city.yokohama.lg.jp/kenko/eiken/

「琉球大学遺伝性疾患データベース」(琉球大学医学部医科遺伝学(遺伝医学))

http://becomerich.lab.u-ryukyu.ac.jp/top.html

Drugs.com

http://www.drugs.com/

Get Smart About Drugs A DEA Resource for Parents (United States Government, Drug Enforcement Administration (DEA) website)

http://www.getsmartaboutdrugs.com/drugs/ghb.html

HealthLink BC (British Columbia, Canada)

http://www.healthlinkbc.ca/

Medical Dictionary, Medical Terminology (MediLexicon

International Ltd)
  http://www.medilexicon.com/medicaldictionary.php
Medical Jargon (Rice University)
  www.ruf.rice.edu/~kemmer/Words04/usage/jargon_medical.html
MedicineNet.com (MedicineNet, Inc.)
  http://www.medicinenet.com/script/main/hp.asp
Office of National Drug Control Policy.
  http://www.expomed.com/content/drugterms.pdf
Street Terms: Drugs and the Drug Trade. (US Executive Office of the President
The Student Doctor
  http://forums.studentdoctor.net/threads/surgical-slang.399226/
Top 47 slang terms nurses use by SCRUBS (July 8, 2011)
  http://scrubsmag.com/top-25-slang-terms-for-nurses/
UpToDate (UpToDate, Inc.)
  http://www.uptodate.com/contents/retained-products-of-conception
UpToDate (UpToDate, Inc.)
  http://www.uptodate.com/contents/retained-products-of-conception
Whonamedit? A Dictionary of Medical Eponyms (Ole Daniel Enersen)
  http://www.whonamedit.com/doctor.cfm/2521.html

報道記事, その他
"Doctor slang is a dying art," *BBC News*, 18 August 2003.
"Decoding 28 medical slang terms"
  http://health.howstuffworks.com/medicine/healthcare/decoding-28-medical-slang-terms.htm
"Hazel Tank's word lists-The way doctors talk." (Prentice-Hall, Inc.)

http://www.prenhall.com/divisions/ect/cholson/health/healthprofessions/transcription/ (Retrieved: June 25, 2014)

"Medical jargon: Do you need a translator?" by Carolyn Thomas, November 14, 2013.
http://www.cfah.org/blog/2013/medical-jargon-do-you-need-a-translator

"Medical slang" (*Wikipedia*)
https://en.wikipedia.org/wiki/Medical_slang

"Medical Slang" (Language Schools)
http://www.aboutlanguageschools.com/slang/medical-slang.asp

"Medical slang: What doctors call behind your back," *The Calgari Herald*, April 28, 2014.

"Nurse-noise: Some terms to help close the health-care gap and make your hospital stay more interesting," 'L.a. Speak," *Los Angeles Times*, February 7, 1993.

"A nurse masters the art of medical slang." John F. Hunt, *Assume the Physician: Modern Medical 'Catch-22'*" January 12, 2014.
http://www.kevinmd.com/blog/2014/01/nurse-masters-art-medical-slang.html

"Taking medical jargon out of doctor visits," by Laura Landro. *The Wall Street Journal*, July 6, 2010.

"The secrets behind medical slang," by Gary Cleland, *The Telegraph*, December 21, 2007.

"The secret slang of hospitals: What doctors and nurses call patients behind their backs," by Shryl Ubelacker. Canadian Press, *The National Post*, April 28, 2014.

"Taking medical jargon out of doctor visits," by Laura Landro. *The Wall Street Journal*, July 6, 2010.

"10 offensive slang terms you might hear in hospital," CBC Radio-Canada, April 30, 2014.

http://www.textfiles.com/humor/JOKES/medslang.txt
須藤寛人 (2012),「英語は面白い 23」『ぼんじゅーる』No. 383, 2012 年 2 月. 長岡市医師会だより. (http://www.nagaoka-med.or.jp/kaihou/kaihou2012/kaihou1202/haihou1202.html)

専門機関など
国立感染症研究所感染症情報センター
　http://idsc.nih.go.jp/idwr/kansen/index.html
日本ヘリコバクター学会
　http://www.jshr.jp/

編著者紹介

山田政美（やまだ　まさよし）
1937年生まれ．米国カンザス州立カンザス大学院修了．島根大学名誉教授，島根県立大学名誉教授．
専門: 英語学・社会言語学．
主な著書:『英語語法あ・ら・かると』(文建書房, 1973),『現代アメリカ語法—フィールドノート—』(研究社出版, 1982),『アメリカ英語の最新情報』(研究社出版, 1986),『アメリカ英語文化の背景』(研究社出版, 1991),『現代アメリカ英語を追って』(こびあん書房, 1993).
主な辞書:『事典/危険な英語』(共著)(荒竹出版, 1981),『現代アメリカ名詞辞典』(共著)(荒竹出版, 1983),『英語スラング辞典』(訳編著)(研究社出版, 1989),『英和商品名辞典』(編著)(研究社, 1990),『現代英米語用法事典』(共著)(研究社, 1995),『英和メディカル用語辞典』(共著)(講談社インターナショナル, 2000),『医療英語がおもしろい—最新Medspeakの世界—』(共著)(医歯薬出版, 2006),『英和ブランド名辞典』(共著)(研究社, 2011).

田中芳文（たなか　よしふみ）
1961年生まれ．岡山大学大学院教育学研究科修士課程修了．島根県立大学教授．
専門: 英語学・社会言語学．
主な訳書:『アメリカ新人研修医の挑戦　最高で最低で最悪の12ヵ月』(西村書店, 2004),『看護師（ナー）がいなくなる？』(西村書店, 2005),『アメリカ精神科ER　緊急救急室の患者たち』(新興医学出版社, 2007),『だから看護教育は楽しい—アメリカのカリスマ教師たち』(日本看護協会出版会, 2007),『外科研修医　熱き混沌（カオス）』(医歯薬出版, 2008),『ドクターヘリ　救命飛行（フライト）』(医歯薬出版, 2009),『新生児集中治療室NICU』(医歯薬出版, 2015),『看護師として生きる　自分の選択』(西村書店, 2016).
主な辞書:『英和メディカル用語辞典』(共著)(講談社インターナショナル, 2000),『医療英語がおもしろい—最新Medspeakの世界—』(共著)(医歯薬出版, 2006),『英和ブランド名辞典』(共著)(研究社, 2011),『小学館 オックスフォード英語コロケーション辞典』(分担翻訳執筆)(小学館, 2015).

2016年5月25日　初版発行

医療現場の英語辞典

2017年1月10日　　　第2刷発行

編著者	山田政美・田中芳文
発行者	株式会社 三省堂　代表者 北口克彦
印刷者	三省堂印刷株式会社
発行所	株式会社 三省堂

〒101-8371　東京都千代田区三崎町二丁目22番14号
電話　（編集）03-3230-9411
　　　（営業）03-3230-9412
http://www.sanseido.co.jp/
振替口座　00160-5-54300

〈医療英語・480pp.〉

落丁本・乱丁本はお取り替えいたします
ISBN 978-4-385-11036-3

Ⓡ本書を無断で複写複製することは，著作権法上の例外を除き，禁じられています。本書をコピーされる場合は，事前に日本複製権センター（03-3401-2382）の許諾を受けてください。また，本書を請負業者等の第三者に依頼してスキャン等によってデジタル化することは，たとえ個人や家庭内での利用であっても一切認められておりません。